Springer

Handbook of Vocational Rehabilitation and Disability Evaluation

Application and Implementation of the ICF

职业康复与残疾评估手册

——ICF 的应用与实施

主编 [美] 鲁本 · 埃斯科皮佐（Reuben Escorpizo）
[挪] 瑟伦 · 布拉格（Sören Brage）
[美] 德布拉 · 霍马（Debra Homa）
[瑞士] 耶罗尔德 · 斯图基（Gerold Stucki）

主译 李雪萍 许光旭

江苏凤凰科学技术出版社 · 南京

图书在版编目(CIP)数据

职业康复与残疾评估手册:ICF 的应用与实施/
(美)鲁本·埃斯科皮佐等主编;李雪萍,许光旭主译
. — 南京 :江苏凤凰科学技术出版社, 2022. 11
ISBN 978 - 7 - 5713 - 3264 - 8

Ⅰ. ①职… Ⅱ. ①鲁… ②李… ③许… Ⅲ. ①残疾人
—职业康复—评估—手册 Ⅳ. ①R49 - 62

中国版本图书馆 CIP 数据核字(2022)第 199888 号

职业康复与残疾评估手册——ICF 的应用与实施

主　　编	[美]鲁本·埃斯科皮佐(Reuben Escorpizo) [挪]瑟伦·布拉格(Sören Brage) [美]德布拉·霍马(Debra Homa) [瑞士]耶罗尔德·斯图基(Gerold Stucki)
主　　译	李雪萍　许光旭
策　　划	洪大伟
责任编辑	胡冬冬
责任校对	仲　敏
责任监制	刘文洋
出版发行	江苏凤凰科学技术出版社
出版社地址	南京市湖南路 1 号 A 楼,邮编: 210009
出版社网址	http://www. pspress. cn
照　　排	南京新洲印刷有限公司
印　　刷	南京新洲印刷有限公司
开　　本	889 mm×1 194 mm　1/16
印　　张	24. 5
插　　页	4
字　　数	700 000
版　　次	2022 年 11 月第 1 版
印　　次	2022 年 11 月第 1 次印刷
标准书号	ISBN 978 - 7 - 5713 - 3264 - 8
定　　价	200. 00 元(精)

图书如有印装质量问题,可随时向我社印务部调换。

译者名单

主　　译 李雪萍　许光旭

副 主 译 靳令经　刘铁军　张　俊　易先锋　蔡华安　罗　伦

译　　者（按姓氏笔画排序）

于少泓　山东中医药大学第二附属医院
王龙虎　兵器工业五二一医院
王勇军　天津市北辰医院
元香南　中国医科大学附属盛京医院
卢讯文　广东省工伤康复医院
白定群　重庆医科大学附属第一医院
巩尊科　徐州市中心医院
刘红星　秦皇岛军工医院
刘铁军　首都医科大学附属北京康复医院
许光旭　江苏省人民医院
杜晓霞　中国康复研究中心
李红玲　河北医科大学第二医院
李雪萍　南京市第一医院
杨　坚　复旦大学附属中山医院徐汇医院
杨　婷　南京市第一医院
张　俊　北大荒集团总医院
陈　昕　福州市第二医院
陈　影　南昌市第一医院
陈和木　安徽医科大学第一附属医院
武继祥　陆军军医大学第一附属医院（西南医院）
范永春　黑龙江省第二医院
范雪梅　国药同煤总医院
易先锋　广东省工伤康复医院

罗　伦　成都市第二人民医院
单晶丽　哈尔滨市第二医院
柯昌能　深圳市龙华区中心医院
秦合伟　河南省中医院
徐艳文　苏州大学附属无锡九院
董　婕　首都医科大学附属北京康复医院
蒋　波　湖南省康复医院
程　凯　南京市第一医院
舒　甜　陆军军医大学第一附属医院（西南医院）
谢　荣　新疆维吾尔自治区人民医院
靳令经　同济大学附属养志康复医院
蔡华安　湖南省人民医院

技术支持　李　玲　南京优众康医疗技术有限公司
褚成成　天津金万象医疗器械有限公司
邢金秋　广州一康医疗设备实业有限公司
李子健　埃斯顿（南京）医疗科技有限公司
田开江　江苏绿柏智能科技有限公司
谭　超　北京冠超力健康科技集团股份有限公司
罗院龙　广州龙之杰医疗设备有限公司
何永正　河南翔宇医疗设备股份有限公司
孟晓鹏　四川唯高科技有限责任公司
施　宏　南京康龙威康复医学工程有限公司
顾　捷　上海傅利叶智能科技有限公司
秦宏平　江苏天瑞医疗器械有限公司

助　　译（按姓氏笔画排序）
丁晓晶　王　岚　王立苹　王陶黎　牛雨晴　吕　云　朱志春
刘月明　刘文辉　刘岩松　刘思宇　刘熠赫　孙剑端　李晓婷
陈莉娜　林煜凡　周　密　胡梦萱　钟睿灵　黄　靓　鲁思涵
曾　铖　阚梦凡

秘　　书　杨　婷　程　凯

专业咨询　徐艳文　卢讯文

推荐序

社会进步的日新月异、科技发展的突飞猛进，对人类生存的要求已不仅是寿命的延长，更要求具有良好的生活质量和人权的平等。这里不仅包含了不同年龄、性别的健康人，其中也包括残疾患者，这也是对每一位医务工作者实现大爱无疆的具体要求。

联合国在21世纪最大工程之一的《残疾人权利公约》中，强调了残疾人应与其他人一样，平等拥有获得一般保健、教育、训练与康复、职业和培训服务的权利，以及获得工作和就业的权利；批准《残疾人权利公约》的国家必须通过一系列措施来促进和保护这些权利，在中国于2008年6月全国人民代表大会常务委员会批准《残疾人权利公约》，同年9月正式生效。

残疾（包括各种功能的残疾）是全世界范围内的社会必须应对的重大挑战，当任何类型的残疾影响到一个人时，都有可能出现活动障碍、行动不便、生活影响、工作残疾，对个人和社会的生产力、经济负担造成多重负面影响。寻找方法以减轻工作残疾相关损失、维持最佳的工作参与度是当今世界迫切需要解决的问题。

国际劳工组织（International Labour Organization，ILO）于1983年6月通过的《残疾人职业康复和就业公约》，在国际和国家级别上为实现残疾人平等、充分参与社会生产和社会发展的目标，提供了有效措施。中国于1987年加入国际劳工组织，于2004年1月实施的《工伤保险条例》，在保障因工作遭受事故伤害或者患职业病的职工获得医疗救治和经济补偿、促进工伤预防和职业康复、分散用人单位的工伤风险等方面起了积极的推动作用。

在我国，传统康复医学和现代康复医学发展迅猛，一代代康复人为创建具有中国特色的现代康复医学事业贡献着创新与努力。工伤康复作为康复医学的主要分支，也得到了较好的发展。但是，职业康复作为工伤康复的核心内容，较医疗康复的发展相对滞后，缺乏开展的广度与深度。

2001年世界卫生组织（World Health Organization，WHO）颁布的“国际功能、残疾和健康分类”（International Classification of Functioning, Disability and Health，ICF）是继“国际疾病分类”（International Classification of Diseases，ICD）之后对人类生存健康的第二个国际公认的分类标准，它促进了对工作残疾概念的理解，确定职业康复为“在不同的环境、服务和活动中，向具有与健康有关的损伤、限制或工作功能受限的工作适龄个人提供的一种多专业循证方法，其主要目的是优化工作参与”，既阐述了与职业康复相关因素的广度和复杂性，也考虑了基于ICF要素的职业康复各个方面：身体功能和身体结构、活动和参与、环境因素。应用ICF进行职业评估、工作场所残疾评估及残疾管理，可更有效地促进重返工作和就业权。

《职业康复与残疾评估手册——ICF的应用与实施》的翻译和出版，针对某些伤残疾病的评估和康复，满足了我国康复医学与职业康复发展的需要，为康复医学医务人员开展职业康复、残疾评估提供了一本较为成熟的参考书，将为促进我国工伤康复事业的发展，为我国康复医学事业真正、全面地赶上世界先进水平做出贡献。

最后，我想借用习近平总书记近年来经常勉励国人的话："踔厉奋发、笃行不怠"来督促我们的工作，这样必有成就。让我们共勉吧！

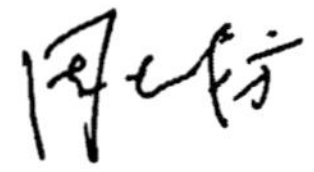

南京医科大学终身教授
中国康复医学会前副会长
中国康复医学会奠基人之一

译者前言

随着我国"'预防、补偿、康复'三位一体"的工伤保险制度体系基本建立，工伤康复工作在全国范围内不断推进。职业康复作为其中的核心内容，如何规范开展显得日益重要。2022 年成立的中国康复医学会工伤康复委员会的各位专家们，在学会领导的关心和支持下，群策群力、多方谋划，决定引进兼顾先进性、实用性的国外著作，为大家的工作提供参考。这本由鲁本・埃斯科皮佐（Reuben Escorpizo）、瑟伦・布拉格（Sören Brage）、德布拉・霍马（Debra Homa）及耶罗尔德・斯图基（Gerold Stucki）等人编撰的《职业康复与残疾评估手册——ICF 的应用与实施》符合以上要求，该手册主要介绍了职业康复及其在 ICF 框架下的应用，出版以来得到了行业内的广泛关注。

本书共分四大部分 25 个章节。第一部分主要是相关概念的解释，重点讲述了职业康复与残疾评估、功能与残疾的概念及应用场景，初步介绍了如何从人口健康的角度看"国际功能、残疾和健康分类"（International Classification of Functioning, Disability and Health, ICF）的问题，慢性病对工作参与的影响及干预的作用，如何理解工作场所与残疾管理的关系等方面的内容；第二部分详细介绍了职业康复与残疾评估的研究现状：首先论及工作残疾评估及其涉及的法律层面、就业安置等问题，接着分别从慢性肌肉骨骼疼痛、神经系统疾病、脊髓损伤及创伤性脑损伤、心理问题、尘肺病等疾病的角度，介绍了职业康复、残疾评估及 ICF 的应用现状；第三部分为基于 ICF 的残疾评估，阐述了为什么利用 ICF 工具进行残疾评估及职业康复，可以让医者、患者、保险从业者及社会保障部门等不同相关利益者的要求，都能得到最大限度的满足，并通过实际案例进行解析。第四部分在总结全书的基础上，提出了目前职业康复工作中存在的机遇及挑战。

本书的译者既有职业康复领域的知名专家，也有从海外留学归来的青年学者，在最大程度上保证了本书的专业性及实用性。书中还配有详尽的图表和注释，方便读者在实际工作中查阅及应用。本书可指导应用者开展职业康复各方面特别是残疾评定的工作，可供开展或拟开展职业康复的工伤康复医疗机构中的康复医师、作业治疗师，或有志于此的其他治疗师及康复专业学生参考使用。

在本书翻译过程中，我们力求准确并忠于原著，但在专业名词和术语的把握上与原著难免有偏差，恳请同道们不吝赐教和斧正。

所有参译人员在本书的翻译过程中通力协作，付出了辛勤的劳动，在此，致以最衷心的感谢和诚挚的敬意。

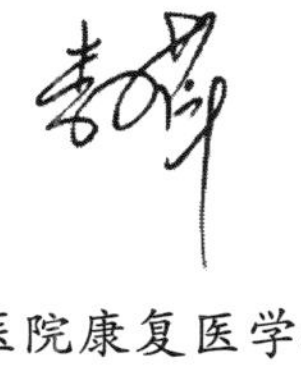

南京市第一医院康复医学科主任医师
中国康复医学会工伤康复委员会主任委员

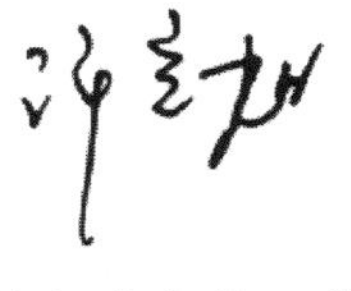

南京医科大学康复医学院院长
中国康复医学会副会长

2022 年 8 月 26 日

前　言

随着联合国《残疾人权利公约》于2008年5月生效，促进残疾人士的权利，使他们在与其他人平等的基础上充分融入社会所有部门，成为世界各地许多国家的一项政策目标。《残疾人权利公约》强调了残疾人在与其他人平等的基础上获得一般保健、教育、训练与康复、职业和培训服务的权利，以及在开放的劳动力市场上获得体面的生产性工作和就业的权利。无论残疾是从出生或幼年开始，还是因工作而残疾，批准《残疾人权利公约》的国家都必须通过一系列措施来促进和保护残疾人的这些权利，包括禁止基于残疾的歧视，并确保提供合理的便利。目前尚不清楚哪些措施能有效地将《残疾人权利公约》所代表的愿景转变为世界各地残疾人的现实，因此提醒人们关注那些经过尝试和实践的措施，并检查其对健康、教育、培训和就业结果的影响非常重要。

长期以来，人们一直认为残疾人被排斥或边缘化与其身体和精神损害密切相关，是不可避免的现实结果。现在人们越来越认识到，残疾人所面临的许多被排斥在就业和社会其他部门之外的不利因素，并非其个人缺陷，而是社会应对这些缺陷的结果。世界卫生组织的“国际功能、残疾和健康分类”(ICF)是促进对残疾理解的关键，也是《残疾人权利公约》条款的基础。

以工作和就业权为例，各国正在努力解决劳动力市场工作适龄残疾人就业率低和参与率低的问题，与无残疾的工人相比，残疾人从事更多的是职业前景及工作条件欠佳的低收入工作。这种情况对7.8亿就业年龄残疾人在很多层面都产生了负面影响，许多人成为贫困工人，有更多的人依赖社会保障福利或慈善事业，并陷入了一个自我和家庭更加贫困的恶性循环，也使雇主无法充分受益于残疾人在工作场所所能做出的独特而重大的贡献。从国家和全球的角度来看，据国际劳工组织对10个低、中收入发展中国家进行的一项初步研究估计，由于残疾人的高失业率和生产力损失造成的巨大经济损失，占其国内生产总值的3%～7%。因此，有效落实工作和就业权将带来全面受益，应用ICF，通过可行及创新方式进行职业评估、工作场所残疾评估及残疾管理，可更有效地促进这项权利的实施。

《职业康复与残疾评估手册——ICF的应用与实施》的出版非常及时，本书涉及与残疾人有效工作相关的紧迫问题和主题，使残疾人士能够有效工作、充分发挥其潜力并参与到社会的各个领域。除了工作与就业领域的学生、学者及研究人员，本书与实施《残疾人权利公约》条款的政策制定者和服务提供者具有更广泛的相关性。通过强调这些领域的良好和新兴做法，以及更广泛地使用ICF作为概念模型和分类系统，将为改善全世界残疾人的生活质量做出重要贡献，并使社会能够受益于残疾人在其社区中所能做出的宝贵贡献。

芭芭拉·默里(Barbara Murray)
瑞士日内瓦，国际劳工组织工作条件与平等部

致　谢

我们要向所有作者、合作者和同事表示深切的感谢，是他们花费了宝贵时间来分享他们的专业知识，才使这本书获得了成功。没有他们的慷慨奉献及其所在机构的大力支持，我们正在欣然阅读的这本书就不可能出版。感谢我们的特别协调员梅利莎·塞尔布(Melissa Selb)，是她确保了所有任务的按时完成。

感谢组织机构及其领导者对我们的信任，确保了我们能够在职业康复和残疾评估方面为社会服务。

我们要感谢贾尼丝·斯特恩(Janice Stern)和斯普林格所有优秀的支持者：乔·夸特拉(Joe Quatela)，克丽茜·图布斯(Christina Tuballes)，尼桑·达亚兰(Nishantini Dayalan)，沙瓦尼·拉奥(Sarvani Rao)，斯里尼瓦桑·拉奥(Srinivasa Rao)，埃卢马莱·巴拉穆鲁根(Elumalai Balamurugan)和他们的员工。特别感谢杰出的系列编辑鲍勃·盖切尔(Bob Gatchel)和伊莎贝拉·舒尔茨(Izabela Schultz)对本书写作方向和计划的指导。最真诚地感谢我们的家人和朋友，是他们一直给予的支持和理解，才得以让我们专注于完成编写本书的使命！

最后，我们对职业康复和残疾评估领域的所有利益相关者表示无尽的感谢，感谢他们让我们认识到他们工作的重要性，至少我们可以通过此书表达对他们的支持。关于本书的意义，没有话语比史蒂芬·霍金教授所言能够更好地概括："很明显，世界上大多数残疾人的日常生存都非常困难，更不用说生产性就业和个人成就感了。21 世纪将是残疾人融入社会生活的转折点。"

目　录

第一部分　绪论

第二部分　研究现状:职业康复和残疾评估

第三部分　基于 ICF 功能评定

第四部分　展望

第一部分
绪论

1

概念框架:残疾评估和职业康复

Gerold Stucki, Sören Brage, Debra Homa, Reuben Escorpizo

1.1 引言

残疾是全世界范围内的社会必须应对的重大挑战[1,2]。首先,从个人角度来看,残疾人士有权"充分地、有效地参与和融入社会";其次,从社会角度来看,社会有道德和法律义务使他们融入生活的各个方面;最后,从经济角度来看,社会可受益于残疾人对社区会做出的有形或无形的贡献[3]。

对大多数人来说,工作是生活的一个重要方面。当任何类型的残疾影响到一个人时,都可能发生工作残疾,对个人和社会造成双重负面影响。当所有补救措施依然无法使残疾人充分发挥其最佳的工作能力,伤残抚恤金就作为一种替代的经济手段,以确保残疾人"获得和保持最大独立性",并参与生活的其他主要方面[1]。

> 当任何类型的残疾影响到一个人时,都可能发生工作残疾,对个人和社会造成双重负面影响。

1.2 残疾评估

评估一个人的工作残疾是残疾评估(disability evaluation, DE)的重要特征之一。残疾评估有助于为残疾人(此后的伤残抚恤金申请者)分配合适的重返工作(return-to-work, RTW)计划、医疗康复以及提供辅助设备或医疗设备。RTW[4]是指在正确的时间为特定的个人提供适当的干预,以提高所选干预措施的成本效益,即增加成功机会。重返工作计划与职业康复(vocational rehabilitation, VR)一词可互换应用,或者可以理解为重返工作计划就是职业康复,将在本章后介绍VR。原则上,重返工作计划是为那些曾经工作过的人提供一个职业康复的过程,其最终目标是使他们能长期承担工作职责。在RTW背景下,工作残疾可以理解为由于背景性因素所致的疾病或损伤而无法工作。

残疾评估对于确定申请人的伤残抚恤金资格,以及合适的伤残抚恤金水平至关重要。此外,DE还为确定申请人在领取伤残抚恤金之前,是否应该参加RTW计划提供了必要信息。由于残疾评估对确定领取伤残抚恤金资格有着不同定义[5-7],我们参考了"医疗主题词"(medical subject headings, MeSh)对DE的定义:DE是指"确定一个人的身体、心理或情绪(残疾)的程度"。该定义适用于残疾保险中伤残抚恤金和收入的合法资格认定,以及社会保障和工人补偿金的资格确认[8]。虽然在抚恤金资格确定方面,工作残疾作为一个法律概念,在不同国家的社会保障法中有不同的定义[9],但通常是指一个人因疾病或受伤而无法胜任工作,对背景性因素的影响并未加以考虑。

1.3 残疾评估需求

残疾评估应满足两个基本要求:一为 RTW 项目提供公正的分配,二能进行公平的残疾抚恤金资格认定。由医学专家进行的评估,应在内容效度和评分员间信度方面具有可比性[10,11]。这可以通过在残疾评估过程中引入标准来实现[12]。

残疾评估必须以公开的方式记录下来[13,14],着重记录申请人在工作中的功能限制,以及这种限制如何受到其健康状况或背景性因素的影响。此外,对于所有涉及残疾评估过程的医疗专家、残疾抚恤金申请者本人、法律制度和残疾保险制度而言,记录评估的文件必须可信且可理解。为了提供公正透明的残疾评估,相关专业指南建议医学专家在其医疗报告中对申请人进行全面的记录[15]。当申请人认为资格认定不合理时,这些公开的评估文件可为其正式上诉提供依据。

残疾评估应满足两个基本要求:一为 RTW 项目提供公正的分配,二能进行公平的残疾抚恤金资格认定。

1.4 残疾评估中的功能评定

不同国家组织残疾评估的方式各异,但评估中的关键信息通常都涉及功能和残疾。因此,功能评定是残疾评估的核心要素[9],为评估工作残疾提供了重要信息。残疾评估中的功能评定强调申请人进行体力或认知相关工作任务的活动表现,如提举或集中注意力。功能评定根据残疾评估的目的可有不同,取决于其是进行伤残抚恤金资格认定、考虑 RTW,还是两者兼顾。为了促进 RTW,残疾评估中的功能评定侧重于评估申请人的执行能力。对功能受限或能力,以及影响申请人生活条件或就业市场状况等背景性因素的评估,是选择适当 RTW 计划的基础,以提高申请人执行工作任务和后续参与工作的潜力。为了确定伤残抚恤金资格,功能评定旨在客观描述申请人在标准化环境中的功能能力,而不考虑背景性因素的影响。功能评定提供了有关损伤与功能限制相互关系的关键信息,从而确定申请人的工作残疾。

功能评定提供了有关损伤与功能限制相互关系的关键信息,从而确定申请人的工作残疾。

1.5 工作残疾和职业康复

当工人生病或出现健康状况时,可能会导致工作残疾,而不能继续工作。工作残疾可能与个人伤痛、功能受限、收入损失、高昂的医疗费用以及人际关系紧张有关。此外,工作残疾可能会导致个人作为社会成员的生产力下降。

工作残疾对发展中国家[16]和发达国家[17,18]都构成了巨大的负担和挑战,在工业化国家,大部分负担为间接成本(约80%)[19]。寻找方法以减轻工作残疾相关的负担,以及如何维持最佳的工作参与度是目前所面临的挑战。

职业康复被定义为“在不同的环境、服务和活动中,向具有与健康有关的损伤、限制或工作功能受限的工作适龄个人提供的一种多专业循证方法,其主要目的是优化工作参与”[20]。这是基于“国际功能、残疾和健康分类”(International Classification of Functioning, Disability and Health, ICF)的一般定义[21],表明了与职业康复相关因素的广度和复杂性。这一概念性定义考虑了基于ICF要素的职业康复各个方面:身体功能和身体结构、活动和参与、环境因素[21]。

职业康复的主要目标是RTW和持续RTW。如某人发生残疾之前从未工作(即没有任何工作经历),此时虽算不上重返工作,但只要他想参加工作,仍属于职业康复范畴(例如,一个刚刚高中毕业、因意外事故导致脊髓损伤的人,现在想要工作)。在这种情况下,职业康复是为了保证个体在残疾的情况下仍能参与就业。

1.6 ICF:残疾评估和职业康复标准

由于残疾评估中的关键信息涉及功能和残疾,功能评定标准有助于确保残疾评估的可比性、透明度和公平性,ICF有助于促进这一过程。ICF框架将人类功能活动概念化,是存在于身体的功能与结构之间、活动与参与之间,以及各种背景性因素之间(如环境因素和个人因素)的一种动态相互作用。在残疾评估中,ICF能够对申请人的功能进行全面描述,并有助于形成标准化且易于理解的评估文件[22],从而确保功能评定(functioning assessments, FA)在评分员间信度方面的可比性。此外,ICF还有助于公开地说明损害如何影响申请人的工作活动、工作参与和工作残疾[23],并指出背景性因素在这一过程中的作用[24]。最后,ICF还让工作残疾的报告得以标准化,使得不同国家的功能评定可予比较[25]。

学习问题

1. 什么是残疾评估,它与工作残疾有何关系?

答:残疾评估是对一个人的身体、心理或情绪(残疾)程度的确定。该评估结论适用于残疾保险抚恤金和收入的法定资格认定,以及申请社会保障和工人补偿金的资格认定。在伤残抚恤金资格认定方面,工作残疾是一个法律概念,在不同国家的社会保障法中有不同的定义。但是,工作残疾通常是指一个人因疾病或受伤而无法工作,对背景性因素的影响未加考虑。

2. 什么是功能评定?

答:功能评定是残疾评估的核心要素,为工作残疾评估提供了重要的信息。残疾评估中的功能评定,涉及申请人进行体力或认知工作任务相关的活动表现能力,如提升或集中注意力。残疾评估的不同取决于残疾评估的目的:是基于伤残抚恤金资格认定、RTW考虑,还是两者兼而有之。

3. 什么是职业康复?

答:职业康复是指在不同的环境、服务和活动中,向具有与健康有关的损伤、限制或工作功能受限的工作适龄个人提供的一种多专业循证方法,其主要目的是优化工作参与。

术语汇编

残疾评估 评估一个人的工作残疾程度是残疾评估(DE)的关键特征之一。DE有助于为残疾人士(即伤残抚恤金申请人)分配最合适的重返工作(RTW)计划、医疗康复和/或提供辅助设备。DE 对于申请人伤残抚恤金资格认定、确定适当的抚恤金水平至关重要,同时确定在接受伤残抚恤金之前是否需要分配到重返工作计划提供重要信息。

伤残抚恤金资格认定 用于伤残抚恤金资格认定的 DE 是指“确定一个人的身体、精神或情感(残疾)的程度。该认定结论适用于残疾保险抚恤金和收入的法律资格确定,以及社会保障和工人补偿金的资格认定”。

功能评定 功能评定(FA)是各国 DE 的核心要素[2],为评估工作残疾提供了重要的信息。FA 在 DE 中强调了申请人进行体力或认知工作任务相关活动表现的能力,如提升或集中注意力。FA 的不同取决于 DE 的目的是确定抚恤金资格还是仅考虑 RTW。为了促进 RTW,DE 中的 FA 专注于评估申请人的功能表现。对功能限制或能力以及对申请人生活条件或就业市场状况等环境因素影响的评估,是选择适当的 RTW 计划的基础,以增强申请人在工作中的功能,最终提高其工作参与度。在伤残抚恤金资格认定的残疾评估中,FA 旨在客观描述申请人在标准化环境中的功能,而不考虑背景性因素的影响。这些评估为确定损伤和功能限制之间的关系提供了关键信息,最终认定申请人的工作残疾。

重返工作计划和职业康复 重返工作(RTW)计划与职业康复(VR)一词可互换应用,或者可以理解为重返工作计划就是职业康复。Escorpizo 等人[19]将 VR 定义为“在不同的环境、服务和活动中,向具有与健康有关的损伤、限制或工作功能受限的工作适龄个人提供的一种多专业循证方法,其主要目的是优化工作参与。”原则上,重返工作计划是为那些曾经工作过的人提供职业康复,其最终目标是使他们能长期承担工作职责。RTW 项目包括就业咨询、就业安置、就业匹配、就业指导、技能开发和再培训、产品和技术支持、工作调整或工作场所改造等服务。

工作残疾 在 RTW 中,工作残疾的定义是申请人由于疾病或受伤等相关因素的影响而无法工作。在确定伤残抚恤金资格方面,工作残疾被视为一个法律概念,不同国家的社会保障法对其有不同的定义。然而,工作残疾通常是指一个人因疾病或受伤而无法工作,并未考虑到背景性因素的影响。

(李雪萍译;杨婷校)

参考文献

[1] United Nations. Convention on the rights of persons with disabilities. Geneva: United Nations; 2006.

[2] World Health Organization, World Bank. World report on disability. Geneva: WHO Press; 2011.

[3] Community Support Network Inc. Employment. Available from: www. csni. org/fpg/Volume% 20I% 20Employment. pdf (2013). Accessed 18 Jun 2013.

[4] Eisenberg JM, Power EJ. Transforming insurance coverage into quality health care: voltage drops from potential to delivered quality. JAMA. 2000; 284(16): 2100-7.

[5] de Boer W, Besseling J, Willems J. Organisation of disability evaluation in 15 countries. Pratiques et organisation des soins. 2007; 38: 205-17.

[6] Slebus FG, Sluiter JK, Kuijer PP, Willems JH, Frings-Dresen MH. Work-ability evaluation: a piece of cake or a hard nut to crack? Disabil Rehabil. 2007; 29(16): 1295-300.

[7] Waddell G, Aylward M. The scientific and conceptual basis of incapacity benefits. Norwich: TSO; 2005.

[8] National Library of Medicine. Medical Subject Headings (MeSH). http://www. nlm. nih. gov/cgi/mesh/2013/MB_cgi (2013). Accessed 18 Jun 2013.

[9] Anner J, Schwegler U, Kunz R, Trezzini B, de Boer W. Evaluation of work disability and the international

classification of functioning, disability and health: what to expect and what not. BMC Public Health. 2012; 12: 470.

[10] Demeter SL, Andersson GBJ, Smith GM, editors. Disability evaluation. St. Louis: Mosby and the American Medical Association; 1996.

[11] Rudbeck M, Fonager K. Agreement between medical expert assessments in social medicine. Scand J Public Health. 2011; 39(7): 766-72.

[12] Matheson LN, Kane M, Rodbard D. Development of new methods to determine work disability in the United States. J Occup Rehabil. 2001; 11(3): 143-54.

[13] Meershoek A, Krumeich A, Vos R. Judging without criteria? Sickness certification in Dutch disability schemes. Sociol Health Illn. 2007; 29(4): 497-514.

[14] Stöhr S, Bollag Y, Auerbach H, Eichler K, Imhof D, Fabbro T, et al. Quality assessment of a randomly selected sample of Swiss medical expertises—a pilot study. Swiss Med Wkly. 2011; 141: w13173.

[15] Hesse B, Gebauer E. Disability assessment for the statutory benefits insurance: significance, need for research, and opportunities. Rehabilitation (Stuttg). 2011; 50(1): 17-24.

[16] Chan CC, Zhuo DH. Occupational rehabilitation in twenty-first century Asia Pacific: facilitating health and work: an introduction. J Occup Rehabil. 2011; 21 Suppl 1: S1-4.

[17] Stubbs J, Deaner G. When considering vocational rehabilitation: describing and comparing the Swedish and American systems and professions. Work. 2005; 24(3): 239-49.

[18] Organisation for Economic Co-operation and Development Directorate for Employment, Labour and Social Affairs. Sickness, disability and work: keeping on track in the economic downturn (background paper). May 2009. Report No.: High-Level Forum, Stockholm.

[19] Dagenais S, Caro J, Haldeman S. A systematic review of low back pain cost of illness studies in the United States and internationally. Spine J. 2008; 8(1): 8-20.

[20] Escorpizo R, Reneman MF, Ekholm J, Fritz J, Krupa T, Marnetoft SU, et al. A conceptual definition of vocational rehabilitation based on the ICF: building a shared global model. J Occup Rehabil. 2011; 21(2): 126-33.

[21] World Health Organization. International classification of functioning, disability and health (ICF). Geneva: World Health Organization; 2001.

[22] Schwegler U, Anner J, Boldt C, Glässel A, Lay V, De Boer WEL, et al. Aspects of functioning and environmental factors in medical work capacity evaluations of persons with chronic widespread pain and low back pain can be represented by a combination of applicable ICF Core Sets. BMC Public Health. 2012; 12(1): 1088.

[23] Baron S, Linden M. The role of the "International Classification of Functioning, Disability and Health, ICF" in the description and classification of mental disorders. Eur Arch Psychiatry Clin Neurosci. 2008; 258 Suppl 5: 81-5.

[24] Sanderson K, Nicholson J, Graves N, Tilse E, Oldenburg B. Mental health in the workplace: using the ICF to model the prospective associations between symptoms, activities, participation and environmental factors. Disabil Rehabil. 2008; 30(17): 1289-97.

[25] Brage S, Donceel P, Falez F. Development of ICF core set for disability evaluation in social security. Disabil Rehabil. 2008; 30(18): 1392-6.

2

概念框架:功能和残疾

Reuben Escorpizo

2.1 引言

1916 年,John Collie 提出了因受伤(或健康问题)而无法工作的个体如何重返工作岗位这一挑战性问题,例如使工人不但从妨碍工作的受伤或健康状况的不良影响中恢复,而且能维持这种恢复状况,其开创性论文可能是关注工人所面临挑战与困难的早期文献之一[1]。大约 1 个世纪后,重返工作岗位的过程有了极大的发展,我们已经认识到这通常是一个结果复杂且互相关联的多因素过程。在该过程变得愈加复杂的同时,我们亟须公允、真实地评估残疾或工作残疾,以便为有效的职业康复或其他适当的计划提供指导。

本章将向读者介绍世界卫生组织的 ICF[2] 模式,并讨论 ICF 模式如何帮助我们理解和研究更广泛的工作残疾背景,对残疾做出评估。本章还将对 ICF 在职业康复与残疾评估中的作用进行概述。

2.2 ICF

2.2.1 ICF 概念模式

2001 年,世界卫生大会(World Health Assembly, WHA)支持采用 ICF[2] 作为描述人类功能与残疾不同方面的通用框架和语言("残疾"是负面的描述,而"功能"是正面的描述)①。ICF 既是一个概念模式,也是一个分类体系,可应用于临床照护、研究开展、卫生和社会政策制定以及出于各种原因的人口调查等活动。ICF 可用于评估健康及相关领域,作为通用的残疾描述方式,实际上可作为比较各国残疾数据的基础[2]。因此,ICF 的使用并不受环境、文化和背景影响。

作为一个概念模式,ICF 阐明了健康状况(疾病或损伤)、健康状况对个体身体的影响(按身体功能成分和身体结构成分描述)、健康状况对个体社会参与的影响(按活动和参与成分描述)三者之间的相互关系与关联。这些不同的成分代表了 ICF 的"功能"层面;认为功能可能会受到背景性因素(环境因素和个人因素)的影响,这些因素会恶化、改善或维持个体的残疾水平(图 2-1)。

---

① 本章该部分内容摘取自 Escorpizo 等人的论文[21](包括补充材料),并做了一定修改,已征得美国物理治疗协会(American Physical Therapy Association, APTA)许可。

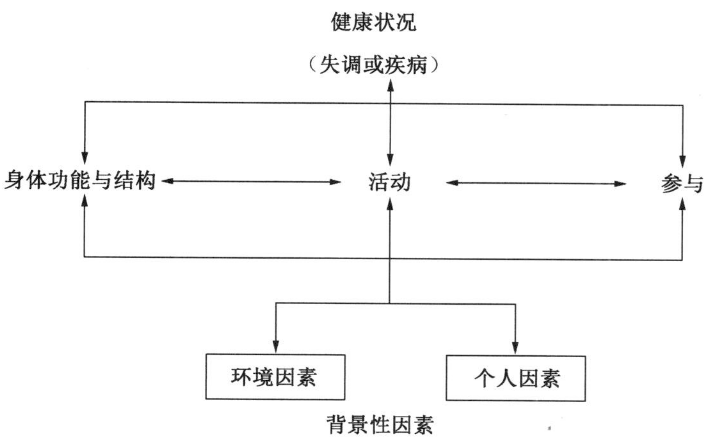

图 2-1 WHO 国际功能、残疾和健康分类（ICF）模式

残疾指身体结构及功能损伤、活动受限或参与局限。因此，功能与残疾可以理解为基于健康状况的动态比较，结果取决于功能和残疾偏向积极还是消极（图 2-2）。

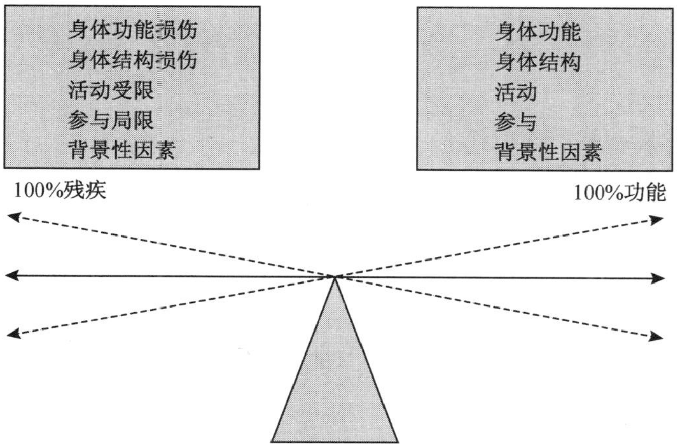

图 2-2 功能和残疾

ICF 阐明了健康状况（疾病或损伤）、健康状况对个体身体的影响（按身体功能成分和身体结构成分描述）、健康状况对个体社会参与的影响（按活动和参与成分描述）三者之间的相互关系与关联。

2.2.2 ICF 分类体系

在 ICF 中，人体功能（包括残疾）有不同的成分："身体功能"和"身体结构"分别在器官水平对功能与结构进行分类，例如肌肉力量功能属于"身体功能"，肩部结构则属于"身体结构"；"活动和参与"对各种行动、任务和社会/生活角色进行分类，如阅读、执行日常事务、步行和有报酬就业。"身体功能"、"身体结构"以及"活动和参与"可受到个体特征（即"个人因素"）的影响，如应对能力和个人的物理、社会和态度环境（即"环境因素"）影响，如建筑的无障碍设施、家庭成员的态度和卫生专业人员的支持等。除"个人因素"外，各 ICF 成分均可用一个字母编码表示："身体功能"为"b"，"身体结构"为"s"，"活动和参与"为"d"，"环境因素"为"e"。"个人因素"虽然被定义为"……个体生活和生存的背景，包含并不属于健康状况或健康状态组成部分的个人特征"[2]，但并未进行分类（即无字母编码）。

任何 ICF 组成成分中的损伤、受限和局限都会使天平偏向于残疾；残疾水平受到背景性因素（环境和个体因素）的影响。

各 ICF 组成成分包含不同的章或领域（例如，在“身体功能”中，章包括脑功能、感觉功能、心血管、血液、免疫和呼吸系统功能等），各章又由多个按字母数字编码的 ICF 类目组成，类目是领域的特定单位。赋予各 ICF 类目独有字母数字编码，对层次结构中的成分（b、s、d 或 e）、章（数字）和级别（特定类目）进行标识。分类和编码结构见图 2-3。

如前文所述，各 ICF 类目由专属的成分字母和数字编码表示。下文用“疼痛”领域内的“身体功能”为例来说明该层次结构。

ICF 成分	b	身体功能
章/第 1 级	b2	感觉功能和疼痛
第 2 级类目	b280	痛觉
第 3 级类目	b2801	身体部位疼痛
第 4 级类目	b28010	头颈部疼痛

以下为“下肢结构”领域内的“身体结构”编码层次：

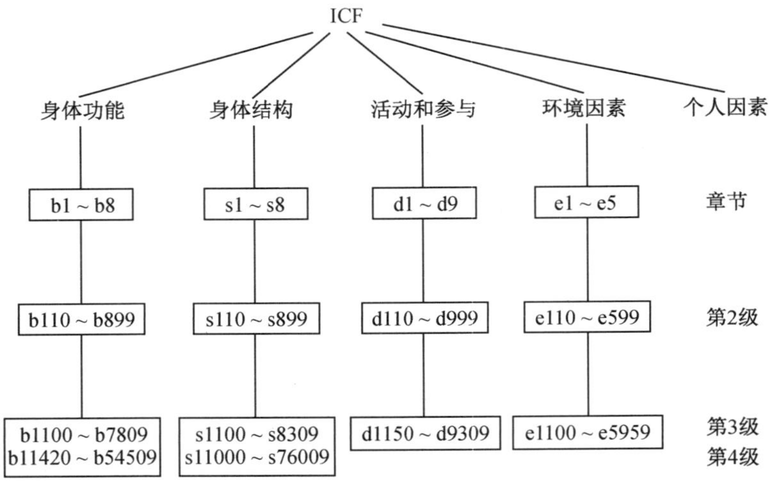

图 2-3 从章到第 4 级 ICF 类目的 ICF 层次结构

例如，“b1～b8”指“身体功能”有 8 章，即第 b1、b2、b3 等章，“b110～b899”是编码 b110 到 b899 的集合。

ICF 成分	s	身体结构
章/第 1 级	s7	与运动有关的结构
第 2 级类目	s750	下肢结构
第 3 级类目	s7500	大腿结构
第 4 级类目	s75001	髋关节

在有些情况中，有些领域并无第 4 级类目。例如下文的“活动和参与”。

ICF 成分	d	活动和参与
章/第 1 级	d8	主要生活领域
第 2 级类目	d850	有报酬的就业
第 3 级类目	d8500	自谋职业
第 4 级类目	无编码	

在“d850”中,其他第 3 级 ICF 类目包括“d8501”(兼职就业)和“d8502”(全职就业)。

下表为“用品和技术”领域内“环境因素”的编码层级示例:

ICF 成分	e	环境因素
章/第 1 级	e1	用品和技术
第 2 级类目	e135	就业用品和技术
第 3 级类目	e1351	就业辅助用品和技术

如上表所示,第 3 级和第 4 级类目为更综合、更高级别分类(即第 2 级和第 1 级)的细化说明。整个 ICF 共有 30 章和 1 424 个不同类目,阐述 ICF 四个成分(“身体功能”、“身体结构”、“活动和参与”以及“环境因素”)。

2.2.3 ICF 的详细内容

表 2-1 显示了 ICF 在章层次所涵盖范围的深度与广度。其中,“身体功能”有 8 章,包含从脑功能到皮肤功能。“身体结构”也有 8 章,涵盖所有身体器官系统。“活动和参与”9 章,包含从简单、个人水平(学习和应用知识)到更为复杂的互动水平(社区、社会和公民生活)。最后,“环境因素”分为 5 章,涵盖整个物理、人造、技术、个人态度和社会政治世界(表 2-1)。

表 2-1 ICF 的成分与章

身体功能(第 b1~b8 章)	
第 1 章 精神功能	第 5 章 消化、代谢和内分泌系统功能
第 2 章 感觉功能和疼痛	第 6 章 泌尿生殖和生育功能
第 3 章 发声和言语功能	第 7 章 神经肌肉骨骼和运动相关功能
第 4 章 心血管、血液、免疫和呼吸系统功能	第 8 章 皮肤及相关结构功能
身体结构(第 s1~s8 章)	
第 1 章 神经系统结构	第 5 章 消化、代谢和内分泌系统相关结构
第 2 章 眼、耳及相关结构	第 6 章 泌尿生殖系统相关结构
第 3 章 发声和言语相关结构	第 7 章 运动相关结构
第 4 章 心血管、免疫和呼吸系统结构	第 8 章 皮肤及相关结构
活动和参与(第 d1~d9 章)	
第 1 章 学习和应用知识	第 6 章 家庭生活
第 2 章 一般任务与要求	第 7 章 人际交往和人际关系
第 3 章 交流	第 8 章 主要生活领域
第 4 章 活动	第 9 章 社区、社会和公民生活
第 5 章 自理	
环境因素(第 e1~e5 章)	
第 1 章 用品和技术	第 4 章 态度
第 2 章 自然环境和对环境的人为改变	第 5 章 服务、体系和政策
第 3 章 支持和相互联系	

表2-2为章结构示例,以“身体功能”中的脑功能为例。该章分为两个部分:整体精神功能,如意识功能、智力功能;特殊精神功能,如知觉功能、高级认知功能。

表2-2 “脑功能”章及其第2级类目

整体精神功能	b110 意识功能
	b114 定向功能
	b117 智力功能
	b122 整体心理社会功能
	b126 气质和人格功能
	b130 能量和驱力功能
	b134 睡眠功能
	b139 其他特指和未特指的整体精神功能
特殊精神功能	b140 注意力功能
	b144 记忆功能
	b147 心理运动功能
	b152 情感功能
	b156 知觉功能
	b160 思维功能
	b164 高级认知功能
	b167 语言精神功能
	b172 计算功能
	b176 有序复杂动作精神功能
	b180 自身体验和时间体验功能
	b189 其他特指或未特指的特殊精神功能
	b198 其他特指的精神功能
	b199 精神功能,未特指

表2-3为第4章“活动和参与”成分的灵活性结构示例。从该表可了解到,灵活性分为若干与灵活性相关的描述,如身体姿势、物体操纵、步行和交通工具使用。各类目在ICF手册中均有定义,还提供了各类目的入选和排除标准,以便区分高度相似的ICF类目。读者可参考ICF手册,了解ICF类目的详细描述[2]。

表2-3 “活动”章及其第2级类目

改变和保持身体姿势	d410 改变身体基本姿势
	d415 保持一种身体姿势
	d420 移动自身
	d429 其他特指或未特指的改变和保持身体姿势

续表

搬运、移动和操纵物体	d430 举起和搬运物体
	d435 用下肢移动物体
	d440 手的灵活使用
	d445 手和手臂的使用
	d449 其他特指或未特指的搬运、移动和操纵物体
步行和移动	d450 步行
	d455 到处移动
	d460 在不同地点间到处移动
	d465 利用设备到处移动
	d469 其他特指或未特指的步行和移动
利用交通工具到处移动	d470 利用交通工具
	d475 驾驶
	d480 驾驭动物作为交通工具
	d489 其他特指或未特指的利用交通工具移动
	d498 其他特指的活动
	d499 活动,未特指

2.2.4 ICF 限定值

本章前一小节介绍了健康状况评估涉及的功能与残疾领域。本小节将讨论如何使用"ICF 限定值"(评级量表)来评估既定 ICF 类目中的问题。ICF 限定值可用于评定身体功能或身体结构损伤、活动受限、参与局限的严重性或程度。ICF 还提供限定值来说明环境因素对功能的障碍或有利程度。如果没有这些限定值,ICF 编码就不能传达有意义的信息。

ICF 的限定值有不同级别。本章中,我们将主要关注第 1 级限定值。对于其他级别,参见 ICF 手册了解详情。一级限定值为 0~4 普适性等级量表,其中:0 为没有问题,1 为轻度问题,2 为中度问题,3 为重度问题,4 为完全问题。此外还有 2 个额外选项:8(未特指)①和 9(不适用)②。另外,"环境因素"的 ICF 限定值为 4(完全障碍因素)到+4(完全有利因素)的 9 个选项,其中 0 值表示既非有利因素,也非障碍因素。"环境因素"还有 3 个额外选项:8(未特指障碍因素)、+8(未特指有利因素)以及 9(不适用),其应用的定义原则与前文所述的相同[2]。对于各 ICF 限定值,WHO 还提供了对应的百分比范围。表 2-4 对 ICF 限定值进行了总结。

表 2-4 WHO 规定的 ICF 限定值及对应百分比值

ICF 限定值	等同百分比
身体功能、身体结构、活动和参与	
0 没有障碍(无,缺乏,微不足道……)	0~4%
1 轻度障碍(略有一点,很低……)	5%~24%

① 当无足够或充分信息评定 ICF 类目时,使用该选项。

② 当评定 ICF 类目不适用时使用,如针对仍在上高中的个体 d830 评估"高等教育"时。

续表

ICF 限定值	等同百分比
2 中度障碍(中等程度,一般……)	25% ~49%
3 重度障碍(很高,非常……)	50% ~95%
4 完全障碍(全部……)	96% ~100%
环境因素	
+4 完全有利因素	96% ~100%
+3 充分有利因素	50% ~95%
+2 中度有利因素	25% ~49%
+1 轻度有利因素	5% ~24%
0 既非阻碍因素,也非有利因素	0~4%
1 轻度障碍因素	5% ~24%
2 中度障碍因素	25% ~49%
3 重度障碍因素	50% ~95%
4 完全障碍因素	96% ~100%

ICF 限定值设计用于评定特定项目的问题严重程度,即数值或百分比越高,问题越严重。对于环境因素,ICF 限定值用于评定环境项目为障碍因素或有利因素(标注加号)的程度,即数值越高,环境因素越为有利因素(带加号)或越为障碍因素。

例如,限定值为"b134. 1"的 ICF 编码是指存在轻度(或介于 5% ~24% 水平)的睡眠功能损伤。"b134"是指睡眠功能的 ICF 编码,"1"是指轻度损伤的 ICF 限定值。属于活动和参与的 ICF 类目需要表现和能力两个方面的限定值,这就意味着这些类目至少有 2 个一级限定值。例如,"d4300. 32"指存在重度(50% ~95%)举起(d4300)表现困难和中度(25% ~49%)举起能力困难。两个限定值中,第一个指表现,第二个指能力。表现的概念是指个体在其生活的当前或实际环境中做了什么;表现涉及环境因素的影响。能力限定值是指个体在标准或统一环境中测得的能力(即针对环境进行调整)[2]。

对于环境因素,使用"+"号来表示环境因素为有利因素,无符号表示障碍因素。所以,例如编码"e330. +4",就表示"处于权威地位的人"(即 e330)的支持与关联是完全(96% ~100%)有利因素,而编码"e330. 4"表示该支持完全是障碍因素。

建议读者查阅 ICF 手册以了解有关 ICF 限定值更多信息。

2.3 工作残疾

2.3.1 工作残疾问题

工作或就业是人们生活的主要领域,每个人都在生命中某一时刻工作过。工作有助于保持良好状态和健康,是日常活动中很重要的一个方面。一旦工作者遭受健康状况、病症或疾病的影响,就可能导致工作残疾,阻碍个体工作(故被称为工作残疾)。工作残疾可能会导致其他健康状况或合并症,并与个人遭遇、功能受限、收入损失、高昂的医疗费用以及人际关系紧张有关。此外,工作残疾可能会导致生产率降低和社会成本增加。

无论是发展中国家[3]还是发达国家[4,5],工作残疾都会造成极大的负担和挑战,引发生产力损失等间接成本,是工业化国家的主要负担(约占80%)[6]。挑战在于需找到方法以减轻工作残疾相关负担并维持最优的工作参与率。通过职业或工作康复来解决工作残疾问题是一种已得到证明的方法。

2.3.2 职业康复

职业康复的定义为:在不同的环境、服务和活动中,向具有与健康有关的损伤、限制或工作功能受限的工作适龄个人提供的一种多专业循证方法,其主要目的是优化工作参与[7]。这一通用定义基于ICF,说明了职业康复相关因素的广泛性与复杂性。该概念性定义考虑了ICF背景下职业康复的各方面:身体功能、身体结构、活动和参与、背景性因素。

职业康复的主要目标包括重返工作岗位(RTW)和维持重返岗位状态。有时接受职业康复的个体可能之前并未工作(即无任何工作史),因此该个体并非重返工作岗位而是开始新的工作,但这仍属于职业康复范畴。例如,一名高中毕业生刚毕业就遭遇车祸导致脊髓损伤,现在想要工作。对此案例,职业康复设计用于确保个体能够在残疾状况下参与就业。需要强调的是职业康复的过程包括残疾评估,这是工作残疾全面管理的组成部分。即使在职业康复完成后,为终身增强个体功能,残疾评估仍是非常重要的环节。

2.3.3 残疾评估

残疾是基于ICF功能的多个成分相互作用的结果,因此,残疾是不同程度身体功能和结构损伤、活动受限以及参与局限的结果。残疾程度评定或评估是选择适当干预或康复的前提——这对制定临床决策和协调返岗工作尤为重要。面对工作残疾的个体,需要通过评估来制定并开展恰当的RTW管理或方法。必须进行充分的残疾评估,从而公平地确定是使用RTW还是其他非工作替代方案(如残疾福利),并确定哪种方案对工作者最恰当。

2.3.4 为何整合ICF与工作

目前,ICF的生物-心理-社会模式已用于职业康复的定义(参见上文的定义)[7],这是将基于ICF的概念性定义与当前及未来职业康复和残疾评估领域的研究与实践相结合的第一步,这一概念有助于更好地理解及实现ICF在职业康复、残疾评估和RTW策略中的可操作化与应用。

各种形式的工作和就业经验具有普遍性,是一种不受国家、国籍和文化限制的通用经验。因此,当个体由于残疾而无法工作,造成的工作残疾体验也具有普遍性。WHO旨在将ICF当作描述功能的普适性语言,并将其应用到工作语境中。ICF的广泛性体现在其功能领域的综合性,可解决职业康复和RTW的多因素性质及其复杂性,可用于选择与职业康复相关的领域以及可用作成功RTW指标的领域。

> ICF的广泛性体现在其功能领域的综合性,可解决职业康复和RTW的多因素性质及其复杂性。

2.4 ICF在职业康复和残疾评估中的应用

2.4.1 最小通用组合

最小通用组合是指经过测试,可应用到各种医疗机构与健康状况的必要ICF模块清单[8]。该清单可进行评估并作为潜在干预目标，包括以下模块：能量和驱力功能（b130）、情感功能（b152）、痛觉（b280）、进行日常事务（d230）、步行（d450）、到处走动（d455）、有报酬的就业（d850）。启动职业康复和确定残疾程度时，可将此类模块作为简易检查清单使用。

2.4.2 ICF 核心组合

ICF 核心组合由多个经仔细筛选的 ICF 类目简要清单组成，有助于 ICF 数百个类目的实际使用。核心组合设计旨在适用于特定健康状况、健康相关事件，或适用于在该健康状况或环境下，残疾体验最显著方面的特定环境。目前已有多个适用于不同健康状况和场景的核心组合，各 ICF 核心组合是综合大量专家意见和效度研究的成果，基于数据驱动、多角度达成的共识[9]。编制核心组合的常规方法由一套结构化流程组成，其中包括准备性研究：系统性文献综述、专家调查、横断面研究和患者定性访谈。各研究力求识别与特定健康状况或情况最为相关的 ICF 类目。选择纳入核心组合的 ICF 类目是多阶段共识形成的最后一步。

2.4.3 综合与简要 ICF 核心组合

核心组合有两种版本，即综合版和简要版[9]。综合核心组合包含更多 ICF 类目，通常适用于多学科评估，其类目数量既要尽可能少，以保证实用性；又要尽可能全，以纳入健康状况或健康相关事件的全部特定变量。简要核心组合所包含的 ICF 类目数量要少于综合版，仅包含针对某种健康状况研究或试验的最少数量类目，比如应用于单一科室的某临床场景。在医院的多学科工作场景中，不同专业医疗人士可以使用综合核心组合开展功能模块评估；而在私人门诊诊所中，医疗从业者可能会发现使用简要版本更为方便，该版本提供需评估的最少数量 ICF 类目。一般情况下，如果临床医生和研究者认为有必要，可根据目的和场景使用未纳入核心组合的其他 ICF 类目。

2.4.4 职业康复 ICF 核心组合

依据 ICF 核心组合的开发，职业康复 ICF 核心组合目的在于拟出相关 ICF 类目的清单，以便能够描述职业康复个体的功能[10]。表 2-5 提供了职业康复的综合 ICF 核心组合，其中粗体显示的即为简要 ICF 核心组合。

表 2-5 职业康复的综合 ICF 核心组合（$N=90$）

ICF 编码	标题	简要说明
活动和参与		
d155	**获取技能**	发展基本能力和复杂能力，通过所掌握的技能启动并完成一整套的行为或任务，如操纵工具或下象棋等游戏
d160	集中注意力	有目的地集中注意力于特殊的刺激上，如过滤掉分心的噪音
d163	思考	基于特定目标或无目标、单独或与他人一起，建立和运用思维、概念和图像，如创作小说、证明定理、演绎思维、集思广益、苦思冥想、沉思、推测或反省
d166	阅读	开展书面语言的理解和解释活动（如文字或盲文形式的书籍、说明或报纸），以达到获得一般知识或具体信息的目的
d170	写作	运用或产出符号或语言以传达信息，如对有关事件或观点的书面记录或起草信件
d172	计算	通过运用数学原理进行运算来解决用文字描述的问题并得出或展示结果，如计算三个数之和或得出两数相除的结果

续表

ICF 编码	标题	简要说明
d175	解决问题	通过识别和分析问题找到解决方案,建立不同的选择和解决方案、评估解决方案的潜在效果,以及执行选定方案,如解决两人间的争端
d177	做出决策	从众多选项中做出选择、实施该选择并评估该选择的效果,如选择并购买具体的商品,或是从众多需要完成的任务中决定实施并完成一项任务
d210	从事单项任务	完成单项任务相关的精神和身体部分的简单或复杂协调性活动,如启动一项任务;为某项任务安排时间、空间和材料;制定对某项任务的实行步骤;执行、完成和维持某项任务
d220	从事多项任务	进行简单或复杂协调性活动,其活动成分包括多项、一系列和复杂的、以先后顺序或同时存在的任务
d230	进行日常事务	进行对日复一日的日常事务做出计划、安排并完成而进行的简单或复杂及协调性活动,如为整日的各种活动安排时间并做出计划
d240	**控制应激和其他心理需求**	进行简单或复杂及协调性的活动以调节和控制为完成具有重大责任并涉及应激、分散精力或发生危险的任务时的心理需求,如在交通拥挤道路上驾驶汽车或照顾许多儿童
d310	交流-接收-口头信息	理解在口语中传达信息的表面和隐含意义,如理解被陈述的事实或某种惯用语表达
d315	交流-接收非言语信息	理解由身体姿势、符号和图形传达信息的表面和隐含意义,如当孩子揉眼睛时,认识到孩子疲劳了;或警报鸣响意味着有火灾发生
d350	交谈	在正式或非正式场合,通过会话、书写、符号或其他语言形式与一名或多名熟人或陌生人开始、持续和终止一次交谈
d360	使用交流设备与技术	为达到交流目的而使用各种设备、技术和其他手段,如给朋友打电话
d410	改变身体的基本姿势	摆出或转换身体姿势,并从一处转移到另一处,如从椅子站起躺到床上,摆出或转换跪下或蹲下的姿势
d415	保持一种身体姿势	需要时保持同一种身体姿势,如在工作或上学时保持坐或站姿
d430	举起和搬运物体	拿起物品或者将物品从一地搬运到另一地,如拿起一个杯子或将孩子从一个房间抱到另一个房间
d440	手的灵活使用	用单手、手指和大拇指完成抓住物体、拾起、操纵和释放物体的协调动作,如按要求从桌子上拿起硬币或转动拨号盘或门把手
d445	手和手臂的使用	运用手和手臂完成协调性动作以移动或操纵物体,如旋转门把手、抛出或抓住物体
d450	步行	脚在地面一步步行走,总是一只脚在地面,如漫步,踱步,向前、后或两侧行走
d455	到处移动	通过步行以外的方式从一地向另一地移动全身,如攀岩或穿过街道、蹦、奔跑、跳跃、绕障碍跑
d465	利用设备到处移动	利用特别设计以便于移动或建立其他移动方式的设备将全身从一处移到另一处、在任何地表面或空间移动,如滑雪、滑冰或靠呼吸器潜水,或者靠轮椅或扶车上街
d470	利用交通工具	作为一名乘客利用交通工具到处移动,如乘坐轿车、公共汽车、人力车、小公共汽车、畜力车、出租车、火车、有轨电车、地铁、船只、飞机
d475	驾驶	驾驶车辆、驾驭牲畜或任何形式可支配的交通工具让其按照指引的方向前进,如驾驶小汽车、骑自行车、驾驶船只或驾驭畜力车
d530	如厕	计划和实施清除个人的排泄物(如月经、尿液和粪便),然后清洁自身

续表

ICF 编码	标题	简要说明
d540	穿衣	在当时气候和社会环境一致的前提下，依照先后顺序，通过协调性动作完成穿脱衣服鞋子的任务，如穿上、整理或脱下衬衣、裙子、上衣、裤子、内衣、紧身衣、帽子、手套、大衣、鞋袜、靴子、凉鞋和拖鞋等
d570	照顾个人的健康	使个人保持舒适、健康的身体和良好的身心状态，如维持平衡的膳食、身体活动、保持温暖或凉爽、避免损害健康、实施安全的性行为（如使用避孕套）、获得免疫力、定期体检
d710	基本人际交往	以与社会背景适宜的方式与人交往，如在适当的时候表现出体谅和尊重，或对别人的感觉做出反应
d720	**复杂人际交往**	以和社会背景适宜的方式与其他人保持和调整人际交往，如控制情绪和冲动、控制言语和身体侵犯、在社会交往中独立行动、按照社交原则和惯例行动
d740	正式人际关系	以正式方式建立并维持特定人际关系，如与雇主、专业人员或提供服务者建立联系
d820	学校教育	入学后参与所有与学校教育有关的职责、权利，并学习各项课程材料、科目以及在初级或中级教育中要求完成的其他课程，包括按时上学、与其他学生共同学习、接受教师的指导、组织、学习并完成布置的作业和活动，并逐步升班
d825	职业训练	参与职业康复程序中的各项活动，并为准备进入某行业、工作或职业而学习课程材料
d830	高等教育	参与在大学、学院和职业学校的高等教育活动，学习为获得学位、文凭、证书和其他合格证所要求掌握的课程，如完成大学学士或硕士课程的学习、医学院或其他专业学院的学习
d840	学徒（工作准备）	参与并准备与就业有关的项目，如完成学徒、实习、见习和在职培训所需的任务
d845	**得到、保持或终止一份工作**	寻求、发现并选择就业，受雇佣并接受就业，维持一份工作、行业、职业或专业并逐渐进步，或以适当的方式放弃工作
d850	**有报酬的就业**	作为全职或者兼职、受雇于人或自谋职业的雇员，为获得报酬而在职业、行业、专业或其他就业形式中参与各项工作，如求职并获得工作、完成本工作所需要的任务、按要求准时上班、管理其他工作人员或被其他人管理、独立或以集体形式完成所要求的任务
d855	**无报酬的就业**	作为全职或兼职雇员，不要报酬而参与的各项工作，如组织工作活动、完成本工作所要求的任务、按要求准时上班、管理其他工作人员或被其他人管理、独自或以集体形式完成所要求的任务，如志愿者工作、慈善工作、无偿为社区或宗教团体工作、无偿在家附近工作
d870	经济自给	合理支配私人或公共经济资源，以确保当前和今后的经济安全
环境因素		
e1101	药品	为医疗目的而收集、加工或制造的任何天然或人造的物品或物质，如对症疗法和自然疗法的药物
e115	个人日常生活中的用品和技术	个人日常活动需使用的设备、用品和技术，包括改造或特殊设计用于使用者体内、体表或身边的物品
e120	个人室内外移动和运输用品和技术	供个体在建筑物内外移动的设备、用品和技术，包括改造或特殊设计用于使用者体内、体表或身边的物品
e125	通信用品和技术	发送和接收信息使用的设备、用品和技术，包括改造或特殊设计用于使用者体内、体表或身边的物品

续表

ICF 编码	标题	简要说明
e130	教育用品和技术	用于获得知识、专门经验或技能的设备、用品、程序、方法和技术,包括那些改造或特殊设计的
e135	就业用品和技术	用于促进雇员完成工作的设备、用品和技术
e150	公共建筑物所需的设计、施工及建筑用品和技术	为公共建筑物规划、设计和建造使用的个体室内外人造环境用品和技术,包括改造或专门设计的产品
e155	私人建筑物所需的设计、施工及建筑用品和技术	为私人建筑物规划、设计和建造使用的,组成个人室内外人造环境的用品和技术,包括改装器具和特殊设计的产品
e225	气候	气象学的特征和事件,如天气
e240	光线	通过阳光或人造光(如蜡烛、油或石蜡灯、火、电力)产生电磁辐射使物质可视,可提供对认识外界的有用或干扰信息
e250	声音	一种可被听见或可能被听见的现象,如以任何音量、音质或音调发出的重击声、铃声、敲击声、歌声、哨声、喊声或嗡嗡声,可提供对认识外界的有用或干扰信息
e260	空气质量	大气中(建筑物外)或封闭区域内(建筑物内)空气的特征,可提供对认识外界的有用或干扰信息
e310	**直系亲属家庭**	与出生、结婚或其他文化传统上认可属于直系亲属家庭关系有关的个人,如配偶、父母、兄弟姐妹、子女、养父母、继父母和祖父母
e320	朋友	彼此接近且仍在保持以信任和相互支持为特征的熟识关系的个体
e325	熟人、同伴、同事、邻居和社区成员	个体间作为熟人、同伴、同事、邻居和社区成员,在工作环境、学校、娱乐或生活的其他方面彼此熟悉,如在年龄、性别、宗教信仰或种族及兴趣上具有相同的人口学特征
e330	**处于权威地位的人**	对他人有决策权的个体,他们具有社会赋予的影响力或在社会中给予其社会、经济、文化或宗教角色上的权利,如教师、雇主、管理者、宗教领袖、决策候选人、监护人或托管人
e340	个人护理提供者和个人助手	通过公共或私人基金的支持,或出于自愿目的,为在日常活动、完成工作、教育或其他生活状况中需要支持的人提供服务的个体,如家政服务人员、个人助手、交通助理、有偿帮扶人员、保姆和提供初级护理的其他人员
e355	卫生专业人员	所有在卫生系统背景中工作的提供服务的人员,如医生、护士、物理治疗师、作业治疗师、言语及听力治疗师、假肢矫形师或医务社工
e360	其他专业人员	所有在卫生系统外工作、提供服务的人员,如社工、律师、教师、建筑师或设计师
e430	处于权威地位个人的态度	处于权威地位的人对某人或其他事务(如社会、政治和经济问题)的总体看法或特别意见,会对个人行为和行动造成影响
e450	卫生专业人员的个人态度	卫生专业人员对某人或其他事务(如社会、政治和经济问题)的一般或特殊看法和信仰,将影响个人的行为和行动
e460	社会的态度	在一种文化、社会、亚文化或其他社会团体中的人对其他个体或其他社会、政治和经济问题通常抱有的总体看法或特别意见,会对个人行为和行动造成影响
e465	社会准则、实践和观念	在社会背景中形成,并影响或产生社会及个人实践和行为的风俗、习惯、规则及抽象的价值和标准信仰体系(如观念、标准世界观和道德哲学思想),如社会道德准则和宗教行为或礼仪、宗教教义及相应的规范和实践、管理仪式规范或社会集会的准则
e525	住房供给服务、体系和政策	为人们提供住处、住宅或公寓的服务、体系和政策

续表

ICF 编码	标题	简要说明
e535	通信服务、体系和政策	用于信息传递和交换的服务、体系和政策
e540	交通运输服务、体系和政策	使人或货物移动或被运送到另一处的服务、体系和政策
e550	法律服务、体系和政策	与国家的立法和执法有关的法律服务、系统和政策
e555	社团和组织的服务、体系和政策	为因某种共同的追求或非商业性利益并通常具备会员结构而组织起来的团体提供的服务、体系和政策
e565	经济服务、体系和政策	与商品的生产、分配、消费和使用以及服务整套系统有关的服务、体系和政策
e570	社会保障服务、体系和政策	通过普通税收和捐款，给高龄、贫穷、失业、健康问题和残疾而需要帮助的人们提供收入支持的服务、体系和政策
e580	**卫生服务、体系和政策**	为预防和处理卫生问题、提供医疗康复和促进健康生活方式而提供的服务、体系和政策
e585	教育和培训服务、体系和政策	为掌握、保持和提高知识、经验和职业或艺术技能而提供的服务、体系和政策；参见联合国教育、科学及文化组织的《国际教育标准分类（ISCED，1997 年）》
e590	**劳动和就业服务、体系和政策**	与失业或正在找其他工作的人寻找适宜的工作或支持已就业者谋求晋升有关的服务、体系和政策
	身体功能	
b117	智力功能	要求理解并与包括所有认知功能及其终生发展在内的各种精神功能构建性地结合起来的一般精神功能
b126	气质和人格功能	个体以特定方式对情境做出反应的本能倾向性的一般精神功能，包括使个体区别于其他人的精神特征集合
b130	**能量和躯力功能**	驱使个体以持久的方式为满足特殊需要和总目标而不懈追求的生理和心理机制的一般精神功能
b134	睡眠功能	周期性、可逆性、选择性的身体和精神脱离周围环境的一般精神功能，伴随特征性的生理变化
b140	注意力功能	在要求的时间段内将注意力集中于外部刺激或内在体验的特殊精神功能
b144	记忆功能	记录和贮存信息并在需要时提取信息的特殊精神功能
b152	情感功能	与感情和心理活动中的情感成分有关的特殊精神功能
b160	思维功能	与意识中思考相关的特殊精神功能
b164	**高级认知功能**	特别依赖大脑额叶的特殊精神功能，包括复杂的目标定向行为，如决策、抽象思维、安排和执行计划、心理可塑性以及在什么情况下决定哪些行为是适当的；通常称为执行功能
b210	视功能	与感受光线和感受视觉刺激形式、大小、形状和颜色等有关的感觉功能
b230	听功能	与感受声音和辨别方位、音调、音量和音质有关的感觉功能
b235	前庭功能	与位置、平衡和运动有关的内耳感觉功能
b280	痛觉	对预示身体某处受到潜在或实际损害而感到不舒服的感觉
b455	**运动耐受功能**	与呼吸和心血管能力有关的适应持续体力消耗的功能
b730	肌肉力量功能	与肌肉或肌群收缩产生力量有关的功能
b740	肌肉耐力功能	与在所需时段内维持肌肉收缩有关的功能
b810	皮肤的保护功能	皮肤保护身体免受物理、化学和生物影响的功能

粗体显示的为职业康复的简要 ICF 核心组合（$N=13$）。所包含的简要描述仅为摘录。更多详细信息，请查阅 ICF 手册。

2.4.5 社会保障评估的 ICF 核心组合

除了使用以职业康复为中心的 ICF 核心组合,在工作残疾管理过程的后期阶段,使用 ICF 进行残疾评估的另外一个选择是使用 ICF 核心组合进行社会保障评估,该组合涵盖了要评估的领域,用于确定伤残抚恤金与病假福利。表 2-6 为职业康复 ICF 核心组合与社会保障评估 ICF 核心组合的内容,方便读者了解两者重叠的地方与差异。该表突出了在连续性职业康复和残疾评估范畴进行功能评定的领域,并据此实施恰当的服务以及照护。

表 2-6 简要版职业康复 ICF 核心组合[8](*n*=13 个类目)及社会保障残疾评估 ICF 核心组合[12](*n*=20 个类目)中的 ICF 类目标题与描述[8]。标记 ** 的 ICF 类目纳入最小通用组合中

ICF 编码与标题	标题与定义	职业康复 ICF 核心组合	社会保障残疾评估的 ICF 核心组合
b130 能量和驱力功能**	驱使个体以持久的方式为满足特殊需要和总目标而不懈追求的生理和心理机制的一般精神功能	✓	
b164 高级认知功能	特别依赖大脑额叶的特殊精神功能,包括复杂的目标定向行为,如决策、抽象思维、安排和执行计划、心理可塑性以及在什么情况下决定哪些行为是适当的;通常称为执行功能	✓	✓
b280 痛觉**	对预示身体某处受到潜在或实际损害而感到不舒服的感觉	*	✓
b455 运动耐受功能	与呼吸和心血管能力有关的适应持续体力消耗的功能	✓	✓
b710 关节活动功能	关节活动的幅度和灵活性功能		✓
b730 肌肉力量功能	与肌肉或肌群收缩产生力量有关的功能	*	✓
d110 看	运用视觉有意识地去体验视觉刺激,如观看一场体育比赛或儿童游戏		✓
d115 听	运用听觉有意识地去体验听觉刺激,如听收音机、音乐或讲座		✓
d155 获取技能	发展基本能力和复杂能力以便启动和随后通过所掌握的技能去从事一整套的行为和任务,如操纵工具或下象棋等游戏	✓	✓
d177 做出决策	从多种选项中做出选择和实施该选择并评估该选择的效果,如选择并购买特定商品,或是从众多需要完成的任务中决定实施并完成一项任务	*	✓
d220 从事多项任务	进行简单或复杂协同活动,其活动成分包括多项、整合和复杂的、以先后顺序或同时存在的任务	*	✓
d240 控制应激和其他心理需求	进行简单或复杂及协调性的活动以调节和控制,为完成具有重大责任并涉及应激、分散精力或发生危险的任务时的心理需求,如在交通拥挤的道路上驾驶汽车或照顾许多儿童	✓	✓
d399 交流,未特指			✓
d410 改变身体的基本姿势	摆出或转换身体姿势,并从一处转移到另一处,如从椅子站起来躺到床上,摆出或转换跪下或蹲下的姿势	*	✓

续表

ICF 编码与标题	标题与定义	职业康复 ICF 核心组合	社会保障残疾评估的 ICF 核心组合
d415 保持一种身体姿势	需要时保持同一种身体姿势,如在工作或上学时保持坐姿或站姿	*	✓
d430 举起和搬运物体	拿起物品或者将物品从一地搬运到另一地,如拿起一个杯子或将孩子从一个房间抱到另一个房间	*	✓
d440 手的灵活使用	用手、手指和大拇指完成抓住物体,拾起、操纵和释放物体的协调动作,如按要求从桌子上拿起硬币或转动拨号盘或门把手	*	✓
d445 手和手臂的使用	运用手和手臂完成协调性动作以移动或操纵物体,如旋转门把手、抛出或抓住物体	*	✓
d450 步行**	脚在地面一步步行走,总有一只脚在地面上,如漫步、踱步、向前、向后或两侧行走	*	✓
d470 利用交通工具	作为一名乘客利用交通工具到处移动,如乘坐轿车或公共汽车、人力车、小公共汽车、畜力车,或乘坐出租车、公共汽车、火车、有轨电车、地铁、船只或飞机	*	✓
d720 复杂人际交往	以与社会背景适宜的方式与其他人保持和调整人际交往,如控制情绪和冲动、控制言语和身体侵犯、在社会交往中独立行动、按照社交原则和惯例行动	✓	✓
d845 得到、保持或终止一份工作	寻求、发现并选择就业,受雇用并接受就业,维持一份工作、行业、职业或专业并逐渐进步,或以适当的方式放弃工作	✓	
d850 有报酬的就业**	作为全职或者兼职受雇于人或自谋职业的雇员,为获得报酬而在职业、行业、专业或其他就业形式中参与各项工作,如求职并获得工作、完成本工作所需要的任务、按要求准时上班、管理其他工作人员或被其他人管理、独立或以集体形式完成所要求的任务	✓	
d855 无报酬的就业	作为全职或兼职雇员,不要报酬参与的各项工作,如组织工作活动、完成本工作所要求的任务、按要求准时上班、管理其他工作人员或被其他人管理、独自或以集体形式完成所要求的任务,如志愿者工作、慈善工作、无偿为社区或宗教团体工作、无偿在家附近工作	✓	
e310 直系亲属家庭	与出生、结婚或其他文化传统上认可属于直系亲属家庭关系有关的个人,如配偶、父母、兄弟姐妹、子女、养父母、继父母和祖父母	✓	
e330 处于权威地位的人	对他人有决策权的个体,他们具有社会赋予的影响力或在社会中给予其社会、经济、文化或宗教角色上的权利,如教师、雇主、管理者、宗教领袖、决策候选人、监护人或托管人	✓	
e580 卫生服务、体系和政策	为预防和处理卫生问题、提供医疗康复和促进健康生活方式而提供的服务、体系和政策	✓	
e590 劳动和就业服务、体系和政策	与失业或正在找其他工作的人寻找适宜的工作或支持已就业者谋求晋升有关的服务、体系和政策	✓	

* 纳入综合版职业康复 ICF 核心组合(n=90 个 ICF 类目)[8]。

2.5 基于 ICF 的评估

2.5.1 现有问卷的 ICF 内容

目前有很多患者自评或由临床医生(或访谈者)评估的问卷或量表。融入 ICF 概念的简单方法是检查此类问卷中的 ICF 相关内容(即 ICF 类目),确认已纳入哪些属于职业康复和社会保障 ICF 核心组合的 ICF 类目,了解问卷整体涵盖了哪些 ICF 领域。既往研究按已发布的关联规则[11]将问卷与 ICF 进行关联,将问卷项目与最符合其内容的对应 ICF 类目进行关联。例如,将评估关节炎和肌肉骨骼疼痛人群出勤情况(工作生产率损失)的工人生产率问卷与 ICF 相关联[12]。研究者得出了两个结论:首先,这些问卷体现了诸多 ICF 类目;其次,虽然目的相似,均为评估出勤,但问卷的内容差异很大。通过 ICF 关联,我们能够识别现有工具存在的差异,根据研究目的指导选择合适的工具。关联还使我们能够比较职业康复问卷中的 ICF 类目与职业康复 ICF 核心组合中的类目。

2.5.2 ICF 可用于编制问卷

编制基于 ICF 核心组合的问卷第一步是确定问卷的目的以及问卷预期使用的背景。需要时,可将 ICF 核心组合作为基础来编制新的问卷或量表工具。工作康复问卷(work rehabilitation questionnaire, WORQ)就是基于职业康复 ICF 核心组合所编制的患者自评问卷示例[13](可参见第 23 章,了解 WORQ 编制流程)。

2.5.3 ICF 的附加价值

总结而言,ICF 在传统使用的生物医学模式(病理学-病因学模式)基础上,利用了 ICF 的广泛性、整体性、生物-心理-社会模式,提供可用于理解、描述和评估疾病对工作者及其工作影响与负担的概念框架。借助 ICF,我们就具备了一个能够采集和测量职业康复和残疾评估复杂功能领域的分类体系。因此,在工作和就业背景下,ICF 不仅有助于理解工作相关负担的思考过程,还能够引导临床决策,最终推动有效的临床和非临床照护。

学习问题

1. 什么是 ICF?

答:ICF 既是一个概念模式,也是一个分类体系,用来理解健康及健康相关领域,并可作为残疾的一种通用语言。ICF 说明了健康状况(疾病或损伤)、健康状况对个体身体的影响(按身体功能成分和身体结构成分描述)、健康状况对个体社会参与的影响(按活动和参与成分描述)三者之间的相互关系与关联。依据 ICF,残疾是指身体结构及功能损伤、活动受限或参与局限,可能会受到背景性因素(即环境因素和个人因素)的影响。

2. 在工作残疾和残疾评估中利用 ICF 的方式有哪些?

答:可利用最小通用组合和 ICF 核心组合进行职业康复和残疾评估。这些基于 ICF 的组合可用于检查现有量表或工具中的 ICF 概念,也可用于编制新量表或工具。

3. 什么是 ICF 核心组合?

答:ICF 核心组合由多个经细致筛选的 ICF 类目简要清单组成,使 ICF 数百个类目变得实用、可用。

核心组合适用于特定健康状况、健康相关事件或特定场景，以描述该健康状况或情况下残疾最突出的方面。核心组合有两种版本，即综合版和简要版。综合核心组合包含更多ICF类目，通常应用于多学科评估，其包含的类目数量既要尽可能简要，以保证实用性，又要全面，以涵盖健康状况或健康相关事件的特定全部变量。简要核心组合所包含的ICF类目数量要少于综合版，仅包含最少数量的类目以便应用于健康状况研究或试验，可在临床工作中由单学科使用。

（靳令经，易先锋译校）

参考文献

[1] Collie J. Return to work-legal and other impediments. Br Med J. 1916; 2(2918): 757-9.

[2] World Health Organization. International classification of functioning, disability and health. Geneva: World Health Organization; 2001.

[3] Chan CC, Zhuo DH. Occupational rehabilitation in twenty-first century Asia Pacific: facilitating health and work: an introduction. J Occup Rehabil. 2011; 21 Suppl 1: S1-4.

[4] Stubbs J, Deaner G. When considering vocational rehabilitation: describing and comparing the Swedish and American systems and professions. Work. 2005; 24(3): 239-49.

[5] Organisation for Economic Cooperation and Development Directorate for Employment, Labour and Social Affairs. Sickness, disability and work: keeping on track in the economic downturn (background paper). May 2009. Report No.: High-Level Forum, Stockholm.

[6] Dagenais S, Caro J, Haldeman S. A systematic review of low back pain cost of illness studies in the United States and internationally. Spine J. 2008; 8(1): 8-20.

[7] Escorpizo R, Reneman MF, Ekholm J, Fritz J, Krupa T, Marnetoft SU, et al. A conceptual definition of vocational rehabilitation based on the ICF: building a shared global model. J Occup Rehabil. 2011; 21(2): 126-33.

[8] Cieza A, Oberhauser C, Bickenbach J, Chatterji S, Stucki G. Towards a minimal generic set of domains of functioning and health. BMC Public Health. 2014; 14: 218. doi:10.1186/1471-2458-14-218.

[9] Cieza A, Ewert T, Üstün B, Chatterji S, Kostanjsek N, Stucki G. Development of ICF core sets for patients with chronic conditions. J Rehabil Med (Suppl). 2004; 36(44): 9-11.

[10] Escorpizo R, Ekholm J, Gmuender HP, Cieza A, Kostanjsek N, Stucki G. Developing a core set to describe functioning in vocational rehabilitation using the international classification of functioning, disability, and health (ICF). J Occup Rehabil. 2010; 20(4): 502-11.

[11] Cieza A, Geyh S, Chatterji S, Kostanjsek N, Ustun B, Stucki G. ICF linking rules: an update based on lessons learned. J Rehabil Med. 2005; 37(4): 212-8.

[12] Escorpizo R, Cieza A, Beaton D, Boonen A. Content comparison of worker productivity questionnaires in arthritis and musculoskeletal conditions using the international classification of functioning, disability, and health framework. J Occup Rehabil. 2009; 19(4): 382-97.

[13] Finger ME, Escorpizo R, Bostan C, De Bie R. Work Rehabilitation Questionnaire (WORQ): development and preliminary psychometric evidence of an ICF-based questionnaire for vocational rehabilitation. J Occup Rehabil. 2014; 24(3): 498-510.

3

从人口健康角度看 ICF：慢性病对工作参与的影响、干预和治疗结局

Alex Burdorf

3.1 改变健康观念

1948 年，WHO 将健康定义为“一种躯体、心理以及社会层面完全健康的状态，而不仅仅指没有疾病或身体虚弱”。这个定义改变了以往的概念模式，着重整体关注健康状态，包括其对残疾、功能和生活质量的影响，至今已沿用 70 多年。近年来，除了医疗问题，人们对患者的关注已经从疾病、活动及参与受限转移到个人积极管理自己生活的能力上。一些研究人员对 WHO 提出的“健康”的经典定义提出异议，主张将其定义为一个适应和自我管理的动态过程[1]。

在 WHO“国际功能、残疾和健康分类”（ICF）框架内关于结果评估的讨论中，也反映了这些不断变化的健康观念。既往对慢性病不良后果的评定是通过疾病活动、结构损伤和功能缺失来完成的，尤其在临床研究中更是如此。这些指标在 ICF 范畴内有很好的代表性。但对于参加有报酬工作的慢性病患者来说，社会参与越来越被视为治疗的核心结果指标[2]。由于残疾和失业所致的劳动力丧失，是社会健康不平等的最重要决定因素之一[3]。从人口健康角度来看，慢性病和工作参与之间的相互影响应成为治疗和康复决策的中心主题。

本章主要关注 ICF 框架内工作参与的重要性。本章首先概述健康状况对维持有报酬就业的影响；然后以类风湿关节炎为例，阐述慢性病如何影响工作效率；接下来，讨论社会和体力劳动工作环境对最佳工作参与的影响。最后，本章为研究人员、决策者和卫生专业人员提供一些建议。

3.2 健康对劳动力参与的重要性

大多数工业化国家的出生率下降、预期寿命延长，在这样的老龄化社会中，提高工作参与度、维持劳动生产力的必要性显而易见。许多国家正在制定激励劳动力参与的政策，特别是鼓励老年工人延迟退休时间，在这种趋势下，存在或正出现健康问题的工人成为弱势群体。健康状况欠佳在失去有报酬工作方面起重要作用，尤其与伤残抚恤金支付相关，较少影响失业[4]。对个人而言，失去有报酬工作不仅增加经济和社会问题，还可能导致新的健康问题或造成现有健康问题恶化。

欧洲健康和老龄化调查（Survey on Health and Ageing Retirement in Europe, SHARE）说明了健康状

况不佳对工作参与的重要影响[5]。这项针对欧洲各国 50 岁以上公民的纵向研究，通过访谈收集了衡量健康的不同指标，例如：①欧洲版的自我感觉健康评估，其中“非常差”、“差”和“一般”三项答案可以用来描述健康状况不佳；②存在至少 1 种由医生确诊的慢性病；③存在抑郁相关的临床症状（EURO-D 12 项抑郁症量表中存在至少 4 个肯定答案）；④活动受限，指在移动能力、手臂功能或精细运动方面存在至少 1 处限制，且持续时间超过 3 个月。这些活动出自一份清单，包括步行 100 米、无间歇爬楼梯、手臂高于肩膀够物等 10 项。图 3-1 显示了 2 年随访期内，这四种健康指标与可能发生工作残疾或失业的相关性。自我感觉健康欠佳对发生残疾（OR = 4.56，95% CI = 2.88 ~ 7.22）或失业（OR = 2.09，95% CI = 1.39 ~ 3.13）的影响最大。有意思的是，存在慢性病对发生残疾和失业的影响类似，但抑郁症状和活动受限对脱离有报酬工作的影响要小得多。这些发现清楚地表明，不同的健康衡量指标可能对工人保持有报酬就业能力产生不同的影响，对自身健康的感知可能比活动受限更为重要[4]。

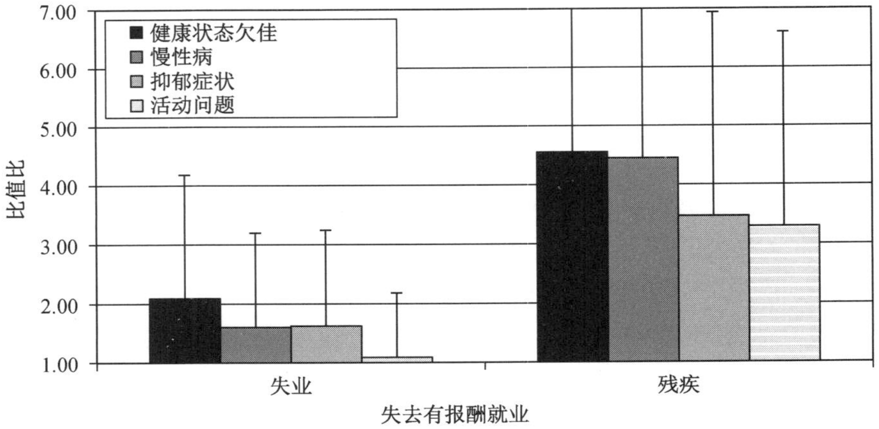

图 3-1　不同衡量指标评价不良健康状态对 2004 年失业率及 2006 年工作相关残疾的影响（来自欧洲 11 个国家的数据，结果以调整比值比显示）[4]

> 在西方国家，健康状况不佳是导致失业或持续失业的重要决定因素。健康状况不佳在很大程度上造成了因残疾而无法工作的情况。失去有报酬工作可能导致慢性疾病，如抑郁症和心血管疾病。

SHARE 研究清楚地表明了健康对劳动力参与的重要性。虽然 2 年的随访显示健康状况不佳增加了个人离开劳动力市场的风险，但其对劳动者一生中获得有报酬工作的影响仍无法充分了解。显示健康状况不佳并不会增加在劳动力市场失业的风险。在过去的几年里，已经开发出新的方法来记录健康状况不佳对维持工作的长期影响。最有前景的新指标之一是工作预计寿命（work life expectancy，WLE），它反映了一个人在特定年龄可从事有报酬工作的预计年限。一个相关的衡量标准是由于某种原因（如工作致残）失去有报酬工作而减少的工作年限。最近一项关于挪威伤残抚恤金登记的研究估计，获得永久残疾津贴的劳动者减少了大约 15 年的工作年限。精神障碍导致的总工作年限减少最多（占 33.8%），其次为肌肉骨骼障碍（29.4%）。与患有肌肉骨骼疾病的劳动者相比，患有精神障碍的劳动者获得残疾津贴的平均年龄小得多（分别为 55 岁和 46 岁）[6]。加拿大的一项研究显示患有关节炎的男性劳动者，工作年限减少约 4 年，女性则为约 3 年[7]。

> 工作预期寿命是人在特定年龄预计可从事有报酬工作的年限。工作年限损失等于失去有报酬工作的年限。患有关节炎的人将因其疾病减少 3~4 年的有报酬工作时间。患有精神障碍的人可能会减少最多长达 15 年的有报酬工作时间。

WLE 指标可以用来构建疾病-工作参与模型，该模型按性别分层描述每个年龄从有报酬就业到残疾和失业的过渡概率，特别是健康状况不佳对劳动力流失的影响。这种模型对于估计劳动力一生中工作年限的总损失，以及健康状况不佳对工作年限损失的相对作用非常有用。通过假设健康状况不佳在劳动力流失中的特定作用可被完全抵消，SHARE 研究被用来评估健康促进的可能影响。这个疾病-工作参与模型将从事有报酬工作的 50 岁劳动者作为参考人群，在 2 年的随访中，按年龄和性别分层计算每年从事有报酬工作的劳动者比例，以及通过可能的途径（如与工作有关的残疾、失业、退休和成为家庭主妇）退出有报酬就业的工人比例；随后，通过健康状况不佳的人口归因比例来计算其对残疾和失业的相对作用。这一分析仅针对健康状况不佳（未达健康状态）的定义进行，未考虑其他健康状况不佳评价标准可能带来的额外影响，如存在慢性疾病或日常生活活动受限。图 3-2 显示了预防健康状况不佳对男性劳动力参与的潜在影响。对女性而言，也有类似的模式。据估计，男性退出有报酬工作的平均年龄可以从 60.4 岁增加到 61.5 岁（13.2 个月），女性则从 59.2 岁增加到 60.5 岁（16.2 个月）。因此，改善劳动者的健康状况可能会使 WLE 延长至少 1 年[8]。这个例子说明新的衡量标准，如预期工作寿命和损失的工作年限，可向政策制定者和卫生专业人员等利益相关者传达一个强有力的信息，即需要制定干预措施和政策支持工人保持有报酬就业，推迟与健康问题有关的被迫退休时间。

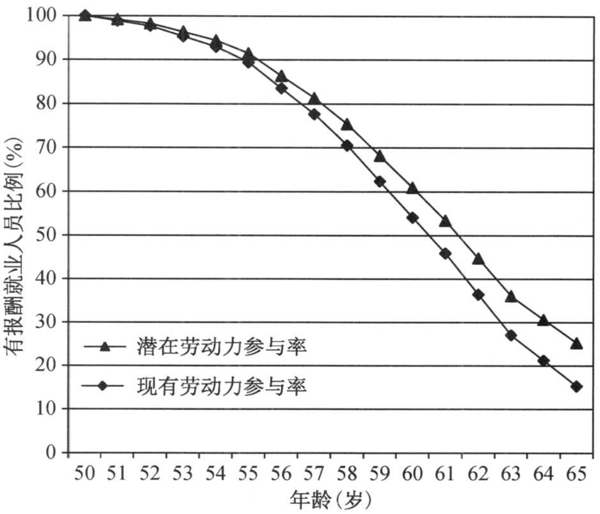

图 3-2 50 岁参加有报酬就业男性劳动者，针对其参与工作的健康决定因素，采用预防措施消除不利因素的理论效果[8]

3.3 慢性病对最佳工作参与状态的影响

慢性病的严重后果之一是残疾，患者在多种情况下可能出现障碍，小到影响执行一个简单任务，大到影响社会角色。如前所述，人们越来越关注慢性病对履行社会角色的影响，特别是参与有报酬就业。疾病的间接成本，指个人因病缺勤导致生产力下降，或因健康问题导致工作效率降低。疾病间接成本中很大程度上与工作参与受限有关。ICF 没有覆盖这一领域，但在成本-效益评估中却非常重要。传统上，对慢性病患者的研究主要侧重于与工作有关的残疾，但由于获得残疾福利的资格受法律和社会经济决定因素的影响很大，不同国家之间的可比性不高。近年来，因病缺勤作为限制工作能力的一个关键参数受到了越来越多的关注，因为因病缺勤被视为生产力损失的一个重要来源，而生产力损失在很大程度上是疾病的间接成本。最新的进展是，人们认识到患有慢性疾病的人如果去工作，可能会因为健康问题而导致生产力下降。工人在有健康问题的情况下仍然上班的现象有时被称为“假性出勤”，但从经济角度来看,将其描述为工作中的生产力损失更为恰当[9]。有人假设,对于患有慢性病的工人来说,维持生产力较低的工作状态是因病缺勤的一种替代性选择,当然,两者都是工人的替代选择。然而,一些研究表明,这两种生产力下降的衡量标准是密切相关的,这清楚地表明,工作中的生产力损失可能发生在因病缺勤之前或之后[10]。

以类风湿关节炎(rheumatoid arthritis, RA)患者为例,一些研究表明RA对工作参与的所有衡量标准都有相当大的影响。在一项系统回顾中,从RA的综合核心组合中选择了几个与参与相关的类别,其中有30项关于有报酬就业的研究、17项关于娱乐和休闲的研究,以及3项关于多种方法测量参与的研究。RA患者失去有报酬工作的风险增加(概率从1.2至3.4不等)。就业限制在RA的早期阶段已经出现,但在不同的研究中差异很大。欧洲的一些队列研究发现,在确诊两年后,RA患者失去有报酬工作,加入残疾福利体系的比例,最高可达30%[11]。

虽然许多研究集中在已确诊RA患者的永久性工作残疾上,但有新的证据表明,RA也会导致因病临时缺勤和在工作时表现下降。然而,关于导致RA患者因病缺勤或在工作中生产力下降的相关因素的信息却很少。最近,我们对炎症性关节炎(inflammatory arthritis, IA)患者的工作场所生产力损失和病假的发生及程度进行了系统回顾,其中主要包括具有RA早期症状的患者和确诊的RA患者。共有47项研究被纳入,其中44项研究报告了病假,20项研究描述了工作中的生产力损失。病假的发生率从过去4天的3.7%到过去2.5年的84%不等,病假的总时间从过去一个月的0.1天到11天不等。在不同的研究中,病假的巨大差异也体现在工作中的生产力损失上,17%~88%的患者经历了工作场所的生产力下降,在过去几周里,生产力下降4.9%至35%以上。总的来说,疼痛程度的增加和功能的下降始终与缺勤和工作中的生产力下降有关。关于工作条件对类风湿关节炎患者保持生产力方面产生积极或消极影响的证据尚不充分。有迹象表明,重体力劳动、频繁的手工操作、长时间工作、低工作自主权和不良的社会支持是与工作有关缺勤的风险因素[12]。

这些关于RA患者的研究清楚表明,RA会影响工作参与的数量和质量,病假的频率和持续时间,以及导致因工作相关残疾而失去有报酬工作。类似的结论也可在其他患者群体中得出,这强调了研究慢性疾病的影响以及全面评估工作参与的必要性。关于RA和工作表现的系统回顾也指出,缺乏对工作条件和慢性病之间相互作用的了解,将无法制订有效的康复方案。

3.4 工作条件与慢性病之间的相互影响

在与慢性病患者访谈时,提到影响理想工作状态的利弊因素,往往涉及具体的工作相关因素。在慢性肌肉骨骼疼痛的患者中,他们提到可调整的工作自由度和工作的自我控制感是保持在岗的有利因素[13]。一项针对RA患者和糖尿病患者的研究发现,在工作中,使员工能够持续工作的主要因素是有适当的工作条件和来自管理层及同事的支持[14]。这些定性研究有力地表明,工作相关因素改变了因病缺勤的情况,但有趣的是,关于工作相关因素如何影响疾病,科学文献中几乎没有定量证据。

为了更好地了解工作对健康状况不佳的劳动者因病缺勤情况的影响,一项纵向研究对46~64岁的就业人群进行了调查,作为正在进行的“就业、能力和积极性转变研究”的一部分($n=8\,984$)[15]。通过调查问卷的形式,在基线时确定目前存在的常见慢性疾病和工作相关问题,并在1年后随访时自我汇报其因病休假情况。多项多元逻辑回归分析评估了慢性健康问题和因病缺勤之间的关联以及工作相关因素对这些关联的效应修正。效应修正用交互作用引起的相对超额风险(relative excess risk due to interaction, RERI)来表示,其数值高于0表示存在交互作用。表3-1中核心调查结果报道了每年累计因病缺勤 10 天或以上的情况。

表 3-1 对荷兰 6 534 名 45~65 岁、病假超过 10 天的工人进行 1 年随访，在将年龄、教育和性别进行调整后，工作相关因素和健康的相互影响[15]

健康问题	工作相关因素	例数	比值比	95%置信区间	相互作用引起的相对超额风险	95%置信区间
心理主诉	**工作需求**				3.51	0.67~6.34
不存在	低	3 223	1			
不存在	高	3 061	1.27	1.13~1.43		
存在	低	111	3.27	2.22~4.80		
存在	高	130	7.04	4.84~10.21		
心理主诉	**自主权**				2.94	0.17~5.70
不存在	低	3 320	1			
不存在	高	2 973	1.38	1.23~1.55		
存在	低	105	3.53	2.38~5.24		
存在	高	136	6.85	4.78~9.82		
肌肉骨骼系统主诉	**自主权**				0.57	0.05~1.08
不存在	低	2 446	1			
不存在	高	2 069	1.37	1.18~1.59		
存在	低	979	2.19	1.84~2.60		
存在	高	1 040	3.12	2.65~3.69		
循环系统疾病	**自主权**				0.82	0.01~1.63
不存在	低	3 102	1			
不存在	高	2 806	1.39	1.23~1.57		
存在	低	323	1.76	1.36~2.28		
存在	高	303	2.97	2.32~3.79		
严重头痛	**工作需求**				1.35	0.45~2.25
不存在	低	3 121	1			
不存在	高	2 942	1.25	1.11~1.41		
存在	低	222	1.52	1.12~2.06		
存在	高	249	3.12	2.39~4.07		

所有常见的健康问题都与随访期间的病假有关，在没有这些健康问题的情况下，一些与工作有关的因素也能预测病假。一些与工作有关的因素改变了慢性疾病对缺勤的影响。例如，对于有心理主诉的工人，工作需求的 RERI 为 3.51（95%置信区间为 0.67~6.34），显示出强烈的修正效应。相对于有慢性健康问题的工人，在低要求的工作中，有心理主诉的工人因病缺勤的概率为 3.27。而在高要求的工作中，相对于那些没有慢性健康问题的工人，有心理主诉的工人因病缺勤的风险增加为 7.04。因此，在有心理主诉的工人中，高工作要求使因病缺勤的可能性累积增加了 115%。与工作相关的重要因素始终是工作自主权和工作需求。存在健康问题而工作自主权较低的工人，在随访时期出现重度因病缺勤的可能性增加，如存在肌肉骨骼障碍（RERI 0.57）、循环系统疾病（RERI 0.82）和心理健康问题（RERI

2. 94)；而工作要求越高，患有严重头痛(RERI 1. 35)和心理主诉(RERI 3. 51)的人重度因病缺勤的可能性就越大。对于与工作有关的身体负荷，没有观察到修正效应。

这项研究的关键现实意义在于，较高的工作要求和较低的自主权会增加存在常见慢性健康问题的劳动者因病缺勤的风险。因此，在提高可持续就业能力时，这些与工作相关的因素应是关注的核心。我们可以假设，与工作有关的社会心理因素很重要，因为它们允许个人对其工作该如何进行加以控制，以及决定该如何调整。这些方面是疾病弹性模型的重要组成部分，该模型涉及影响人们在患病时决定是否参加工作的相关条件[16]。工作中的健康管理不仅应该关注因病缺勤人员的重返工作问题，还应该关注如何改变工作条件以防止因病缺勤的发生。

> 工作条件可能会改变因慢性疾病而缺勤的风险。在工作要求高的岗位上，有心理问题的员工因病缺勤的可能性比工作要求低的员工高 115%。对于大多数慢性病来说，较低的工作要求和较高的工作自主权可缓冲因病缺勤的风险。

3. 5 对研究、政策和实践的建议

健康对于从事和保持有报酬就业的重要性需要医疗保健机构给予更多关注。治疗方案应对有暂时或慢性健康问题人群的可持续就业能力提供支持。对于利益相关者来说，可以确定以下重要挑战。

研究：制定一个循证方法，从卫生保健和劳动力市场的角度对治疗和康复方案的成本效益进行恰当的评估。在大多数成本效益研究中，由于工作中的生产力损失、因病缺勤和与工作有关的残疾所造成的间接成本将大大超过直接医疗成本。因此，ICF 网络应该提倡将有报酬就业纳入每一个全面的 ICF 核心组合，这也是最近为亚急性和慢性肌肉骨骼疼痛患者的职业康复制定简要 ICF 核心组合的一部分[17]。此外，还需要进一步开发能够评价工作参与所有相关方面的工具。而有关治疗方案的随机对照试验应将工作参与作为一个关键的结果测量指标。

政策：实施立法和支持计划，使工作场所对残疾人更加“友好”。立法和具体安排应使有慢性健康问题的工人能够继续从事有报酬工作，最大限度地从事生产性劳动。在当前向疾病自我管理的转变过程中，医疗专业人员和政策制定者都不应忘记，是否继续从事有报酬工作往往并非由个人选择，而是社会和物理环境促进和阻碍的结果，包括工作场所适应、医疗体系导向和支持、福利项目及社会歧视[18]。

实践：在有慢性健康问题的人的职业康复中，将劳动力市场支持与所需的医疗和指导相结合。方案需能去除实现最佳工作参与的重要障碍，并与其他利益相关者(如雇主和就业服务提供者)紧密合作。

学习问题

1. 在过去 60 年中，预期寿命以每 10 年约 1. 5 岁的速度增长。思考：在此增长速度下，未来 20 年内，相对于相同的法定退休年龄以及法定退休年龄从 65 岁提高到 68 岁，对社会中从事有报酬工作人员比例的影响。

答：在退休年龄不变的情况下，社会从业人员的比例会迅速下降。退休年龄增加 3 年，与预期寿命的增长平衡，这个比例可能会保持稳定。

2. 健康状况不佳是老年工人被迫脱离有报酬工作的一个重要原因。简述：离开有报酬就业的最重

要途径。讨论：在脱离有报酬就业的不同途径中，健康状况不佳在社会层面上的重要性是否相似。

答：与工作有关的残疾和失业是脱离有报酬就业的最重要途径。残疾主要由于健康状况不佳所致。对于失业来说，健康状况不佳的影响因素较小。然而，如果失业人口中正常人比残疾人数多得多，那么对于总人口来说，基于健康的失业可能比残疾更严重。

3. 目前的 ICF 没有很好地涵盖最佳工作参与的哪一方面？为什么这个方面会是一个非常有用的补充？

答：目前的 ICF 没有涵盖工作中的生产力损失（假性出勤）。这当然是一个补充，因为假性出勤对疾病的间接成本非常重要，也因此会对医疗和非医疗干预的成本效益产生重大影响。

4. 哪些因素可以缓冲慢性病对缺勤的不利影响？解释一下这些因素如何支持患有慢性病的工人成为一个有生产力的工人。

答：与工作有关的因素，如工作的自主权高和工作要求低，可能会让患有慢性疾病的工人不请病假。疾病弹性模型解释了为什么这些因素可以起到缓冲作用：劳动者如果能够根据自己的健康状况来计划或调整自己的工作活动，那么他们可以在健康状况不佳时降低工作效率，并在健康状况好时提高工作效率进行补偿。

（杨婷，张俊译；董婕校）

参考文献

[1] Huber M, Knottnerus A, Green L, et al. How should we define health. BMJ. 2011; 343: d4163.

[2] Hazes JMW, Geuskens GA, Burdorf A. Work limitations in the outcome assessment of rheumatoid arthritis. J Rheumatol. 2005; 32: 980-2.

[3] Burdorf A. The importance of solid employment for health. Scand J Work Environ Health. 2008; 34: 81-2.

[4] Van den Berg T, Schuring M, Avendano M, Mackenbach J, Burdorf A. The impact of ill health on exit from paid employment in Europe among older workers. Occup Environ Med. 2010; 67: 845-52.

[5] Survey on Health and Ageing in Europe (SHARE). www.share-project.org (2013). Accessed Dec 2013.

[6] Knudsen AK, Øverland S, Hotopf M, Mykletun A. Lost working years due to mental disorders: an analysis of the Norwegian disability pension registry. PLoS One. 2012; 7: e42567.

[7] Lacaille D, Hogg RS. The effect of arthritis on working life expectancy. J Rheumatol. 2001; 28: 2315-9.

[8] Burdorf A, van den Berg T, Avendano M, Kunst A, Mackenbach J. The effects of ill health on displacement from the labour market and potential impact of prevention. In: Börsch-Supan A, editor. Health, ageing and retirement in Europe (2004-2007). Starting the longitudinal dimension. Mannheim: SHARE; 2008.

[9] Koopmanschap M, Burdorf A, Jacob K, Meerding JW, Brouwer W, Severens H. Measuring productivity changes in economic evaluation; setting the research agenda. Pharmaco Economics. 2005; 23: 47-54.

[10] Leineweber C, Westerlund H, Hagberg J, Svedberg P, Alexanderson K. Sickness presenteeism is more than an alternative to sickness absence: results from the population-based SLOSH study. Int Arch Occup Environ Health. 2012; 85: 905-14.

[11] Geuskens GA, Burdorf A, Hazes JMW. Consequences of rheumatoid arthritis for performance of social roles—a literature review. J Rheumatol. 2007; 34: 1248-60.

[12] Lenssinck MB, Burdorf A, Boonen A, Gignac MA, Hazes JMW, Luime JL. Consequences of inflammatory

arthritis for workplace productivity loss and sick leave: a systematic review. Ann Rheum Dis. 2013; 72: 493-505.

[13] de Vries HJ, Brouwer S, Groothoff JW, Geertzen JHB, Reneman MF. Staying at work with chronic non-specific musculoskeletal pain: a qualitative study of workers' experiences. BMC Musculoskelet Disord. 2011; 12: 126.

[14] Detaille SI, Haafkens JA, van Dijk FJ. What employees with rheumatoid arthritis, diabetes mellitus and hearing loss need to cope at work. Scand J Work Environ Health. 2003; 29: 134-42.

[15] Leijten FRM, Van den Heuvel SG, Ybema JF, Robroek SJW, Burdorf A. Do work factors modify the association between chronic health problems and sickness absence among older employees? Scand J Work Environ Health. 2013; 39: 477-85.

[16] Johansson G, Lundberg I. Components of the illness flexibility model as explanations of socioeconomic differences in sickness absence. Int J Health Serv. 2009; 39: 123-38.

[17] Reneman MF, Beemster TT, Edelaar MJ, van Velzen JM, van Bennekom C, Escorpizo R. Towards an ICF- and IMMPACT-based pain vocational rehabilitation core set in the Netherlands. J Occup Rehabil. 2013; 23: 576-84.

[18] Henry AD, Lucca AM. Facilitators and barriers to employment: the perspectives of people with psychiatric disabilities and employment service providers. Work. 2004; 22: 169-82.

4

通过残疾管理实现工作场所整合

Thomas Geisen

4.1 引言

现代社会可以被描述为劳动社会，因为劳动已成为人类生活的主要焦点[1]。这种理解与前现代社会认为劳动仅仅是一种负担形成鲜明对比[2]。对于个人和社会来说，劳动不再是一种单纯的谋生手段，其本身已成为一种目的。工作和劳动已不仅仅为维持生计的来源，而是具有社会心理学功能，因其与个人的社会归属感、认同感、自尊及社区与社会尊严密切相关。在这里，进一步地区分人类不同活动所处的私人或公共领域，对于理解现代社会中的劳动非常重要。根据 Arendt[1] 所述，在近代社会之前，劳动处于私人领域，包括私人家庭中的劳动力。这在现代社会发生了变化，劳动成为人类生活的主要焦点。随着劳动的重要性与日俱增，它越来越多地被置于公共领域。对 Arendt 来说，正是在此，社会领域获得了新的重要性；通过将劳动置于私人和公共领域之间，劳动成为公众关注、激励、承认和认可的活动[3]。只有将劳动从私人领域转移到公共领域，才能理解劳动在现代新兴起的含义。马克思在讨论国民经济只将劳动定义为有报酬的就业，而忽视了它的其他形式时，也提到了这一点[2]。只有在认清这种区别的基础上，劳动才成为现代社会的一个主要焦点，它不仅与每个人谋生的私人生存需求有关，同时也是一种充满了欣赏、承认和认同价值的公共活动。从另一方面说，现代化中的劳动具有矛盾的性质，如果仅看作私人活动，它并未得到应得的承认与赞赏；但在有报酬就业的背景下，它被认为是一种（半）公共的活动，受到高度重视与接受。即使在危险和恶劣的条件下工作，也经常被认为比根本没有工作要“好”。这表明，人类幸福往往与工作和工作场所密切相关。Akabas 和 Kurzman 强调工作和工作场所与个人和社会生活高度相关：

> 显而易见，工作是大多数人赚取收入养活自己和家庭的主要方式。在以自由市场为特征的经济体系中，商品和服务的产生是为了利润，劳动是为了工资，身体健全的成年人应该“为生计而工作”或成为从事这种工作的家庭单位的一员。由于资本主义经济体系依赖于工人和雇主之间的这种明确交换来产生产品和服务，一个人如果置身于这个圈子之外，意味着被边缘化[4]。

对于个人和社会生活来说，工作和劳动的高度相关性是残疾管理办法的出发点，其有别于主要遵循医疗模式的传统康复。医疗模式强调恢复，其特点主要是仅从功能角度看待工作场所的整合。这种流行的“病理诊断和治疗”医学模式也体现在社会保障体系：“在西方发达国家，对于残疾的保险和转移支付无一例外地基于医疗模式……。多项研究……表明，延迟恢复与需要心理治疗的社会心理问题有关。

然而,在社会层面,我们如此专注于医学模式,以至于很少提供其他形式的治疗"[5]。工作场所的关系和生活中的社会互动作为成功重返工作的相关因素尤其容易被主流医疗方法所忽略。在这里,重返工作岗位仅指受伤或生病的工人在得到成功的治疗后返回工作场所。这种医疗干预对受伤或患病员工所处的工作条件和场所,几乎未做分析和改变。因此,许多重返工作岗位的病例无法再次工作,并最终导致难以再恢复健康。因此,Harder 和 Scott 认为,康复的目标必须从单纯恢复功能转变为保持工作能力和与工作场所的联系[5]。这也包括从恢复性康复的"职业模式"到"能力模式"的转变,使康复的对象不再只为就业做准备,更要具有独立日常生活的能力[5]。从这个角度来看,事情变得非常清楚:当目标是防止失业和由此导致的对失业补助产生依赖时,对工作场所的干预就是合理且有利的[5]。

对个人和社会福利而言,强调工作和工作场所的高度相关性是残疾管理的基本原则和重点[6],本章试图通过关注残疾管理的概念来讨论这一原则。本章首先介绍了残疾管理的基本原理、历史和原则;接下来,通过展示残疾管理的优势,与其他工作场所整合方法的差异来讨论其概念;最后一节着眼于目前残疾管理存在的挑战,并论述了可能的进一步发展。

现代社会可以被描述为劳动社会。强调工作和工作场所对个人和社会福利的高度相关性是残疾管理的基本原则和重点。

4.2 残疾管理的基础、历史和原则

在现代社会中,大多数处于工作年龄的成年人不仅需要通过就业谋生,而且一份固定的工作对于成功地参与社会和文化生活也很重要。因此,工作场所及其社会关系对个人及整体社会福利有很大影响。全面意义上的工作场所整合首先是指在特定工作场所胜任并完成工作的能力,成为工作场所社会关系的一部分并融入其中,并与个人健康相协调。于 1933 年[7]首次发表的关于马林塔尔(Marienthal)村庄失业的经典研究显示了就业对于个人及社会秩序的影响。在此研究中,就业意味着艰苦的纺织业劳动,但在公司关闭工厂之前,该村庄以其社会、政治和文化生活而闻名。工厂的关闭使村庄社会生活在很短的时间内被破坏。人们比以往任何时候都空闲,但他们不知道如何利用这些时间。该研究以其经典的方式指出"工作和社会生活不能分开,而是内在地相互交织,积极地相互关联"。这意味着,虽然人们常常将工作和劳动与负担、筋疲力尽、肮脏、困难、剥削等相联系,成功地参与到劳动力市场仍会使个人有一些收获。自尊、赋权、尊严、解放、尊重、独立等术语和概念常被用来讨论和理解这一现象,这些术语和概念一方面描述了一种社会关系,另一方面显示了社会生活在工作场所的高度情绪化和情感化。Akabas 和 Kurzman 强调:"我们可以从工作中获得地位、自给自足、自我价值感、社会联系及日常生活秩序"[4]。

从现代社会成年人社交的规范基础来看,工作在情感维度的作用更突出。在这里,可通过具备就业能力及成功融入劳动力市场来区别青年人和成年人。通过就业获得独立,即能够照顾自己和那些依赖你的人,比如你的家人,这也是西方社会福利国家模式的规范基础。国家只对那些需要帮助、无法工作的人提供支持[8,9]。然而,无论失业的原因是什么,那些可以工作但不工作的人,以及那些可以工作却依靠社会福利的人,都不被视为社会的正式成员。现代社会的规范基础是将其视为不能完全独立的个体,他们也失去了社会的尊重和尊严。那些没有工作报酬的人是处于社会秩序底层的局外人。在过去,人们视之为无业游民和流浪汉,马克思称其为流氓无产阶级[10]。西方福利国家通过紧缩政策进行转

型，在大规模失业的时代，社会底层的人数日益增长，被一些人视为多余[11]，即对社会毫无作用及价值。成功参与劳动力市场，包括创业和自主创业被视为个人建立社会归属感和参与感基础的关键。因此，作为一个成年人，依赖他人(比如家庭或福利体系)，意味着无法在达到现代社会规范标准的情况下生活。因此，现代社会对不参与劳动力市场的成年人持负面看法，除非他面临被社会所认可的困难，例如疾病、家庭护理需要、缺乏教育或可使大部分劳动力失业的严重经济萧条等因素。

在现代社会，就业与个人和社会福利高度相关，福利国家建立了重返工作的活动，特别是在个人发生严重疾病或事故、伴随着就业能力的丧失或工作效率下降之后。然而，重返工作策略主要强调医疗照顾，往往忽视了工作和就业本身与个人的相关性，这种相关性包括个人生活的重要基础条件和工作场所内外的社会条件，是成功进行工作场所整合的关键因素。自 20 世纪 80 年代残疾管理概念的出现，上述情况发生了变化，相关从业人员认为持续更新的工作场所整合对社会融合、福利和健康至关重要[5,6]。特别是在个人罹患重病或遭受重伤的情况下，与工作场所的紧密联系对个人在公司和个人领域维持工作场所整合及社会生活非常重要，这有助于减少工人在伤病后自尊心的丧失和认同感的分裂，因为伤病之后最严重的心理问题可同时影响劳动者的心理和身体健康；也有助于维持与同事、工作场所和工作活动之间现有的社会联系，在这种由于严重健康问题导致的个人危机的情况下，对工人而言最重要的是获得其就业地的帮助，例如制定职业规划策略，通过初步的兼职工作安排，协助其尽快返回工作岗位；逐渐增加工作时长，直至完全恢复，这种方法随着对“疾病”“损伤”新的理解也应运而生。传统观念认为需要在疾病和损伤治愈后才能重返工作岗位，“有益模式”则基于对健康和疾病的渐进概念，避免了将工人只分为健康或疾病两种状态，是将个体置于一个多维的“健康-安适 VS 疾病连续体”中[12]。因此，视角从非此即彼转向了更多变的维度，由此对于生病或受伤的情况，问题不再是一个人是可以工作还是应继续治疗；相反，它侧重于确定一个人在目前部分失能(包括严重疾病)的情况下仍然能够做什么。关于就业的问题是在什么层面及在什么条件下，一个人可以继续工作？工作场所的工作和社会关系可被视为维持和改善健康状况的关键，使个人得到自尊、获得归属感和成就感，并在社区和更广泛的社会中具有价值。

残疾管理突出了对于工作和工作场所的定位，将其视为个人和社会生活的宝贵空间以及维持健康和幸福的重要因素。对此 Harder 和 Scott 提到：

> 残疾管理支持社会重视工作的信念，持续关注在工作场所寻找解决残疾问题的方案。最初的重点通常是由于工作受伤或生病造成的暂时残疾，这一范围迅速扩大至所有获得性残疾，无论其病因如何；现在，其正扩大到影响一个人能力的所有残疾问题[5]。

通过残疾管理的应用，个人和机构层面的工作条件被重点关注，其核心问题是：怎样做才能让残疾人留在工作场所？在残疾管理的早期定义中，Akabas 等人将残疾管理描述为：

> 工作场所的预防和补救策略，旨在防止或减少残疾的发生，如不能做到，则在残疾发生后及早采取干预措施，它使用协调的、有成本意识的、高质量的康复服务，反映了用人单位对那些处于功能性工作受限阶段员工继续就业的承诺。残疾管理的补救目标是为功能受限者成功地维持工作状态，或安排重返工作岗位的最佳时间[13]。

残疾在这里被理解为“任何导致功能受限，影响个人完成他或她日常工作的能力的情况”[13]。Harder 和 Scott 引用了 Jarvikoski 和 Lahelma 从 1980 年开始的开创性工作，将残疾管理定义为：

协调的活动：

- 针对患有慢性或永久性功能限制的人或残疾人，或有慢性功能限制或残疾风险症状的人。
- 旨在恢复个人的工作或功能能力，或防止其下降。
- 措施包括开发个人自身资源或消除环境造成的障碍[5]。

残疾管理出现于20世纪80年代，从20世纪90年代开始作为一项企业活动，得到了显著发展和广泛传播，最初在加拿大、美国和澳大利亚，2000年开始在欧洲国家，最近则在世界其他地方兴起。若干机构和组织在推广残疾管理，1994年以来最重要和最有影响力的是加拿大国家残疾管理和研究所（National Institute of Disability Management and Research，NIDMAR）。2002年，一年两次的国际残疾管理论坛（International Forum on Disability Management，IFDM）和国际劳工组织（ILO）批准了"工作场所残疾管理"的"实践守则"，使残疾管理在世界范围内得到了进一步推广[14]。

对残疾管理办法发展的进一步影响可追溯到世界卫生组织（WHO）1986年批准的《渥太华宪章》[15]。根据宪章精神，个人应能够终生学习，为其所有阶段做好准备，并能应对慢性疾病和损伤。这些应该在学校、家庭、工作和社区环境中得到保证。在此，工作场所和公司被视为健康促进的焦点，也应采取包括一级、二级和三级预防在内的综合措施。世界卫生组织最近在"世界残疾报告"[16]中提出了一个激励措施，该报告采用了ICF作为其"概念框架"并将功能和残疾理解为：

> 健康状况和环境因素之间的动态相互作用，包括个人和环境因素……。它被推广为"生物-心理-社会模式"，代表了医学模式和社会模式之间的可行的融合。残疾是损伤、活动受限和参与受限的总称，指的是个人背景性因素（环境和个人因素）相互作用的消极方面[16]。

在该报告的"工作与就业"一章中，提出了残疾管理作为解决工作和就业障碍的措施。这里，残疾管理是指：

> 就业中对出现健康问题或残疾的个人的干预措施。残疾管理的主要内容一般是有效的个案管理、督导员教育、工作场所适应以及在适当帮助下早日重返工作岗位[16]。

从一开始，事故保险就是残疾管理工作的一个关键因素，由于劳动保护法的原因，在传统上，事故保险与工作场所有着非常密切的关系，随后是许多其他社会和私人社会保险计划，如养老基金、公共和私人以及法定健康保险和人寿保险等。保险安排旨在通过提供外部残疾管理作为专业服务来帮助公司员工，而公司实施内部残疾管理，则为其员工提供自己的专业残疾管理服务。残疾管理服务没有统一和标准化的概念；此外，残疾管理的概念还有许多，经常被贴上健康管理或个人管理的标签。从组织的角度来看，残疾管理的策略可以根据活动受限或工作能力发生变化的人在公司中的位置来确定：整合模式、分离模式、灵活性模式和外包-内包模式[17]。

残疾管理不是一个专业或学科，而是一个多专业、多学科的概念。工作与健康心理学、康复医学和社会工作为残疾管理做出了重要贡献。残疾管理需要的专业知识是多方面的，包括社会法和劳工立法、职业治疗、工作保护及其相关领域。近年来，ICF作为从业者提高对劳动者个人能力和功能变化认识的工具，在残疾管理方面受到关注。

残疾管理突出了对于工作和工作场所的定位，将其视为个人和社会生活的宝贵空间以及维持健康和福利的重要因素。通过应用残疾管理，工作条件在个人和组织层面得到了重点关注。核心问题是：可以做些什么将残疾人带入或留在工作场所？

4.3 残疾管理理念

求职人员和在职人员是残疾管理的重点。因此，就业和工作场所是残疾管理的条件，也是残疾管理的目标。由于这一事实，残疾管理要么是与公司工人打交道，寻找留住他们的办法，要么是与在成功融入劳动力市场方面遇到困难的失业工人打交道。对其中的许多人来说，由于严重的健康问题，残疾管理开始发挥作用。然而，病因学对残疾管理实践来说并不重要，即无论缺乏劳动力市场参与的原因或失去工作场所整合的危险如何，残疾管理都可以被看作是工作场所整合的一个普遍和全面的概念。在讨论残疾管理的概念之前，让我们先看看残疾管理的类型。在私有和上市公司中，可以区分两种类型的残疾管理：

• 内部残疾管理：公司拥有具有资质的残疾管理从业人员团队，在公司内部进行组织架构，进行残疾管理。其公认的优势包括：公司对残疾管理的高度承诺，公司关于残疾管理实践的详细知识，以及有更好的机会通过影响组织发展去改善工作场所条件和预防残疾。

• 外部残疾管理：公司也可以使用外部服务提供商提供的残疾管理服务。其公认的优势是作为外部服务提供者不涉及公司政策和内部冲突；在这种情况下，为残疾工人利益进行调解往往更易实现。外部残疾管理对公司的另一个优势是灵活性和效益成本，因为外部服务只用于确定的残疾管理案例。评判者认为，其在早期残疾管理案例认定，以及与私有或上市公司不同参与者的合作方面存在局限性。有人认为，参与公司残疾管理案例认定过程的从业者更了解工作条件和关键角色，对保持活动受限者继续就业的可能的内部解决方案也了解得更多。一个重要的内部方案是服务对象与管理者一起寻找工作场所适应的解决方案，或为公司员工找到一个符合他/她的工作能力的新工作场所。另一个难点在于将个案管理的经验转移到组织架构中。

对于内部和外部的残疾管理，公司本身就是进行残疾管理服务的地方。另一种情况涉及社会机构和组织或社会企业中的残疾管理，我们称之为一种新型的公司整合：

• 社会组织中的残疾管理：社会机构和组织的主要任务不是为市场提供商品和服务，而是在劳动力市场整合过程中培训人员，并给他们提供支持。在这种情况下，残疾管理是一种旨在使残疾人融入劳动力市场的直接方法，包括使有健康问题或残障的人融入劳动力市场，以及使那些在重返劳动力市场有困难的失业者重新融入。

对不同类型的残疾管理的讨论表明，残疾管理作为一项专业任务，并不局限于某个地方，如公司，也不限于特定的健康问题，如疾病和损伤等。此外，残疾管理作为一项专业实践，它关注的是因疾病或事故等个人问题引起就业困难，导致工作场所或劳动力市场融合困难以及就业过程不连续，残疾管理也可以被用于不同的组织背景下。然而，残疾管理的共同关注点是确保并通过有酬就业重新建立劳动力市场参与。这包括保留因残疾或就业能力一再受到限制而岌岌可危的现有职位，支持某人受雇于其他公司，帮助人员自主就业，以及帮助失业人员重返劳动力市场。残疾管理中的这些不同策略被视为残疾管理过程的适当解决方案和结果，因为残疾管理以员工为中心，而不是以雇主或工作场所需求为中心。因此，雇主的利益和工作场所的要求并不是残疾管理的最优先事项，但通过员工驱动的残疾管理找到良好的解决方案有助于保证雇主和工作场所其他方面的利益,例如在社会、文化和经济方面。

残疾管理作为一项专业任务,并不局限于某个地方,如公司,也不限于特定的健康问题,如疾病和损伤等。此外,残疾管理作为一项专业实践,它关注的是因疾病或事故等个人问题引起就业困难,导致工作场所或劳动力市场融合困难以及就业过程不连续。残疾管理也可以被用于不同的组织背景下。然而,残疾管理的共同关注点是确保并通过有酬就业重新建立劳动力市场参与。

从方法论的角度来看,这种全面的残疾管理方法可以归类为一个以劳动力市场参与原则为导向的概念,它以一种连贯的行动模式,将目标、内容、方法和程序纳入一种合理、正当而有意义的关系中[18]。对于残疾管理,重要的内容包括技术、程序、方法和手段,这些都是为了用于实现成功的劳动力市场整合。ICF 可被视为残疾管理的基本工具,有助于在生物-心理-社会模型的基础上更好地了解员工的功能。从概念上讲,残疾管理有别于劳动力市场整合的其他方法,例如技术(案例管理)或程序(支持就业、公司健康管理、支持教育和职业康复)。可以在残疾管理概念中应用技术和程序,以利用劳动力市场整合领域各种技术和程序所依据的不同原则。例如,支持性就业的原则是“先安置,后培训”和工作指导;公司健康管理的原则是工作场所整合和健康整合。与这些技术和程序不同的是,残疾管理概念是一种综合办法,重点是在结构化和有指导的残疾管理的过程中,部署一系列广泛的活动,以促进劳动力市场整合。这种全面的残疾管理已经与工作场所整合的其他方法相结合,例如支持就业和公司健康促进。

基于残疾管理的概念,我们可以根据残疾管理的地点确定核心要素和不同的任务:

公司的残疾管理:①系统地记录和判断缺勤情况;②为残疾工人提供咨询和支持;③协调重新融入社会的活动和福利;④在工作场所健康促进的框架内进行预防。

社会组织中的残疾管理:①系统地记录和判断雇员的工作能力;②提高就业能力的措施和活动;③为客户和人力资源管理人员提供咨询和支持;④协调重新融入社会的活动和福利。

由于公司和社会组织的具体要求,在残疾管理中要完成的任务因残疾管理发生的地点不同而产生差异,其重点是工作场所融合活动。相比之下,对私有或上市公司来说,残疾管理不是其工作焦点,而只是与少数员工和与案例相关角色有关的一个独特过程。对于残疾管理领域的社会组织,工作场所融合活动是组织活动的核心。无论如何,咨询以及活动和福利的协调可以被视为残疾管理的关键任务,应在法律框架内及时使用现有资源,以实现工作场所融合。在从事残疾管理时,从业者可在不同层面采取行动:在个人层面上,关注健康融合;在组织和机构层面上,关注工作场所融合;在社会层面上,重点在于社会融合。

在残疾管理应用的过程中,重点应关注残疾管理流程的系统化结构。构建残疾管理流程的一个基本方法是案例管理[19]。案例管理将个案与系统和组织相结合。在个案层面,案例管理通过激活可用的个人资源、协调实现健康和工作场所整合所需的所有活动,以系统的方式处理服务对象的需求。在系统层面,案例管理一方面与参与残疾管理进程的不同内部和外部角色打交道,以获得服务客户所需的资源。另一方面,案例管理在组织层面上处理组织和工作场所的改进问题,并在个案工作的基础上进行预防。Harder 强调了案例管理与残疾管理的高度相关性:

案例管理是残疾管理方案的重要组成部分。案例管理提供了各方之间的持续联系,成为残疾雇员在缺勤和恢复期间与工作场所和医疗保健提供者的沟通纽带[5]。

案例管理是一项构建支持流程的系统方法，它基于一个包括下列步骤的闭环：外联、接纳、评估、规划、监测、评价和问责[20-23]。案例管理适用于涉及人员众多的复杂案件。我们可以区分内部和外部角色。公司、组织或机构的内部角色包括雇主、同事、团队成员、残疾管理从业者或培训师；机构或组织的外部角色则是全科医生、家庭和家庭成员、社会保险的残疾管理从业人员和律师。协调和网络化管理是残疾管理从业者的专业任务，为与上述相关人士成功合作所必需。案例管理工作和组织发展所需的其他手段在方法层面有咨询和指导、赋权和评估，此外在工具层面还包括基因图谱、社会图谱、时间轴、网络地图和互助会议。运用方法和使用工具应将残疾管理的方向引导到自立、参与、自主和支持上。

由于残疾管理的复杂性，所需资格的范围相当广泛。因此，残疾管理需要多种专业职能。从系统的角度来看，残疾管理所需的职能包括界定问题、制定概念、构建支持流程和建立适当的内部结构以获取资源、增量及政策[24]（图 4-1）。

残疾管理的综合方案可以归类为一个以劳动力市场参与原则为导向的概念。它是一种连贯的行动模式，将目标、内容、方法和流程纳入一种合情合理而又有意义的关系中。就残疾管理而言，应将技术、程序、方法和工具等重要因素，用于实现成功的劳动力市场整合。ICF 可被视为残疾管理的基本工具，有助于在生物-心理-社会模式的基础上更好地了解员工的功能。

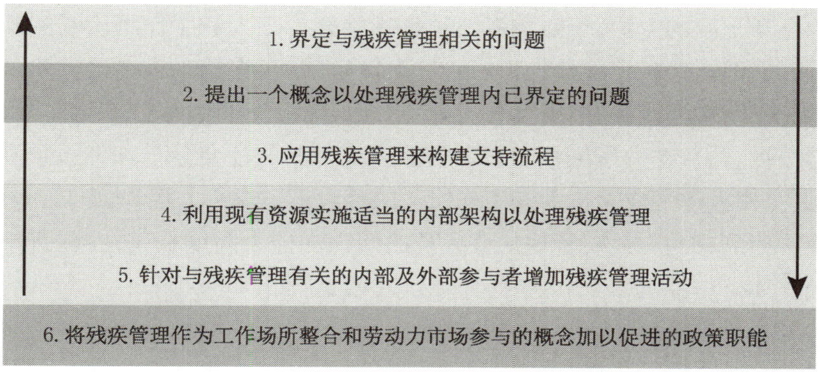

图 4-1 残疾管理的专业职能简介

4.4 残疾管理中的挑战

残疾管理作为劳动力市场整合中的一个概念，基于这样的假设：只有同等重视社会、工作和健康整合，才能确保或恢复工作场所整合。因此，残疾管理在不同层面上均面临挑战：①目标群体；②组织/机构；③残疾管理从业者。

从目标群体层面的挑战可以发现，有心理健康问题的工人占据主导地位，其次是移民工人和老年工人。这三个群体都对残疾管理提出了新的挑战，因为他们挑战了认为健康只是一个医疗问题的假设。由此可见，这三个群体中的健康问题在很大程度上涉及个人生活和工作的社会条件和关系的各个方面。寻找健康问题的解决方案和解决工作场所问题的方法在很大程度上侧重于个人及其社会关系，旨在更好地了解个人正在处理事务的具体情况，以及个人在社区和更广泛社会中的定位和互动。

组织和机构也受到这些最新发展的挑战。管理部门尤其有责任保护和支持工人。无论对管理人员还是工人来说，继续教育项目都有助于应对组织和机构面临的新挑战，例如劳动力老龄化问题。然而，应对新的挑战，不仅需要人力资源管理部门的关注，还应认识到需要组织的变革和发展（例如通过改变和重新规划工作流程）。

残疾管理可以通过将在个案工作中获得的知识转移到组织层面，支持和促进组织发展。然而，只有在残疾管理和残疾管理从业人员具备足够的专业知识、能力和经验，掌握相关方法的具体知识，特别是个案的记录和评估及组织发展本身，残疾管理才能成功地促进组织的学习和发展。

鉴于这些挑战，残疾管理的方向是促进个案工作层面的个人学习过程、组织/机构层面的组织学习过程和残疾管理从业者层面的专业学习过程。

> 残疾管理作为劳动力市场整合中的一个概念，基于这样的假设：只有同等重视社会、工作和健康整合，才能确保或恢复工作场所整合。因此，残疾管理在不同层面上均面临挑战：①目标群体；②组织/机构；③残疾管理从业者。

4.5 总结

残疾管理以综合和全面的方法，帮助加强工作场所整合。工人和工作场所是残疾管理的重点。一方面，作为一种专业的实践，残疾管理致力于防止工人发生残疾，支持工人在严重疾病或事故后融入工作场所，并通过组织变革改善公司的健康整合。另一方面，残疾管理尽力支持残疾人和失业者努力重返劳动力市场。在当今社会，劳动力市场整合和有酬就业是全面的社会参与和健康福利的重要因素。因此，使残疾工人继续工作或使失业人员重返工作岗位的过程不仅对个人福利，而且对社会也很重要。残疾管理在个案管理方面的成功与残疾管理从业人员的知识和能力高度相关，在促进组织发展方面也同样如此。

> 残疾管理以综合和全面的方法，帮助加强工作场所整合。工人和工作场所是残疾管理的重点。

学习问题

1. 在现代社会中，劳动力市场参与被高度重视，可以找到什么论据来支持这个立场？

答：

（1）现代社会是劳动社会，劳动是人类活动的中心。

（2）社会和个人福利在很大程度上取决于参与有报酬的就业。

（3）工作和社会生活不能分开对待，而是内在地相互交织、积极地相互联系。

（4）成功地参与劳动力市场有助于自尊、赋权、尊严、解放、尊重、独立等。

（5）工作场所的社交生活具有高度的情绪和情感维度，会影响个人的幸福感。社会上那些没有报酬性工作的人被视作处于社会秩序底层的局外人。

（6）在现代社会中，现代社会对不参与劳动力市场的成年人持负面看法，除非他面临被社会认可的困难，例如疾病、家庭护理需要、缺乏教育或可使大部分劳动力失业的严重经济萧条等。

（7）特别在个人罹患重病或遭受重伤的情况下，与工作场所的紧密联系对个人在公司和个人领域维持工作场所整合及社会生活非常重要。这有助于减少工人在伤病后自尊心的丧失和认同感的分裂，这种伤病之后最严重的心理问题可同时影响劳动者的心理和身体健康。

2. 残疾管理确实有助于健康和工作场所整合，可以找到哪些论据来证明这项专业活动的重要性？

答：

(1) 残疾管理有助于维持与同事、工作场所和工作活动本身的现有社会联系。

(2) 残疾管理支持社会重视工作的信念，持续关注在工作场所寻找解决残疾问题的方案。

(3) 残疾管理的补救目标是为功能受限者成功地维持工作状态，或安排重返工作岗位的最佳时间。

3. 全面的残疾管理方法的核心原则是什么？

答：

(1) 残疾管理的共同重点是确保并通过有酬就业重新建立劳动力市场参与。这包括保留因残疾或就业能力一再受到限制而岌岌可危的现有职位，支持某人受雇于其他公司，帮助人员自主就业，以及帮助失业人员重返劳动力市场。

(2) 残疾管理以员工为中心，而不是以雇主或工作场所需求为中心。因此，雇主的利益和工作场所的要求并不是残疾管理的最优先事项，但通过员工驱动的残疾管理找到良好的解决方案有助于保证雇主和工作场所其他方面的利益。

4. 残疾管理的概念是什么？在残疾管理中采用了哪些方法、技术、工具和程序？

答：

(1) 残疾管理是一个以劳动力市场参与原则为导向的概念，以一种连贯的行动模式，将目标、内容、方法和程序纳入一种合理、正当而有意义的关系中。

(2) 方法：咨询和指导、授权、评估。

(3) 技术：案例管理。

(4) 工具：基因图谱、社会图谱、时间轴、网络地图、互助会议、ICF。

(5) 程序：支持就业、公司健康管理、支持教育、职业康复。

5. ICF与残疾管理有什么关联？

答：ICF可视为残疾管理的基本工具，有助于根据生物-心理-社会模式更好地了解雇员的功能。

6. 最近在残疾管理方面有更多的挑战，这些挑战是什么？残疾管理如何应对这些挑战？

答：

(1) 残疾管理方面近期面临的挑战涉及目标群体（心理健康、农民工人、老年工人）、组织/机构（保护和支持工人的责任、识别组织变革和发展的需要）和残疾管理从业者（专业知识和能力）等不同层面。

(2) 残疾管理可以通过促进个案工作层面的个人学习过程、组织/机构层面的组织学习过程和残疾管理从业者层面的专业学习过程来应对这些挑战。

7. 残疾管理需要残疾管理从业人员具备全面的专业职能？这些职能是什么，可以确定哪些系统要素？

答：残疾管理需要多种专业职能。以系统的方式看，残疾管理所需的职能包括界定问题、制定概念、构建支持流程和建立适当的内部结构以获取资源、增量及政策。

（刘铁军，董婕，刘文辉译；杨婷校）

参考文献

[1] Arendt H. Vita activa. Oder vom tätigen Leben. München: Piper; 1996.

[2] Geisen T. Arbeit in der Moderne. Ein dialogue imaginaire zwischen Karl Marx and Hannah Arendt. Wiesbaden：VS Verlag；2012.

[3] Arendt H. Über die revolution. München：Piper；1994.

[4] Akabas SH，Kurzman PA. Work and workplace. A resource for innovative policy and practice. New York：Columbia University Press；2005.

[5] Harder HG，Scott LR. Comprehensive disability management. Toronto：Elsevier；2005.

[6] Geisen T，Harder HG，editors. Disability management and workplace integration. New perspectives. Fanham：Gower Publishing；2011.

[7] Jahoda M，Lazarsfeld PF，Zeisel H. Die Arbeitslosen von Marienthal. Ein soziographischer Versuch. Frankfurt am Main：Suhrkamp；1975.

[8] Geisen T. Sozialstaat in der Moderne. Zur Entstehung sozialer Sicherungssysteme in Europa. In：Kraus K，Geisen T，editors. Sozialstaat in Europa Geschichte，Entwicklung，Perspektiven. Wiesbaden：Westdeutscher Verlag；2001. p. 21-42.

[9] Kraus K，Geisen T，editors. Sozialstaat in Europa：Geschichte，Entwicklung，Perspektiven. Wiesbaden：Westdeutscher Verlag；2001.

[10] Marx K. Das Kapital. Berlin：Dietz Verlag；1989.

[11] Castel R. Die Metamorphosen der sozialen Frage. Konstanz：UVK Universitätsverlag Konstanz；2000.

[12] Antonovsky A. Salutogenese. Zur Entmystifizierung der Gesundheit. Tübingen：dgvt Verlag；1997.

[13] Akabas SH，Gates LB，Galvin DE. Disability management. A complete system to reduce costs，increase productivity，meet employee needs，and ensure legal compliance. New York：American Management Association；1992.

[14] ILO. Managing disability in the workplace. ILO code of practice. Geneva：International Labour Office；2002.

[15] WHO. Ottawa Charta for Health Promotion. Charter adopted at an international conference on health promotion. The move towards a new public health. 17-21 Nov 1986；Ottawa，1986 Aug 19；2010：[8p.].

[16] World Health Organization（WHO）. World report on disability. Geneva：World Health Organization/The World Bank；2011.

[17] Ulich E，Wülser M，editors. Gesundheitsmanagement in Unternehmen. Arbetspsychologische Perspektiven. Wiesbaden：Gabler；2009.

[18] Hochuli Freund U，Stotz W. Kooperative Prozessgestaltung in der Sozialen Arbeit. Stuttgart：Kohlhammer；2011.

[19] Gursansky D，Harvey J，Kennedy R. Case management. Policy，practice and professional business. New York：Columbia University Press；2003.

[20] Löcherbach P，Klug W，Remmel-Faßbender R，Wendt WR，editors. Case management. Fallund Systemsteuerung in der Sozialen Arbeit. München/Basel：Ernst Reinhardt Verlag；2005.

[21] Neuffer M. Case management. Soziale Arbeit mit Einzelnen und Familien. Weinheim/München：Juventa；2007.

[22] Wendt WR. Case management im Sozial- und Gesundheitswesen. Freiburg im Breisgau：Lambertus；2001.

[23] Wendt WR，Löcherbach P，editors. Case management in der Entwicklung. Stand und Perspektiven in der Praxis. Heidelberg：Economica/MedizinRecht. de；2006.

[24] Becker A，Hamburger F，Lenninger PF. Anforderungsprofile und Qualifikationsmerkmale in der Sozialen Arbeit der Caritas mit MigrantInnen. Freiburg im Breisgau：Lambertus；1998.

5

职业康复

Sven-Uno Marnetoft

5.1 引言

职业康复是一个复杂的概念，定义很多并且涉及许多组织和专业领域。由于社会保险制度和职业康复环境的不同，很难在各国之间进行比较。本章的目的是说明职业康复的发展前景、职业康复存在并影响从事职业康复的个体和组织的各种社会背景，同时也是为了说明职业康复的重要性，让那些因疾病、受伤或失业即将在劳动力市场上失去立足之地的个体，有机会保住工作或者寻找另外一份能胜任的工作。本文还描述了职业康复过程，以及在职业康复中实施 ICF 的重要性。ICF 是由 WHO 制定的一个概念框架和分类系统，旨在为描述健康和与健康有关的状况提供一种语言和框架，可在不同国家和环境中通用。ICF 力求涵盖一个人所做的或能做的内容，不仅涉及身体功能和结构，还包括活动和参与以及环境和其他背景性因素。重返工作（RTW）既是一个过程也是一个结果，强调了重返工作过程的重要组成部分。本文讲述了许多重要的职业康复干预措施，其中工作场所的干预措施以及如何从 ICF 的角度推进职业康复发展作为重点，强调实施 ICF 理念的好处。

5.2 不同国家组织的职业康复

在不同的国家都有着发展康复活动的历史，这些活动被统称为“康复”。尽管以前进行的许多康复活动现在被归类为“庇护就业”，但这些康复活动与我们现在所认识到的职业康复有一定的相似之处。“职业康复”这一术语，在某种程度上是基于需要康复的人群种类及康复原因而出现的；在美国和英国，“职业康复”一词的出现，意指从战争中归来的士兵的康复。由于社会保障系统成本的不断增长，瑞典与许多其他国家一样，发展职业康复的需求也不断增加。美国的职业康复原本用于帮助在第一次世界大战中功能受损的退伍军人重返工作岗位[1]，随着 VR 的发展，“案例管理”的概念也在人类服务领域内建立起来。在美国，“重返工作”和“案例管理”的概念紧密相连。英国 1944 年颁布的《残疾人法案》（*disabled persons act*）与美国当时的职业康复有着相同的目的：帮助第二次世界大战归来的受伤士兵重返工作岗位；由于这项立法，英国还设立了工业康复单位和庇护工场，然而在 1944 年至 1995 年期间[2]，英国没有进一步提出旨在“重返工作”康复的法案。当今，英国私人机构的职业康复有了很大的进展，重点关注职业活动，如再培训、职业咨询和求职帮助[3]。在瑞典，生病或受伤后的“康复”在 20 世纪 40 年代首次被使用，当时的瑞典语言中没有能与“康复”一词充分对应的词语，“职业康复”一词被翻译为

“arbetsvård”(英语中的“工作照护”),用来描述劳动力市场背景下的所有非医疗措施。1963 年 1 月,瑞典制定的《普通保险法》生效,使得一般的社会保险部门能够采取行动、制定措施去预防和尽量减轻疾病及残疾所带来的不良后果,并为人们通过带酬工作永久地维持生计创造条件,“工作照护”直到 1982 年才被改为“职业康复”。1992 年瑞典开始了一项新的康复改革——让雇主对员工的职业康复负责,而失业人员的职业康复由就业部门负责,社会保险部门统筹监督各类康复工作,提升社会保障部门协调员的职责;这一项康复改革最大限度地减少了因病缺勤和失业,且通过这种方式在阻止社会保险成本上升的同时,积极开展早期的康复工作[4]。

为了了解职业康复实践所在的复杂社会背景,下面简要介绍一些国家在个人和组织层面如何分配职业康复的职责,这些国家分别是:丹麦、英国、芬兰、德国、荷兰和瑞典。简介来源于瑞典政府的调查[5]。

5.2.1 个人层面

在丹麦,明确要求个人积极参与康复过程,通常在病假期间就有定期的个人会议,以促进其更快地重返工作。雇主有权解雇在过去 12 个月内因病缺勤超过 120 天的雇员,这较差的工作稳定性,也有力地促进了重返工作。

在芬兰,个人面临越来越多的 RTW 激励:因病缺勤几个月后,一旦合同工资或薪水的支付结束,只支付较低的疾病津贴。

在德国,因病缺勤而得到的经济补偿使得雇员没有尽快重返工作的积极性,原因之一是免税疾病津贴为总收入的 70%,且最高为税后净收入的 90%。在荷兰,雇员有义务积极配合康复,如果雇员拒绝调动,雇主可以停止支付工资。在这种情况下,雇主也有权终止雇用雇员。如果在病假缺勤的第一年得到全额工资,雇员在经济上重返工作的动力就小。

在英国,法定薪酬很低,低薪酬会使日常的财务管理变得困难,所以个体有较强的重返工作的经济动机。

在瑞典,因病缺勤的人有义务提供任何康复调查所需的必要资料,并在其康复过程中尽其所能地配合。由于疾病补偿金额相对较高,疾病津贴对重返工作的激励作用较弱,因此采取了 1 年期的疾病津贴方案。

5.2.2 组织层面

在丹麦,雇主对员工因病缺勤的责任有限。雇主没有法定责任去实施康复措施。雇员长时间因病缺勤后,雇主有权终止雇佣关系。

在芬兰,雇主有义务维持雇员的工作能力。雇员可申请团体康复或个人康复。因为经济方面的刺激,维持雇员的工作能力摆在了高度优先的位置。职业保健服务在疾病缺勤过程中发挥核心作用,它的职责之一是确保雇主根据雇员的情况调整工作安排。

在德国,雇主提供病假工资,并在病假早期补偿员工的全部经济收入损失。病假工资的支付为减少工作场所的因病缺勤提供了经济激励,这种激励机制对于雇主来说相当强大,因此促进了雇主尽力去保持雇员的工作能力。同时,法定的职业卫生服务任务之一是预防与工作有关的健康不良状况和保持雇员的工作能力,要求康复优先于残疾补贴,以工作为导向的康复为人们重返正常工作或找到替代工作提供了极大的帮助。

在荷兰,雇主有广泛的责任和激励措施确保雇员重返工作,并负责为雇员的职业卫生服务提供资金。雇主负责为雇员重返工作设定计划,并与雇员保持密切联系;如果无法重返原来的工作场所,雇主有责任为雇员在其他雇主处安排替代工作。在强大的经济激励机制下，雇主积极参与雇员的职业康复工作。

在英国，雇主有责任提供安全和健康的工作环境，并监测工作场所的卫生状况，包括对工作场所进行改造；但是，雇主不需要为因病缺勤的雇员提供康复服务，也没有法定的职业卫生服务。在社会保险管理服务和就业办公室的帮助下，英国创建了“就业中心”机构，其任务就是让因病缺勤的人重返工作岗位。就业和支持津贴(employment and support allowance, ESA)提供个人建议和工作培训，使人们在工作能力下降的情况下仍能工作。除此之外，“无障碍就业”项目也为工作能力下降的人提供帮助。

在瑞典，在职人员职业康复的主要责任在于雇主，就业部门负责失业者的职业康复。瑞典社会保障局对职业康复和医疗康复有监督的责任，并于 2008 年 7 月推出了对工作能力测试加以一定限制的康复链。在病假后的 90 天内，努力让雇员能够回到原工作岗位或调到同一雇主的其他工作岗位；如果不能回到原有的工作岗位，雇员必须寻找新的工作。病假 180 天后，只有在特殊情况下才能保留疾病津贴，比如持续的护理或治疗、或以重返工作为目的的职业康复。如果因病缺勤超过 1 年，社会保障局有义务就个人的残疾抚恤金、重返工作或失业做出决策。只有在雇员的工作能力永久下降、不能恢复，且职业康复也不能使其增加[6]收入的情况下，才能获得残疾津贴。

总之，职业卫生服务在芬兰和荷兰是强制性的，职业卫生服务的任务是提出方案以支持雇员重返工作，同时监督雇主的参与；而在丹麦、英国、德国和瑞典，雇主采取措施帮助雇员重返工作的责任有限。在芬兰和荷兰，尤其是荷兰，雇主有着强大的经济动机促使雇员重返工作。21 世纪前 10 年，因为雇主对因病缺勤和残疾抚恤金的支出承担了更多的责任，荷兰因病缺勤的人数大幅减少。丹麦薄弱的工作保障使得雇员能够配合康复措施以重返工作岗位(表 5-1)。表 5-1 中的内容来源于 2010 年，在上述说明中没有涉及不同国家 2010 年以后的社会保险制度可能发生的变化。

表 5-1 个人及组织层面的职业康复激励

国家	个人	组织
丹麦	强	弱
芬兰	强	强
德国	弱	强
荷兰	强	强
英国	弱[a]	弱
瑞典	弱[b]	弱

a. 较低的疾病津贴可以激励员工回去工作。
b. 因病缺勤 1 年后，激励增加。

5.3 就业、失业和健康

与非残疾人的 75% 就业率相比，残疾人的就业率仅略高于 40%。有健康问题或残疾的人就业机会有限，只有四分之一存在心理健康问题的人处于就业状态，残疾人的失业率是正常人的两倍。2007 年，经济合作与发展组织(Organization for Economic Cooperation and Development, OECD)中平均约 6% 的工作适龄人口领取了残疾津贴。在一些欧洲国家，多达 10% ~ 12% 的人口领取残疾抚恤金，在瑞典则接近 9%，在领取残疾抚恤金后，OECD 国家中每年重返工作的员工比率低于 2%[7]。

职业康复,以及如何革新和推进职业康复,多年来一直是一些国家争论的话题。OECD 也对加强职业康复的发展表现了极大的兴趣,并提供了如何改进职业康复的例子。职业康复被重视的原因有几个,其中一个原因可能是人口问题,为了维持国民的福利制度,国家必须让足够的人工作来保障必要的税收[8];另一个原因是疾病津贴和残疾抚恤金的支出非常高;第三个原因是失业人数不断增加。工作在西方社会中占有中心地位,在人们的生活中受到高度重视。工作被描述为:为生活提供重要意义,为个人社会背景提供不同生命领域的结构。拥有工作对社会融入也至关重要,拥有一份工作可以促进个人需求,如增强自我效能感,并使个人从迷失和绝望的情绪转变成可以为社会做贡献的感受。

许多研究表明[9–12],失业人群的健康问题普遍存在。在职业生涯的早期和中期,失业与死亡风险增加有关;在随访的前 10 年[11],死亡风险最高。带薪就业提高了生活质量和自评健康状态,劳动力参与应被视为改善失业人员健康状况和减少健康方面社会经济不平等的一项重要措施[12]。许多国家在金融危机之后,都受到了高失业率的影响;一方面,失业影响了年轻人,他们发现自己很难在劳动力市场上立足;另一方面,即使是那些能够就业的年轻人也受到失业的严重影响。鉴于在职业生涯的早期或者中期失业对于健康的负面影响,最新研究显示在人们受到不良健康状况影响前,提供职业康复去支持他们重返工作岗位或维持工作至关重要。然而,还需要进行更多的研究,以了解为什么年轻人或中年人失业会有更高的死亡风险。

5.4 职业康复的概念和定义

当人们在生病或受伤一段时间后重新回归工作,此时职业康复就显得非常重要。但是职业康复并没有一个标准的定义,这可能是因为许多不同专业领域和组织都涉及职业康复。在某些情况下,描述职业康复的组成部分比定义这个术语[3]更容易。职业康复是帮助工作残疾人士重返工作的重要组成部分,尽管定义这一概念很困难,也很难找到一个在全球范围内被个人、组织和社会层面都能接受的统一定义,还是有不少有关职业康复的定义被提出,其中最完整的一个定义为:“职业康复是一种医疗、心理、社会和职业活动,旨在使有工作经历的伤病人员重新建立返回劳动力市场的工作能力和必备条件,如工作或工作可用性”[13]。然而这个定义忽略了那些从未工作过的人,如今许多年轻人发现进入劳动力市场极其困难,而那些有残疾的年轻人则更难;因此,有“工作经历”这个词语应该从定义中删除,建议职业康复应定义为:“一种医疗、心理、社会和职业活动,旨在使伤病人员重新建立返回或进入劳动力市场的工作能力和必备条件,如工作或工作可用性”[6]。2011 年,ICF 提出了职业康复的广义定义,对职业康复的概念性定义包含了上述各种定义的主要组成部分,如“优化工作参与”[14],职业康复是一种广泛的职业和教育服务,服务于正在工作、失业或从未工作过的人。残疾人在劳动力市场上的参与比非残疾人少[7]。

现有的一些定义一般围绕某些认证或资格、技能或立法框架,或围绕帮助人们重返工作岗位的主要活动。在组织层面,有些定义强调了“促进”,这个词通常来源于案例管理活动;而那些从主要活动出发的定义则将职业康复定义为帮助有健康问题的人就业、重返工作岗位或保持工作能力的活动,是一种理念、一种方法,同时也是一种干预或服务[15]。Wadell 等人[15]的定义更符合临床医生的观点,职业康复几乎可以指任何支持个人重返工作的活动;这是一个非常宽泛的定义,并不仅仅局限于促进重返工作的措施,除了职业康复,还包括医疗治疗和医疗康复,同时还包括一切为因病缺勤所做的努力以及促进可持续工作能力的措施。Langman[3]认为以上两个定义可以看作是理解职业康复的两条主线,第一个定义可以被视为一个案例管理过程,其目的是通过一系列加快重返工作[16]的康复活动来帮助患者。

关于何谓医疗康复以及职业康复,也存在争议。Ekberg[17]认为医疗康复的主要目的是恢复功能,而职业康复主要是解决个人的工作能力和就业需求之间的关系,所采取的措施重点是创造适当的条件,使个人能够通过就业养活自己。很难区分医疗康复和职业康复,一个简单的区分方法是取决于个人的关注重点和康复的目标;如果目标是让人重新获得工作能力,并创造条件让他们能够通过就业来养活自己,这就被认为是职业康复。这完全符合上述的定义和基于ICF[14]的职业康复定义:职业康复是在不同的环境、服务和活动中,向具有与健康有关的损伤、限制或工作功能受限的工作适龄个人提供的一种多专业循证方法,其主要目的是优化工作参与。这个定义涵盖了广泛的服务范围和一系列康复人群,表述的关键之一是优化工作参与,这一表述可以被不同国家、不同环境、不同从业者和不同康复人群所理解、分享和接受。如果这一定义能够在世界范围内被接受,那么就容易区分医疗康复和职业康复的构成。我们要牢记,无论是在临床环境还是在社会的各种环境中,如社会保险机构、就业机构或各种各样的私人机构,职业康复的目标始终是个人的工作参与。在美国,职业康复通常被视为一种社会服务干预,而在瑞典和欧洲等其他地方,职业康复更多地被视为一种医疗治疗形式[1]。根据ICF提出的定义,我们可以更多地采取融入社会服务中的干预措施,在这种社会服务中,个人将成为康复过程中的关键因素。这不仅有助于利益相关者之间的合作,减少关于何谓医疗和职业活动的争论,更有助于促进以工人为中心的康复进程,职业康复也将从主要为组织机构提供康复服务转向为康复者提供康复服务。Germundsson和Danermark通过研究[18]得出结论,对他人知识的认可和对其他职业的尊重,促进了职业康复的发展和协作的进程;但在试图整合新的工作方法的同时,机构由于缺乏灵活性,也增加了发生冲突的风险;作者发现了许多障碍,如缺乏协作能力、忽视合作伙伴、缺乏管理支持和资源等。

职业康复是在不同的环境、服务和活动中,向具有与健康有关的损伤、限制或工作功能受限的工作适龄个人提供的一种多专业循证方法,其主要目的是优化工作参与[14]。

5.5 职业康复过程

在文献中,职业康复过程被作为一个独立过程来讨论,但同时也被作为一个总体残疾管理下的过程或与重返工作相同的过程来讨论。有人提出残疾管理必须是一个包括各种残疾(如工作残疾)的广泛术语[4],然而对于职业康复过程涵盖的内容,利益相关者并没有达成共识。无论从组织层面还是从康复者层面出发,职业康复目的均为促进重返工作,在描述职业康复的过程时,我们通常会想到"重返工作"这个术语,所有必要的活动和努力都是为了达到有偿就业这一最终目标。这个过程的广泛性取决于不同利益相关者之间,以及职业康复领域内不同环境下的职业康复定义。有哪些活动或干预措施应包括在职业康复过程中,则取决于康复参与者和所提供的康复计划。

职业康复的过程可以用一个简单的图(图5-1)来演示。工作残疾者首先到治疗急性疾病的卫生保健服务部门,如果疾病在常规治疗后好转,此人就会返回工作岗位。如果疾病过程较长,并需要采取一些措施,如各种形式社会康复,则可以在发病初期与医学治疗同时开始这些康复措施。在患者接受医学治疗期间,医生可能要考虑该患者需要接受的相关检查,并应联系职业康复或医疗康复领域的专业人士,对其重返工作有何需求进行全面评估;所有这些治疗和评估措施都可以同时进行,以避免不必要的等待时间。一旦个人成为来自不同利益相关者的所有治疗措施的主体,重返工作过程将以重返工作或是以领取残疾抚恤金作为结果(图5-1)。

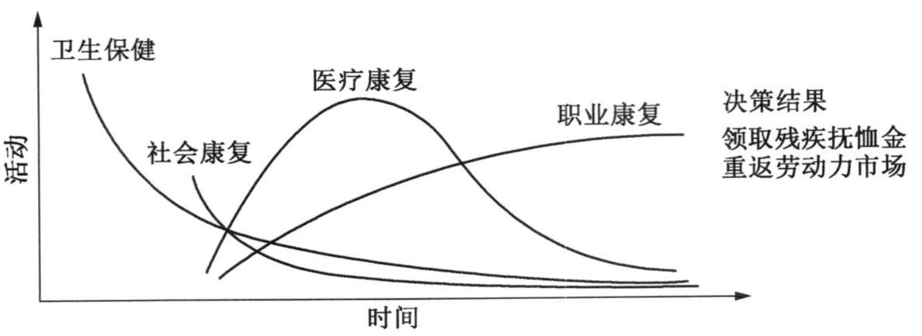

图 5-1 个人从疾病或受伤到重返劳动力市场或领取残疾抚恤金的进展情况[4]

这一过程的评估阶段至关重要，为建立目标、发展和实施适当治疗计划、帮助个人实现目标提供基础。文献综述发现了大量的评估工具，但其中没有一个可以用来全面衡量个人执行实际相关工作任务的能力[19]。在不同的学科和康复环境中，工作能力评估有大量不同的含义和定义，评估不仅要评估个人的问题或局限性，基于 ICF 的生物-心理-社会模式的职业康复评估还需要识别个人的优势及个人工作环境中的优势，这与社会工作[16]的优势观点是一致的。

5.5.1 职业康复核心组合

世界卫生组织（WHO）已根据 ICF 开发了一套职业康复综合核心组合和简要核心组合。23 名职业康复领域的国际专家出席了由 ICF 研究分部在瑞士诺特维尔（Nottwil）组织的协商会议，经过综合投票，有 90 个 ICF 类目纳入综合核心组合中，包括了 40 个活动和参与类目、33 个环境因素类目和 17 个身体功能类目；简要核心组合包括 13 个活动和参与的二级类目、6 个环境因素和 4 个身体功能因素[20]。核心组合的目的是成为一个实用工具的框架，更有效地分类和描述个人功能状况。这些核心组合可以帮助专业人员在各种职业康复环境中，对个人的功能和需求进行更严格的评估。在评估阶段使用核心组合的好处是可以为职业康复领域提供[3]一个标准和通用的语言，Finger 等人[20]认为职业康复 ICF 核心组合的开发是职业康复领域和实践朝着国际公认和标准化框架迈出的第一步。

5.5.2 职业康复实践中的 ICF

Saltychev 等人[21]研究发现，从患者记录中提取的 ICF 编码提示对身体结构和功能关注较多，而对环境因素关注较少。由此得出结论，这些发现表明非标准化的临床评估只代表了一种定义残疾的生物医学方法，而忽视了重要的社会心理因素；研究结果证明了将 ICF 用于职业康复领域中的合理性，因为 ICF 关注的是生物、心理和社会。Ptyushkin 等人[22]的研究确定了职业康复专业人士使用 ICF 的优点和缺点，优点是提供了人的整体性观点、全面评估功能和结果，并提供了统一的语言；缺点是 ICF 包含了复杂的术语，评估人员可能会主观地对编码进行评级，其次是信息量大、难以实施，另外不同的使用者对 ICF 的使用目的可有不同的理解。Glässel 等人[23]研究发现，近五分之一的 ICF 因素是个人因素，如动机、兴趣、自主性、应对、信念、教育和能力，这些可能在职业康复过程中的资源调动阶段有用。对于康复咨询师来说，对康复者的心理社会因素有全面的了解非常重要，可以使干预计划更有效，然而个人因素尚未在 ICF 中编码[20,23]。以上所述强调了职业康复中包含个体或个人背景的重要性[23,24]。

Glässel 等人[23]与一个专项小组进行了一项多中心研究，旨在通过讨论来探讨职业康复经历者对各自 ICF 成分的重要性排名，研究依据与 ICF 成分有关的六个开放式问题进行。研究结果表明职业康复不仅应关注解剖和病理生理变化，还应关注康复者个人内部和周围的需求、策略和资源及其工作状况。

Finger 等人[25]的研究主要针对临床环境，由卫生保健专业人员收集、记录和评定数据，并从《拓展

ICF 清单》中获得其他数据。

该作者表示这项研究有助于从临床角度去了解在职业康复中评估个体时应考虑哪些因素,并提供了一份全面的变量列表去描述职业康复和功能;然而,工作状态、工作效率、工作能力和工作类型等因素并没有与 ICF 相联系。为了提高 ICF 在临床环境中的使用,ICF 应包含工作状态/工作类型和个人因素等具体的职业康复指标。

职业康复过程应包含哪些活动或干预措施,取决于康复参与者和所提供的康复计划。
职业康复过程中的评估阶段至关重要。
识别个人和环境的优势很重要。
ICF 能帮助我们更严格地去评价个人的功能和后果,并可在这一过程中提供一种通用语言。
应关注康复者在个人内部和外部的需求、策略和资源及其工作状况。

5.6 重返工作:既是过程,又是结果

在一项多模式队列研究中,Anema 等人[26]发现在不同的国家,慢性职业性背部疼痛后的重返工作率存在差异,研究对象分别来自丹麦、德国、以色列、荷兰、瑞典和美国,两年的随访发现重返工作率为荷兰最高(62%)、德国最低(22%)。这些差异无法用国家间个体治疗的差异来解释,而与荷兰有很强的激励机制促进重返工作、工作调整更普遍有关;其他因素如各国社会保险制度和雇主责任的差异也可能是所报告的重返工作率差异的原因。该研究强调了研究各种活动的效果问题,如职业康复领域的康复咨询、重返工作计划和工作保留。

重返工作被认为既是一个过程,又是一个结果,尽管一些研究者认为重返工作的定义很不充分,也缺乏标准化的定义[27-29]。由 Leyshon 和 Shaw[29]的研究,集中在从参与者角度理解成功重返工作所需考虑的概念以及未来对结果测量的发展。康复参与方确定了六个新概念:首先是工人绩效、工人工作满意度和工人福利,这三个概念侧重于劳动者在工作岗位之外的有关工作和生活的活动能力,也符合 ICF 的活动和参与部分;其他三个概念反映了重返工作的过程,分别是人权、通过协作沟通实现无缝重返工作和参与方的满意度;研究结果表明有必要改变重返工作结果评定方法。

将重返工作作为一个过程,又作为一个结果来描述和讨论时,医疗评估人员认为决定一个人是否可以重返工作,诊断与诊断相关的变量有时具有决定性作用。然而并非所有人都持这种观点,Hunt 等人[30]的研究表明与单纯的医疗评估相比,工人的主观解释和评价可更准确地预测伤后恢复过程;对于没有客观疾病症状的患者,医生很有可能给患者传递一种对其工作能力和因病缺勤的负面看法[31]。

Lasne 等人[32]得出结论,心理社会变量是预测重返工作过程参与程度的最重要因素。Hilborg 等人[33]认为,集个体社会和心理两方面的整体观点在职业康复过程中至关重要。Hees 等人[34]总结,成功的重返工作不一定具有疾病特异性,他们强调对于成功重返工作,管理者和员工之间在重要主观标准上取得共识更为重要。

Tjulin 等人[35]在一个重返工作方案的研究中发现,该方案中的主要参与方即利益相关者对工作能力表达了一种更注重生物医学的个人观点,而该方案则是基于一种更全面的生物心理社会观点。在瑞典应用该系统,以就业服务为例,参与方倾向于关注那些被认为可胜任工作的人[36];生物力学的观点在职业康复领域的主要利益相关者中根深蒂固,这可能是由于许多国家提高了获得疾病津贴或残疾抚恤

金的可能性，从而有利于生物医学办法。由 ICF 开发的职业康复评估核心组合对于改变一些主要利益相关者的观点至关重要，使之具有一个涵盖重返工作过程更全面的、整体的观点。

虽然重返工作流程的策略可能不同，但对于在流程中应包括的核心因素，已经达成共识。重返工作流程的第一步通常是从访谈开始，然后是需求评估、制定康复计划，包括将要开展的活动和实施的计划，还必须对这个过程进行监测并进行最终评估。通过以上对重返工作过程划分的步骤，还可以获得关于过程中涉及哪些参与者以及需要启动哪些措施的总体视图，依据结果评估重返工作是否成功，取决于流程中每个组成部分的完成程度（图 5-2）。

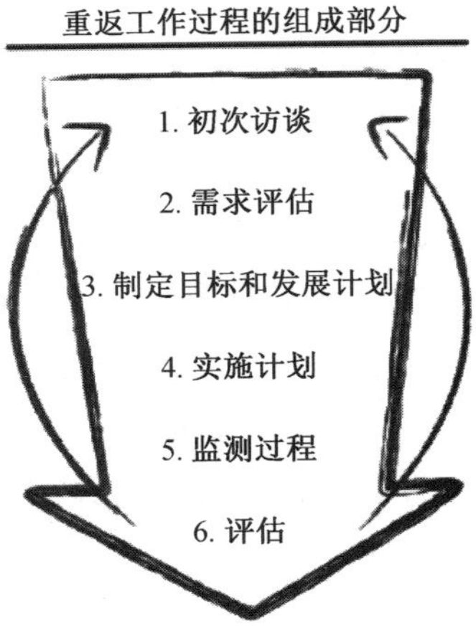

图 5-2　回归工作流程——工作框架

无论评估在何处进行，如在临床环境、涉及各种能力的门诊职业环境、单个案例管理环境或设施等，都必须进行全面的评估，其重点是使个人能够重返工作。参与评估的专业人士必须精通促进重返工作进程的不同领域，专业人员在评估阶段必须具备进行全面访谈的技能：包括个人、医疗、社会和工作问题等所有方面。综合访谈工具已被开发用于临床环境，有利于医疗评估阶段[37]。Mcfadden 等人[38]建议，在测试如评估社会心理、行为和环境因素等功能时，应结合使用其他评估工具。Sandqvist 和 Henriksson[39]也强调了这一点，他们制定了一个全面评估工作能力的概念框架，重点放在工作评估的社会方面，并指出了征求康复者意见的重要性；然而对于所提出的概念框架，还须在随机对照试验中加以验证。

有研究表明沟通是在重返工作过程中影响结果的一个关键因素，有效的沟通是重返工作有力的促进因素[40]。开放、诚实的交流是在职业康复专业人士和康复者[41]之间建立成功关系的最佳方式之一，康复咨询师对康复者的关心或关注程度的表现，对康复者在整个职业康复过程中的满意度有很大的影响[42]。

文献中描述了四种主要的残疾管理模式，强调了影响重返工作过程结果的重要因素的不同方面，残疾管理模式有："医疗模式""身体康复模式""工作匹配模式"和"管理型保健模式"。Pransky 等人[43]指出在这些模式中的沟通往往是权威的、单向的，雇员和雇主处于被动的角色，建议采取更多以沟通为基础的干预措施，以提高利益相关者的满意度和结果。必须改变残疾结果不受个人和背景性因素影响的这一普遍观点，要做到这一点，康复者周围的利益相关者须将其所采取的相关活动适当地告知所有参与方。

在职业康复流程中，有一种向更大的自我导向的转变，这表现在工人在服务流程[44]中做出决策、设定目标和管理步骤时担任领导角色。鼓励个人参与目标的制定是非常重要的，这可以使他们成为目标制定过程的中心，受到鼓舞并有决心和动力去实现目标。Playford 等人[45]认为康复目标设定是康复过程的核心组成部分，应该具体、有难度、有针对性、有时限性地去完成。多项研究强调了个体参与康复过程中的目标设定、目标规划和自我管理[45-47]，干预计划在内容上可能有所不同，但人们普遍同意计划的结构应该决定何人做、做什么、何时做，必须以个人为中心。

职业康复过程的实施阶段和监控对于了解职业康复的组成部分与结果的契合程度至关重要。Van Beurden 等人[48]研究表明，涉及职业康复过程的其他参与者对职业康复过程实施的更多关注很重要，这一实施过程是设计和评估复杂干预措施的关键阶段。Martin 等人[49]认为深入调查目标人群特征、环境限制以及利益相关者的需求和期望，将有助于重返工作干预措施的实施。Egan 等人[50]的研究中包含了 4 个系统性评价，观察了各系统评价实施过程的优异程度，结论是对复杂干预措施的评价应包括更详细的实施报告，并应考虑如何衡量实施的质量；而以往涉及实施过程的研究，通常缺乏研究设计的重要因素，如干预背景、资源、规划和协作等。Finger 等人[25]认为研究必须针对职业康复的结果来进行。

5.6.1 协调和监控过程

经济合作与发展组织（OECD）[7]表示，给予康复参与者更及时、更系统、更有针对性的适宜支持，需要各利益相关者之间更好地合作，从而使更多的残疾人参与工作。

在早期康复阶段为受伤工人提供社会支持的干预措施，有助于他们重返工作[51]。社会功能似乎是受伤后恢复的一个重要因素，案例管理人员或其他协调员可以提供社会支持，以增加重返工作的发生率。

Schandelmaier 等人[52]在一项随机对照试验的荟萃分析中发现，有相当一部分质量等级的证据表明，协调重返工作的干预会使重返工作率小幅度增加，功能和疼痛也会有小幅度的改善。没有证据表明何种类型的重返工作协调方案优于另一种方案。

Capella 和 Andrew[53]研究发现，康复咨询师的工作满意度与康复者的满意度显著相关。在 Dekkers-Sánchez 等人[41]的一项研究中，职业康复专家指出在包含工人和环境的整体性方法中，应用联合干预是让重返工作达到最大化的最佳方法。Shaw 等人[54]进行了一项旨在描述重返工作协调员活动的文献研究，由于大多文献对该角色的描述很贫乏，该研究确定了 6 个初步的能力领域：人体工程学和工作场所评估、临床谈话、社会问题解决、工作场所调解、商业和法律知识、医疗知识；结果表明成功的协调可能更多地取决于工作适应能力、沟通能力和解决冲突的知识，而不是在医疗问题方面的培训。尽管很少有人研究担任协调者这一角色所需要的能力，但在促进重返工作的方面，重返工作协调员和案例管理人员发挥了关键作用。Pransky 等人[55]对来自 3 个国家的 75 名重返工作协调员进行了一项互联网调查，调查内容为在重返工作领域中协调员所需要具备的能力；有 18 种能力被大多数受访者选为重返工作协调员成功的必要条件，其中一些关键能力包括：保密、道德规范、及时回应、展示良好的组织及计划能力，其他重要的技能包括：倾听、沟通和解决问题的能力。特别是在有精神残疾的人员中，协调员与康复者建立工作同盟关系对于获得更好的就业结果亦很重要[56]。

重返工作既是过程，又是结果。

社会心理变量在预测雇员重返工作的过程中很重要。

雇主和雇员在主观标准上达成共识是成功重返工作岗位的重要因素。

重返工作过程的步骤通常包括：面谈需求评估、康复计划、实施、监测和评估。

沟通是有效促进重返工作的一个关键因素。

应酌情将各方采取的行动告知参与该进程的利益相关方。

重返工作的过程在向更大的自我方向转变，康复早期阶段的社会支持有利于重返工作岗位。

康复咨询师的满意度与康复者满意度显著相关。

重返工作协调员的一些关键能力包括：保密、道德规范、及时回应、展示良好的组织及计划能力。

5.6.2 职业康复干预措施

ICF 确定了个人和工作场所因素的作用，如对重返工作过程中活动和参与水平的影响[57]，因此有必要对工作场所进行科学严谨的研究。从 ICF 的角度来看，将环境因素纳入 ICF 分类系统很重要，因为它们是重返工作过程评估阶段和设计干预措施的重要因素。在研究重返工作时，在科学严谨的研究中有必要测试更多的环境因素。

目前尚不清楚哪些干预特征具有普遍有效性，哪些特征可以包括在针对多目标人群的重返工作干预中[58]。在一篇系统文献综述中，Hoefsmit 等人发现早期多学科干预和动态动员干预对于支持患有背痛和适应障碍的多目标组人员重返工作是有效的，其他研究也显示了早期康复的有效性[59-62]。

Carroll 等人[61]在一项系统综述中指出，实施工作调整的干预措施以及让雇员、健康从业人员和雇主一起工作的干预措施比其他干预措施更持久有效，有工作场所成分的干预措施更具成本效益，这些结果也得到了早先 Franche 等人[63]系统综述的支持。重返工作与症状的缓解似乎并不等同，工作场所干预措施的重点是工作残疾问题，而不是潜在的医疗问题，van Oostrom 等人[64]认为这符合世界卫生组织（WHO）的 ICF 模式[65]，工作参与的恢复应该是一个主要的治疗目标。Cochrane[64]在一个有关工作场所干预措施的综述中，将成功的重返工作定义为连续 4 周内无因病缺勤发生，支持使用工作场所干预措施，并重点关注工作场所设备的变化、工作及工作场所的组织方式、工作条件和环境、因病缺勤者与工作场所之间的合作，以提高长期因病缺勤后的重返工作率；然而，该综述中只纳入了 6 项随机对照试验，无工作场所干预对有精神问题或其他健康问题人员的有效性研究。在另一篇 Cochrane 的系统综述中，Nieuwenhuijsen 等人[66]没有发现针对抑郁的包含工作场所的干预措施，也没有发现药物治疗、加强初级保健、心理干预或以上综合干预措施对改善抑郁症患者职业健康有任何影响。van Oostrom 等人[64]以癌症为例得出结论，其他健康状况也缺乏工作场所干预措施。de Boer 等人[67]在一项关于提高癌症患者重返工作干预措施的系统综述中发现，与传统护理相比，身体、心理和职业等在内的多学科重返工作干预措施具有积极作用；然而，在综述中没有一个干预措施有高质量的证据证明在减少因病缺勤或重返工作的时间方面是有效的，并由此推论相关研究不仅要考虑因病缺勤天数和重返工作的时间，还应该使用与工作相关的不同类型的结果衡量标准，如工作能力和工作效率。

Lambeck 等人[68]对患有慢性背部疾病的个体进行了随机对照研究，结果表明综合干预措施对重返工作有积极的影响。“重返工作”定义为重新从事相同范围的工作，可以是原来的工作或是另一份工作，有薪酬或工资，无病假；干预措施是由职业保健服务部门协调的结构化康复方案；结果与对照组相比，参加康复方案组人员可更早地重返工作。

在 Cochrane 的一篇关于促进适应障碍成人重返工作相关干预措施的综述中，Arends 等人[69]发现 9 项包括认知行为疗法（cognitive behavioral therapy，CBT）和问题解决疗法（problem-solving therapy，PST）的相关研究，结果显示在 1 年随访时间内，与不治疗相比，中等质量的证据表明接受 CBT 治疗的工人部分重返工作的时间与未接受 CBT 治疗的工人相似，低质量的证据表明 CBT 在减少完全重返工作时间方面没有显著效果。与无基于指南的护理相比，中等证据表明 PST 显著提高了部分重返工作时间，而 PST 并没有显著减少完全重返工作的时间，由此可见没有足够的证据表明 PST 或 CBT 能有效促进个体重返全部工作。Aas 等人[70]的 Cochrane 综述中总结了工作场所对员工颈痛的干预情况，以确定特定的工作场所干预是否可以减轻疼痛，结论是接受工作场所干预的员工和未接受干预的员工在缓解颈部疼痛方面几乎没有差别；为确保在进一步的试验中解决健康和功能相关领域的问题，作者建议研究人员使用 ICF 术语，标准化研究也将有利于疼痛缓解和减少病假/重返工作这两大主要结果。另一项随机对照研究发现在当地环境和工作场所采取积极的措施，可以减少有肌肉骨骼相关问题员工的因病缺勤，促进他们重返工作[71]；大多数措施对重返工作的积极影响作用较小，研究结果表明对工作场所进行调整以及在工作场所内外提供支持，比身体锻炼和压力管理等个人措施更有益。

目前尚不清楚哪些干预特征具有普遍有效性，可以被纳入工作干预中。

有必要对工作场所进行科学严谨的研究。

然而，一项系统综述显示，实施工作调整让雇员、健康从业人员、雇主一起工作的干预措施，比其他干预措施更有效。

有必要使用工作场所干预措施，重点是改变工作场所的设备、工作或工作场所的组织方式、工作条件和环境、工作合作方式。

在科学严谨的研究中，除了病假天数和重返工作时间，其他与工作相关的结果衡量重要指标是：工作能力和工作效率。

5.7 如何从 ICF 的角度发展职业康复

需要重点记住的是职业康复并不是所有工作残疾人士的灵丹妙药，许多人因有着某方面的残疾而暂时无法工作，在不采取任何特别措施的情况下，也将重返某种工作岗位。认识到这一点很重要，以便用于那些真正需要经职业康复措施才得以重返工作的人员，这就避免了任何选择问题，即让最需要的人得到职业康复。

OECD[7]注意到尚缺乏可靠的工作能力评估工具，并在其报告中强调开发可靠的工作能力评估工具的重要性，这些工具应该侧重于个人的机会而不是其局限性。近几十年来，许多国家因工作残疾而申领残疾人救济金的人数显著增加，迫使这些国家重新评估相关的管理策略，对于其中一些有健康问题、仍保留一定工作能力、实际上却被工作系统所淘汰的人员，缺乏可靠的工具来确定其工作能力的减退是一个重要的原因。

在评估工作能力方面，尤其是对因工作场所相关因素和职业康复知识有限的医生进行这种检查时，仍然过于强调医学诊断和生理或心理功能的缺失。Edlund 和 Dahlgren[72]研究发现，医生对劳动力市场和社会保险立法的了解不足。

这种以医学为重点的评估可能直接影响被评估者领取残疾抚恤金，或至少可能成为对于随时间进展的工作能力进行持续工作评估的一个重要重要因素[7]。与此相关的另一个问题是在社会保险制度内部，有时会出现“个人的工作能力无法得到提高”的观念，从而导致其永久地被排除在劳动力市场之外。这种观念是错误的，如今许多最常见的疾病都得到了改善。促使被排除在劳动力市场之外的第三个因素是，工作残疾的人为了避免被削减或终止其福利，即使其经济生活在贫困线附近徘徊，也坚持不参与工作，也不参与任何能显著提高工作能力的活动。最后是工作残疾人员回避向医生报告任何有关工作能力提升的情况，以便依据此医疗证明领取终身残疾抚恤金。

当患者就诊时，被要求在病假证明上签字，以得到疾病证明[73,74]。在这些就诊时要求在病假证明上签字的人当中，还有部分人仍有着一定的工作能力。从职业康复的角度来看，仅仅依靠医学评估来决定一个人是否能重返工作是适得其反。OECD[7]指出，一些国家最近做出了巨大努力，不再评定个人的疾病状况，而是检查其剩余工作能力，这也符合在职业康复[14]中使用 ICF 模式的观念，将重点转移到促进人们选择重返全职或兼职工作，而不仅仅是给他们发放残疾抚恤金。

丹麦是改变最明显的国家，以更广泛的方法来检查个人的残存工作能力和仍然可以从事的工作，建立全面的个人资源简介，其涵盖了一系列健康和社会问题以及劳动力市场经验[7]。荷兰的工作匹配评估也转移了重点，个人的工作能力应根据就业市场上一种假设的工作来检验，而不考虑该工作是否存在。其他几个国家也加强了评估,使其朝着更职业化和更注重重返工作方法的方向发展,将重返劳动力市场作为评估过程的中心。与此同时,在案例管理领域也发生了变化,个人在重返工作过程中得到了支持,个人的能力和抱负得到了关注。

5.7.1 案例管理

案例管理过程可由单个案例管理者如优势模式支持,也可由专业团队如主动式社区治疗(assertive community treatment, ACT)模式支持。在美国、澳大利亚、新西兰等国家,案例管理者在职业康复领域发挥重要作用;在欧洲许多国家对案例管理方法也越来越感兴趣。OECD[7]指出,案例管理方法在过去主要依赖全科医生评估的国家中非常重要,目前趋于更加注重工作能力,无论这工作能力是部分的还是全部的。这些以就业和积极康复为重点活动的改变,极大重视了个人及其环境中的相关因素,加速了个人重返工作岗位。同时,我们不应忽视重返工作过程中涉及的其他相关因素,需以适宜的方式进行与个人身心健康状况相关因素的检查和治疗,但是这不应成为个人重返工作康复过程中的主要阶段。过分强调个人缺陷和限制性可能会陷入对身心健康因素的各种检查中,这样做的风险是使康复成为只是促进组织修复而不是提高个人能力的过程,在重返工作过程中,需要调动个人的优势、能力、才能和兴趣。优势模式方法集中在康复过程中调动个人、社交网络、组织和社会的优势,使以恢复为导向成为职业康复中的主要方法,这对通常只关注个人缺陷是个挑战,并促进了对可能性和解决方案的关注[16,75];优势模型方法可以在许多不同的层面上使用,包括个人、协会和组织层面,甚至直接延伸到社区。

5.7.2 优势模式

通过优势模式案例管理[16],优势观念在案例管理领域广为人知。优势模式案例管理应用各种不同的工具来促进个人完全融入社会,其中一个工具是基于优势的评估文件,侧重于评估个人优势,提供了对个人的整体看法;关注的不仅是问题或缺陷,而是向个人提供支持,去认识在康复过程中可以使用的内在优势和资源。以优势为基础的资源在7个生活领域中发挥作用,这些领域被简单概括为:日常生活、金融和保险、就业和教育、社交网络、健康、休闲、精神和文化,对在每个领域内的个人优势进行综合评估,重点关注个人以前具有和现在仍然保留的优势,并调动这些优势来推动康复进程[16]。

5.7.3 ICF概念

ICF既是一个理论模式,又是一个分类体系。在ICF中,个人因素还没有编码,而环境因素需要进一步地开发,其中对职业康复中重要的因素还需规范。关于如何实施ICF系统、使其成为职业康复中的一个重要工具,如何帮助工作残疾人士加快职业康复过程的讨论,需要基于以上这两个方面。ICF是否可以作为职业康复的理论模式?ICF中用于评估个人的身体结构、活动、参与和环境因素、个人因素的分类工具是否可以加速一个工作残疾人士重返工作?为了能够回答这些问题,我们需要了解如何解决目前ICF的使用受限。但是尽管ICF有其局限性,在职业康复中实施ICF仍有许多优势(图5-3)。

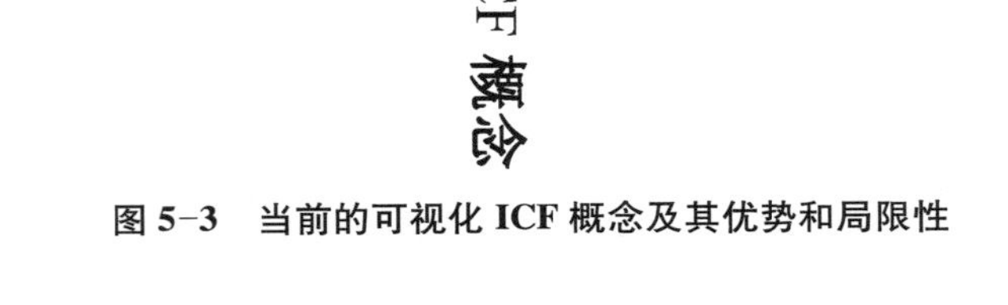

图5-3 当前的可视化ICF概念及其优势和局限性

许多研究强调了编码个人因素的重要性[23,25,76],目前没有被编码的原因之一是人们发现自己所处文化背景的多样性。如何进行编码成为讨论的主题，并可以依据问题导向、个人优势和能力这两个观点来完成。后一种观点更容易对个人因素进行编码，因为个人优势和能力因素通常不依赖于人们所处的文化背景，每个人可在不同的领域具有能力、才能、个人技能和优势，尽管疾病可能导致这些个人因素不再被社会关注。在职业康复领域中的工作人员，为了动员个人能力、才能、个人技能和优势，需要通过从优势角度编码凸显个人因素。优势评估工具可以用来支持个人因素的编码，以在评估阶段摆脱诸如“缺失”和“偏差”之类的术语，这对于以后的康复成功与否至关重要；和与人交往一样，重要的是多提优点和能力，而不是弱点和问题。在康复专业人士和康复者之间建立信任关系是康复过程成功的基础[16]，一些研究指出在重返工作过程中使用优势模式案例管理具有良好的结果[77-80]。

复杂且耗时[81]是 ICF 成为全球各种康复环境中通用的分类系统所面临的巨大挑战。对于在医疗保健领域的工作人员，包括在临床场所或在病例管理机构、社会保险管理局和就业办公局等非临床场所工作的康复专业人士，其工作时间通常有限。为了所有这些领域能成功地实施 ICF，有必要在社会和组织层面执行 ICF，并在个人层面上理解 ICF。必须得到社会层面的支持，通过多种方式培训人员使用 ICF，培训课程必须全面，以达到使用 ICF 的利大于弊，让培训成为职业康复常态化工作的自然组成部分。要做到这一点，须重点检验已在职业康复领域和将在 ICF 分类系统工作的人员的培训水平，保证参与人员能够从培训中获益。

为了方便对 ICF 的各种组成因素进行分类，目前已编制了一套综合核心组合和简要核心组合，以使职业康复过程中的各利益相关者更易于合作，核心组合还须在不同的环境中开发，并根据不同的环境进行调整。目前制定的一套供医生用于残疾津贴申领的功能评定核心组合，主要是评估工作残疾人员得到长期补助金的资格[82]，其中职业康复-疼痛核心组合涵盖了疼痛与职业康复相关的领域[83]。在不同环境下工作的社会保险机构、就业办公局和案例管理人员，无论是独立还是团队工作，都需要应用由社会工作者开发的核心组合，而不仅仅专注于医疗评估。环境因素如重要的工作因素，在就业安置方面特别重要，应在 ICF 系统内加以发展[25]；此外，核心组合也不是唯一使用的工具，可作为其他评估工具的补充，或与其他评估工具一起使用。

要使 ICF 在职业康复领域被采用，还需有 ICF 分类工具的证据。在职业康复领域的日常康复工作中，熟悉 ICF 分类正在实施的预期目的非常重要，促进受伤或有健康问题者重返劳动力市场的康复工作；了解 ICF 分类工具在职业康复中适用的个人、组织和社会层面同样重要，通用语言要能够促进个人以及各利益相关者之间的沟通。ICF 分类系统运用应该可以在不同国家、服务运营以及医疗护理服务之间进行比较，通过制定可以体现 ICF 目标合理性、实施情况的适宜指标，设计随机对照研究加以验证，也可以用持续评估类别描述设计目的的工作情况来验证，同时还必须继续寻找支持 ICF 分类工作的证据。除了类别评估外，ICF 还有工具及测量仪器如职业康复核心组合和 ICF 清单，利用科学期刊、书籍和周期性的康复会议等各种资源，通过在各专业领域积极使用 ICF 人员的共同合作来实施。

有必要制定可靠的工具来评估工作能力，关注机会而不是局限性。
在重返工作的过程中，应该更多地关注个人的优势、能力、才能、兴趣。
以康复为导向必须是职业康复的主要方法。
基于优势的评估文件可与 ICF 核心组合同时使用，或纳入 ICF 核心组合。
必须开发 ICF 环境因素及重要的工作因素，编码个人因素。
必须设计良好的研究来评估 ICF 分类工具。

5.8 总结

职业康复最重要的任务之一是帮助受伤或有健康状况而无法工作的人员重返劳动力市场,使其再次成为社会中有生产力的成员。ICF 制定的职业康复定义中也强调这一点,其中关键词是“优化工作参与”。职业康复是一项复杂的活动,主要原因是需要在不同的组织机构背景中进行实践和各种专业人士的参与,职业康复也须在各国的社会保险制度下进行,直接影响职业康复的主体确定、职业康复过程实施和结果。通过使用 ICF 制定的定义,对职业康复定义、内涵和概念的建设性讨论,使何谓职业康复和医疗康复的争论逐渐平息,也使医疗康复和职业康复的专业人士能够进行更好地合作。ICF 核心组合帮助我们理解职业康复的定义和目标,职业康复既是一个独立的完整过程,也是一个重返工作的过程;在职业康复中,重返工作既是一个过程也是一个结果。有研究者认为对重返工作过程的定义尚不充分,但在重返工作过程中的有些措施值得强调,亦特别适用于评估阶段,目前用来评估的工具有很多,还需要在科学研究中加以佐证。职业康复 ICF 核心组合,连同其他评估工具,可以在未来简化重返工作的过程中发挥重要作用。针对职业康复干预措施,虽有学者支持工作场所干预对重返工作有一定影响的观点,但从工作场所的角度关注重返工作过程的研究数量有限。重返工作重要的是要利用个人的剩余工作能力,这完全符合 ICF 及其生物心理社会方法,重点必须转移到让人们重返工作岗位,而不是在没有正当理由或公平程序的情况下仅仅提供残疾抚恤金。在评估阶段,调动个人的优势和能力很重要,而不是只关注他们的局限和弱点,优势评估工具可以做到这一点,并可与职业康复核心组合评估并行应用。当前基于优势和限制性的可视化 ICF 概念具有明显的优势,ICF 概念具有全面和综合的方式:解决了康复服务的碎片化如现有的各种住院和门诊设置,并有一个共同语言及职业康复核心组合。当今重要的是将 ICF 核心组合应用于各种背景中,开发环境因素,并对个人因素进行编码;ICF 概念也需要在设计良好的研究中加以评估。为了强调职业康复的重要性,需要社会、组织和个人等所有的层面尽最大的努力。

学习问题:研究表明工作对个人的健康和幸福很重要

1. 社会如何在从事职业康复工作的员工中推广职业康复?

答:工作在社会中占有中心地位,在人们的生活中受到高度重视,为生活提供了重要的意义,并为个人社会环境中的各种生活领域组成提供架构,拥有一份工作对融入社会至关重要,还可以促进个人需求,如提高自我效能、为社会做出贡献。许多研究表明,失业人员的健康问题很普遍,因此在康复领域的工作人员必须受到良好的教育、获得培训和技能,促进伤病人员融入社会。社会必须支持大学和其他教育机构提供职业康复方案,以满足受过良好教育的康复专业工作人员的需要。

2. 通过不同国家职业康复组织的差异研究,你能从职业康复研究结果的差异中得出什么结论?

答:可以得出的结论是由于不同国家的社会保险制度不同,难以比较不同职业康复系统下的结果。在一些国家,职业康复开始较早,而在有些国家则很晚,这意味着不同时期的康复可能会影响结果,对如何定义长期因病缺勤也有差异。当着眼于职业康复的结果,如何定义重返工作才发挥作用?工作残疾个人是重回以前的工作,还是另找一份工作?是全职工作,还是兼职工作?对不同国家职业康复的结果研究进行讨论,考虑必须包括不同国家的劳动力市场如何组织等在内的所有问题。

3. 阅读了本章中对职业康复的不同定义,您对 ICF 给出的定义有何看法?该定义是否足够全面支持人们重返工作岗位的愿望?

答:有时很难区分医疗康复和职业康复。一些研究强调医疗康复的主要目的是恢复功能能力,而职业康复是研究个人的工作能力和工作要求之间的关系。如果目的是使个人重新获得工作能力,并创造条件使其能够通过就业养活自己,则可视为职业康复,这与ICF提出的定义一致,该定义涵盖了广泛的服务范围和一系列人群,并包括了“优化工作参与”这一关键表达方式。

4. 你能提供的证明优良评估对职业康复过程至关重要的证据是什么?

答:评估不仅仅是评估个人的问题或局限性,还包括识别个人的优势,以及识别个人工作环境中的优势。如果不了解个人的优势、能力和才能,职业康复过程可能会滞后或失败。

5. 你是否同意良好的沟通技巧对有效支持个人重返工作的过程至关重要?如果同意,是何种沟通?为什么重要?

答:许多研究已经确定沟通是影响重返工作过程结果的一个关键因素,开放、诚实的交流是在职业康复专业人士和康复者之间建立成功关系的最佳方式之一。研究表明在整个职业康复过程中,康复咨询师对康复者的关心程度对康复者的满意度有很大的影响。与医生的第一次沟通会面,可能就是下一步职业康复过程成功的关键。

6. 在重返工作的过程中,有一种更大的自我导向的转变。如何让员工更积极地参与到重返工作的过程?

答:鼓励个人参与目标设定很重要,这可以使他们处于重返工作过程的中心,提高他们对实现目标的热情和动力。一些研究强调了在康复过程中,个人在目标设定、目标计划和自我管理方面的参与。

7. 参与职业康复过程的不同利益相关方之间的合作十分重要,如何更系统地实现不同参与方之间的合作?

答:为了实现更系统化的合作方式,职业康复各利益相关方可以按照跨学科协调的方式进行工作,这意味着各参与方一起为职业康复过程设定共同目标,然后从每个专业出发实现所设定的目标。

8. 成功的合作往往取决于康复领域工作人员的技能,在促成参与康复过程各利益相关方之间有效的合作方面,你认为哪些技能最重要?

答:实现成功的合作需要协调者有一些相似的能力,这些关键性能力包括:保密、道德规范、及时反应、展示良好的组织和计划能力。其他重要的技能是:倾听和沟通、解决问题的才能、对彼此工作的尊重。

9. 在评估个人工作能力时,似乎更多关注的是其不足和限制,怎样才能转变为更多地关注一个人的优势和能力?

答:如果康复咨询师和其他康复领域的工作人员使用关注个人优势、能力、才能的评估工具,而不是使用关注弱点、问题、缺陷的工具,就可以做到这一点。在优势模式案例管理中使用的是以个人优势为重点的评估工具。

10. 在职业康复中,ICF分类工具如何实际应用于个人、组织和社会层面?

答:参与的各利益相关方可以使用一种通用语言,这将有助于在个人、组织和社会层面理解康复过程。

11. 物理医学与康复学(physical medicine and rehabilitation, PMR)会议和康复代表大会如何突出职业康复及其在个人、组织和社会层面的重要性?

答:PMR会议和康复大会通过鼓励职业康复领域的研究人员参加会议和大会并发表论文,来强调职业康复的重要性。

(罗伦,蔡华安译校)

参考文献

[1] Stubbs J, Deaner G. When considering vocational rehabilitation: describing and comparing the Swedish and American systems and professions. Work. 2005; 24(3): 239-49.

[2] Holmes J. Vocational rehabilitation. Oxford: Blackwell; 2007.

[3] Langman C. Introduction to vocational rehabilitation: policies, practices and skills. London/New York: Routledge/Taylor and Francis; 2012.

[4] Marnetoft S. Vocational rehabilitation of unemployed sick-listed people in a Swedish rural area: an individual-level study based on social insurance data. Stockholm: Diss. Stockholm: Karolinska institutet; 2000.

[5] S 2010: 04. Arbetslivsinriktad rehabilitering. Underlagsrapport nr 7 till den parlamentariska socialförsäkringsutredningen. Statens Offentliga Utredningar. S 2010: 04. Available at: http://www.psfu.se/uploads/files/7_arbetslivsinriktad_rehabilitering.pdf. Accessed 4 Feb 2014.

[6] Marnetoft S. The challenges of vocational rehabilitation in Sweden. Kuntoutus Fin J Rehabil. 2009; 4: 5-10.

[7] Organisation for Economic Co-Operation and Development. Sickness, disability and work: breaking the barriers; a synthesis of findings across OECD countries. Paris: OECD; 2010.

[8] Wikström J. Management of early retirement by improvement of wellbeing at work and by vocational rehabilitation in disability. 7th Mediterranean Congress of PRM. Book of abstracts Portorož, Slovenia; 2008. p. 55.

[9] Reine I, Novo M, Hammarstrom A. Does the association between ill health and unemployment differ between young people and adults? Results from a 14-year follow-up study with a focus on psychological health and smoking. Public Health. 2004; 118(5): 337-45.

[10] Stankunas M, Kalediene R, Starkuviene S, Kapustinskiene V. Duration of unemployment and depression: a cross-sectional survey in Lithuania. BMC Public Health. 2006; 6: 174.

[11] Roelfs DJ, Shor E, Davidson KW, Schwartz JE. Losing life and livelihood: a systematic review and meta-analysis of unemployment and all-cause mortality. Soc Sci Med. 2011; 72(6): 840-54.

[12] Carlier BE, Schuring M, Lotters FJB, Bakker B, Borgers N, Burdorf A. The influence of re-employment on quality of life and self-rated health, a longitudinal study among unemployed persons in the Netherlands. BMC Public Health. 2013; 13: 503.

[13] Selander J. Unemployed sick-leavers and vocational rehabilitation: a person-level study based on a national social insurance material [thesis]. Stockholm: Karolinska institutet; 1999.

[14] Escorpizo R, Reneman MF, Ekholm J, Fritz J, Krupa T, Marnetoft S, et al. A conceptual definition of vocational rehabilitation based on the ICF: building a shared global model. J Occup Rehabil. 2011; 21(2): 126-33.

[15] Waddell G, Burton AK, Kendall NA. Vocational rehabilitation—what works, for whom, and when? (Report for the Vocational Rehabilitation Task Group); 2008.

[16] Rapp CA, Goscha RJ. The strengths model: a recovery oriented approach to mental health services. 3rd ed. New York: Oxford University Press; 2012.

[17] Ekberg K. Arbetslivsinriktad rehabilitering. In: Edling C, editor. Arbetsoch miljömedicin: en lärobok om hälsa och miljö. Lund: Studentlitteratur; 2010.

[18] Germundsson P, Danermark B. Vocational rehabilitation, interagency collaboration and social representa-

tions. Work. 2012; 42(4): 507-17.

[19] Matheson L. Measuring work performance from an occupational performance perspective. In: Law MC, Baum CM, Dunn W, editors. Measuring occupational performance: supporting best practice in occupational therapy. Thorofare: Slack; 2001. p. 103-20.

[20] Finger ME, Escorpizo R, Glassel A, Gmunder HP, Luckenkemper M, Chan C, et al. ICF Core Set for vocational rehabilitation: results of an international consensus conference. Disabil Rehabil. 2012; 34(5): 429-38.

[21] Saltychev M, Kinnunen A, Laimi K. Vocational rehabilitation evaluation and the International Classification of Functioning, Disability, and Health (ICF). J Occup Rehabil. 2013; 23(1): 106-14.

[22] Ptyushkin P, Vidmar G, Burger H, Marincek C, Escorpizo R. The International Classification of Functioning, Disability and Health (ICF) in vocational rehabilitation and disability assessment in Slovenia: state of law and users' perspective. Disabil Rehabil. 2011; 33(2): 130-6.

[23] Glassel A, Finger ME, Cieza A, Treitler C, Coenen M, Escorpizo R. Vocational rehabilitation from the client's perspective using the International Classification of Functioning, Disability and Health (ICF) as a reference. J Occup Rehabil. 2011; 21(2): 167-78.

[24] Dekkers-Sanchez PM, Wind H, Sluiter JK, Frings-Dresen MHW. A qualitative study of perpetuating factors for long term sick leave and promoting factors for return to work: chronic work disabled patients in their own words. J Rehabil Med. 2010; 42(6): 544-52.

[25] Finger ME, Glassel A, Erhart P, Gradinger F, Klipstein A, Rivier G, et al. Identification of relevant ICF categories in vocational rehabilitation: a cross sectional study evaluating the clinical perspective. J Occup Rehabil. 2011; 21(2): 156-66.

[26] Anema JR, Schellart AJM, Cassidy JD, Loisel P, Veerman TJ, van der Beek AJ. Can cross country differences in return-to-work after chronic occupational back pain be explained? An exploratory analysis on disability policies in a six country cohort study. J Occup Rehabil. 2009; 19(4): 419-26.

[27] Pransky G, Gatchel R, Linton SJ, Loisel P. Improving return to work research. J Occup Rehabil. 2005; 15(4): 453-7.

[28] Young AE, Roessler RT, Wasiak R, McPherson KM, van Poppel MNM, Anema JR. A developmental conceptualization of return to work. J Occup Rehabil. 2005; 15(4): 557-68.

[29] Leyshon R, Shaw L. Using multiple stakeholders to define a successful return to work: a concept mapping approach. Work. 2012; 41(4): 397-408.

[30] Hunt DG, Zuberbier OA, Kozlowski AJ, Berkowitz J, Schultz IZ, Milner RA, et al. Are components of a comprehensive medical assessment predictive of work disability after an episode of occupational low back trouble? Spine. 2002; 27(23): 2715-9.

[31] Norrmen G, Svardsudd K, Andersson DKG. How primary health care physicians make sick listing decisions: the impact of medical factors and functioning. BMC Fam Pract. 2008; 9: 3.

[32] Laisne F, Lecomte C, Corbiere M. Biopsychosocial determinants of work outcomes of workers with occupational injuries receiving compensation: a prospective study. Work. 2013; 44(2): 117-32.

[33] Hillborg H, Danermark B, Svensson T. Professionals' perceptions of and views about vocational rehabilitation for people with psychiatric disabilities. Work. 2013; 44(4): 471-80.

[34] Hees HL, Nieuwenhuijsen K, Koeter MWJ, Bultmann U, Schene AH. Towards a new definition of return-to-work outcomes in common mental disorders from a multi-stakeholder perspective. PLoS One. 2012; 7

(6): e39947.

[35] Tjulin A, Edvardsson Stiwne E, Ekberg K. Experience of the implementation of a multistakeholder return-to-work programme. J Occup Rehabil. 2009; 19(4): 409–18.

[36] Stahl C, Svensson T, Petersson G, Ekberg K. A matter of trust? A study of coordination of Swedish stakeholders in return-to-work. J Occup Rehabil. 2010; 20(3): 299–310.

[37] Durand M, Loisel P, Hong QN, Charpentier N. Helping clinicians in work disability prevention: the work disability diagnosis interview. J Occup Rehabil. 2002; 12(3): 191–204.

[38] McFadden S, MacDonald A, Fogarty A, Le S, Merritt BK. Vocational assessment: a review of the literature from an occupation-based perspective. Scand J Occup Ther. 2010; 17(1): 43–8.

[39] Sandqvist JL, Henriksson CM. Work functioning: a conceptual framework. Work. 2004; 23(2): 147–57.

[40] Friesen MN, Yassi A, Cooper J. Return-to-work: the importance of human interactions and organizational structures. Work. 2001; 17(1): 11–22.

[41] Dekkers-Sanchez PM, Wind H, Sluiter JK, Hw Frings-Dresen MHW. What promotes sustained return to work of employees on long-term sick leave? Perspectives of vocational rehabilitation professionals. Scand J Work Environ Health. 2011; 37(6): 481–93.

[42] Scovotti C, Peltier JW. Participant satisfaction with the vocational rehabilitation process: a micro perspective of relationship dimensions. Health Mark Q. 2005; 22(4): 3–26.

[43] Pransky G, Shaw W, Franche R, Clarke A. Disability prevention and communication among workers, physicians, employers, and insurers—current models and opportunities for improvement. Disabil Rehabil. 2004; 26(11): 625–34.

[44] Hatchard K, Henderson J, Stanton S. Workers' perspectives on self-directing mainstream return to work following acute mental illness: reflections on partnerships. Work. 2012; 43(1): 43–52.

[45] Playford ED, Siegert R, Levack W, Freeman J. Areas of consensus and controversy about goal setting in rehabilitation: a conference report. Clin Rehabil. 2009; 23(4): 334–44.

[46] Jones F, Livingstone E, Hawkes L. "Getting the balance between encouragement and taking over"—reflections on using a new stroke self-management programme. Physiother Res Int. 2013; 18(2): 91–9.

[47] Johnston V, Jull G, Sheppard DM, Ellis N. Applying principles of self-management to facilitate workers to return to or remain at work with a chronic musculoskeletal condition. Man Ther. 2013; 18(4): 274–80.

[48] van Beurden KM, Vermeulen SJ, Anema JR, van der Beek AJ. A participatory return-to-work program for temporary agency workers and unemployed workers sick-listed due to musculoskeletal disorders: a process evaluation alongside a randomized controlled trial. J Occup Rehabil. 2012; 22(1): 127–40.

[49] Martin MHT, Nielsen MBD, Petersen SMA, Jakobsen LM, Rugulies R. Implementation of a coordinated and tailored return-to-work intervention for employees with mental health problems. J Occup Rehabil. 2012; 22(3): 427–36.

[50] Egan M, Bambra C, Petticrew M, Whitehead M. Reviewing evidence on complex social interventions: appraising implementation in systematic reviews of the health effects of organisational-level workplace interventions. J Epidemiol Community Health. 2009; 63(1): 4–11.

[51] Clay FJ, Fitzharris M, Kerr E, McClure RJ, Watson WL. The association of social functioning, social relationships and the receipt of compensation with time to return to work following unintentional injuries to Victorian workers. J Occup Rehabil. 2012; 22(3): 363–75.

[52] Schandelmaier S, Ebrahim S, Burkhardt SCA, de Boer WEL, Zumbrunn T, Guyatt GH, et al. Return to

work coordination programmes for work disability: a meta-analysis of randomised controlled trials. PLoS One. 2012; 7(11): e49760.

[53] Capella ME, Andrew JD. The relationship between counselor job satisfaction and consumer satisfaction in vocational rehabilitation. Rehabil Couns Bull. 2004; 47(4): 205-14.

[54] Shaw W, Hong Q, Pransky G, Loisel P. A literature review describing the role of return-towork coordinators in trial programs and interventions designed to prevent workplace disability. J Occup Rehabil. 2008; 18(1): 2-15.

[55] Pransky G, Shaw WS, Loisel P, Hong QN, Desorcy B. Development and validation of competencies for return to work coordinators. J Occup Rehabil. 2010; 20(1): 41-8.

[56] Donnell CM, Lustig DC, Strauser DR. The working alliance: rehabilitation outcomes for persons with severe mental illness. J Rehabil. 2004; 70(2): 12-8.

[57] Wasiak R, Young AE, Roessler RT, McPherson KM, van Poppel MNM, Anema J R. Measuring return to work. J Occup Rehabil. 2007; 17(4): 766-81.

[58] Hoefsmit N, Houkes I, Nijhuis FJN. Intervention characteristics that facilitate return to work after sickness absence: a systematic literature review. J Occup Rehabil. 2012; 22(4): 462-77.

[59] Marnetoft SU, Selander J, Bergroth A, Ekholm J. Factors associated with successful vocational rehabilitation in a Swedish rural area. J Rehabil Med. 2001; 33(2): 71-8.

[60] Kuoppala J, Lamminpaa A. Rehabilitation and work ability: a systematic literature review. J Rehabil Med. 2008; 40(10): 796-804.

[61] Carroll C, Rick J, Pilgrim H, Cameron J, Hillage J. Workplace involvement improves return to work rates among employees with back pain on long-term sick leave: a systematic review of the effectiveness and cost-effectiveness of interventions. Disabil Rehabil. 2010; 32(8): 607-21.

[62] Dekkers-Sanchez PM, Wind H, Sluiter JK, Frings-Dresen MHW. What factors are most relevant to the assessment of work ability of employees on long-term sick leave? The physicians' perspective. Int Arch Occup Environ Health. 2012. Published online 2012/05/24. doi: 10.1007/s00420-012-0783-3

[63] Franche R, Cullen K, Clarke J, Irvin E, Sinclair S, Frank J, et al. Workplace-based return-towork interventions: a systematic review of the quantitative literature. J Occup Rehabil. 2005; 15(4): 607-31.

[64] van Oostrom SH, Driessen MT, de Vet HCW, Franche R, Schonstein E, Loisel P, et al. Workplace interventions for preventing work disability. Cochrane Database Syst Rev. 2009; (2): D006955.

[65] World Health Organization. International classification of functioning, disability and health: ICF. Geneva: WHO; 2001.

[66] Nieuwenhuijsen K, Bultmann U, Neumeyer-Gromen A, Verhoeven AC, Verbeek JHAM, van der Feltz-Cornelis C M. Interventions to improve occupational health in depressed people. Cochrane Database Syst Rev. 2008; (2): D006237.

[67] de Boer AG, Taskila T, Tamminga SJ, Frings-Dresen MH, Feuerstein M, Verbeek JH. Interventions to enhance return-to-work for cancer patients. Cochrane Database Syst Rev. 2011; (2): D007569.

[68] Lambeek LC, van Mechelen W, Knol DL, Loisel P, Anema JR. Randomised controlled trial of integrated care to reduce disability from chronic low back pain in working and private life. BMJ. 2010; 340: 1035.

[69] Arends I, Bruinvels DJ, Rebergen DS, Nieuwenhuijsen K, Madan I, Neumeyer-Gromen A, et al. Interventions to facilitate return to work in adults with adjustment disorders. Cochrane Database Syst Rev. 2012; 12, D006389.

[70] Aas RW, Tuntland H, Holte KA, Roe C, Lund T, Marklund S, et al. Workplace interventions for neck pain in workers. Cochrane Database Syst Rev. 2011(4): D008160.

[71] Palmer KT, Harris EC, Linaker C, Barker M, Lawrence W, Cooper C, et al. Effectiveness of community- and workplace-based interventions to manage musculoskeletal-related sickness absence and job loss: a systematic review. Rheumatol. 2012; 51(2): 230–42.

[72] Edlund C, Dahlgren L. The physician's role in the vocational rehabilitation process. Disabil Rehabil. 2002; 24(14): 727–33.

[73] Campbell A, Ogden J. Why do doctors issue sick notes? An experimental questionnaire study in primary care. Fam Pract. 2006; 23(1): 125–30.

[74] Wrapson W, Mewse AJ. Does the doctor or the patient control sick leave certification? A qualitative study interpreting patients' interview dialogue. Fam Pract. 2011; 28(2): 202–9.

[75] Saleebey D. Strengths perspective in social work practice, 4/e. New York: Allyn & Bacon; 2006.

[76] Pless M, Adolfsson M. Handbok i att använda ICF och ICF-CY. Stockholm: Studentlitteratur; 2011.

[77] Marnetoft S, Selander J. Multidisciplinary vocational rehabilitation focusing on work training and case management for unemployed sick-listed people. Int J Rehabil Res. 2000; 23(4): 271–9.

[78] Selander J, Marnetoft S. Case management in vocational rehabilitation: a case study with promising results. Work. 2005; 24(3): 297–304.

[79] Latimer E, Rabouin D. Case management for moderate-need patients and recovery: what can we learn from experimental and quasi-experimental studies? Sante Ment Que. 2011; 36(1): 13–34.

[80] Fukui S, Goscha R, Rapp CA, Mabry A, Liddy P, Marty D. Strengths model case management fidelity scores and client outcomes. Psychiatr Serv. 2012; 63(7): 708–10.

[81] Helander E. A critical review of the International Classification of Functioning, Disability and Health (ICF). Available at: http://www.einarhelander.com/critical-review-ICF.pdf. Accessed 4 Feb 2014.

[82] Brage S, Donceel P, Falez F, Working Group of the European Union of Medicine in Assurance and Social Security. Development of ICF core set for disability evaluation in social security. Disabil Rehabil. 2008; 30(18): 1392–6.

[83] Reneman MF, Beemster TT, Edelaar MJA, van Velzen JM, van Bennekom C, Escorpizo R. Towards an ICF- and IMMPACT-based pain vocational rehabilitation core set in the Netherlands. J Occup Rehabil. 2013; 23(4): 576–84.

第二部分

研究现状：
职业康复和残疾评估

6

工作残疾评估

Sören Brage, Ása Dóra Konráðsdóttir, Gert Lindenger

6.1 引言

2001 年,"国际功能、残疾和健康分类"(International Classification of Functioning, Disability and Health, ICF)一经发布,就在社会保障领域引起了极大的兴趣[1]。社会保险机构和个人保险需要对当事人的功能状态进行评测,但尚无公认的、统一的术语、定义及分类,社会医疗保险领域的医生期待 ICF 可为他们的工作提供指导。

目前已有许多在社会保险领域应用 ICF 的研究、政策及实践[3-5]。本章将描述并探讨其中的一些尝试,重点集中在欧洲的经验;美国的社会保障系统近期也取得了重大进展[6],同时我们也期待未来能汲取世界其他地方的经验。

本章将从社会保险,特别是工作残疾评估的角度探讨 ICF。在许多社会保险机构,残疾评估也用于工作之外的其他情况,如辅助器具/设备的申请、意外保险的申请,但这些不是本章要探讨的内容。需要强调的是,"残疾"一词是一个关系型术语,由于一个人不可能在所有情境下都失能,残疾应与某种外部因素相关,此处指的是工作[7]。本章的目的是描述残疾评估的过程、工作残疾的评估方法、社会保险核心组合的相关经验以及北欧国家社会保险部门应用 ICF 的实例,并将讨论职业康复和残疾评估之间的关系。

在社会保险领域,需要在工作残疾评估中应用公认、统一的术语及定义。

6.2 不断增长的伤残补助率

在过去 20 年中,欧洲依赖伤残抚恤金生活的人越来越多[8]。从 20 世纪 90 年代中期到 2008 年,经济合作与发展组织(Organization for Economic Cooperation and Development, OECD)中仅有芬兰、匈牙利、卢森堡、荷兰、波兰、葡萄牙和斯洛伐克共和国的伤残补助比率下降,其余大部分国家呈现持平或增长状态,部分国家增幅明显。2007 年,OECD 中约 6% 的适龄工作人群获得了伤残抚恤金。这种增长已成为各国关注的重点,因为它对个人和社会来说,都意味着沉重的负担。

在过去几十年,残疾人的社会地位及经济状况也有逐渐恶化的迹象。与正常人相比,残疾人被雇用的机会更小,且常生活在贫困中。对于因精神健康问题致残的人来说,这种情况尤其严重。这一群体是残疾数最多的群体,其中包括许多长期依靠伤残抚恤金生活,很难融入社会生活和经济活动的年轻人。因此,通过努力让劳动力市场真正接纳精神和身体残疾者非常重要[8]。

OECD 在一系列的报告中建议进行政策调整,认为应该更加侧重让有能力、有意愿就业的人重新参与工作,而不是只给予被动的、终生的资助。OECD 中许多国家已经出现了这种政策上的调整,并在两种目标相异的残疾政策中寻求平衡:一方面为无法工作的人提供充足、有保障的收入,另一方面对有能力工作的人提供激励和支持;一些国家也为此引入了大量的就业及康复服务。

为了达到更高的就业参与度,OECD 推荐对工作能力,而不是工作残疾进行评估。在 OECD 看来,应该先从评价伤残抚恤金申请人的剩余工作能力开始,并且提供足够的就业支持,以帮助他们和劳动力市场保持联系。这种评估及相关的支持应尽早进行,以防申请人长期怠惰而与劳动力市场失去联系[8]。

OECD 提议的一些政策改变,促进了卫生行业康复部门与社会保险机构更有力、更密切地合作,包括将接受职业康复治疗作为享受伤残抚恤金前的强制步骤,以及让已经接受补贴的人继续接受康复治疗的后续尝试。

> 大部分 OECD 国家的伤残补贴率在不断上升。让工作能力下降的员工重返工作,并对劳动力市场进行改革,比继续发放伤残抚恤金更为有益。

6.3 进行工作残疾评估的步骤

欧洲社会保障中的残疾评估分几个步骤进行,各步骤的特点取决于福利类型,在此讨论的是生病后替代收入的伤残抚恤金。短期生病通常会提供病假福利,长期会给予伤残抚恤金。在一些国家的医疗或职业康复期,还存在给予康复津贴等其他现金补助的中间期,我们将叙述并讨论这些不同情况下的残疾评估。

我们旨在描述当员工因健康原因无法工作时,处理和决定抚恤金赔偿申请的各种背景和方式。首先描述了工作能力评估的整个制度化流程,进行此类评估是为了决定申请人是否有权接受抚恤金,以及抚恤金的类型(社会类型/福利类型)。评估包括许多步骤,并涉及不同利益方和专业领域。在本章的后面部分,将更详细地研究评估过程中描述申请人工作能力及其健康状态和工作需求间关系的相关内容,即"工作能力评价",这个过程通常由一个评估员进行。

该领域的术语容易混淆,如工作能力、生产能力、岗位能力、工作才能等,它们的意思基本相同,我们更倾向于使用工作能力、工作残疾这样的表述。有的国家可能应用其他术语,当提到这些国家时,将应用他们的表述方式。

在欧洲,员工因病、因伤缺勤的损失由保险部门承担。由于历史、政治、文化和经济因素,每个国家都有自己独特的保险方式。在表面上这种差别可能是巨大的,但其中的许多特征仍彼此相通[9-11]。因此,可以对政策进行概括,并描述一些共同特征。

通常来说,国家有抚恤金申请的立法和行政条例,包括短期及长期的福利政策、申请抚恤金的具体流程等,这些申请由社会保险机构处理。社会保险机构可以是公立机构(通常在北欧和东欧),也可以是大型保险公司。社会保险机构的行政人员依据医疗专业人员提供的医疗信息,和社会保险医生给的专业意见对抚恤金申请做出决定,社会保险医生通常由社会保险机构聘用或指派。

6.3.1 短期缺勤：病假

大部分工作残疾评估都在病假期进行，这个阶段的评估比针对长期福利的评估简单。欧洲的病假政策差异很大，但也有一些共同特征。从患病开始计算，不同国家的病假周期为 26～52 周。大多数国家需要由全科医生或家庭医生提供疾病证明，在荷兰是由职业健康医生承担此责任，医生开具证明来说明雇员因为疾病无法工作[11]。

依据这样的证明得到的工作能力评估是不全面的，医生通常只评估患者完成原先工作任务的能力。一些国家也发布了指南，指导医生如何开具疾病证明[11]。

英国、挪威等国的医生已不再开具疾病证明和工作能力下降证明，而是开具一份“工作胜任”证明，来说明哪些工作是患者在疾病状态下仍然能完成的。“工作胜任”证明也会交给雇主。这些改变与 OECD 主张的关注“能力”而非“残疾”，关注“资源”而非“缺陷”相一致。

6.3.2 康复期

大多数国家，已经因病休假的员工，在接受抚恤金（长期福利）前，需要接受处于中间阶段的康复治疗。许多员工具有从事某些工作的潜力，尤其是在通过医疗或职业康复加强他们的工作能力后，可能不需要伤残抚恤金，或者至少可以推迟抚恤金的发放时间。人们对这种提高工作能力的康复越来越感兴趣，德国、荷兰、瑞士和北欧其他国家规定必须先进行医疗或职业康复，然后再进行伤残抚恤金的评估。早期康复通常由卫生部门提供，但有些机构或雇主单位也可提供。康复阶段可提供包括医疗康复、职业康复、工作场所调整的单种或多种干预。

6.3.3 长期缺勤：伤残抚恤金

如果员工在病假期或病假后（包括康复期）仍不能成功重返工作岗位，则可以申请长期伤残抚恤金。这通常包括多个步骤①：首先，社会保险机构的工作人员对申请人进行审查，核实其年龄、国籍和工作情况等；再由社会保险机构内（或为其工作）的一名或多名医生（保险医生）对申请人的工作能力进行评估，这种评估可以是与申请人面谈并进行临床检查，也可以仅通过查看申请人的档案、并根据其他医学专家提供的现有资料来形成评估意见。后一种评估方式在北欧国家很常见，德国和比利时有时也采用这种方式。

在这个阶段，保险医生需要判断是否已获得申请人充分及必要的医疗信息，如果不充分，可以要求主治医师或医院提供补充信息。因此，向社会保险机构提供申请人的医疗信息是卫生专业人员的一项重要任务。

根据医疗资料或申请人检查的结果，保险医生判断其医疗状况是否严重到需要获得伤残抚恤金，并给出建议[12]。建议通常为报告的形式，长度不一，可以是简单建议，也可以是结构化报告（包括评估依据、论证以及相关立法等）。残疾评估的医疗报告一般包括当前的残疾状态、诊断、社会医学史、职业康复需求和预后等内容[13]，部分欧洲国家使用自由格式的文字段落来描述残疾状态，另一些国家还会额外使用功能性量表评估申请人的工作能力，如已经使用了近 20 年的英国工作能力评估量表（work capacity assessment）、荷兰功能能力清单（functional ability list），近年来研究人员开始对这些量表进行循证探索[14,15]。

---

① 患有严重疾病的申请人，如长期住院、疾病终末期或严重受伤的患者，可以在没有综合评估的情况下获得长期伤残抚恤金。向申请人提供伤残抚恤金，完全根据其疾病的严重程度和预后来决定。

大多数国家确定申请人是否有资格获得伤残抚恤金的是行政人员，而不是医生；比利时和俄罗斯则例外，抚恤金赔偿是由医生决定。一些国家长期抚恤金的发放并非终身不变，而需复审；各个国家复审的间隔周期不同，过程流程和初审类似，但通常更加简略。

社会保险和福利立法中规定了长期伤残抚恤金的法律标准。这些法律在整个欧洲都类似，要求在申请人的工作能力显著下降时才可获得长期抚恤金的资格，但各国对于工作能力下降程度的要求不一，大多数规定工作能力至少下降 50%；此外，申请人工作能力的下降应是由疾病或损伤所致，并且已经接受了适当的医疗和康复治疗[16]。这种单向模式与把功能理解为关系概念的医疗模式不相协调，也造成了社会保险机构和政策制定部门间的紧张局势[17]。

6.3.4 工作残疾评估系统面临挑战

尽管有精心制定的评估流程[8]，许多国家仍存在高残疾率的问题，改革需直面这种挑战。解决的方法之一是引入康复，并使评估流程更加现代化。这些改革通常更强调对功能的评定[18]，提倡采用更系统的方法来评估及处理福利申请[8]，进一步简化评估流程及并使其标准化[15]。残疾评估也因为其他原因受到批评，批评者认为评估不够透明、不可复制、且不可靠，评估的效度未经检验，流程也未标准化[16,19]。

在提供病假、康复、伤残抚恤金之前，社会保险机构会对申请者进行工作残疾评估。评估是一个按步骤进行的过程，其中的关键步骤是由医疗专业人士(通常是医生)完成的功能评定。

6.4 工作能力评估：ICF 的潜在作用

本节将讨论医生在实践中进行的工作能力评估，分为病假、康复和伤残抚恤金 3 个阶段。

6.4.1 病假

在病假期间，确诊职工患病的医生应定期评估职工的工作残疾状态。本阶段的重点是恢复健康及工作能力，并对重返工作提供支持。由于病假期延长已经被证实是一个导致残疾的独立风险因素[20]，故应持续关注复工问题。

健康状况下降和功能受限影响了员工的工作能力，使其无法满足工作需求，这是员工休病假最常见的原因。可通过治疗疾病和康复训练提高员工的功能水平，或调整工作场所来满足员工的需求，尽可能减少两者间的差距。恢复个人健康和工作调整都是十分必要的手段。

为了弄清阻碍员工重返工作的真正原因，医生应该描述员工的功能水平(功能描述)，并评估与工作需求相关的能力(功能评定)，评定剩余的工作能力十分重要，如果评估结果允许，可考虑恢复部分工作[21]。

OECD 提出，有必要对医生开具疾病证明进行管理[8]。一种方法是引入更加系统、标准化的评估方法及明确的实践指南，以指导医生开具疾病证明[22]，瑞典已经成功地引进了指南[23]。另外，也可以使用工具来帮助医生了解患者在工作活动及参与方面的限制，这在病程较长、病情较复杂的案例中发挥出很大作用[24]。本章也将介绍在瑞典使用的评价工具，以及在挪威验证过的挪威功能评定量表。

在开发“疾病证明”的实践指南和工具的过程中，ICF 作为结构框架，可以帮助我们更好地理解功能能力和工作需求间的动态关系。已经开发了一些使用ICF定义和词汇的工具,协助医生开病假证明,但它们在实践中尚未取得进展[24];然而,如果休病假的员工都接受医疗或职业康复,该情况就会大有改观。

6.4.2 康复

康复干预可以由社会保险机构要求、支持和资助。在康复期间,员工可以享受病假福利、伤残抚恤金或康复津贴。

这一阶段的工作能力评定通常由医疗或职业康复专家完成。在一些国家,这些专家与社会保险机构合作密切,被要求提供:①康复干预对员工工作能力的作用;②康复结束时员工的功能状态。因此,必须在康复前后都进行功能能力评定。

一般由康复专家决定应该使用哪种类型的评定。然而,以社会保险机构能理解的格式和语言,提供员工活动受限及潜能方面的信息是一个常见挑战。

康复医学应关注个人健康,但同时也不能忽视其他重要的生活领域,如工作[25]。因此,许多欧洲国家对加强职业康复给予了巨大的热情[26]。职业康复专科医院将工作培训、工作适应和劳动力市场求职指导作为工作的重要内容。

开发用于职业康复的ICF核心组合是朝着这一方向迈出的重要一步[27,28],该核心组合的特点是针对特定状态,而非特定疾病,因此可用于许多不同健康状况的职业康复患者。从社会保险的角度来看,许多员工的病情复杂、诊断不明[29];在这种情况下,医学诊断对治疗、康复和重返社会工作的指导作用十分有限。因此,与针对特定疾病的核心组合相比,选择针对特定症状的核心组合,可以获得更多关于员工功能状态的信息。

在康复阶段,结构化地收集患者信息十分重要。需要使用标准化的工具来衡量康复干预的效果及个体重返工作后的功能状态。收集信息过程中,需全面了解员工拥有的资源,并基于这些资源制定重返社会工作的措施。这可以通过现有的功能评定方法来实现,如冰岛特殊评估(Icelandic Special Assessment)[30],或者为职业康复开发基于ICF核心组合的新工具。

总之,ICF是职业康复的必要框架,在康复医学和社会保险领域应用ICF也具有明显的优势,ICF框架在职业康复中的实践应用也越来越多。

6.4.3 伤残抚恤金

保险医生通常会评估工作能力来审查申请者是否有资格领取伤残抚恤金,用于评估的资料基本上由卫生部门提供。在评估中,保险医生应将被评估者在活动及参与方面的限制、健康问题与该国实行的残疾抚恤金制度结合起来,一般只评估那些被提到的或可以从国家立法、行政规则中推断出的部分问题,而不需要评估申请人所有可能的功能限制。这使得伤残抚恤金的资格评定要求与康复评定有很大不同,评定者在康复评定中必须更全面地考虑个人能力和相关资源。

另外,残疾评定与康复评定在其他方面也有不同。康复评定的重点是评估能力和资源等积极因素,但在国家行政程序或残疾评定立法中,描述更多的是缺失的能力。

在荷兰,1976年以来功能能力清单(functional ability list, FAL)一直被用作工作残疾的标准评估[31]。该清单约70项,共包含六个方面:个人功能、社会功能、对物理环境的适应、动态运动能力、静态运动能力和工作时间,明确了能力和残疾的标准。

1995年在英国引入"个人能力评估"(personal capability assessment, PCA),作为残疾评估的标准[32];2008年替换为改良版本的"工作能力评估"(work capability assessment, WCA)[15],新版本的评定有17个项目,涵盖了身体、心理、认知和智力活动方面的内容,目的是评估申请人是否在工作或工作相关活动方面存在能力受限。

这些标准测试尚未经过科学验证，但已在实践中被证明是可靠的。自 2010 年以来，研究人员使用 WCA 做了一系列独立回顾研究[33]，为了适应立法和人群发病率的变化，他们对与这两个体系相关的内容进行了修改，尤其为了适应患有精神疾病和精神残疾的申请人越来越多的现状，做了大量的努力。

ICF 作为一种重要的模型和框架，可用于改进与长期抚恤金相关的医疗评定质量。ICF 也为社会保险领域提供了损伤、活动限制、参与受限的定义与解释。

在与长期抚恤金相关的残疾评定方面，已有针对特定条件的 ICF 核心组合的研究。在瑞士的一项研究中，Schwegler 等人[19]研究了 ICF 核心组合是否可以在慢性广泛性疼痛和下背痛的残疾评定中获得相关信息。结果表明，ICF 中关于广泛性疼痛、下背痛、抑郁或肥胖的简要版和疾病特定的核心组合已经涵盖了申请人功能能力等方面的重要信息，但不包括某些常见的、被报告与功能相关的内容，如个人因素及个人经历。为了提高内容效度，可以综合使用多种上述特定疾病的核心组合来进行残疾评定，但也有可能导致评估效率降低。在开发评估方案或工具时，必须权衡这些利弊。

德国的另一项研究探索了工作表现、动机和失能/活动受限之间的相互作用[34]。为了评估活动和参与受限，作者使用了一个包含 13 个问题、针对精神障碍人群的 Mini-ICF 分级（Mini-ICF-APP），研究发现工作表现与工作残疾/活动受限更相关，与动机的相关性则很小。

6.4.4 对比残疾评估与康复评定

在社会保险部门进行的伤残抚恤金评估不是孤立进行的，而是与康复及重返社会的需求相关联的。在实践中以康复为目的的评估与以发放残疾抚恤金为目的的评估相互交织。由此可以认为社会保险机构的评估具有双重功能，但两种目的的评估有时会有部分重复，我们将在文中概述两种评估的特点（表 6-1）。

表 6-1 职业康复评定与残疾评估的特点

评定	职业康复	残疾评估
参与者	多学科、多利益相关者	医学专家、心理学专家、社工、行政管理专家
场所	卫生部门或社会保险机构	社会保险机构
目的	评估临床干预的疗效及重返社会的潜能	决定是否能获得赔偿/福利
法律效力	弱	强
范围	全面	有限
内容	着重于能力	着重于残疾

职业康复评定通常由多专业团队合作完成，而社会保险机构残疾评估涉及的相关人员则较少，在许多国家可仅由保险医生和社会保险机构的职员合作完成评估，劳工专家、社会工作者、心理学家等其他专家也可参与其中。法律对残疾福利申请的约束较多且很强，其关注的重点是功能的缺失；而在职业康复中，法律约束较少，关注的重点是患者能做什么，具有哪些功能潜能。

> ICF 有助于工作残疾评估中指南的编写及评估工具的构建。

6.5 使用通用语言的必要性

尽管欧洲大部分国家的社会保障制度相似，但各国都有一定程度的独立设计；因此，欧洲各国之间用于确定残疾福利资格的定义、标准、程序存在较大的差异。为了对不同国家的方案、数据进行比较和分析，制定通用的定义和能被广泛接受的数据集十分必要，ICF 的目标之一就是开发一种适用于社会保障及残疾评定两个领域的通用语言[1]。

ICF 使全世界在“描述人类功能的关键概念及健康问题对活动和参与造成的影响”上达成共识。由于不同的文化及政治背景，各国对“功能”“工作残疾”以及其他术语的解释存在较大的差异，因此让世界各国对“功能”(functioning)有共同的理解十分重要。对社会保险机构来说，让所有从事福利赔偿、福利援助的专业人士对以上概念保持一致的理解是绝对必要的；同时，如果政策制定者、健康部门、公众对这些概念的理解一致，也将有更大的帮助。

统计数据

通常来说，欧洲社会保险机构关于福利、赔偿、质量方面都有成熟完善的统计数据。今后随着福利与功能概念更加紧密地结合，统计资料不仅需要对申请人的医疗资料进行分析，还需分析其功能能力。收集这些资料需要一个针对功能状态的编码系统，也是 ICF 的潜在用途之一。

据我们所知，目前还没有针对功能能力的编码系统。美国华盛顿残疾统计小组(Washington Group on Disability Statistics)开发了一个简短的问题集，在国际上用于人口普查，目的是描述在各个国家，残疾如何阻碍重要生活场景(如上学或就业)的参与。问题集基于 ICF 设计，单个问题用于识别其基本模式[35]。

> ICF 满足了功能评定对术语通用性、一致性的需求，也为数据统计提供了合适的分类。

6.6 社会保障中残疾评估的 EUMASS 核心组合

欧盟医疗保险和社会保障(European Union of Medicine in Assurance and Social Security, EUMASS)将欧洲社会保险及个人保险部门的医生聚集在一起。2004 年，EUMASS 理事会认识到 ICF 在社会保障方面的潜在作用，成立了一个 ICF 工作组，该工作组的其中一项重要任务就是为欧洲社会保障系统开发一套用于伤残赔偿过程中手功能评估的核心组合①。

显而易见，如果选择的 ICF 类目包含所有欧洲国家残疾评估中的所有方面，将会得到一个庞大且不实用的列表。因此，残疾评估的核心组合应选用可被接受的、尽可能少的 ICF 类目，使其不必涵盖残疾的所有方面，但能在欧洲国家的各种社会体系中应用。需要强调的是应在不同场景下验证这套拟采用的核心组合的重要性，并观察有无在国家社会保障体系中增加类目的需要。该核心组合为统一欧洲不同社会保险体系中的残疾评估工作提供一个实用而良好的开端。

核心组合的目的是帮助社会保障方面的医学顾问做出决策、提高决策质量、方便跨专业的交流及进行国家、国际层面的比较，并为研究奠定坚实的基础。这套为残疾评估设计的核心组合应针对的是残疾评估的特定状态，并且对所有案例通用，但无须考虑诊断。定义见框注 6-1。

---

① EUMASS 合作开发核心组的 ICF 工作组成员：Wout de Boer, Ljiljana Bojičová, Søren Brage, Herina Brandtzæg, Peter Donceel, Freddy Falez, Maarit Gockel, Martine Gouello, Brigitte Heuls-Bernin, André Ingenbleek, RadomirKučera, Jiři Kutina, Clement Leech, Gert Lindenger, Ferenc Moricz, Elisabeth Nüchtern, Christian Puppinck, Paul Stidolph, Hana Trnkócy, Annette de Wind。

框注 6-1 残疾评估的核心组合定义

ICF 核心组合是残疾评估医生在伤残评估工作中的必要元素，主要包括 ICF 的活动成分和环境因素。

6.6.1 确定核心组合的正式流程

核心组合的开发在一个正式的决策过程中进行。第一步，工作组成员组织了 8 次国家级专家会议，对相关的 ICF 分类进行探讨及建议。工作组可以提出核心组合条目适合于哪个 ICF 分类，也可以提议不包括在 ICF 中的其他功能性分类。

第二步，EUMASS 的 20 位 ICF 工作组成员对核心组合进行两轮投票，所有的参与者均为社会保障、职业康复、残疾评估领域的顶尖专家。限定值的定义及使用不是核心组合初始阶段的主题。第一轮投票在为期一天的会议中完成，第二轮投票通过电子邮件完成。

6.7 核心组合

会议总共向工作组递交了 191 项关于 ICF 分类的提议（表 6-2），其中有 40 项属于 ICF 的第三级分类，根据事先的决议被移到适合的第二级分类中。在 ICF 二级分类的 362 个类目中，有 151 项（42%）至少在一次会议上被提出，关于身体结构的提议获得的选票最少（11%）。

表 6-2 EUMASS 核心组合选择过程的结果

ICF 二级分类	组成				
	身体功能	身体结构	活动和参与	环境因素	总计
总计	**114**	**56**	**118**	**74**	**362**
会议上的提议数量	50 （44%）	6 （11%）	68 （58%）	27 （36%）	151 （42%）
最终核心组合数量	5 （4%）	0 （0%）	15 （13%）	0 （0%）	20 （6%）

注：每个组成部分中选定的 ICF 二级分类数量和百分比。

在会议中，若某项目被提议到两个或两个以上分类时，专家会在仔细解释 ICF 确切词义的基础上达成共识，并将其纳入最相关的一个类目。因此，151 个项目中有 96 个在第一次投票中被排除在外；在剩下的类目中，13 项在第一轮投票时被纳入核心组合，7 个在第二轮投票时被纳入。总计有 20 个类目被纳入核心组合，其中 5 个属于身体功能类别，15 个属于活动和参与类别，无环境因素相关的类目被纳入（表 6-3）。

表 6-3 社会保障中残疾评估的 EUMASS 核心组合

编码	章	标题
b164	精神功能	高水平认知功能
b280	感觉功能和疼痛	痛觉
b455	心血管、血液、免疫和呼吸系统功能	运动耐受功能

续表

编码	章	标题
b710	神经肌肉骨骼和运动有关的功能	关节活动功能
b730	神经肌肉骨骼和运动有关的功能	肌肉力量功能
d110	学习和应用知识	看
d115	学习和应用知识	听
d155	学习和应用知识	掌握技能
d177	学习和应用知识	做出决策
d220	一般任务和要求	从事多项任务
d240	一般任务和要求	控制应激和其他心理需求
d399	交流	交流,未特指
d410	活动	改变身体的基本姿势
d415	活动	保持一种身体姿势
d430	活动	举起和搬运物体
d440	活动	手的灵活使用
d445	活动	手和手臂的使用
d450	活动	步行
d470	活动	利用交通工具
d720	人际交往和人际关系	复杂人际交往

在会议上还提出了ICF之外的分类,包括特定的工作限制、其他与健康相关的限制、时间维度和个人因素等领域。会议讨论了这些分类,并认识到它们在一些国家的重要性。然而,它们都因没有获得足够的选票而未被纳入核心组合中(框注6-2)。

框注6-2 被提议的ICF之外的类别(未包括在核心组合中)

特定工作限制

对特殊工作条件的耐受度;分心、干扰、限期和生产高峰的耐受;安全风险承受能力;工作的灵活性;行动和处理问题的速度;对强化训练的需求;对保护装置的需求;对气流的敏感性。

时间维度

工作量(每天/每周的小时数),24小时内工作负荷的分配,活动的间歇性变化,随时间变化的功能状态,早期康复干预和因素变化。

人格因素

工作动机。

其他健康相关的限制

过敏、易受感染、本地化限制、利手(左/右)。

其他注意事项

照顾家庭和其他人。

6.7.1 不包括环境因素

EUMASS 核心组合是通用的，无论诊断如何，包含的类目都应该由社会保险医学的医生进行评估和报告，其目的是评估享受福利的权利或资格认定，保险医生可能还要对病假、康复和重返工作进行评估。在这种情况下，必须全面考虑申请人的资源和可能性。

EUMASS 核心组合只包含 20 个类目，比慢性病的简版 ICF 核心组合数量还要少[36]。对于一些国家来说，这可能缺少了一些重要类目。若使用 EUMASS 核心组合，管理部门可能会根据各自国家的标准和立法添加项目：在冰岛和瑞典的情况就是如此。使用较少数量的类目评估增加了核心组合实施的可行性，其中身体功能和心理功能相关的类目数量保持相对的平衡。

在核心组合的选择过程中，身体功能类别替换了对应的身体结构类别，这反映了一个事实，即欧洲社会保险中的工作能力评估与功能性残疾有关；而以损伤为导向的评估系统中，可能更倾向应用身体结构类别，比如美国医学会的《永久性损伤评估指南》[37]。

入选核心组合的大多数类目都与活动和参与成分有关，包括感觉功能、基本心理功能、活动功能以及更复杂的功能（如 d720 复杂人际交往），这反映了工作生活中功能能力需求的巨大差异以及残疾评估的复杂性。

与预期的定义相反（见框注 6-1 中的定义），核心组合中未包含任何环境因素。对社会保障领域的医学专家来说，工作环境显然是残疾评估过程中的一个必要因素。对于这一悖论有很多可能的解释，比如欧洲国家在处理工作问题的程序上存在很大差异；另外，ICF 中的环境因素可能不够具体，无法对工作环境进行有效分类；还有一种可能，在大多数国家，残疾评估更强调疾病和事故的医学后果。从传统意义上来说，社会保险医生可能会更强调导致申请人工作能力丧失的医疗问题；此外，参与类别还包括环境因素对申请人工作表现的影响[38]，医学顾问在评估工作能力时，可能会以更间接而非更直接的方式整合环境因素。

虽然限定值在核心组合的初始阶段没有被纳入，但人们已意识到了它们的重要性。由于没有经验数据表明哪种功能水平使当事人不再可能参加工作，因此确定功能水平必须与国家社会保险立法框架内的普遍工作需求有关。目前，已经有一项效度研究尝试使用了限定值。

6.7.2 效度研究

为了探索 EUMASS 核心组合的优缺点，启动了一项验证其内容效度的国际研究[3]。此研究旨在确定在不考虑申请人基本医疗状况和国家社会保障体系的条件下，通过 EUMASS 能否获知申请人的功能能力；从而探讨在社会保险中，当申请人申请长期伤残抚恤金时，该 ICF 核心组合的类目能否充分、有效地反映其功能能力。

EUMASS 核心组合的有效性通过一项探索性的、多中心的横断面研究进行了验证。通过向 EUMASS 核心组合的 20 个类目中的每一项添加限定值，构建了两个不同的量表（一个用于基于个人面试的残疾评估，一个用于基于书面报告的残疾评估）。限定值和定义取自 ICF 清单[39]。在数字评定量表上，从无损伤/无限制到完全损伤/完全限制，按 5 个级别依次排列。参与社会保险的医生可以记录未纳入的类别，但仅限于需要这些类别来表达申请人特定的功能能力时；他们还被问到 EUMASS 核心组合在多大程度上有用、是否足以描述申请人的功能能力，并用 5 个等级（“完全同意”到“完全不同意”）的顺序量表回答。参与国的 EUMASS 成员使用 ICF 将此量表翻译成不同语言版本，招募了 5～10 名在评估长期工作残疾福利申请方面有经验的社会保险医生，每位医生最多连续对 10 名申请人应用此量表进行残疾评估。

总共有来自6个国家的48名医生,评估了446名长期工作伤残抚恤金的申请人。来自比利时、法国、冰岛和罗马尼亚的医生采用面试的方式对申请人进行评估,挪威的医生只通过书面材料进行评估,而德国的医生采用了上述两种方式。大多数申请人是女性,许多人从事清洁等非技术性职业;肌肉骨骼和精神疾病是最常见的健康问题。这些特征表明,对于在欧洲的残疾抚恤金申请人,该样本具有相当的代表性。

在报告中使用了核心组合的所有20个ICF类目来描述功能能力,申请人最常见的限制是疼痛(66%),举起和搬运物体(64%)以及控制应激和其他心理需求(63%)。亚组分析显示,所有6个国家的医生,对20个ICF类目中的每一项都至少使用了1次,来表示申请人的受限内容;在主要疾病组中,对20个ICF类目中的每一项都至少被使用1次,来表示申请人的受限内容。

在医生描述申请人功能能力的类目中,有42项是目前缺失的,其中"身体功能"27项(心理功能17项)、"活动和参与"11项、"环境因素"3项和"个人因素"1项,有16个类目被多次提及。精神障碍的描述类目缺失是最常见的。

在68%的案例中,医生对使用核心组合描述功能能力的评价为"有用"(27%"完全同意",41%"部分同意")。与德国、罗马尼亚、法国和冰岛的医生相比,挪威和比利时的医生发现核心组合有用性较小;在主要疾病组中,没有发现有用性的差异。

医生们还认为,在63%的案例中,核心组合足以描述功能能力(23%"完全同意",40%"部分同意")。与德国、法国和冰岛的医生相比,挪威、比利时和罗马尼亚的医生认为,目前的核心组合并不充分;在对患有慢性心力衰竭等循环障碍的申请人进行评分时,他们对核心组合充分性的满意程度明显降低。

效度研究表明,该核心组合包含了相关类目,但仍不完全,仍有额外被提议的42项类目未纳入;对于医生们认为核心组合是有用的、并且足以在工作中表达功能性残疾的这一论断,在不同国家和诊断组中存在差异。研究结果表明,EUMASS核心组合可以为长期工作残疾评估提供支持,尽管各个国家的残疾评估程序有所不同,但可以使用同一种工具来评估功能能力;这种工具可以增进评估的透明度、可靠性、实践中的同质表达以及研究数据的共享;如果添加更多关于精神功能的ICF类目,如气质和人格功能或精神稳定性等,EUMASS核心组合可能会更加全面。

6.7.3 其他研究中的EUMASS核心组合

EUMASS核心组合已在一些国家使用和研究,尤其是在德国、瑞典和冰岛。在德国的一项研究中,Timner发现保险医生经常在"控制应激和其他心理需求"类目中对受限程度进行评级[4]。与效度研究相比,"疼痛"类别的使用频率更低[3]。在瑞典,保险医生测试了一个针对长期工作残疾的申请人的工具,该工具包含18项基于EUMASS核心组合的类目。

如果活动限制是由疾病引起,医生还会对限制的程度进行评估(如心力衰竭导致的身体耐力下降)[22]。瑞典量表测试的初步结果表明,"控制应激和其他心理需求"是最常被报告为限制和疾病后果的类目[40]。在冰岛进行的一项研究中,保险医生发现核心组合并没有很好地诠释精神疾病[30]。

目前的证据表明还需进行更多的效度研究,同时研究应涵盖更多的欧洲国家,如荷兰和英国这些有系统性地报告功能能力的传统的国家。此外,研究应根据疾病分组报告调查结果,统计各疾病的负担,并报告医学检查人员在残疾评估过程中能确认功能性残疾的更多信息。对更大样本的研究,可进行敏感性分析以探讨活动限制的最佳临界值。

另一个重要的考虑是,处理残疾抚恤金申请的社会保险官员是否能够将核心组合的信息整合到决策过程中。还应调查申请人是否认为核心组合恰当地反映了他们的功能残疾。在英国、荷兰、瑞典和冰岛等使用工具进行工作残疾评估的国家,也经常观察到在使用工具时需要更详细的指导帮助[12]。

EUMASS 社会保障残疾评估核心组合包含20个类目,使用简单且经过验证,其主要目标是对残疾抚恤金做出资格认定。

6.8 ICF 在社会保险中的应用:北欧国家的例子

6.8.1 瑞典:使用ICF评估工作能力的方法

ICF被翻译成瑞典语,并于2003年由瑞典国家健康和安全委员会出版。考虑到国家改革的需要,引入的时间恰到好处:因为伤残抚恤金支付的天数在此前5年期间翻了一倍。相关研究表明这一数量的增加,一方面是由于申请数量的增加,另一方面是由于残疾时间的延长[41]。

为了提供更准确的工作"残疾"的信息,2003年以ICF功能和活动受限的概念为基准,对病假的医疗证明表格进行了修订。同年开发了一种更精细的工作能力评估方法(assessing job capacity,瑞典语缩写为SLU),并培训了许多有资质使用该方法的医生。

2008年,瑞典出台了一项新法律,规定患病的人员必须在6个月后接受与劳动力市场上的任何一个工作的相关评估。瑞典社会保险局于2009年任命了一个工作组,负责完善SLU评估工作能力的方法,以便更好地满足立法的新要求,一个基于团队进行工作能力评估的新方法(team-based job capacity assessment,瑞典语缩写为TMU)应运而生。因为这种方法涉及多个专业,其成本相对较高。在实践中,TMU主要用于持续时间超过6个月的申请,其中3%在6个月到期时仍在疾病名单的人员接受了此评估。

2010年,政府授权社会保险局开发一种评估工作能力的新方法。该方法的开发基于2008年版法规,主要用于第180天的评估,此时的参考不再是申请人原本的工作,而是劳动力市场中理论上可获得的任何工作,其目标是实现更加公平和统一的评估,并增加申请人对评估结果的接受、承诺和理解。该方法被命名为活动能力评估(activity ability assessment,瑞典语缩写为AFU),于2013年推出,要求在6个月病假到期时,将仍在疾病名单中人员接受评估的数量增加10%~15%。

6.8.2 SLU/TMU 方法中的ICF

在简单的福利申请情况中,由一名医生用SLU方法进行工作能力评估。在更复杂的情况下,则由医生、物理治疗师、作业治疗师和心理学家组成的团队完成TMU评估。

评估基于:

(1) 主治医师提供的医疗信息。

(2) 被投保人提供的"日常生活轨迹"。

(3) 医疗检查(在TMU中,这也包括所有其他相关专业人员的检查)。

(4) 使用ICF核心组合进行的活动评定。

在SLU/TMU中开发活动评估的基础是EUMASS核心组合[2]。EUMASS核心组合包括身体功能成分中的5个分类,这些已被活动和参与成分中的类目所取代,因此只能对活动进行评分;为了使对心理活动和身体活动的评估更加平衡,又从该成分中替换了几个类目。最终结果包括18项可描述的ICF

活动(7 项心理活动、8 项身体活动和 3 项综合活动),表格中有两行空白,以便评估员可以在有需要的情况下填写另外两个相关的活动受限。

仅仅介绍 EUMASS 核心组合的哪些活动应该被评估是不够的,为增加可操作性,这些活动还应能使用固定分级的描述符对其不同程度的受限进行描述。一般认为需要固定的分级来提高评估过程的可靠性,由于用于此目的的 ICF 限定值缺乏严格明确的步骤,因此必须创建新的明确定义的描述符。

无论是英国工作能力评估量表,还是荷兰功能能力清单中的描述词,均与 EUMASS 核心组合或瑞典版本中描述的活动不完全对应。因此,有必要做出调整,并构建新的描述词以适应五级量表。

在描述词的构建中,零级被用来描述一定的活动水平,定义为在常规的劳动力市场上应对工作的能力。因此,零级水平被保险体系的政策设为可满足最低工作需求的能力,其他描述词的级别根据给定的案例选择,以说明更高级别的限制。

评估员应仅指出哪些是可以从已诊断的医疗情况中得出,并与医学发现相一致的活动受限,仅基于申请人陈述的其他活动受限不应该在活动核心组合列表中出现,但可以被单独提及。

最后,评估员对每个活动受限的预后以及执行工作任务时的所有严重医疗风险做出综合的陈述,如申请决定中所述,最终的工作能力由社会保险专员依法决定。在《瑞典保险法》中,法律规定最后应基于个性化且有充分依据的评估。

6.8.3 AFU 方法中的 ICF

新 AFU 方法的一个基本思想是应用劳动力市场上大多数工作需求中描述的能力类别,来评估和描述个人执行工作的医疗条件,这样才有可能将个人的能力与各种专业需求相关联。

这个理念通过开发对不同工作需求的描述得以实现,目前已描述了 40 个最常见职业组中数量最多的工作类型。该方法是与瑞典公共就业服务局合作开发的,目前在劳动力市场中被用作需求评估的参考;对不同专业组的需求评估,是基于美国职业信息系统(O*NET)进行的,该系统在广泛研究的基础上对职业进行分类和描述。

在 AFU 方法中,每个职业类别的需求与申请人的能力概况一样,都从 O*NET 的 8 个活动分类角度进行描述。这些能力概况的 O*NET 类别都包括了一种全新类型的五级描述词,依据成组的 ICF 活动构建,因为在大多数医疗情况下,许多活动受限往往是组合出现的。

每个 O*NET 类别中的 ICF 编码:

(1) 体能和活动,7 项 ICF 类目(d4102、d4104、d4105、d4300、d4301、d4452、d450)。

(2) 身体耐力,6 项 ICF 类目(d410、d4104、d4105、d4300、d4301、d450)。

(3) 与感觉功能以及视觉和语言功能相关的能力,3 项 ICF 类目(d110、d115、d330)。

(4) 与平衡、协调和精细运动质量相关的能力,3 项 ICF 类目(b2351,反映在 d410、d415、d450 或 d455 中;b760,反映在 d415、d450、d455 或 d440 中)。

(5) 与记忆、学习和注意力相关的认知功能,3 种 ICF 类目(b144,反映在 d199,d130~159 及 d160 中)。

(6) 执行能力,5 项 ICF 类目(d175、d177、d179、d220、d230)。

(7) 情感功能,5 项 ICF 类目(d7100、d7104、d7200、d7202、d740)。

(8) 与心理耐受相关的能力,3 项 ICF 类目(d160、d220、d230)。

在工作能力的医疗评估方面,应由一名训练有素的医生对申请人的每项指定活动进行评分。

评估包括主治医师提供的医疗资料和一份关于能力、活动受限,以及申请人对重返目前工作的自我评估表,这些信息构成了与申请人进行详细面谈的基础。然后,由训练有素的医生进行初步的标准化体格检查,如果需要,则增加一项结构化的心理测试。如果这些评估被认为不够充分,还会由其他专业人员对申请人进行特殊身体评估或特殊心理评估，如物理治疗师、作业治疗师或心理学家（进行神经心理学测试）。

随后，评估医生总结评估结果，并描述 8 个 O*NET 类别中，每一个类别的 ICF 活动组合都有对应描述词的限制水平。如果限制程度被评估为三级或更高级别（表明更严重的限制），则分别具体报告 3 个最显著的 ICF 活动受限。因为每个 O*NET 类别都包括一些可能影响描述词评分的 ICF 活动，所以需要弄清楚哪些 ICF 活动构成了申请人的主要残疾。

AFU 有两个不同的目标结果，首先是与劳动力市场的需求进行比较，其中的 ICF 活动组合只是为此目的构建描述词的工具；第二个目标是尽可能清楚地表明申请人的残疾的实际构成，如所示的每个特定的活动限制。

AFU 评估将关注前期的医疗资料、自我评估表及评估医生在任何检查中发现的信息，然后在书面报告中对这些方面进行详细说明和评估，并发送给社会保险专员，由他们对福利申请做出具有法律约束力的决定。

6.8.4　瑞典：使用 ICF 对疾病信息进行分类，并加以研究

在瑞典，医生开具的医疗证明是决定疾病福利和职业康复的依据，该证明的一个重要部分是对个人功能限制的描述，这些信息以自由文本叙述形式呈现。对此早期的研究认为评估患者的功能能力和工作能力是医生工作中最困难的部分[42]。

目前已有多项关于功能能力的信息及可行性的研究，Morgell 等人对 433 份病假证明进行研究，发现 ICF 可以作为功能信息的分类工具[5]，并且可增加对疾病预后的了解程度，从而指导患者如何应对其健康问题。通过增加功能和残疾方面的信息，ICF 成为 ICD-10 的有效补充。

在另一项研究中，Nilsing 和同事发现 ICF 可以在疾病证明中结构化地收集信息，并阐明功能和工作能力的评估[43]。他们对 475 份疾病证明进行了内容分析。ICF 能对 65% 的疾病证明中有关功能的描述进行分类。在进行功能描述的疾病证明中，92% 描述了身体结构和身体功能，35% 描述了活动，12% 描述了参与。多元回归分析显示，在精神疾病证明，以及初级保健医生开具的证明中，对活动的描述更为频繁。

Nilsing 等人还发现，2008 年瑞典引入的病假指南通过增加名单上患病人员的活动限制信息，提高了疾病证明的质量[23]。基于对 2007 年和 2009 年 976 份新增疾病证明的分析，他们发现这期间与 ICF 相关的信息从 65% 增加到 78%，并且当医生描述患者的功能时，“活动受限”的使用率也有所增加。

6.8.5　冰岛：新的工作能力评定及 ICF 的使用

冰岛的残疾抚恤金数额一直在稳步增长，因此，残疾的评价程序和部分残疾福利金的使用重新被考虑[44]。冰岛总理办公室 2007 年的一份报告指出有必要进行残疾再评定并加强职业康复服务，这标志着 VIRK，即 2008 年成立的职业康复（vocational rehabilitation fund, VR）基金的开始。VR 基金的目标是系统性地减少职员因工作残疾而离职的可能性。

在冰岛，一种新的工作能力评定方法作为改变评定流程的重要元素被引入，这个方法从身体、精神和社会角度对个人积极参与劳动力市场的能力进行全面评定。一方面，它是一个对能力评定的持续性的过程，另一方面也有利于职业康复和治疗。因此，工作能力评定的重点在于当事人能够做什么，他/她的个人资源在支持重返工作岗位中也发挥着核心作用[30]。

评定是通过全面的访谈，以综合地探索及提高个人的工作能力，这意味着不仅要评定个人的身心健康，还要评定个人社会情况和他在劳动力市场中的地位。因此，在一个领域的健康状况不是最佳状态，

并不一定意味着这个人不能工作;在其他领域的优势可能会抵消这些缺陷,个体通过适当的调整后可以重新工作。与此同时,评定旨在增加可利用的机会,以激励个体尽可能积极地参与劳动力市场。因此,在这种背景下,许多不同因素间的相互作用是非常有意义的。

6.8.6 工作能力评定的主要特点

工作能力评定可分为三个阶段:①基础评定;②专项评定;③再评定(图 6-1)。

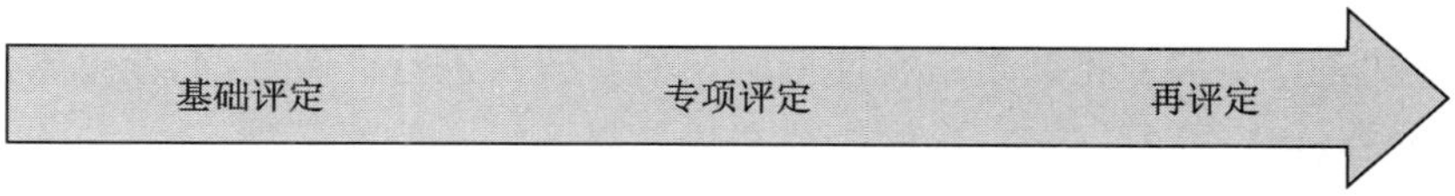

图 6-1 冰岛工作能力评定

基础评定(basic assessment)的目的是促进健康,改善社会条件,进而激励人们早日重返工作岗位。在基础评定中,重点是早期干预、激活和消除工作障碍。评定以问卷和访谈为基础,由职业康复顾问进行,该顾问还通过对个人的工作和社会环境赋能、激励和激活个体。基础评定的结论根据上述资料得出。

专项评定(special assessment)是指由外聘专家对职业康复和重返工作岗位的可能性进行的详细评定、分析和评估的过程,外聘专家包括医生、物理治疗师、作业治疗师、心理学家和社工等人员。与基础评定相比,专项评定以更专业的方式探讨和评定个体的选择;同时,基于专项评定,进一步确定如何提升工作能力,并制定全面的职业康复计划。在专项评定中,专家应根据 30 个 ICF 类目报告功能损失情况[2](其中 20 个来自 EUMASS 核心组合);在基础评定结束后超过 6 个月仍未取得满意结局,或当激活计划/复工计划无效或未达到预期效果时,建议进行专项评定。当个人的生活环境复杂,需要详细地分析和执行全面的康复计划时,也建议进行专项评定。

再评定(reassessment)是当个人已经实施了职业康复计划,仍没能返回工作岗位时需要进行的评定。再评定也可在确定个人的剩余工作能力,如考虑发放部分残疾福利时进行。再评定可能预示着还需要再次进行职业康复,因为最佳表现或者最大工作能力还没有达到;如果达到了最大的工作能力,则可以通过再评定说明个人的工作能力程度。

6.8.7 工作能力评定的发展

在开发工作能力评定量表及其工具时,一个主要目标是确保早期干预的实施,这种早期干预在职业康复中至关重要,也是解决长期福利依赖最有效的措施。早期干预是一种简单、有效、经济的方法,可以预防有常见健康问题的人因病长期缺勤[29]。出于这方面的考虑,基础评定在工作能力评定中起着关键作用,有助于早期干预;与此同时,也应认识到,因病缺勤数月的人仍然可以通过一个全面的康复计划成功复工[45]。

虽然诊断可用于确定疾病病因和判断个体预后,但在评定中仅有诊断是不够的。确定功能受限可以为康复干预计划提供必要的信息,并与专项评定的目的一致。

在专项评定和再评定中,专家们都需要评定 30 个 ICF 功能类目,其中 20 个从 EUMASS 核心组合[2]中选取,其他 10 个从基础评定中选取,以便更详细地探索未包含在 EUMASS 核心组合中的社会和环境因素。在康复过程中早期使用 EUMASS 核心组合增加了恢复重要功能的可能性。

在专项评定和再评定中使用 ICF 类目的目的,是让专家在当事人康复期间系统地进行评定。通过这种方式,可以确保工作残疾最终评估结果的透明度,提高个体工作效率,并尝试改善个人的工作能力。专项评定和再评定将个体的功能与相应的工作联系起来,并从中发现如何避免或减少个体经历的障碍。

与此同时，也可利用个体资源获得最大活动能力。因此，专项评定和再评定的目的是评定功能丧失情况，以及判断是否需要针对其环境进行改造。

ICF 分类（残损、活动限制或参与受限）中限定值从 0 级（没有障碍）、1 级（轻度障碍）、2 级（中度障碍）、3 级（重度障碍）到 4 级（完全障碍）[1]。研究表明这样的限定值能使多学科团队更好地理解功能情况，并让所有团队成员能够量化功能缺陷的程度[46]，限定值可以用来描述治疗的有效性，级别下降可以解释为功能能力的提高，这些信息在再评定中很重要。对限定值为 2 级或更高级别的功能类别应给予更多关注，这种划分是基于 WHO 建议将截止标准设为 2 级产生的。

进行专项评定和再评定的专家被要求在使用限定值对残疾进行评级之前，全面考虑来自基础评定、专项评定、访谈和检查的所有相关信息，同时需要提供选择此限定值的原因。

在一项研究中，Konráðsdóttir 发现该评估方法的开发是按照现代对工作能力的定义和理解进行的[30]，开发的灵感来源于其他国家的已证明有用的既定方法，随后与国际专家合作并通过一个国际发展项目开发了工作能力评估工具。

由于 EUMASS 核心组合的效度研究表明该核心组合缺乏心理健康因素，因此 VR 基金成立了一个由精神病学家和心理学家组成的专家组。该小组检查了专项评定中的因素、ICF 核心组合中抑郁症和双相情感障碍中的因素，以及关于焦虑症中最常见功能丧失的现有研究，比较了 70 例患者的心理健康问题和功能丧失情况。工作组建议应该强调“b130 能量和驱力功能”，并在专项评估和再评定中增加“b126 气质和人格功能”和“d230 进行日常事务”两个 ICF 类目。

6.8.8 挪威：工作能力方法

挪威卫生和社会事务局于 2003 年发布了挪威版 ICF，劳工和福利局加入了一个在卫生保健和福利部门宣传 ICF 的全国性小组，ICF 已被用于社会保险医学的教育和研究。2001 年至 2006 年期间，挪威对福利制度进行了彻底改革，疾病福利方案、重返工作岗位计划和残疾福利方案均因此改变，改革的目的是使福利政策和后续程序现代化，包括了更加明确地强调功能而不是疾病、强调资源和能力而不是受限和残疾。因此，重点转向了评估申请人功能，随着新的残疾评估工具和流程的尝试和检验，功能性评估方法在结构层面和实践层面上得到越来越多的支持。

在结构层面上，从 2009 年起，在被确定或怀疑有工作能力下降的所有案例中，社会保险机构官员都使用了新的工作方法（工作能力方法），该方法与 2003 年的丹麦工作能力方法非常相似，也采用了 ICF 的元素；这一方法基于对健康和功能的生物-心理-社会模式的理解，非常强调 ICF 的活动部分，而对残损的关注相对较少。一篇分析工作能力新的评估方法、其历史根源，以及比较该方法与其他评估模式的论文已经发表[18]。

2002 年，挪威国家保险管理局（National Insurance Administration）开始研究可用于短期病假和伤残抚恤金申请中残疾评估的工具，由此开发了包含 40 个项目的挪威功能评定量表（Norwegian Functional Assessment Scale, NFAS），用于工作能力降低的人群[47]。该量表以活动成分的 ICF 类目为基础，并对列入疾病名单的人员进行了现场测试，经因子分析法确认了 4 个身体功能域（走/站、握/触、举/拿和坐）和 3 个心理功能域（应对、沟通和感知），NFAS 结果显示疾病名单上的人的功能显著降低，由此证明了 NFAS 的有效性。

在后期阶段修订的 NFAS 包含 39 个项目[48]，与早期版本相比，新修订的五级量表版本提供了更高的数据质量、更好的终点效果和更高级别的内部一致性，NFAS 的结构效度、数据质量和重测信度是可接受的，基于人群的功能能力的规范性数据也已发布[49]。

NFAS 尚未被接受为社会保险系统中的标准工具，但已引起职业康复和常规训练实践的关注[24,50]。

ICF 在挪威社会保险医学研究方面的进展令人鼓舞,但在社会保障的实际工作中的应用仍然有限。

> 瑞典社会保险采用基于 ICF 的方法来评估康复需求和认定长期福利资格。最新的方法整合了功能评定和工作需求。在冰岛,康复过程由基于 ICF 的工具管理,该工具基于 EUMASS 核心组合开发。

6.9 ICF 在社会保障方面的进一步发展

ICF 的基本理念已被欧洲社会保障体系所接受,疾病和功能的相关概念以及对个人和环境因素的强调,与社会保障方面近期取得的进展相一致。在过去的几十年里,生物-心理-社会模式在欧洲的社会保险机构中的应用越来越广泛。

通过使用 ICF 中的限定值,可以描述和分析功能中的资源。OECD 的建议对社会保险机构产生了强烈的影响,这些建议将重点放在功能和能力上,而不是残疾和失能上。ICF 提供了对功能、对个人和环境因素的积极和消极影响的理解,有利于应用于社会保障体系中。

北欧国家在社会保障制度中使用 ICF 的经验极有价值。在社会保障中,在康复阶段采用基于 ICF 的方法、协议和工具是一个比较直接的过程;在这些情况下,即使健康状况的下降已经持续了相当长的一段时间,但患者仍有可能重新融入工作。

当对残疾进行长期和永久福利评估时,使用 ICF 的经验要少得多,很可能是社会保险机构发现在这些评估中对 ICF 的需求较少。在对残疾进行短期病假福利评估时,有实施基于 ICF 工具的尝试,例如挪威功能评定量表,但这些尝试可能因为被认为太耗时而没有成功。

到目前为止,ICF 在为工作能力低下的人提供医疗和职业康复阶段的应用方面最为广泛。尽管如此,也存在一些问题,比如 ICF 的完整分类太过广泛而无法用于社会保险,需要讨论和检测是否应当在每个国家的社会保险机构中使用特定疾病或通用核心组合。一些欧洲国家强调诊断的重要性,对决策过程产生了重要的医学影响,特定疾病的核心组合在这些国家可能更有用。然而,由于社会保险评估的目的与临床医学的目的存在部分不同,因此需要对这些核心组合进行修改。此外,在社会保险方面,既要评估重返工作岗位的可能性,也需确定是否应给予个人福利津贴。

特定疾病的核心组合存在缺陷,在社会保险中,最重要的可能是福利申请者合并症的高患病率,通常是躯体和精神疾病共同限制了活动。在这种情况下,需要几个核心组合,这无疑是一项复杂而烦琐的任务;当存在多种合并症时,通用核心组将更具成本效益。

在越来越多的国家,单纯医疗定位的残疾评估过程已被舍弃。在这些国家中,回归针对特定疾病的核心组合似乎是一种倒退、且远离多专业方法,其实是需要进一步开发和测试符合特定症状和特定背景的核心组合。

无论使用哪种类型的核心组合,都应该牢记基于 ICF 核心组合的工具和方案在社会保障中具有双重目的。引导个人回归工作岗位是首要目标,如果不成功,则去评估给予财务支持的需要。这些工具的范围、测量排列和内容将因情况而异。

> 在欧洲国家,ICF 用于职业康复,并用于评估康复需求。在某些情况下的通用核心组合将有用,而在其他情况下的特定疾病核心组合可能更好。

6.10 ICF 在社会保障方面的限制

到目前为止,ICF 在社会保障方面的使用范围有限,主要用于支持和阐明对个人功能能力和残疾的评估。另一方面,在工作残疾评估中,由于现代工作生活因素的丰富性在 ICF 中未得到展现,其对环境因素的描述目前并不明显。

Anner 等人已经解决了 ICF 在残疾评估方面的局限性[13],强调 ICF 适用于对申请人功能能力的定义和分类,但也指出 ICF 无法描述残疾评估的其他重要方面,如健康状况、残疾的发展、预后和因果关系。

缺乏个人因素分类是使用 ICF 时的一个限制。如果想在社会保险残疾评估中以标准化的方式描述个人因素,比如工作动机或心理认同感,需要使用其他工具。

这一领域的冲突涉及社会保险中的内在问题,即需要在关注个人独特性和对残疾的总体政策的需求之间找到一个平衡,采用基于 ICF 的工具和综合思维使问卷和方案更容易标准化。在这种情况下,很容易忽视个人的独特经历,因此正如在瑞典 AFU 测试中所做的那样,在表格中加入开放行,用以输入个体的独特相关类别非常重要。

> 标准化工具的使用不得违背社会保险当事人具有独特背景、独特可能性和平等权利的原则。

6.11 总结

在社会保障方面,ICF 可以提高相关决策的透明度和公平性。该框架和分类法,以及核心组合的最新发展,已在社会保险机构中得到采用。ICF 满足了在残疾福利申请中更加强调重返工作岗位流程以及个人功能和工作能力的需要。

学习问题

1. 什么是"工作胜任证明"?

答:英国的医生不开具疾病和工作能力下降的证明,取而代之的是一份工作健康声明("工作胜任证明"),描述患病工人尽管生病,但仍然能做的事是什么。这份"工作胜任证明"是给雇主的。

2. 欧洲保险医生在残疾福利申请中如何评估功能和工作能力?

答:在欧洲大部分国家,评估在与申请人的面试中进行,包括体检。而在一些国家(北欧、德国、比利时),评估是通过查阅申请人的档案,并根据其他医学专家提供的现有信息形成建议来完成。

3. ICF 如何协助疾病认证?

答:ICF 可用于开发系统化和标准化的评估方法、疾病认证实践指南,是帮助医生了解患者在工作中的活动限制和参与受限的工具。ICF 作为一个框架,有助于理解功能能力和工作需求之间的动态关系。

4. 为什么在社会保障中,针对特定症状的核心组可能比针对特定疾病的核心组更实用?

答:许多社会保障福利申请人的躯体和精神状况共同限制了活动。在这种情况下,将需要几个针对特定疾病的核心组合；因此存在多种合并症时，针对特定症状的核心组更有效。许多国家也已经在残疾评估过程中舍弃了单纯的医疗导向，回归针对特定疾病的核心组合是一种倒退，而且远离多专业方法。

5 职业康复评估和残疾评估有什么区别？

答：职业康复（VR）中的评估是一个多学科和多利益相关者参与的过程，而在残疾评估（DE）中，只涉及少数几个专业，如医疗、心理、社会工作者和行政管理。DE 只在社会保险机构中完成，但 VR 也可以发生在卫生部门。DE 是为了决定具有强烈法律要求的福利权利，VR 是为了评估临床干预的效果和重返社会的潜力，几乎没有法律需求。DE 中的评估侧重于残疾，范围有限，而在 VR 中，重点是能力（资源）并且更为全面。

6. ICF 在社会保障中有何限制？

答：ICF 适用于申请人功能能力的定义和分类，但残疾评估的某些重要方面无法在 ICF 中描述，例如健康状况、残疾的发展、预后和因果关系。缺乏对个人因素的分类也限制了 ICF 在社会保障中的使用。如果要以标准化的方式描述个人因素，如工作动机或心理认同感，则必须使用其他工具。

（舒甜，陈和木译校）

参考文献

[1] World Health Organization. ICF-international classification of functioning, disability, and health. Genëve: World Health Organization; 2001.

[2] Brage S, Donceel P, Falez F. Development of ICF core set for disability evaluation in social security. Disabil Rehabil. 2008; 30: 1392-6.

[3] Anner J, Brage S, Donceel P, Falez F, Freudenstein R, Oancea C, de Boer W E L. Validation of the EUMASS Core Set for medical evaluation of work disability. Disabil Rehabil. 2013; 35: 2147-56.

[4] Timner K. Die Bedeutung der ICF für die sozialmedizinische Beurteilung in der gesetzlichen Rentenversicherung. Der Medizinische Sachverständiger. 2008; 104: 15-7.

[5] Morgell R, Backlund LG, Arrelöv B, Strender L-E, Nilson GH. Health problems and disability in long-term sickness absence: ICF coding of medical certificates. BMC Public Health. 2011; 11: 860.

[6] Escorpizo R, Stucki G. Disability evaluation, social security, and the international classification of functioning, disability, and health. J Occup Environ Med. 2013; 55: 644-51.

[7] Nordenfelt L. The concept of work ability. Brussels: P. I. E. Peter Lang; 2008.

[8] OECD. Sickness, disability and work: breaking the barriers. A synthesis of findings across OECD countries. Paris: OECD; 2010.

[9] Mabbet D, Bolderson H, Hvinden B. Definitions of disability in Europe: a comparative analysis. Uxbridge: Brunel University; 2002.

[10] de Boer WEL, Besseling JJM, Willems JHBM. Organisation of disability evaluation in 15 countries. Pratiques et organisation des soins. 2007; 38: 205-17.

[11] EUMASS. Social security medicine in Europe: professional sick leave: the role and functions of professionals inmanaging sickleavein different Europeancountries. 2011. At: www. eumass. com

[12] Brage S. Legers oppgaver ved søknad om uførepensjon i fem europeiske land [Physician work tasks in applications for disability benefits in five European countries] (in Norwegian). Arbeid og Velferd. 2010; 4: 70-80.

[13] Anner J, Schwegler U, Kunz R, Trezzini B, de Boer WEL. Evaluation of work disability and the interna-

tional classification of functioning, disability and health: what to expect and what not. BMC Public Health. 2012; 12: 470.

[14] Harrington M. An independent review of the work capability assessment—year two. London: The Stationery Office; 2011.

[15] Medical Services. Training & development revised WCA handbook. ESA (LCW/LCWRA) Amendment Regulations; 2011.

[16] Boer de WEL. Quality of evaluation of work disability. Ph. D. thesis, University of Amsterdam; 2010.

[17] Ptyushkin P, Vidmar G, Burger H, Marinček C, Escorpizo R. The International Classification of Functioning, Disability and Health (ICF) in vocational rehabilitation and disability assessment in Slovenia: state of law and users' perspective. Disabil Rehabil. 2011; 33(2): 130–6.

[18] Solli HM. Justice, objectivity and disability assessment within social insurance medicine. An ethical and scientific-philosophical analysis of three disability models, seen in a historical perspective (in Norwegian). Ph. D. thesis, Michael. 2007; 4(3): 195–520.

[19] Schwegler U, Anner J, Boldt C, Glässel A, Lay V, de Boer WEL, Stucki G, Trezzini B. Aspects of functioning and environmental factors in medical work capacity evaluations of persons with chronic widespread pain and low back pain can be represented by a combination of applicable ICF Core Sets. BMC Public Health. 2012; 12: 1088.

[20] Gjesdal S, Bratberg E. Diagnosis and duration of sickness absence as predictors for disability pension: results from a three-year, multi-register based and prospective study. Scand J Public Health. 2003; 31: 246–54.

[21] Krohne K, Brage S. New rules meet established sickness certification practice: a focus-group study on the introduction of functional assessments in Norwegian primary care. Scand J Prim Health Care. 2007; 25: 172–7.

[22] Larson J. Metoder för bedömning av arbetsförmåga inom sjukförsäkringen—slutrapport [Methods for assessment of job capacity in social insurance—a final report (in Swedish)]. Stockholm: Försäkringskassan; 2013.

[23] Nilsing E, Söderberg E, Öberg B. Sickness certificates in Sweden: did the new guidelines improve their quality? BMC Public Health. 2012; 12: 907.

[24] Østerås N, Gulbrandsen P, Benth JS, Hofoss D, Brage S. Implementing structured functional assessments in general practice for persons with long-term sick leave: a cluster randomised controlled trial. BMC Fam Pract. 2009; 10: 31.

[25] Frank AO, Sawney P. Vocational rehabilitation. JR Soc Med. 2003; 96: 522–4.

[26] Chamberlain MA, Moser VF, Ekholm KS, O'Connor RJ, Herceg M, Ekholm J. Vocational rehabilitation: an educational review. J Rehabil Med. 2009; 41: 856–69.

[27] Escorpizo R, Finger ME, Glässel A, Cieza A. An international expert survey on functioning in vocational rehabilitation using the international classification of functioning, disability and health. J Occup Rehabil. 2010; 20: 502–11.

[28] Finger ME, Escorpizo R, Glässel A, Gmünder HP, Lückenkemper M, Chan C, Fritz J, Studer U, Ekholm J, Kostanjsek N, Stucki G, Cieza A. ICF Core Set for vocational rehabilitation: results of an international consensus conference. Disabil Rehabil. 2012; 34(5): 429–38.

[29] Waddell G, Burton AK, Kendall NAS. Vocational rehabilitation—what works, for whom, and when? Report for the Vocational Rehabilitation Task Group. London: TSO; 2008.

[30] Konráðsdóttir ÁD. Work ability assessment—description and evaluation of a new tool in vocational rehabilitation and in disability claims. Master thesis, University of Bifröst; 2011.

[31] Spanjer J. The disability assessment structured interview. Its reliability and validity in work disability assessment. Ph. D. thesis, University of Groningen; 2010.

[32] Department of Work and Pensions. Transformation of the personal capability assessment. Report. London: DWP; 2006.

[33] Litchfield P. An independent review of the work capability assessment—year four. London: The Stationery Office; 2013.

[34] Linden M, Baron S, Muschalla B. Relationship between work-related attitudes, performance and capacities according to the ICF in patients with mental disorders. Psychopathology. 2010; 43(4): 262-7.

[35] Madans JH, Loeb ME, Altman BM. Measuring disability and monitoring the UN convention on the rights of persons with disabilities: the work of the Washington Group on Disability Statistics. BMC Public Health. 2011; 11 Suppl 4:54.

[36] Cieza A, Ewert T, Üstün B, Chatterji S, Kostanjsek N, Stucki G. Development of ICF core sets for patients with chronic conditions. J Rehabil Med Suppl. 2004; 44: 9-11.

[37] Rondinelli RD, editor. Guides to the evaluation of permanent impairment. 6th ed. Chicago: AMA Press; 2008.

[38] Nordenfelt L. On health, disability and activity: comments on some basic notions in the ICF. Disabil Rehabil. 2006; 28: 1461-5.

[39] World Health Organization. ICF-checklist. 2007. Available at: http://www3. who. int/icf/check list/icf-checklist. pdf

[40] Lindenger G. "Medical Conditions for Work"—how to assess work capacity using the international classification of functioning in Sweden. 15 Mar 2012. Available from: http://www. swiss-insurance-medicine. ch

[41] SOU. Gränslandet mellan sjukdom och arbete [The borderland between sickness and work (in Swedish)]. SOU 2009: 89. Stockholm; 2009.

[42] Löfgren A, Hagberg J, Arrelöv B, Ponzer S. Frequency and nature of problems associated with sickness certification tasks: a cross sectional questionnaire study of 5455 physicians. Scand J Prim Health Care. 2007; 25: 178-85.

[43] Nilsing E, Söderberg E, Normelli H, Öberg B. Description of functioning in sickness certificates. Scand J Public Health. 2011; 39: 508-16.

[44] OECD. Transforming disability into ability. Policies to promote work and income security for disabled people. Paris: OECD; 2003.

[45] Dekkers-Sánchez PM, Wind H, Sluiter JK, Frings-Dresen MHW. What promotes sustained return to work of employees on long-term sick leave? Perspectives of vocational rehabilitation professionals. Scand J Work Environ Health. 2011; 37(6): 481-93.

[46] Rauch A, Cieza A, Stucki G. How to apply the International Classification of Functioning Disability and Health (ICF) for rehabilitation management in clinical practice. Eur J Phys Rehabil Med. 2008; 44: 329-42.

[47] Brage S, Fleten N, Knudsrød OG, Reiso H, Ryen A. Norsk Funksjonsskjema—et nytt instrument ved sykmelding og uførhetsvurdering. Tidsskr Nor Laegeforen. 2004; 124: 2472-4.

[48] Østerås N, Gulbrandsen P, Garratt A, Benth JS, Natvig B, Brage S. A randomised comparison of a four-

and a five-point scale version of the Norwegian Function Assessment Scale. Health Qual Life Outcomes. 2008; 6: 14.

[49] Østerås N, Brage S, Garratt A, Benth JS, Natvig B, Gulbrandsen P. Functional ability in a population: normative survey data and reliability for the ICF based Norwegian Function Assessment Scale. BMC Public Health. 2007; 7: 278.

[50] Strupstad J, Ihlebaek C, Øyeflaten I, Espnes GA. Arbeidsrettet rehabilitering i Norge [Vocational rehabilitation in Norway (in Norwegian)]. Utposten. 2011; 3: 26-32.

7

残疾评估的法律层面:工作残疾与人权

Jerome Bickenbach

7.1 引言

7.1.1 残疾与“有价值的穷人”

从法律上讲,现代残疾评估法(用于评估工作残疾或确定社会保障、残疾福利和工人补偿的资格)与1531年的英国《济贫法》之间有着不可分割的历史联系。正是在那一年,英国议会试图消除社会上的“闲散和流浪”现象,指示治安法官授权那些由于身体或精神原因无法工作的人进行公开乞讨,并将那些具有欺诈性的、健全的乞丐送到济贫院。法律明确规定,只有盲人、聋人、智障者、肢体缺损、患有不治之症或疯子,才是“有价值的穷人”,可以合法乞讨[1,2]。尽管是现代福利立法的遥远祖先,这部《济贫法》确立了这样一种观点,即在没有实质性和永久性损害/疾病证据的情况下,没有人仅因为失业而值得国家慷慨解囊(甚至有成为乞丐的特权)。人们普遍认为流浪汉和无所事事者会通过欺骗逃避劳动,因此身体虚弱的确凿证据是唯一的法律保障。在这种观点下,对残疾的医学证据的依赖,以及将医疗专业人员作为残疾福利的把关者成为不言而喻的理由[3-6]。

我们可能已经抛弃了有价值和无价值乞丐的粗略二分法,但确定残疾的医学方法仍然在社会保障、工人补偿以及与年龄和残疾相关的养老金中占据主导地位。自19世纪伟大的改革者德国的Otto von Bismarck和英国的Lord Beveridge以来,我们采取了更为无私博爱的目标,即为无法工作的人提供一个对抗贫穷的“安全网”。但人们仍然普遍认为,既然一个人有很多原因无法获得、维持工作以及养活自己和家人,残疾计划必须公平地要求并证明该人的失业由于与工作残疾直接相关的、潜在的健康状况所导致。

针对工作残疾的医疗方法很受律师们的欢迎,他们希望法律规则具有权威性、相关性、可靠性和行政上的便捷性。律师和项目管理人员对确定资格时高度自由或随意、规则应用不统一、缺乏透明度、管理成本过高颇为反感。一般来说,法律,特别是行政法,受自然公正原则的制约——也被称为“程序公平规则”或“审判人员公平行事义务”[7]。

在刑法中,拥有公平审判或听证的权利、发表意见和为自己辩护的机会以及获得没有实际或明显的偏见合理决定的权利,是常见的公平原则,也是一千年来英美普通法传统的核心所在,这在其他法律制度中也普遍存在(从拿破仑法典到伊斯兰教法)。社会项目的资格确定可能不像刑事审判那样重要,但类似的规则也同样适用。依靠一个明显中立、有知识的和透明的权威机构(如应用客观的、基于证据的医疗标准的医生),具有明显的中间人的可靠性,可以说是最接近公平程序的法律理想。

7.1.2 职业康复的兴起

将目前的残疾法律和政策实践与16世纪联系起来的另一条线索,是将福利限制在真正需要的人群,演变为20世纪早期的专业服务的理念,尤其是职业康复,可以有效地消除对公益慈善的需求。尽管是一种世界性的现象,或者至少是在资源丰富的国家,职业康复在残疾人政策发展中不断演变的作用在美国最为明显,最有可能因为它是最终发展社会福利计划、且资源丰富的国家之一。从19世纪末开始,美国针对残疾问题的法律和政策调整与不断变化的职业康复息息相关[5,8,9]。

> 第一次世界大战后残疾法律和政策的重心主要在经济方面:资助职业康复服务的政治理由是政策的预期经济回报。这意味着残疾政策是以"就业能力"的这一法律范畴为基础[4]。

在《济贫法》的潜在推动下,人们认为只有那些有可能获得有酬就业的人才应该成为康复服务、职业培训、工作安置和咨询的受益者,而那些缺乏这些潜力的人应该被安置在社会福利机构中。直到经济大萧条后,社会保障和援助计划才上线,上述服务对象的范围才得以扩大;然而,即使在那时,根本的政治原则也不是像欧洲那样的社会团结或人权,而是经济成本效益和社会工程。由联邦或州政府资助的专业专家的任务是改变个人以适应工作场所的需求。很久以后,这些服务变成了法定资格问题,实际上是权利问题而不是公共慈善问题。直到那时,残疾人,而不是提供康复计划的专家,才在设计的适合他们需要的康复计划中发挥了更积极的作用。

7.1.3 现代"残疾评估"政策

美国第一个主要的残疾立法是1920年的《职业康复法案》,该法案涉及的身体残疾人数相对较少,且没有涉及精神或智力障碍的患者;尽管每年大约有25万严重的身体障碍者,但从1920年至1943年修正法案通过,每年却只有12 000人受益[10]。新政对该计划的运行方式没什么改变,尽管到了1938年,它的管理已转移到联邦安全局(Federal Security Agency, FSA),该局隶属于同时管理《社会保障法》的社会保障局(Social Security Administration, SSA)。职业康复一直由FSA主管,直到1949年FSA被废除,其职能被转移到新成立的卫生、教育和福利部;在那里,职业康复遇到了它的捍卫者Mary Switzer,作为职业康复办公室负责人,她在第二次世界大战期间率先将职业康复的概念从职业教育、咨询,扩展到医疗和其他康复干预上,旨在恢复"整个人"的就业能力[10]。

在这一时期发展起来的法理学,在1954年的《职业康复法》中达到了顶点,反映了一种发展中的观点,即为能够适合就业的残疾人提供康复服务是很好的常识,因为这样残疾人可以成为税收生产者而不是税收消费者;只要该计划不过度干涉各州如何使用资金,联邦资金就可以用来为私营企业"加油助力",并为各州的职业康复计划提供资金。该法案明确指出,保障残疾人的权利或消除劳动力市场上的外部障碍,不是联邦政府的工作;该政策专门为残疾人提供额外的帮助,以开发他们的潜力[10]。

"残疾评估"过程作为确定所有社会援助、社会保护或社会福利计划资格的主要法律工具出现,旨在使残疾人和其他弱势群体受益。在最初的1935年《社会保障法》的基础上,美国出现了两个庞大而昂贵的计划,首先是1956年的社会保障残疾保险(social security disability insurance, SSDI),其次是1970年的补充保障收入(supplemental security income, SSI)。SSDI为那些已经被社会保障计划覆盖的人提供付款,而SSI是一项针对收入有限的残疾人、盲人和老年人的收入援助计划,无论他们以前是否有工作。鉴于为因残疾而无法工作的人提供替代收入的目的，这两个计划在法律上要求对残疾进行定义，该定义侧重于有需要的适当人群，即失业者。

因此，从20世纪30年代中期开始，如果一个人“由于任何医学上可确定的身体或精神损伤而无法从事任何实质性的有报酬的活动，而且这种损伤可能导致死亡，或者已经持续或可能持续超过12个月”(42 U. S. C. 7 δ410)，则被视为残疾。到20世纪70年代末，SSA增加了一项要求，强调只有当申请人的身体或精神损伤严重到不仅不能从事以前的工作，而且考虑到他/她的年龄、教育和工作经验，不能从事国民经济中存在的任何其他种类的实质性有报酬的工作时，才会被视为有残疾。这项规定截至目前仍然有效。

为了应对实施这一定义的挑战，SSA依靠的是招聘医疗专业人员作为把关者的行之有效的方法，以及基于所谓的损伤清单的医疗程序，作为残疾评估过程中的一个筛选步骤。清单包括医学体征、症状和实验室检查结果，旨在描述每种损伤被认定为工作残疾所要求的严重水平，以应对20世纪80年代的一系列法律案件和政治压力。

SSDI和SSI的残疾评估程序在清单的基础上变成了更复杂的临床评估组合：由损伤引起的与工作相关的功能限制的粗略评估，对个人工作经历和获得的工作技能、教育背景和年龄的详细职业分析，最后是对个人当前职业前景的分析。

所有这些都在非正式的“蓝皮书”中进行了详细描述。由于SSA没有资源对每年近300万新申请人或复审申请人中的每一位执行完整的五阶段评估，以及由于否定的决定在上诉中被推翻的比例特别高，导致出现了政治上无法接受的高申请成功率。

1996年，SSA得出结论，残疾确定程序需要重新修订，并寻求对其进行根本性修订的构思。经过10年的研究和一些报告[11]，著名的医学研究所专家委员会在2007年发布了一份报告，一开始勉强承认找不到任何令人信服的理由来放弃通过损伤清单进行纯粹的医学判断，而将所有注意力集中在提高残疾认定的敏感性上[12]。为了稍微远离纯粹的医学评价，委员会建议进行研究，将清单中的损害与患者执行标准或基础工作任务时功能能力的实际减退联系起来，以期使清单成为对无法工作人员的更相关和实际的指导。

美国经验在几乎所有的高资源环境中都以类似的方式上演：从最初完全依赖纯医学基础来进行工作残疾的法律认定，到建议修改以扩大指标范围，但最终在法律标准和评估人员的专业资格方面，医学基础仍然具有权威性。

7.1.4　下一步计划

在简要描述了其历史渊源之后，本章将从法律角度对残疾评估进行阐述。首先，回顾了用于确定工作残疾和残疾政策内其他目的的残疾评估常见模式的类型学。其次，本章重点讨论已经成为主流的方法，即Baremas或以损伤为重点的评估方法，特别是极具影响力的《美国医学协会永久性损伤评估指南》(*American Medical Association Guides for the Assessment of Permanent Impairment*, AMA指南)[13]。虽然从法律上讲，指南很少引起太多的关注，但学术界和专业界却一直对该指南持反对意见，理由是它从根本上扭曲了“工作残疾”的概念；比如有人认为，世界卫生组织的“国际功能、残疾和健康分类”(ICF)[14]中对残疾的概念化，将解决当前方法存在的弊病。

当孤立地看待残疾评估，并纯粹将其作为确定福利资格的医学工具时，关于ICF将产生影响的观点难以成立；因为从法律上讲，ICF不会带来多大的作用，而且它的执行需要在行政方面作出重大的改变，单从法律和行政角度来看,很难推行。然而,当社会背景扩大到一般的残疾法律和政策时,特别是当从《残疾人权利公约》[15]所阐明的“工作的人权”角度来看待残疾评定的作用时,ICF 关于残疾概念的重大法律意义就显而易见了。

7.2 残疾评估方法

7.2.1 方法类型学

有 4 种法医学方法用于残疾评估,可单独使用或组合使用,以确定残疾计划资格,特别是基于工作残疾概念的计划:

1. Baremas 方法:为身体功能或结构损伤清单,按严重程度顺序排列,并随意附加“全人残疾百分比”值。将索赔人的损伤与所列的损伤和残疾百分比相比较,以确定赔偿水平。

2. 评估护理需求:评估与健康状况有关的总体护理需求,通常根据索赔人需要他人帮助的、白天或晚上的总计时间,以及提供该水平护理的费用,通过计算确定赔偿水平。

3. 功能能力法:向医疗评估人员或其他健康专业人员提供每个残疾等级的残疾描述清单,或剩余能力等级的概况,索赔人的评估等级由判断哪个描述最接近索赔人的实际情况来确定。

4. 经济损失法:直接从索赔人的收入或纳税申报单中,或者通过某种计算方法计算出索赔人因残疾而遭受的收入损失。该计算方法模拟了索赔人在没有残疾的情况下可能赚取的收入,或者考虑到残疾,索赔人目前能够赚取的收入。

在许多资源丰富的国家,会考虑索赔人的年龄、教育水平和过去的工作经验或已经发生的医疗改善程度等因素,这虽然是评估的一部分,但严格来说这些因素与残疾程度无关,而是与索赔人在某种评估的残疾程度下,仍然可以从事“大量有偿活动”(SSA 的法律测试结果)程度有关。

这 4 种方法的应用可以在全球范围内找到,尽管在大多数资源匮乏的环境中,这些程序非正式且具有高度自由裁量权(国际劳工组织有一个非常有用的网站-NATLEX,其中包含全球所有相关的立法以供比较[16])。

另一种类型学是合理的,至少对欧洲国家来说是如此,在这种类型学中,一个二维矩阵进一步分析了这 4 种方法的医学证据的使用程度和自由裁量权的被允许程度[17]。根据这一分析,这 4 种方法无论是单独还是组合,都可以被安排在一个类型学中,即对证据的高、中、低度使用和对自由裁量权的高、中、低度依赖分类。虽然在此不对这一类型进行探讨,但应该指出,它的好处是强调在目前使用的任何残疾评估中,专业的自由裁量权在相当程度上取代了医学证据。从法律角度看,这是可以理解的:从法律上讲,行政决定的决定性和可靠性比其有效性更重要。

> 然而,归根结底,所有残疾评估方法都必须克服一个突出的概念上的阻碍,这是由于一个人的健康——身体功能和结构障碍、功能能力水平和残疾程度——是连续的,而不是非此即彼的现象所造成的。

例如,个人在呼吸功能方面有不同程度的损伤,从非常严重到非常轻微。然而,残疾评估严格来说是一个行政类别中的“残疾”是否适用的问题。这意味着法律或行政类别只有在沿着相关的连续体提供一个阈值时才能适用,或者允许评估人员有高度的自由裁量权,在他们希望的地方设置阈值。正如我们所见,AMA 指南已忽略这概念,而“解决”了这个概念上的问题,并直接将损伤的严重程度转化为“全人残疾百分比”,让其他人以百分比来确定获得福利资格的水平。

7.2.2 Baremas 方法及其问题

在 4 种残疾评估方法中,Baremas 是迄今为止最古老的方法,以 17 世纪的法国数学家 Francois Bareme 的名字命名,他首先将“每种形式的身体损伤的百分比值图表”作为一项学术练习提出,这种方法于 1883 年被俾斯麦政府采用,用于新兴的社会保险体系。尽管该方法看起来是古老的,几乎是滑稽的前科学,但仍然是最常见的评估方法,尤其在确定工人的补偿福利时。参考现行“美国联邦法规”员工福利[18]中的以下规定:

> 第 8114 条(d)
> 第 8106 节,部分残疾的赔偿计划:
> (1) 手臂缺失,赔偿 312 周。
> (2) 腿缺失,赔偿 288 周。
> (3) 手缺失,赔偿 244 周。
> (4) 足部缺失,赔偿 205 周。
> (5) 失明,赔偿 160 周。
> (6) 拇指缺失,赔偿 75 周。
> (7) 第一指缺失,赔偿 46 周。
> (8) 大脚趾缺失,赔偿 38 周。
> (9) 示指缺失,赔偿 30 周。
> (10) 中指缺失,补偿 25 周。
> (11) 除大脚趾外的其他脚趾缺失,补偿 16 周。
> (12) 环指缺失,赔偿 15 周。

或安大略(加拿大)工人安全和保险委员会评级表[19]中的以下内容:

> **掌骨**
>
> 附图 1 还提供了掌骨的残疾评级值。显示的值不包括拇指。医疗顾问使用所示值仅作为最低指导,并在确定残疾等级时评估整只手的功能。计算时,请记住只将倍数应用于那些被截肢或严重受损的指骨。
>
> **百分比评分计算** 为了确定多个手指受伤时的残疾百分比评分,决策者或 WSIB 医疗顾问应用以下公式:
>
> 2 手指残疾=单个数值之和×1.5。
> 3 手指残疾=单个数值之和×2。
> 4 手指残疾=单个数值之和×2.5。

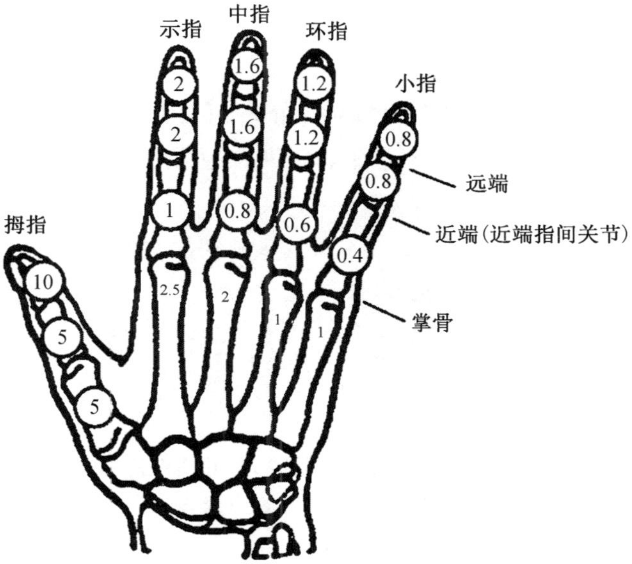

附图 1 掌骨的残疾评级值

AMA 指南是 Baremas 方法的高级复杂版

本。AMA 指南于 1958 年首次出版,现已出版第 6 版[13],在美国、加拿大、澳大利亚、新西兰、南非和许多欧洲国家的 51 个司法管辖区中的 40 个司法管辖区使用,并在许多资源匮乏的国家中非正式和非系统地使用。该指南是为了工人赔偿而开发,也是确定基于侵权的人身伤害和残疾索赔管理的主要法医学工具。针对学术上对其使用的反对意见,AMA 指南第 6 版的编辑认为,确定损伤的严重程度或类别不等同于确定工作残疾:“本指南不打算被用于直接估计工作参与限制,根据指南标准得出的损伤百分比并不能直接衡量工作参与限制”[13]。编辑承认文献中经常提出的评分员间信度有问题[20-22],因为损伤百分比是基于专家共识而不是证据[23]。尽管多年来的异议不断,但 AMA 指南的编辑并没有解决更为严厉的反对意见,即评估百分比体现的倒退的性别和残疾的陈规定型观念[24]。

关于有效性和可靠性的科学或政治问题都没有对该指南在全球范围内的广泛应用产生太大影响。其原因很容易理解:从法律和行政的角度来看,AMA 指南确实为大家提供了一份一致的、客观的、具有一定权威性的指南。在许多司法管辖区,AMA 指南被用作残疾福利申请的初步筛选协议——因此,只有明确或严重的工作残疾情况才会被标记——一旦索赔人达到这一要求,就会应用更细致和相关的标准确定资格和赔偿金额。简而言之,AMA 指南的实用性与其目标是匹配的。

对于该领域的许多人来说,尚不清楚是否有替代方案。尽管评估护理需求和经济损失与确定损伤对个人经济状况的影响有关,但它们充其量只是衡量工作残疾的间接替代指标。最近确定的功能能力指标与上述不同,事实上,作业和职业治疗师已将工作相关的功能能力评估确定为与工作残疾最内在相关的指标,因此是最合适的残疾评估测试(例如可参见参考文献[25],[26])。尽管如此,从业人员也认为,损伤与工作表现之间的关系根本不明确或无法预测,尤其是在涉及精神障碍或慢性疼痛时[27,28],那么为什么不坚持已有的标准:AMA 指南呢?

最近对残疾评估标准方法的反对意见是出于这样的信念:封闭的残疾评估世界需要接触到更多关于残疾的最新和可行的概念,特别是工作残疾。这在很大程度上是由于康复从业人员和研究人员对“国际功能、残疾和健康分类”及其残疾概念化的接受程度提高的结果[29-32]。

7.3 ICF 案例

尽管第 6 版的 AMA 指南坚持使用以损伤评估为代表的残疾评估的悠久传统,但也宣布完全遵守 ICF 方法,目前尚不清楚其对 ICF 的采用究竟产生了什么样的影响。

众所周知,这是在康复专业领域被非正式接受了几十年的理论[33,34],认为残疾应该被概念化,它是一个复杂的概念,不是作为一个人身体的特征,而是健康状况与其相关的身体功能和结构损伤(简单和复杂)以及个人身体,环境(人造、社会和态度)特征之间复杂且难以理解的相互作用的结果。

这是 ICF 中体现的残疾模式,也是它所包含的分类的基础。

基于对残疾的这种理解,更具体的工作残疾概念需要考虑工作本身的精神和身体需求(有时称为“工作能力”[35]),但也需要考虑工作环境的所有特征和层面:工人工作时的身体、心理、社会和管理等环境特征。举个简单的例子,坐在轮椅上的工人需要乘电梯才能到二楼的办公室;长时间站立或久坐疼痛严重的工人,如果改变工作要求并允许在工作中休息,则可能完全胜任工作;或者有智力缺陷的员工,可能需要乐于助人的同事来协助完成其工作任务。由于工作环境的许多方面都可以通过调节来改变,如工作场所的物理变化和工作任务的改变,因此损伤并不是工作残疾的唯一相关决定因素。

然而,困难在于在工作残疾评估的背景下,如何采用 ICF 的人-环境残疾模式。即使是密切关注工作残疾概念的研究人员和从业者,也对这个概念持有不一致的看法。在最近出版的一份关于工作残疾的手册中,声称“当工人由于健康问题而无法继续工作或恢复工作时,就会出现工作残疾”[36]。也就是说,工作残疾是由损伤直接和立即引起的。然而,在下一句中,作者又提出“证据表明工作残疾是由多个合作伙伴(工作场所、保险公司、医疗保健提供者),在残疾过程中与患者/工人互动的复杂相互作用所造成;解决这一系统性和多层面的残疾问题,需要采用跨学科的视角方法”(同上)。这意味着预防工作残疾是跨学科努力的总体目标,它可能与损伤无关,而是与工作场所本身的环境特征有关。

前面提到的医学研究所对社会保障局残疾评估的研究[11,12]得出的结论是,ICF 工作残疾交互模式无论是在概念上还是在经验上,都比 SSA 的残疾评估中所隐含的基于损伤的模式,即申请人“从事任何实质性有偿活动”的能力更现实;尽管如此,研究还论证“SSA 没有资源对每年约 260 万残疾申请人中的每一个进行如此广泛的评估”[12]。如果这一任务在这个资源丰富的国家都无法切实可行地完成,那么在其他资源少得多的国家也就不太可能实施。

正是在这一点上,上文所述的不太常用的“功能能力”方法被认为是改革的次优选择。尽管关于这个模糊概念的文献数量众多且结论不一致,但功能能力似乎有两种可能的作用。首先,它可以作为一个筛选标准,正如国际移民组织 IOM 所说,用于筛选与一个人的工作能力“密切相关”的损害程度,也就是说,无论做出什么合理的调整,不能改变此人的工作无能[12]。虽然这一作用需要一些证据,来证明其个人能力水平很低,以致辅助技术和工作环境变化都不会产生作用,目前尚不清楚是否需要、寻求或提供此类证据。

此外,一个人的功能能力是损伤与工作环境相互作用的一种体现。纯粹以损伤为基础的医疗评估不考虑环境,只评估损伤程度;但功能能力评估为了达到更准确的效果,可能会将工作环境可能发生的变化考虑在内。一些作者建议使用功能能力评估[37-40],最近的一项分析将功能能力的这种作用与 ICF 联系起来,建议 ICF 的活动限制从“全人”视角出发,而不仅仅是从躯体损伤层面考虑,这是功能评定的核心,可以更全面地表示一个人的工作能力[32]。

这里不解释“功能性工作能力”的合理性以及所依据的 ICF 的解释,重点是从法律角度解读工作残疾评估。从这个角度来看,直接或通过功能能力方法(适当开发)使用 ICF 的案例仍然很少,尽管可以说出很多支持使用 ICF 进行残疾评估的理由,但从法律角度来看,这些都不重要。

ICF 的支持者认为,作为一个精心设计、概念清晰的国际标准,ICF 将确保残疾评估的透明度、术语一致性和(最佳)评分员间信度[31,41-45],然而这些优点也是法律从业者已经在 AMA 指南中所发现的,并以此认为指南已经提供了权威的国际标准。在美国等国家,将现有的行政评估上层结构从指南转移到一些基于 ICF 的可操作工具,将是一笔巨大的开支,因此需要对这一举措的长期成本效益进行强有力的政治和行政论证。但是,没有现成的证据表明实际上会产生节省,而且风险似乎太大,从法律上讲,指南已经完成了法律要求的所有事情。

可以说,对于将 ICF 残疾概念用于工作残疾确定的论点,我们找错了地方;在残疾评估的狭隘背景下,行政惯性以及开篇概述的基于医疗的评估将对维持现有模式有利。对于基于损伤的工作残疾概念,可能会遭到法律上的反对,一个非常不同的历史和法律传统在这个关键时刻呈现出来,这一传统反映在应用于残疾人的国家和国际反歧视和人权法中。实际上,在 ICF 的支持下,人们很可能会提出一个强有力的法律论点,即工作残疾评估的标准做法具有歧视性并侵犯了人权,这在法律上确实是一个非常有力的论据。

7.4 平等与人权法视角下的残疾评估

平等和反歧视法中使用的残疾的法律定义,清楚地反映了 ICF 对残疾的定性,或者更具体地说,用 ICF 的术语来说,反映了参与的层面。1990 年《美国残疾人法》(现为 2008 年《美国残疾人法修正案》,公法 110-325)中对残疾的法律定性,这是第一部具有开创性的残疾反歧视法,一直是世界各地平行立法的典范:

> 第 12102 节:残疾的定义
>
> (1) 残疾
>
> 术语"残疾"指的是,就个人而言:
>
> (A) 身体或精神损伤,大大限制了该人的一项或多项主要生活活动。
>
> (B) 有这种损伤的记录。
>
> (C) 被视为有这种损伤,如第(3)段所述。
>
> (2) 主要生活活动
>
> (A) 一般来说
>
> 就第(1)段而言,主要生活活动包括但不限于:照顾自己、从事体力劳动、看、听、吃、睡、走、站、举、弯腰、说话、呼吸、学习、阅读、集中注意力、思考、交流和工作。
>
> (B) 主要身体功能
>
> 就第(1)段而言,主要生活活动也包括主要身体功能的运作,包括但不限于免疫系统、正常细胞生长、消化系统、肠道、膀胱、神经系统、大脑、呼吸系统、循环系统、内分泌和生殖系统的功能。
>
> (3) 被视为有这种损伤
>
> 就第(1)段(C)而言:
>
> (A) 如果个人确定因为实际或感知到的身体或精神损伤而存在本章禁止的行为,无论该损害是否限制或被认为限制了主要的生活活动,则该个人满足"被视为具有该损伤"的要求。
>
> (B) 第(1)段(C)不适用于暂时性和轻微的损伤。暂时性损伤是指实际或预期持续时间为 6 个月或以下的损伤。
>
> (4) (E)(i)在确定损伤是否严重限制主要生活活动时,不应考虑缓解措施的改善效果,例如:
>
> (Ⅰ) 药物、医疗用品、设备或器具、低视力设备(不包括普通眼镜或隐形眼镜)、假肢(包括肢体和设备)、助听器和人工耳蜗或其他植入式听力设备、移动设备或氧疗设备和用品。
>
> (Ⅱ) 使用辅助技术。
>
> (Ⅲ) 合理的住宿或辅助设施或服务。
>
> (Ⅳ) 习得行为性或适应性神经调控。

不需要律师就能注意到,这个复杂的法律定义指的是损伤和功能能力,但又远远超出了这两者。可以非常肯定这一点,由于美国最高法院的一系列裁决将 1990 年版本的主要定义错误地解释为仅限于功能能力,自 2008 年对最初的 1990 年法案进行了修正,特别增加了第(4)(E)(i)款。同样重要的是,一个人仅凭第(3)款(即个人被"视为有损伤"),就可能为残疾人。这一事实表明,正如 ICF 的定义一样,残疾完全可以由个人环境的影响造成,在这种情况下,其他人的态度和信仰没有根本的伤害。

更笼统地说,这些保护残疾人免受歧视的法律的意义在于,使残疾人拥有参与到重大的生活活动

（如就业）中的平等权利。但在反歧视法的传统中，确定歧视何时发生的先决条件是对残疾的理解，这完全取决于个人的环境。简而言之，是环境（如人们的态度和信仰、雇佣行为以及未能提供调适等）造成了歧视，而不是损伤或功能能力。

还有另一个理由让我们相信，反残疾歧视法假定了类似 ICF 的残疾概念。这些法律规定，雇主有义务为残疾工人提供“合理的调适”，甚至其他工人因此需要面临过高的费用、健康和安全风险等“不适当的困难”。因此，为了对残疾工人提出的歧视索赔进行辩护，雇主必须向裁决者保证，已经尝试为残疾工人提供便利，并达到为提供这种便利造成了不适当的困难程度[46]。

在 ICF 术语中，调适是起促进作用的环境因素，直接或间接地消除环境障碍。反歧视领域的法律理论要求将工作残疾理解为 ICF 的参与，而不仅仅是功能能力的损伤或问题。

重要的是，在确定工作残疾时不考虑环境因素本身就是一种歧视，这在法律上是有争议的。

如果我们从国家反歧视法转移到人权领域，ICF 在工作残疾概念化中的重要作用就更加明确。自 1948 年最初的《世界人权宣言》[47]第 23 条“……工作权、自由就业权、公正和有利的工作条件权和失业保护权”，工作权和享受相关生活意义、自我价值和尊严的权利一直是国际人权条约的核心组成部分。联合国《经济、社会、文化权利国际公约》第 6 条不仅承认工作权，而且承认各国有义务提供充分实现这项权利所需的“技术和职业指导及培训方案、政策和技术”[48]。1965 年生效的《欧洲社会宪章》从第 1 条开始，表示每个国家都有义务确保“所有有工作和寻求工作的人都有工作”[49]，而《欧盟基本权利宪章》第 15 条指出“人人有权从事工作，从事自由选择或接受的职业……并有在任何成员国寻求就业、工作、行使设立权和提供服务的自由”[50]。

这些关于工作人权的一般性陈述具有法律效力，但往往需要深入的研究评论和技术指南，来揭示其中的一些概念性假设和规范性内容。在《经济、社会、文化权利国际公约》中有一项技术评论，明确将工作权与享有无物理障碍的工作场所的权利联系起来[51,52]。国际劳工局在其所有与残疾相关的声明和公约中，都将无障碍作为工作权的先决条件：无论是在工作场所的物理空间方面，还是在其心理和信息无障碍方面[53]。例如，1983 年国际劳工组织关于职业康复和就业（残疾人）的建议指出，为确保获得工作的权利，各国必须采取“适当措施在开放的劳动力市场上创造就业机会，包括向雇主提供经济激励措施，以鼓励他们为残疾人提供培训和后续就业，并对工作场所、工作设计、工具、机械和工作组织进行合理调整，以促进此类培训和就业”[53]。

对于残疾人来说，关于工作人权的这一悠久国际法传统的顶峰是《残疾人权利公约》第 26 条[15]，它明确提出了三个法律主张：

1. 与 ICF 一样，残疾是健康状况和环境之间的相互作用

第 1 条　目的

残疾人包括长期存在身体、精神、智力或感觉损伤的人，这些损伤与各种障碍相互作用，可能妨碍他们在与其他人平等的基础上充分和有效地参与社会。

2. 工作权包括残疾人无障碍进入工作场所的权利

第 9 条　无障碍

为使残疾人能够独立生活并充分参与生活的各个方面，成员国应采取适当措施，确保残疾人在与其他人平等的基础上，无障碍地进出物理环境、使用交通工具、利用信息和通信，包括信息和通信技术和系统，以及利用在城市和农村地区向公众开放或提供的其他设施和服务。这些措施应包括识别和

消除各种障碍。

3. 工作权意味着国家有义务确保获得与损伤相关的服务,例如职业康复,以及通过合理、便利的方式改变工作环境

第 27 条　工作和就业

成员国承认残疾人有权在与其他人平等的基础上工作……通过采取适当措施,包括通过立法,以

(a) 在涉及各种形式的就业的所有事项上,禁止基于残疾的歧视……

(d) 使残疾人能够有效地获得一般技术和职业指导方案、安置服务以及职业和继续培训;……

(i) 确保在工作场所为残疾人提供合理的便利。

第 2 条

"合理调适"是指在特定情况下,为确保残疾人在与其他人平等的基础上享有或行使所有人权和基本自由,在不造成过度或不当负担的情况下,进行必要和适当的修改和调整。

《残疾人权利公约》是一部相对较新的法律,其条款仍有待检验和法律解释。充分实施该公约的结果尚未完全为人所知,我们再次依靠解释性文件,充分认识残疾人人权的社会意义。由于国际人权法有强调工作和就业对人民生活的重要性的悠久传统,联合国人权事务高级专员办事处,对《残疾人权利公约》在这一领域的潜在影响进行了首次专题研究[54]。本研究从环境视角出发,审查了无障碍工作场所、合理便利以及充分获得社会保护计划(替代就业)的义务范围。特别重要的是,该办公室的评估认为,"残疾分类系统"或服务暗中违反了其《残疾人权利公约》的人权义务,因为该系统根据损伤和功能能力的严重程度对残疾人进行分类,并使用这些系统作为残疾补偿的资格条件。

这些反歧视和人权文件中的法律观点,与工作残疾和其他残疾福利和服务的残疾评估中的观点截然不同。正如其历史所表明的那样,残疾评估是建立在将残疾视为工作能力严重和大幅度下降的观点之上的。

因此,从英国《济贫法》开始,残疾评估主要是将合法不能工作的人与没有正当理由不工作的人区分开来。以损伤和医学证据为基础,用虚弱和无能力的标准来测试申请人的行政和法律机构,甚至以康复和其他服务可以"修复"个人的程度来评估残疾的现代趋势,都反映了这个传统观念。

人权传统观念在哲学和法律上是完全不同的,它基于平等和普遍人性的概念,含蓄地承认人类能力和需求的多样性。因此,ICF 的残疾概念更符合这一传统观念,因为它反映了关于残疾的普遍观点,即损伤是人类生活中永久性、不可避免的、完全自然的特征。与人类的所有普遍特征一样,损伤的影响只能通过与人们生活和行动的整个环境背景相互作用来理解。同样,在人权传统观念中,残疾人不应该得到特殊对待:对他们的"修复"或补偿,不应使其受到痛苦和边缘化。相反,与所有人一样,残疾人应该享有平等的机会,这通常需要平衡人与环境的相互作用,才能使他们充分参与基本活动,例如工作和就业。

7.5　总结

起初残疾评估的法律层面,涉及对确定性和行政便利性的简单但普遍的法律需求,正如初学法律的学生所受的教育一样,在街上开车没有永恒的或天生的"正确"方向:你可以靠右行驶也可以靠左行驶。

法律只要求确定驾驶的方向,而且每个人都知道这一点,从这种不同寻常的立场来看,世界上发现的各种残疾评估方法和方案只能从可靠性、应用一致性、透明度和行政成本方面进行评估,本章将其描述为应用中的自然正义原则。因此,不存在有效性的法律问题,也不存在对科学上正确的工作残疾模式的法律要求;当前政策的存续取决于它们的权威性、大致的可靠性和直觉的相关性,通常还取决于巩固其连续性的政治支持。因此,使用 ICF 的理由相当不充分,律师会问,与 ICF 带来的改进相比,中断当前实践是否值得。医学研究所的专家委员会经过多年的研究得出结论,根本性的改变是不合理的,而他们的结论很可能是正确的。

然而,在残疾评估的有限边界之外,根据国家反歧视法和更广泛的人权义务的国际法律背景,ICF 对残疾的概念化具有深刻的法律共鸣。在这个更广泛的背景下,由于其完全不同的历史渊源,确实存在一个"正确的"残疾概念:能捕捉到人们普遍的生活经验、需求,以及他们生活和活动的环境。可以说,无视残疾人参与主要生活活动(如就业)方面收到受限的证据,不是因为他们的健康状况、损伤或功能限制,而是因为他们身体的、人造的、态度的、社会的和政治的环境特征所造成的障碍,这违反了人权的基本原则以及平等尊严和尊重的基本价值观。

环境对参与的限制作用是 ICF 残疾模式的核心,因此具有深刻的法律意义。

(陈昕译;陈影校)

参考文献

[1] Rushton P. Lunatics and idiots: mental disability, the community, and the poor law in northeast England, 1600-1800. Med Hist. 1988; 32: 34-50.

[2] Stiker H. A history of disability. W. Sayers, Trans. Ann Arbor: University of Michigan Press; 1999.

[3] Stone DA. Physicians as gatekeepers: illness certification as a rationing device. Public Policy. 1979; 27 (2): 227-54.

[4] Stone DA. The disabled state. Philadelphia: Temple University Press; 1984.

[5] Drimmer JC. Cripples, overcomers, and civil rights: tracing the evolution of federal legislation and social policy for people with disabilities. UCLA Law Rev. 1993; 40(5): 1341-410.

[6] Rummery K, Glendinning C. Access to services as a civil and social rights issue: the role of welfare professionals in regulating access to and commissioning services for disabled and older people under New Labour. Soc Policy Adm. 2000; 34(5): 529-50.

[7] Lord W, Jowell J, de Smith A. De Smith's judicial review. 7th ed. London: Sweet & Maxwell; 2013.

[8] Scotch RK. From good will to civil rights: transforming federal disability policy. 2nd ed. Philadelphia: Temple University Press; 2001.

[9] Bickenbach JE. Ethics, law, and policy, SAGE reference series on disability: key issues and future directions, vol. 4. Thousand Oaks: Sage; 2012.

[10] O'Brien R. Crippled justice: the history of modern disability policy in the workplace. Chicago: The University of Chicago Press; 2001.

[11] Institute of Medicine, Wunderlich GS, Rice DP, Amado NL, editors. The dynamics of disability: measuring and monitoring disability for social security programs. Washington, DC: National Academy Press; 2002.

[12] Institute of Medicine, Stobo JD, McGeary M, Barnes DK, editors. Improving the social security disability decision process. Washington, DC: National Academy Press; 2007.

[13] Rondinelli RD, Genovese E, Kat RT, et al, editors. Guides to the evaluation of permanent impairment. 6th ed. Chicago: American Medical Association; 2008.

[14] WHO. International classification of functioning, disability and health. Geneva: WHO; 2001.

[15] UN. Convention on the rights of persons with disabilities. G. A. Res. 61/106. http://www. un. org/esa/socdev/enable/rights/contexte. htm (2007). Accessed 30 Dec 2013.

[16] NATLEX. http://www. oit. org/dyn/natlex/natlex_browse. home

[17] European Commission, DG Employment and Social Affairs. Definitions of disability in Europe: a comparative analysis. http://ec. europa. eu/social/BlobServlet? docId = 2088&langId = en (2002). Accessed 30 Dec 2013.

[18] US. Federal Employees' Compensation Act (FECA). Title 20, code of federal regulations employees' benefits. http://www. workerscompensation. com/regulations/statedepartment. php? ID = 2064&state = federal& Parent = 2064 (2012). Accessed 30 Dec 2013.

[19] Ontario, Canada, 2012 workers safety and insurance board rating schedule. http://www. wsib. on. ca/en/community/WSIB/230/OPMDetail/24347? vgnextoid = d77dc0d9ca3d72 10V gn VCM100000449c7 10aRCRD& vgnextchannel = e5ab8588e 7a4e1 10V gnVCM 1000000e1 8120aRCRD(2012). Accessed 30 Dec 2013.

[20] McCarthy ML, McAndrew MP, MacKenzie EJ, et al. Correlation between the measures of impairment, according to the modified system of the American Medical Association, and function. J Bone Jt Surg Am Vol. 1998; 80: 1034-42.

[21] Spieler EA, Barth PS, Burton Jr JF, Himmelstein J, Rudolph L. Recommendations to guide revision of the guides to the evaluation of permanent impairment. American Medical Association. JAMA. 2000; 283: 519-23.

[22] Forst L, Friedman L, Chukwu A. Reliability of the AMA Guides to the evaluation of permanent impairment. J Occup Environ Med. 2010; 52(12): 1021-3.

[23] Colledge A, Hunter B, Bundall LD, Holmes EB. Impairment rating ambiguity in the United States: the Utah Impairment Guides for calculating workers' compensation impairments. J Korean Med Sci. 2009; 24 Suppl 2: S232-41.

[24] Pryor ES. Flawed promises: a critical evaluation of the AMA's Guides to the evaluation of permanent impairment. Harv Law Rev. 1990; 103(4): 964-76.

[25] Jette AM, Badley E. Conceptual issues in the measurement of work disability. In: Mathiowetz N, Wunderlich GS, editors. Survey measurement of work disability: summary of a workshop. W ashington, DC: National Academy Press; 2002. p. 4-27.

[26] Reneman MF, Dijkstra SJ. Introduction to the special issue on functional capacity evaluation: from expert based to evidence base. J Occup Rehabil. 2003; 13: 203-6.

[27] Okpaku SO, Sibulkin AE, Schenzler C. Disability determinations for adults with mental disorders: Social Security Administration vs independent judgments. Am J Public Health. 1998; 84: 1791-5.

[28] Wideman TH, Sullivan MJ. Differential predictors of the long-term levels of pain intensity, work disability, healthcare use, and medication use in a sample of workers' compensation claimants. Pain. 2011; 152: 376-83.

[29] Bufka LF, Stewart D, Stark S. The International Classification of Functioning, Disability and Health (ICF) is emerging as the principal framework for the description of health and health related status. Can J Occup Ther. 2008; 75(3): 134.

[30] Giannangelo K, Bowman S, Dougherty M, Fenton S. ICF: representing the patient beyond a medical classification of diagnoses. Perspect Health Inf Manag. 2005; 5(2): 1-9.

[31] Escorpizo R, Stucki G. Disability evaluation, social security, and the international classification of functioning, disability and health: the time is now. J Occup Environ Med. 2013; 55(6): 645-51.

[32] Marfeo EE, Haley SM, Jette AM, Eisen SV, Ni P, Bogusz K, Meterko M, McDonough CM, Chan L, Brandt DE, Rasch EK. Conceptual foundation for measures of physical function and behavioral health function for social security work disability evaluation. Arch Phys Med Rehabil. 2013; 94(9): 1645-52.

[33] Wright B. Physical disability—a psychosocial approach. New York: Harper & Row; 1960.

[34] Safilios-Rothschild C. The sociology and social psychology of disability and rehabilitation. New York: Random House; 1970.

[35] Soer R, van der Schans CP, Geertzen JH, Groothoff JW, Brouwers, Dijkstra PU, Reneman MF. Normative values for a functional capacity evaluation. Arch Phys Med Rehabil. 2009; 90(1): 785-94.

[36] Loisel P, Anema JR, editors. Handbook of work disability prevention and management. New York: Springer; 2013.

[37] Harten JA. Functional capacity evaluation. Occup Med. 1998; 13(1): 209-12.

[38] Truchon M, Fillion L. Biopsychosocial determinants of chronic disability and low-back pain: a review. J Occup Rehabil. 2000; 10: 117-42.

[39] Wind H, Gouttebarge V, Kuijer PP, Sluiter JK, Frings-Dresen MH. The utility of functional capacity evaluation: the opinion of physicians and other experts in the field of return to work and disability claims. Int Arch Occup Environ Health. 2006; 79(6): 528-34.

[40] Wind H, Gouttebarge V, Kujer PP, Sluiter JK, Frings-Dresen MH. Effect of functional capacity evaluation information on the judgment of physicians about physical work ability in the context of disability claims. Int Arch Occup Environ Health. 2009; 82(9): 1087-96.

[41] Slebus FG, Sluiter JK, Kuijer PFM, Willems JHBM, Frings-Dresen MHW. Work-ability evaluation: a piece of cake or a hard nut to crack? Disabil Rehabil. 2007; 29(16): 1295-300.

[42] de Boer W, Donceel P, Brage S, Rus M, Willems JHBM. Medico-legal reasoning in disability assessment: a focus group and validation study. BMC Public Health. 2008; 8: 335-44.

[43] Schwegler U, Anner JB, Boldt C, et al. Aspects of functioning and environmental factors in medical work capacity evaluations of persons with chronic widespread pain and low back pain can be represented by a combination of applicable ICF Core Sets. BMC Public Health. 2012; 12: 1088-103.

[44] Anner J, Schwegler U, Kunz R, Trezzini B, de Boer W. Evaluation of work disability and the international classification of functioning, disability and health: what to expect and what not. BMC Public Health. 2012; 12: 470-8.

[45] Saltychev M, Kinnunen A, Laimi K. Vocational rehabilitation evaluation and the International Classification of Functioning, Disability, and Health (ICF). J Occup Rehabil. 2013; 23(1): 106-14.

[46] ILO. Managing disability in the workplace: ILO code of practice. Geneva: ILO. http://www.ilo.org/wcmsp5/groups/public/@ed_emp/documents/publication/wcms_103324.pdf (2002). Accessed 30 Dec 2013.

[47] UN. Universal Declaration of Human Rights. http://ww.un.org/en/documents/udhr/ (1948). Accessed 30 Dec 2013.

[48] UN. International Covenant on Economic, Social and Cultural Rights entry into force 3 January 1976, in ac-

cordance with article 27. http://www. ohchrorg/EN/ProfessionalInterest/Pages/CESCR. aspx. Accessed 30 Dec 2013.

[49] EU. European Social Charter, 529 UNTS 89, entered into force 26 Feb. htp:/conventions. coe. int/Treaty/Commun/QueVoulezV ous. asp? NT=035&CL=ENG (1965). Accessed 30 Dec 2013.

[50] EU. Charter of Fundamental Rights of the European Union. http://eur-lex. europa. eu/en/treaties/dat/32007X1214/htm/C2007303EN. 01000101. htm(2000). Accessed 30 Dec 2013.

[51] UN. The Right to Work—General comment No. 18, Article 6 of the International Covenant on Economic, Social and Cultural Rights. E/C. 12/GC/18. http://www. nesri. org/sites/default/files/CESCR_General_Comment_18. pdf (2006). Accessed 30 Dec. 2013.

[52] O'Connell R. The right to work in the European Convention on Human Rights. Eur Hum Rights Law Rev. 2012; 2: 176-90.

[53] ILO. Vocational Rehabilitation and Employment (Disabled Persons) Convention (No. 159) and Recommendation (No. 168): United Nations Convention on the Rights of Persons with Disabilities. Geneva: ILO. http://www. ilo. org/wcmsp5/groups/public/-ed _ emp/-ifp _ _ skills/documents/publication/wcms _ 103529. pdf (2008). Accessed 30 Dec 2013.

[54] OHCHR. Thematic study on work and employment of persons with disabilities. Report of the Ofice of the United Nations High Commissioner for Human Rights. http://www. ohchr. org/EN/Issues/Disability/Pages/WorkAndEmployment. aspx (2012). Accessed 30 Dec 2013.

8

职业评定和就业安置

Debra Homa, David DeLambo

8.1 引言

职业评定和就业安置过程发生在康复总过程的两个相对时间点,职业评定在初始阶段,就业安置是职业康复(vocational rehabilitation, VR)服务的最终阶段,但两者相辅相成。在这两个过程中,全面了解当事人的功能能力和障碍,对于提供有效的 VR 服务至关重要。本章描述了"国际功能、残疾和健康分类"(ICF)[1]在职业评估和就业安置中的应用,并讨论了在提高 VR 服务有效性方面的潜力;此外,还回顾了调查职业康复中成功就业结局预测因素的实证研究,并将该研究与 ICF 概念框架联系起来。ICF 提供了一个用于理解健康和功能的动态模型,包括以下成分:身体功能(身体功能的生理变化,如精神、感觉和神经肌肉骨骼),身体结构(解剖变化,如神经系统、心血管和呼吸系统的结构),活动和参与(例如,学习和应用知识、沟通、自我照护和就业)和背景性因素(环境因素和个人因素)。在 ICF 分类系统中,为所有成分提供了精确定义的编码,但尚未分类的个人因素暂无编码。个人因素包括人口统计学变量,如年龄、性别、种族/民族、应对方式、教育背景和生活方式[1]。

以前的研究一直支持使用 ICF 类别来评估职业康复结局和确定干预措施[2]。ICF 的分类似乎足够详尽和全面,涉及了解个人参与工作的能力所需的最重要因素,以及可作为障碍或促进因素的环境因素[3,4]。回顾与康复临床数据相关的 ICF 模型研究指出,在患者记录中通常只识别出有限数量的环境因素;然而,这一观察结果并不表明这些因素不重要;相反表明在康复过程中环境因素往往没有受到重视。这个发现非常有意义,凸显了在职业康复中使用 ICF 框架的重要优势,也就是说,通过考虑在职业康复计划中取得成功的个人能力产生影响的所有因素,使康复从业者能够采取更全面的视角。

8.2 人-环境相互作用及职业康复

在 100 多年前的 1909 年,Parsons 在他开创性著作《选择职业》中,就认识到了个人因素和环境因素在职业选择中的重要性[5,6]。职业评定和就业安置,有助于优化个人特征与工作环境特征(包括工作要求)之间的"匹配度"。因此,一个重要的目标,是通过帮助个人获得符合其兴趣、价值观和能力的工作,最大限度地提高工作满意度和工作表现。根据第 14 康复问题研究所[7]报告,职业评定过程不仅要包含个人评估,还必须包含文化、社会和物理环境方面的评估。康复专业人员必须了解影响个人行为和功能的环境因素,即人与其环境之间相互作用产生行为。因此,有效的康复计划需评估环境和人,以及它们之间的相互作用[8]。

职业发展的几个关键理论,构成了职业评定和就业安置的基础,特别是特征因素理论。特征因素理论的潜在原理,是将个人的能力和兴趣,与工作要求、工作或工作因素的个人特征相匹配。当特征和因素"匹配"时,个人更有可能体验到工作所带来的成就。明尼苏达州工作调整理论(Minnesota Theory of Work Adjustment)是特质因素理论的延伸,并假设工人满意度和工作满意度预测工作适应和工作任期。最近,特征因素理论已被现代的"人 X 环境"(person X environment, P X E)匹配方法所取代,该方法认识到个体与其环境相互作用的动态本质;这个过程是相互的,人影响他们的环境,反之亦然。"P X E"匹配方法从特征因素理论中得出这样一种观点,即一个人的特征(如技能和能力),与工作的要求和强化因素(即与兴趣和价值观一致的工作特征)之间的匹配度或一致性越好,就越有可能成功[9,10]。

由于职业成功取决于"P X E"相互作用[11],有效的职业康复策略,要求从业者在微观(个人)和宏观(文化/社会)层面上,重视每个人的相互依赖和独特的多重问题。鉴于此,ICF 可以通过考虑多个个人和环境变量的影响,来确定许多相互作用的因素,以促进或阻碍成功就业[12]。研究表明,使用 ICF 概念框架,根据"P X E"相互作用可以对残疾进行分类;此外,ICF 框架,可以确定相互作用的因素是促进性的还是阻碍性的[13]。研究已经证实了 ICF 环境因素的价值,可以识别促进和障碍的因素,并指出环境因素在促进个人重返工作方面的协调潜力[14];"P X E"是一个动态过程,发生在多个层面上并随时间而变化。通过帮助从业者更准确地识别个人环境中的优势,ICF 可以将关注点引导至个人环境中可进一步发展的方面,这反过来又会促进个人成长和提高能力,这对最终的成功就业至关重要[15]。

由于职业评估强调把工作作为评定的焦点,"P X E"匹配度尤其重要,因为职业评估考虑了环境背景,并允许个人在评估过程中拥有各种与工作有关的经验。职业评估员还建议通过适当的干预措施或服务,如辅助技术或工作适应,改进"P X E"对应关系。

ICF 可以通过考虑个人和环境多个变量的影响,来确定众多相互作用的因素,以促进或阻碍成功就业。

8.3 职业评定

职业评定是所有精心计划的职业康复项目的初始阶段,并为所有其他服务和活动奠定了基础。事实上,Power[16]认为:"如果进行适当和准确的评估,在就业安置中犯的许多错误就可以避免。"许多研究表明,职业评定通过提供更有效的职业康复规划,有助于取得成功的结果[17];例如,接受过职业评定的人安置成功率较高,尤其是当康复从业者执行了评估报告中的建议时[18]。

虽然职业评定和职业评估这两个术语经常互换使用,但两者实际上有不同的定义。职业评定是用于康复计划和确定职业目标的信息收集过程的通用总体术语[19]。《职业评定、评估和工作调整词汇表》将职业评定定义为:"在一段时间内进行的全面过程,通常涉及一个多学科团队……旨在确定个人特征、教育、培训和安置需求,作为规划个人教育计划的基础,并为个人提供对职业潜力的见解[20]"。

职业评定为个人实现成功就业所需的培训、教育、就业和服务的未来决策奠定了基础[7],因此,用以描述和预测工作表现和行为,并确定可行的职业目标。为了保证有效性,职业评定必须全面,并且必须包括对工作功能和职业发展有影响的社会、心理、医疗及其他因素[18,21]。

根据个人的需求水平,各种级别的职业评定也许都适用。一级职业评定基本上是一个筛选过程,以收集提供服务所需的信息，通常包括面谈、有限的心理测试和人口统计学信息的收集。对于一些人来说，这种简短的筛查类型的评定足以确定就业目标和制定康复计划；例如，这可能适用于具有既定工作经历和明确兴趣和技能的人，这些兴趣和技能可与特定目标相关联。然而，对于许多接受职业康复服务的人来说，这种有限的评定通常是不够的，在这种情况下，需要进行二级或临床职业评定。

二级职业评定涉及收集更深入的信息，以便进行诊断和预测，并评估当前的功能水平[17]；此水平的评定可能涉及多学科审查和解释信息，例如来自临床心理学家、社会工作者、医生和物理治疗师，包括可转化的技能分析和可临床解释的心理测试。虽然这一级别的评定已经很深入，但它仍然可能无法为活动计划的确定提供所需的足够信息；如果是这种情况，建议进行更全面的三级职业评定。

三级职业评定也称为综合职业评估。在一个调查职业评定领域的开创性研究项目中，职业评估和工作调整协会（vocational evaluation and work adjustment association, VEWAA）将职业评估定义为："系统使用真实或模拟工作作为评估和职业探索焦点的综合过程；其目的是帮助个人职业发展。职业评估过程包括医学、心理、社会、职业、教育、文化和经济数据[22]"。

如上述定义所示，职业评估应采用系统的方法，考虑职业发展理论中确定的关键变量，包括个人特征、背景性因素（当前和既往的情况）、文化和社会态度、环境因素以及人与环境之间的良好匹配[18]。

ICF 在职业评估中的作用

虽然 ICF 本身不是一个评估工具，但它为职业评定过程中组织大量信息，提供了一个全面完整的框架，ICF 的分类结构还与各种现有的工具相联系[23,24]。ICF 有助于确保 VR 计划所需的更全面的案例概念化，通过应用 ICF 的概念框架，职业评估人员可以系统地收集、组织、综合和解释这些大量的评定信息。如前所述，从业人员从多个来源收集信息，包括医疗和心理报告，以及职业评定本身如访谈和心理测试结果产生的数据。有效组织这些信息的关键，是能够以一种全面的方式加以整合，包括对个人与其环境和生活经历的相互作用的理解[24]。ICF 概念模型，帮助评估者考虑所涉及的多种生物心理社会因素的动态相互作用，从而避免仅关注个体特征而不考虑个人环境背景的线性观点。

ICF 模型还可用于帮助评估者根据有利和不利因素组织信息，这是整合职业评定信息的推荐方法[25]。ICF 为评定计划的重点部分提供了全面的分类，可能对经验不足的从业人员特别有帮助；也就是说，它有助于确保重点部分不会被忽视[26,27]。此外，ICF 的编码结构可以与现有的数据库，如工作调适网络（Accommodation Network, JAN）、人行横道系统相关联，将 ICF 成分与职业信息网络（Occupational Information Network, O* NET）中的能力（劳动者特征）和基本技能（劳动者要求）领域联系起来，美国应用了该职业信息系统[24]。在分析和整合职业评定结果的过程中，职业评估人员可以利用与这些数据库的联系来制定全面和概念明确的建议，最终，将收集产生的数据用于计划评估，目的是检查评定计划的有效性。

> ICF 有助于确保 VR 计划所必需的更全面的案例概念化。

ICF 在解决功能和残疾的几乎所有方面都非常全面，包括环境因素，并且还阐明了健康和功能的多维性互动性、非线性的本质[28]，是动态变化和循环发展的。例如，在一项使用基于 ICF 的康复计划评定档案的案例研究中，Glässel 等人[29]指出，该评定使康复团队能够确定患者个人因素（例如应对技能）之间的关系，影响患者对压力的反应。同样，一项将 ICF 作为收集患者数据的工具的研究发现，ICF 是评估创伤性脑损伤患者干预措施有效性的有用形式，并特别强调了有助于确定适当治疗的环境因素的重要性[30]。

除了制订康复计划外，职业评定的另一个关键目的是识别障碍，并推荐克服或减少障碍的服务[22]。

ICF 的环境因素有助于确保在识别障碍或优势时考虑环境因素，以便针对个人、环境或两者兼之制定最合适的建议[24]。这些环境因素不仅包括个人家庭或工作场所的物理环境，还包括社会因素、态度和文化因素，会阻碍或促进成功的就业结局。然而，尽管环境因素在评定中很重要，但它们往往被忽视，因为许多研究指出，在临床数据回顾中，对环境因素的关注是不足的（例如[30]）。一项针对 VR 综合核心组合的研究[3]，支持 ICF 是 VR 中的有用工具的观点，因为其目的在于评定和制订康复计划；与其他研究的结果类似，研究人员指出，传统的 VR 评定主要关注的是残疾的生物医学概念，并没有充分强调环境因素，而在评估过程中使用综合核心组合，则避免只关注生物医学因素的趋势，并确保职业评估人员采用更全面的方法，纳入人与环境相互作用（即生物心理社会模型）。因此，在评定过程中考虑 ICF 环境因素，也有助于防止临床判断中的常见错误，即情境因素在行为解释中不被考虑的基本归因错误[31]。使用 ICF 概念框架，将帮助评估人员考虑可能对行为产生影响的情境因素[24]。

事实上 ICF 为描述功能和健康相关状态[32]提供了一种通用的标准化语言，这是一个重要的优势，因为职业评定本质上是跨学科的，可能包括广泛的专业和健康相关学科，如心理学家、职业治疗师、言语治疗师和物理治疗师[22,33]。在职业评定计划中，沟通通常是双向的，职业康复专业人员接收来自不同学科的转诊数据，并向其他卫生专业人员提供评估结果的信息[24]。职业评定的最终结果通常是由不同人提供的一组包括服务在内的综合建议，因此，ICF 的通用语言可以帮助确保服务的无缝连接，并避免可能阻碍患者进步的沟通不畅。

职业评定的一个核心原则是，应该给患者体验的权利，通过向患者提供有关其能力的信息，以及有关其技能和兴趣与工作领域相关联的信息，职业评定促进了赋权，这是康复成功的重要因素[17,18]。因为 ICF 可以以基于优势的方式被使用，为这个赋权过程提供了重要的优势；也就是说，它可以帮助确认个人在能力和环境方面的优势，然后将这些优势结合起来，以确定最佳干预方向[34]。此外，ICF 可以以与患者协作的方式交流评定结果，从而促进赋权[24]。

对于严重残疾者，职业评定的生态方法，即在实际工作环境中进行的评估方法，通常更适合许多严重残疾者。基于生态的职业评估涉及评估个人、环境以及两者之间的对应关系[16]，如果工作环境的要求与个人的能力之间存在差异，评估人员必须确定可以采取的干预措施的类型，解决差异，并在工人和工作之间产生良好的“匹配度”。ICF 明确定义的环境因素和框架，对生态评定具有很强的适用性，使评估者能够区分个人的能力和表现；也就是说，ICF 框架使评估者能够确定能力和行为之间的差距，以确定需要哪种类型的干预措施（包括环境干预措施），来帮助个人在实际工作情况（即行为）中取得成功，例如，辅助技术，或以物理环境变化、工作职责和/或时间表调整为形式的工作调整[24]。

8.4 就业安置

尽管自 VR 产生以来，就业安置一直是其重要的组成部分，但对此定义缺乏共识，即就业安置是职业康复的结果还是过程[35]。根据《残疾与康复百科全书》[36]，VR 中的就业安置是指“残疾人在合适的岗位上就业”，安置是 VR 服务的基本结局，也是最大限度地提高残疾人独立性和生活质量的首要关键目标。作为 VR 中常用的术语，Vandergoot 等人[37]将就业安置更全面地定义为“与就业和融入工作场所有关的一系列康复服务”；该定义将就业安置作为结局，同时含有过程的概念，即与就业有关的活动和服务。

ICF 适用于就业安置服务，其方式与职业评定类似，但有一些差异。与职业评定一样，基于 ICF 的工具可以帮助安置专业人员收集患者信息，提高他们的案例概念化和问题解决的能力；并可以促进对患者整体的了解，特别是在为需要多种综合服务的严重残疾人士提供服务时。ICF 专注于功能，而不是诊断,可以帮助从业者确定更有效和创造性的就业策略,例如工作调整。与在职业评定中的用处类似,ICF可以通过提供通用语言来促进各学科和利益相关者之间的合作,为工作调适的系统评定提供框架,并确定环境因素对重返工作是促进因素还是阻碍因素。在制定安置计划时,使用基于ICF的框架有助于消除将患者作为变化目标的趋势,此时环境调整更有效[38]。由于ICF的编码结构及其明确定义的分类,ICF生成的数据最终可用于计划评估,以确定针对个人功能某一方面的何种策略在安置过程中最有效。

就业安置的第一步是确定合适的"P X E"匹配。在大多数情况下,这意味着确定与个人能力和兴趣相匹配的合适的工作和工作环境;更具体地说,安置专业人员可以使用ICF模型来识别工人与工作之间的差距或差异,并确定解决方案。当人与工作环境之间的匹配度低于最佳状态时,基于ICF的个人和工作环境的概况,有助于通过考虑特定的工作要求和工作调适需求来改善它们之间的对应关系。对环境背景的充分了解,对于就业安置服务至关重要,因为,就业专家经常需要在工作环境中与雇主一起提供干预措施,在某些情况下,这比针对个人的干预措施更常见。ICF的环境因素是综合因素,包括:雇主态度,与找工作相关的服务、制度和政策等因素。安置从业人员可以使用ICF作为评估潜在工作环境的基础,例如,工作文化和其他对就业成功至关重要的变量[38]。

在制订安置计划时使用基于ICF的框架,可能有助于消除将患者因素作为变化目标的趋势,此时环境调整可能更有效。

8.5 ICF和就业安置循证实践

迄今为止,有几项研究专门验证了ICF框架与VR就业结局的关系[39-41]。Minis等人[39]对实证研究进行了系统回顾,这些研究探讨了与神经肌肉疾病患者就业状况(即工作参与)相关的ICF因素。基于扩展的ICF形式,包括与工作相关的个人因素,如动机和工作经验[42],他们发现了与工作参与相关的10个因素:疾病相关因素(三种类型的神经肌肉疾病),与身体功能相关的因素(身体功能和肌肉力量下降),一般个人因素(年龄、性别、教育水平)和与工作相关的个人因素(职业类型和对工作兴趣表现)。作者还指出,研究发现ICF的个人因素比其他因素(如身体功能和结构、活动/参与及环境因素)更常见(本研究总结见表8-1)。

表8-1 调查与就业结果相关变量的研究总结表

研究	人群	结论
Minis等人[39]	神经肌肉疾病	基于ICF模型,Minis等人发现了与工作参与相关的十个因素:疾病相关因素(神经肌肉型疾病),身体功能(身体功能和肌肉力量下降),个人因素(年龄、性别、教育水平)和与工作相关的个人因素(职业类型和对工作表现出的兴趣)
Wan和Lin[40]	多重残疾(残疾服务接受者)	使用ICF模型,Wang和Lin确定了以下就业结局预测因素:婚姻状况、教育水平、身体功能/结构、活动/参与(例如,交通和移动)和环境因素
Young[41]	受伤工人	使用ICF模型,Young确定了与维持就业能力相关的许多因素:工作中的支持关系、灵活的工作条件、接受薪水支票、与身体能力一致的工作职责、与其他利益相关者的积极关系、工作场所设备和应对方式

续表

研究	人群	结论
Li-Tsang 等人[49]	肌肉骨骼损伤(musculo-skeletal injuries, MSI)	求职技能培训和职业咨询与成功的就业安置有关,同样,也与人和职业之间好的匹配度有关
Fleming 等人[48]	多重残疾(回顾了25年的实证研究)	Fleming 等人确定了与成功的职业康复结局相关的七个类别:机构之间的协作、康复顾问教育、针对目标人群的干预措施、循证实践和支持就业、消费者自我概念和赋权、关键服务交付成分以及VR多样的干预措施和结局
Pack 和 Szirony[46]	感觉和躯体残疾	接受以下服务的职业康复患者更有可能获得就业:就业安置、在职支持、维护费用、职业培训、康复技术、VR咨询、重建
Test 和 Cease-Cook[50]	过渡期学生	与以下策略相关的成功结局:培养职业意识的操作说明、求职技能培训、通识教育课程的包容性、将社区经验整合到教育计划中、有偿工作经历、职业教育/工作学习以及机构间合作
Tyerman[51]	创伤性脑损伤(traumatic brain injuries, TBI)	由于缺乏统一的方法,VR模型的直接比较是不可行的;建议进行更多对照研究
Grauwmeijer 等人[53]	中度至重度 TBI	及早识别与较差结局相关的因素(例如,精神症状、认知受限)可以帮助治疗计划制定针对个体化需求的干预措施
Trexler 等人[54]	TBI	参与结构化计划,包括病例管理、消费者教育、服务转介和服务协调,改善创伤性脑损伤患者的就业结局
Nightingale 等人[55]	TBI	Nightingale 等人回顾了近2 000项研究,以识别预测就业的变量,得出结论,这些研究使用了太多的变量来识别重要的预测因子,并建议未来的研究使用认知、躯体和行为功能的测量,以及一致的关键领域
Franceschini 等人[56]	脊髓损伤	那些更年轻、受教育程度更高,独居、有工作经历并会开车的人更有可能被雇用
Krause 等人[57]	脊髓损伤	教育和伤害的严重程度预示就业;受伤后完成大学学位的个人更有可能找到工作
Michon 等人[58]	精神疾病	在精神病职业康复期间,评估社会和工作功能水平比诊断、症状严重程度和就业史等变量更能预测就业结局
Tsang 等人[59]	精神疾病(精神分裂症)	就业结局的重要预测因素包括年龄、既往工作经历、教育程度、福利收入、阴性症状和认知功能
Gilbert 和 Marwaha[60]	精神疾病(双相情感障碍)	认知受限和教育水平预测的就业结局
Bond 等人[63]	精神疾病	在12~18个月的随访中,个人安置和支持(individual placement and support, IPS)模型中个人的平均就业率为61%,而传统VR服务的团体的平均就业率为23%
Campbell 等人[62]	精神疾病	IPS模型中的个人更有可能在一段时间内获得并保持就业。较高的成功率与年龄、种族/民族、教育水平、工作经历、诊断和症状等人口统计学变量无关
Campbell 等人[64]	精神疾病	Campbell 等人研究了患者特征(年龄、性别、种族/民族、教育、婚姻状况、去年住院、诊断、症状、工作经历和接受残疾福利)与竞争性支持就业结局之间的关系。既往工作史是就业结局的唯一重要预测因素
Melvin 等人[65]	药物滥用	就业人员比失业者更有可能顺利完成药物滥用治疗
Darensbourg[68]	视力障碍	Darensbourg 检查了25个人口统计学变量(例如,年龄、性别、种族/民族、转诊来源、教育水平、每周工资以及接受残疾的政府资助和医疗福利);六个变量是竞争性就业的有力预测因素:年龄、性别、视力丧失程度、转诊来源、申请时的每周工资以及领取医疗福利

Wang 和 Lin[40]使用在中国台湾省(在此收集残疾人调查数据时需要 ICF 框架)接受残疾服务的近 3 000 人的大样本,来检验能预测就业结果的 ICF 因素。他们发现,就业结局最重要的预测因素是婚姻状况和教育水平,都属于 ICF 中的个人因素。与就业结局相关的其他 ICF 编码是与身体功能/结构(根据残疾类型组合,如视力、听力和智力残疾),活动/参与(例如,交通和驾驶)和环境因素(例如,生活安排)有关的编码。然而,总体而言,该研究表明了个人因素和类别在活动/参与领域(如交通和行动)中的重要性。

Young[41]的研究,尝试确定帮助受伤工人保持成功就业的因素,并在可能的情况下使用 ICF 概念模型进行编码。这项研究对 146 名经历过工伤的人进行了电话访谈,这些人在接受职业服务后重返工作岗位从事另一份工作。结果表明,与 ICF 成分相关的许多因素与继续工作的能力有关,例如工作中的支持关系(同事)、灵活的工作条件、接受薪水支票、具有与身体能力一致的工作职责、与其他利益相关者(例如、家庭、医保提供者)的积极关系、工作场所设备和应对方式(ICF 中的个人因素)。值得注意的是,研究结果强调了环境促进因素,在帮助受伤工人成功继续就业具有强大影响,这表明 VR 专业人员可以采用有助于在问题发生之前的预防策略,这是超越识别和消除障碍的一步[41]。

8.6 就业安置中的循证实践

多年来的大量研究,有力地支持了就业安置在促进残疾人成功就业结局方面的价值[43]。一项具有里程碑意义的纵向研究,追踪美国公共 VR 服务计划中 8 500 多名患者在 3 年期间的进展情况,发现接受就业安置服务的患者更有可能获得成功的就业结局[44]。此外,Rogers 等人[45]的一项研究发现,拥有就业安置服务的残疾福利领取者,成功就业的可能性是未接受就业安置者的 3 倍。因此,就业安置作为一项服务,实际上是一种循证实践(evidence-based practice, EBP)。虽然许多研究,已经检查了与结局相关的个人因素,如年龄、婚姻状况和福利领取,但很少包括环境因素。一个值得注意的例外是 VR 服务计划的纵向研究,该研究将环境因素(例如社区资源)和组织文化作为可变因素,旨在探索与就业结局相关的因素[44]。

令人惊讶的是,尽管它与成功的就业结局有很强的联系,但美国公共 VR 项目中的许多患者都没有得到就业安置援助。例如,Pack 和 Szirony[46]使用一个大型的全国性感觉和躯体残疾患者数据库,这些患者的数据库在接受 VR 服务后被关闭,报告说只有约 17% 的人实际获得了就业安置援助。同样,Chan 等人[47]发现,只有 25% 的骨科残疾 VR 患者接受了就业安置服务。因此,研究表明,大多数患者(至少 75%)没有接受这项重要服务。

尽管就业安置服务,在帮助个人成功就业方面已经显示出有效性,但还需要更多的研究来分辨就业安置服务和就业安置模式中的哪些成分最成功,以及哪些人最成功,因为研究表明,没有统一标准的方法,即没有一种方法可以对 VR 服务的所有患者都有益,也就是说,具有特定类型残疾的个体可能会从更有针对性的方法中受益[48]。

本节的其余部分,将重点研究与成功就业相关的 VR 相关服务和就业安置模型,以及那些对特定患者群体最有效的服务和就业模式;此文献综述并非详尽无遗,相反,重点是基于证据的近期研究。表 8-1 总结了这项研究。

许多研究已经考察了就业安置策略和服务的各个方面及其对就业结果的影响。例如,在一项涉及肌肉骨骼损伤个体(MSI)的随机临床试验(randomized clinical trial, RCT)中,Li-Tsang 等人[49]发现,求职技能培训和职业咨询与更成功的就业安置有关。同“P X E”匹配度一致,该研究还指出,人与职业的适配是工作成功的重要因素。此外,该研究还强调了在与MSI患者合作时,关注如应对压力等心理社会方面,而不仅仅是只关注身体因素的好处。

Fleming等人[48]回顾了25年的实证研究,以便为VR创建最佳实践模型,把他们的发现整合成与成功的VR结局相关的七个关键类别:机构之间的合作,康复顾问教育,对目标人群的干预(即残疾类型、种族/民族、年龄),循证实践和支持就业,消费者的自我概念和赋权,关键的服务交付成分,以及VR不同种类的干预和结局(例如,工作联盟、针对家庭的服务)。总体而言,他们的回顾提出了一些策略和干预措施,这些策略和干预措施相结合,有助于成功就业,并可以纳入ICF框架;例如,虽然ICF模型中的个人因素,自我概念和赋权与积极的结果有关。Fleming等人[48]指出,研究表明接受过赋能培训的VR患者更有可能成功;因此,这是一个个人因素,可以通过以特殊培训的形式进行适当的VR干预来增强。此外,某些类型的VR服务和干预措施(在ICF模型中可以被视为环境促进者),与特定群体的成功结局有关;例如,对于患有创伤性脑损伤(traumatic brain injuries, TBI)的患者来说,接受在职培训、咨询和指导等服务,比预测模型中通常包含的心理和人口统计变量(即ICF中的个人因素)更能预测就业。这是一项重要的发现,因为它支持ICF的运作模式,并强调了在最佳实践研究中纳入环境变量的重要性。在基本服务成分类目中,Fleming等人[48]指出,当VR机构利用团队方法提供服务和直接干预,来提高患者在独立能力方面的重要技能(如自我照护),就能增加成功安置的可能性。在各种干预措施和结局方面,作者将VR顾问和患者之间的工作联盟确定为一种重要的最佳实践,因为与顾问有更强合作,得到更多关心的VR患者更有可能获得就业。在ICF模型中,这一发现与支持和关系的环境因素(例如,e360,其他专业人员)相对应。

Pack和Szirony[46]调查了身体残疾患者的就业预测因子,在基于一系列统计分析确定预测因子后,他们为这组患者描述了一个VR服务预测因子的循证模型。如前所述,提供就业安置服务是成功结局的有力预测因素,因为接受这项服务的患者获得有竞争力的职业的可能性几乎是未接受就业安置患者的4倍。同样,接受在职支持的患者获得竞争性就业的可能性提高了232%,受过大学教育的人获得有竞争力的工作的可能性要高出215%,为患者提供生活补助可增加186%的获得有竞争力的工作的机会;此外,接受职业培训的人获得竞争性就业的可能性高出186%,获得康复技术的人有把握获得竞争性就业的可能性高出182%,VR咨询将竞争性就业的机会增加了155%。令人惊讶的是,尽管在整个职业康复过程中都可以提供指导和咨询,但Pack和Szirony指出,只有54%的样本接受了这些服务。此外,在申请过程中受雇的患者维持工作稳定的概率是其他人的4倍,这与其他研究的结果[44]一致,但也不足为奇,因为目前正在工作的个人,更有可能拥有雇主们所寻求的技能和经验,从而使他们在劳动力市场上更具竞争力。接受恢复服务(例如,残疾的医疗或心理治疗)的患者获得成功结局的可能性高出143%[46]。

在将这些预测因子组合到一个循证模型中时,Pack和Szirony[46]为有身体残疾的个人提出了一个VR服务的流程图,以增加竞争性就业的可能性。在这种VR服务模型中,每个患者都应该进行职业评定,包括对辅助技术需求的评定和一项职业评估,其中包括对与工作相关的价值观、技能、兴趣和能力的评估。由此,患者和咨询师可以制订个性化的就业计划,其中可能包括确定的培训预测因素(学院/大学、职业、在职),求职援助和就业安置服务。在整个过程中,VR顾问在适当的时候提供持续的咨询和指导,以及生活补助费。该模型与ICF框架一致,因为它包括潜在的环境变量,例如康复技术、教育和培训以及就业服务。

Test和Stop-Cook[50]回顾了过渡领域的一系列研究,以突出从学校过渡到工作的残疾学生的循证策略。例如,接受过教学而具有较强职业意识技能的学生,在离开学校后更有可能成功就业,接受过传统面试和求职技能培训的学生也是如此。学生也受益于接受的通识教育课程,如数学、阅读和科学。此外,将社区体验(例如交通、移动、娱乐)整合到教育计划中是毕业后成功的重要预测因素,独立生活技能和拥有强大的社会支持系统(包括教师、家人和朋友)也是重要的预测因素。另外,参加过带薪工作的过渡期项目的学生,以及那些接受过职业教育和工作学习机会的学生,在离开学校后,成功就业的可能性更高。社交技能是与就业相关的另一个重要预测因素,涉及父母、特殊教育教师、康复顾问、普通教师和其他专业人员的机构间合作。此外,在制定决策、自我意识和自我倡导方面,能力较强的学生就业的可能性更大,其中许多变量,可以与活动/参与和环境因素领域的ICF编码(例如,在与独立生活技能、交通、教育和培训以及支持和关系有关的领域)相互关联。

如前所述,研究表明,有特定类型残疾的个体,可以从有针对性的就业安置方法中受益[48]。一些调查与各种疾病(如TBI、精神疾病、脊髓损伤、药物滥用和视力障碍)相关的循证实践研究,将在下一节中回顾。

8.7 就业结局及特殊残疾:案例

8.7.1 脑损伤

Tyerman[51]系统地回顾了跨越45年(1967—2012年)的实证研究,以论证创伤性脑损伤(TBI)个体的VR模型。回顾的模型包括:具有TBI适应性的VR模型(例如,支持就业),具有VR成分的脑损伤计划(例如,工作试验),以患者为导向(参与者参与运行自己的计划),案例协调-资源促进模型(涉及协调多种服务的案例管理)。在注意到这些模型有效性的同时,Tyerman指出,由于缺乏一致的方法,进行模型之间的直接比较不可行,建议进行更多的对照研究。这些发现表明,ICF的特异性和普遍性具有重要作用,因为基于ICF的研究可以帮助提供研究间和不同学科之间比较所需的一致性。根据损伤的部位和严重程度,TBI患者在许多功能领域都会受到广泛的影响,包括沟通、认知、情绪反应、感知和协调性等[52]。这些不同的变量使基于TBI的循证实践研究变得复杂,基于ICF或与其交叉链接的工具可以在识别和分类患者特征方面提供更高的一致性,从而允许跨研究进行更有成效的交叉比较。

Grauwmeijer等人[53]调查了中度至重度TBI患者受伤3年后的就业结局,发现有精神症状(例如,抑郁和焦虑)以及出院时认知功能受限的患者,在3年随访时更可能失业;这项研究调查了人口统计变量,以及用于评估住院期间功能性指标的评分。与失业患者相比,3年后就业的患者有可能更年轻,住院时间更短,出现精神症状的可能性更小;出院时受雇佣的患者在格拉斯哥昏迷量表、Barthel指数、功能独立性评定量表和功能评定量表(包括沟通和认知功能评定)上的得分较高。基于进一步的分析,Grauwmeijer等人还发现,功能评定量表(Functional Assessment Measure, FAM)得分等于或低于65者,被预测失业;康复专业人员应该注意到这一点,因为这强调了对这一群体采取整体方法的必要性,以解决心理健康问题(尤其是抑郁和焦虑)和认知限制。早期识别与较差结果相关的因素,可使TBI的治疗干预计划更个性化。未来的研究可以利用现有的措施,如FAM,以映射到ICF类别[26],并用于确定TBI患者的循证实践,有利于对就业安置采取整体方案。

Trexler等人[54]开展了一项RCT,该试验是一项与脑损伤患者合作的创新方法,称为资源促进(resource facilitation, RF)。RF由脑损伤协会创建,涉及确定个人需求和资源;根据消费者的意见并确定适当的社区资源,目标和服务,并与他们的需求相匹配;通过教育和宣传促进获取机会,并由资源协调员(即案例管理人)至少每2周与患者积极联系,以监测进度。此外,RF小组中的个人被鼓励使用州联邦VR机构提供的VR服务,具体而言,本研究调查了RF对脑损伤患者就业和社区参与的影响。研究结果表明,在随访时,RF组中的个人被雇用的可能性明显更高;该组的就业率为64%,而对照组为36%。

此外,RF 组中的个体更有可能参与社区和家庭活动,并成为 VR 服务对象,因为这在 RF 组中被推广。这些结果表明,一个结构化的计划,包括通过资源促进者提供的案例管理进行定期联系,结合患者教育,针对个人需求的服务推荐以及服务协调,可以帮助改善 TBI 患者的就业结局。

Nightingale 等人[55]系统地研究了预测 TBI 个体就业的变量,分别在损伤前、损伤时和损伤后检测这些变量对就业的影响。该回顾研究检索到 1 948 篇文章,但根据既定的纳入和排除标准,最终仅纳入了 55 篇文章。从结果数据中,作者确定了 240 个合理的预测变量。随后,55 项值得注意的研究中有 27 项符合纳入标准。基于进一步的分析,作者发现这些研究中只有 5 项符合方法学要求只有年龄和教育两个变量成为重要的预测因素,尽管数据支持有限。Nightingale 等人得出结论,各种研究使用了太多的变量来确定就业的重要预测因子,并建议研究包括认知、身体和行为功能的测量;他们还建议,"该领域的未来研究将受益于一组商定的待考察的核心领域"[55]。这些发现强调了在研究中利用基于 ICF 的工具的潜在价值,因为 ICF 类别具有精确的定义,并提供了一种通用语言来描述功能。此外,需要更精确地确定变量,以便在就业安置方面开展循证研究。

8.7.2 脊髓损伤

Franceschini 等人[56]调查了脊髓损伤(spinal cord injury, SCI)患者的就业概率和预测因素,这些患者是意大利脊髓损伤流行病学研究的一部分。失业的预测因素包括年龄(老年人就业的可能性较小)、四肢瘫痪、已婚、过去 6 个月内的医疗问题和/或再住院、福利补贴和建筑障碍(例如无法进入的住房)。年龄更小、受教育程度更高、独居、有工作史、能够开车的人更有可能被雇用。虽然一些预测因子是人口统计变量,例如年龄和教育水平,但这些发现也强调了环境变量的重要性,例如影响 SCI 患者就业的建筑障碍,这些是可以在 VR 服务和就业安置期间得到解决的。

Krause 等人[57]根据从美国三家医院收集的数据,调查了 SCI 患者的就业结局。与 Franceschini 等人的研究结果一致[56],他们发现教育水平和伤害严重程度可以预测就业。教育程度(4 年大学或研究生学历)与受伤后更长的工作时间有关;相反,伤害严重程度对 SCI 后能否获得就业的影响更大,而不是就业时间。研究认为,最重要的发现是获得大学学位,能在多大程度上预测就业,也就是说,受伤后完成大学学位的个人,更有可能找到工作,这表明作为 VR 计划的一部分,为 SCI 患者提供继续教育是有益的。在此研究中,受伤后工作并在受伤前完成大学学位的人,在伤后有更长的受雇期,可能是因为他们能够更快地重返工作岗位。

8.7.3 精神疾病

调查精神疾病患者就业预测因素的研究,得出了一些矛盾的结果。例如,Michon 等人[58]系统地调查了精神病职业康复(psychiatric vocational rehabilitation, PVR)项目中患者的就业预测因子,发现患者在参与 PVR 计划期间所评估的社会功能和工作功能,比诊断、症状严重程度和就业史等变量更能预测就业结局。相反,在一项调查精神分裂症患者职业成功预测因素的荟萃分析中,Tsang 等人[59]将以下变量确定为重要的职业结局预测因素:年龄、既往工作史、教育、获得补贴(与较差结局相关)、消极症状和认知功能(即一般智力和执行功能)。虽然人口统计学变量(如年龄)无法更改,但作者指出,某些变量是可改变的;因此,治疗计划可以解决对就业结局有重大影响的功能内容,例如消极症状和执行功能。Gilbert 和 Marwaha[60]回顾了已发表的研究,以调查双相情感障碍患者职业结局的预测因素。研究发现,认知限制和教育水平可以预测就业结局,执行功能和言语记忆都是重要的预测因子;社会功能水平,包括关系功能,可预测工作调整;此外,随着抑郁症状加重,缺勤率随之增加,成功就业可能性随之下降。由于在他们纳入的研究中,评估工作功能的方法类型不同,作者无法进行荟萃分析。

调查就业安置模式的研究已经证实,支持性就业模式是重度精神疾病(severe mental illness, SMI)患者的基于循证的就业实践模式。支持性就业模式,通常被描述为“安置-培训”,而不是传统的 VR 方法(“培训-安置”),即通过培训和准备过程为个人就业做好准备,一般是在患者展示改进的工作技能和行为时逐步进行的。支持性就业模式颠覆了传统的 VR 方法,将患者安排到工作中并提供支持(例如工作教练),以便在工作环境中提供培训和帮助[61]。研究最广泛的支持就业模式,是个人安置和支持(individual placement and support, IPS),专门为满足 SMI 患者的需求而开发[62]。IPS 模式涉及将患者直接置于竞争性就业中,并考虑他们的兴趣和偏好。患者在工作中获得持续的支持,重点是满足个性化需求。安置专家与患者的治疗团队协调工作,以确保为患者提供连续的照顾及福利咨询。

研究有力地验证了 IPS 模式在帮助 SMI 患者成功就业方面的有效性。Bond 等人[63]回顾了 IPS 项目的随机对照试验,在 12~18 个月的随访中,接受 IPS 模型的患者的平均竞争就业率为 61%,相比之下接受传统 VR 服务的组别的就业率为 23%;IPS 患者也比对照组早了近 10 周获得有竞争力的就业。Campbell 等人[62]对使用随机对照试验的研究进行了荟萃分析,以调查与使用“训练-安置”模型的 VR 计划中的患者相比,哪些患有重度精神疾病(SMI)的患者亚组受益于 IPS 支持的就业策略,在该模型中,患者从准备工作(例如,在庇护环境中的工作调整培训)逐步进行到就业安置服务。与对照组使用的其他策略相比,接受 IPS 干预的患者在竞争性就业方面表现更好。也就是说,那些接受 IPS 的人更有可能在一段时间内获得和维持就业。此外,与对照组相比,他们的成功率更高,与年龄、种族/民族、教育水平、工作史、诊断和症状等人口统计学变量无关。这些发现与 ICF 模型一致,说明了环境因素对后续工作功能的重要性;也就是说,IPS 干预措施的组合,可以减轻与残疾相关的功能限制的影响,这些干预措施是个性化的,以满足患者需求,并在工作环境中提供。

为了解决先前调查患者就业结局变量关系的研究中的矛盾结果,Campbell 等人[64]研究了患者的基线特征与竞争性支持的就业结局(包括获得和维持工作)之间的关系。分析汇总了来自针对 IPS 患者的四项随机对照试验的数据,患者特征包括年龄、性别、种族/民族、教育程度、婚姻状况、去年的住院情况、诊断、症状、工作史和残疾福利的接受情况。患者以前的工作经历(即过去 5 年内的有报酬工作)是就业结局的唯一重要预测因素,但并不能预测 18 个月随访时的就业保留率。此外,随访过程中发现那些获得伤残抚恤金的人总工作时间更短,这表明获得福利对累积工作时间产生了妨碍作用,这对患者自身的利益是有损害的。

8.7.4 药物滥用

就业已被证明是完成药物滥用治疗的重要预测因素。例如,在一项涉及 232 名麻黄碱依赖者参与治疗计划的研究中,Melvin 等人[65]发现,受雇的人成功完成药物滥用治疗方案的可能性是失业者的 2.5 倍以上。

Melvin 等人的结论是,将 VR 服务整合到传统的药物滥用治疗方案中非常重要。也就是说,作为治疗计划的一部分,帮助个人获得就业反过来可以提高治疗成功率。与此同时,VR 专业人员应帮助个人确定合适的工作环境,该工作环境可让人保持清醒,因为返回“有诱惑的”工作环境的个人可能会复发,“有诱惑的”环境是指提倡或容忍吸毒的环境(例如,在午休时间与同事一起饮酒)[66,67]。

8.7.5 视力障碍

Darensbourg[68]使用美国公共 VR 服务计划的国家数据,调查了 3 610 名有视觉障碍的 VR 患者竞争性就业的人口统计学预测因子。分析了 25 个人口统计学变量(例如年龄、性别、种族/民族、转诊来源、教育水平、每周工资以及政府资助的残疾和医疗福利的接受情况)。在 25 个变量中,6 个强烈地预测了竞争性就业:年龄、性别、视力丧失程度、转诊来源、申请时的每周工资以及获得医疗福利(医疗补助)。总之,男性、36 岁或以下、自理、视力障碍不太严重,并且没有获得医疗补助的患者获得竞争性就业的可能性至少高出 2 倍。Darensbourg 还指出,数据样本中几乎一半的患者年龄在 55~65 岁,老年患者的低就业率表明,VR 顾问可能需要采取更有效的策略来帮助他们实现就业。此外,视力丧失较严重的患者较低的成功就业率表明,他们可以从竞争性就业成功所需的辅助技术或相关服务中受益。由于该研究仅涉及人口统计学因素,因此尚不清楚这些患者获得的哪些 VR 服务与就业结局有关。

8.8 总结和展望

ICF 框架与 VR 的目标一致,即最大限度地提高残疾人的独立性和生活质量。ICF 独立于诊断来描述功能,大量研究表明诊断在预测就业结局方面的局限性。除了个人的健康状况外,还有许多因素影响患者是否能成功重返工作岗位[69,70]。ICF 概念模型高度适用于职业评定和就业安置,因为它促进了对与残疾和健康状况相关的多种因素间动态相互作用的更全面的理解[38],这些相互作用的变量是非线性的,并且在多个层面上相互作用。研究表明,即使在 SMI 等严重残疾的情况下,许多 VR 干预措施也可以消除妨碍就业的功能障碍或减轻其影响。ICF 框架可以帮助从业者提供个性化服务,并评估不同患者群体的各种干预措施的有效性。ICF 模型可以帮助职业评估人员使用具有生物心理社会本质的系统评估方法,这种方法会产生对康复计划的建议,以促进就业和提高生活质量。虽然,ICF 提供了有关评估内容的有用信息,但它本身并不是一个评估工具,关键是要确定可以映射到 ICF 编码上的现有工具[4,26,71]。

ICF 框架可以帮助 VR 从业者提供个性化的服务,并评估不同患者群体的各种干预措施的有效性。

有效的服务流程要求 VR 专业人员充分了解患者的功能限制,以及他们与职业要求的比较,无论是否有合理的调适。这种理解包括知道如何有效地利用辅助技术(assistive technology, AT)和工作调适,并为个性化康复计划提供基础,从而最大限度地提高独立性和成功就业。

然而,研究表明,公共 VR 系统中的患者更有可能获得相对非技术性的工作(例如,股票文员)的职位,这些工作不提供职业发展机会[72]。这些结果表明,VR 顾问没有准确了解患者的功能限制,以及它们作为事业发展垫脚石与职业之间的关系。基于 ICF 的工具,可以为 VR 顾问提供更精确的患者功能能力和局限性的定义,这些定义可以交叉到职业信息数据库[24]。

初步研究表明,VR 综合核心组合适用于 VR 的目的[3]。美国的公共 VR 服务计划使用电子案例管理系统来输入消费者数据,并且可以将用于 VR 的综合 ICF 核心组合[12]纳入案例管理过程,例如,用于制定康复计划所需的资格确定和评估。由于这些案例管理系统是电子的,因此,应该通过使用创建决策树的软件(例如,需要是/否的答案),或根据先前响应预测分数的计算机化适应测试技术,来简化 ICF 数据的输入,这可以使 ICF 工具的使用更加高效,从而节省时间[73]。

虽然 ICF 在 VR 领域的作用更多,但存在一些局限性。阻止其在 VR 项目中采用的一个主要问题,是它的长度和复杂性。然而,用于 VR 的综合 ICF 核心组合的开发,应该有助于鼓励其在更广泛的 VR 环境中使用[34];因此,需要更多适用于 VR 背景的不同编码,特别是额外的环境编码[27,38],还需要进一步的研究来检查编码限定词的可靠性和有效性(例如,0~4 表示难度)[26,29]。尽管个人因素是 ICF 模型的一部分，但它们尚未像其他成分一样被定义，这可能是未来发展的一个领域。人口统计数据、兴趣和价值观、应对方式、教育水平和动机等个人因素，长期以来一直被认为是 VR 评估中的重要因素。在 ICF 的概念框架中，它们的重要性也被认为会对功能产生影响[24]。

VR 研究涉及残疾类型、功能影响、VR 环境和患者需求的巨大多样性。这种多样性强调了整体视角和框架的重要性，该框架足够全面且具体，可以为个性化的 VR 方法提供信息并提供有针对性的服务。缺乏一致的方法，阻碍了基于证据的 VR 研究方法的发展，并使结果难以泛化到其他环境。循证实践需要坚实的经验基础，通过提供全面和系统的编码结构，ICF 可以提供 VR 循证研究所需的框架[71]。迄今为止，VR 研究的优势表明，年龄和种族/民族等人口统计因素是就业结局的常见预测因素，涉及诊断和严重程度的变量不一定具有预测性。此外，许多研究主要关注人口统计学变量，往往忽视环境因素。需要更多的研究来调查与就业结局相关的干预措施类型，并确定哪些干预措施最有效以及对哪些人最有效。在将 VR 干预纳入其分析的研究中，结果表明，此类干预可能有助于抵消与残疾相关的就业障碍。根据 ICF 模型进行的研究可以更具体地检查 VR 干预和环境背景对就业结局的影响。

学习问题

1. 什么是职业评定？

答：职业评定是用于康复计划和确定职业目标的信息收集过程的通用术语。

2. 什么是职业评估，它与职业评定有什么关系？

答：职业评估是一种深入、综合的职业评定，以真实或模拟工作作为评定和职业探索的重点，同时结合医学、心理、社会、职业、教育、文化和经济数据。

3. 描述 ICF 在职业评估过程中以哪些方式起作用。

答：提供了一个全面和整体的框架，可以帮助从业者系统地收集、组织、综合和解释大量的信息，包括环境变量；帮助确定职业优势和障碍；推荐克服就业障碍的策略；提供与其他专业和健康相关学科交流的通用语言；并为生态评估提供有效的框架。

4. 解释在就业安置服务期间 ICF 如何被应用。

答：基于 ICF 的工具帮助安置专业人员以一种促进对个人需求的更全面理解的方式组织患者信息。ICF 专注于功能，而不是诊断，可以帮助从业者确定更有效和创造性的就业策略，例如工作调整。ICF 为系统评估提供了一个框架帮助确定与个人能力和兴趣相匹配的适当工作和工作环境，以及作为障碍或促进者的环境因素。

5. 当前的 VR 研究告诉我们关于就业结局预测因素的哪些信息，以及 ICF 在未来的循证研究中如何起作用？

答：大多数 VR 研究表明，年龄和种族/民族等人口统计因素通常是就业结局的预测因素，但诊断和严重程度不一定具有预测性。通过提供全面和系统的编码结构，ICF 可以为 VR 循证研究提供所需框架，更具体地检查 VR 干预和环境背景对就业结局的影响。

（陈影译；陈昕校）

参考文献

[1] World Health Organization. International classification of functioning, disability and health. Geneva: World Health Organization; 2001.

[2] Escorpizo R, Finger ME, Glässel A, Gradinger F, Lückenkemper M, Cieza A. A systematic review of functioning in vocational rehabilitation using the International Classification of Functioning, Disability and Health. J Occup Rehabil. 2011; 21(2): 134-46.

[3] Saltychev M, Kinnunen A, Laimi K. Vocational rehabilitation evaluation and the International Classification of Functioning, Disability, and Health (ICF). J Occup Rehabil. 2013; 23(1): 106-14.

[4] Schwegler U, et al. Aspects of functioning and environmental factors in medical work capacity evaluations of persons with chronic widespread pain and low back pain can be represented by a combination of applicable ICF Core Sets. BMC Public Health. 2012; 12: 1088.

[5] Ahmad KZ, Veerapandian K. The mediating effect of person-environment fit on the relation- ship between organisational culture and job satisfaction. Int J Psychol Stud. 2012; 4(1): 91-102.

[6] Parsons F. Choosing a vocation. Broken Arrow: National Career Development Association; 1909.

[7] Fourteenth Institute on Rehabilitation Issues. The use of vocational evaluation in VR. Menomonie: University of Wisconsin-Stout, Research and Training Center; 1987.

[8] McCarthy H. A modest festschrift and insider perspective on Beatrice Wright's contributions to rehabilitation theory and practice. Rehabil Couns Bull. 2011; 54(2): 67-81.

[9] Dawis RV. The theory of work adjustment and person-environment-correspondence counseling. In: Brown DB, Brooks L, editors. Career choice and development. 3rd ed. San Francisco: Jossey-Bass; 1996. p. 75-120.

[10] Kosciulek JF, DeVinney DJ. The trait-factor approach. In: Chan F, Berven NL, Thomas KR, editors. Counseling theories and techniques for rehabilitation health professionals. New York: Springer; 2004. p. 211-23.

[11] Strong S, Gruhl KR. Person-environment-occupation model. In: Brown C, Stoffel VC, editors. Occupational therapy in mental health: a vision for participation. Philadelphia: F. A. Davis; 2011. p. 31-46.

[12] Escorpizo R, Ekholm J, Gmünder H, Cieza A, Kostanjsek N, Stucki G. Developing a core set to describe functioning in vocational rehabilitation using the International Classification of Functioning, Disability, and Health (ICF). J Occup Rehabil. 2010; 20(4): 502-11.

[13] Francescutti C, Gongolo F, Simoncello A, Frattura L. Description of the person-environment interaction: methodological issues and empirical results of an Italian large-scale disability assessment study using an ICF-based protocol. BMC Public Health. 2011; 11 Suppl 4: S11.

[14] Finger ME, Glässel A, Erhart P, Gradinger F, Klipstein A, Rivier G, et al. Identification of relevant ICF categories in vocational rehabilitation: a cross sectional study evaluating the clinical perspective. J Occup Rehabil. 2011; 21(2): 156-66.

[15] Neufeld JE, Rasmussen HN, Lopez SJ, Ryder JA, Magyar-Moe JL, Ford AI, et al. The engagement model of person-environment interaction. Couns Psychol. 2006; 34(2): 245-59.

[16] Power PW. A guide to vocational assessment. 5th ed. Austin: Pro-Ed; 2013.

[17] Thirtieth Institute on Rehabilitation Issues. A new paradigm for vocational evaluation. Hot Springs: University of Arkansas CURRENTS; 2003.

[18] Breeding RR. The utility of proactive vocational assessment in advancing consumer empowerment. Vocat Eval Career Assess Prof J. 2005; 2(2): 39-56.

[19] Power PW. A guide to vocational assessment. 4th ed. Austin: Pro-Ed; 2006.

[20] Dowd LR, editor. Glossary of terminology for vocational assessment, evaluation and work adjustment: a

project of the Vocational Evaluation and Work Adjustment Association. Menomonie: Materials Development Center, University of Wisconsin-Stout; 1993.

[21] Larkin VM, Tew-Washburn S. Assessment of vocational and work adjustment. In: Mpofu E, Oakland T, editors. Assessment in rehabilitation and health. New York: Springer; 2010. p. 324-44.

[22] Vocational Evaluation and Work Adjustment Association (VEWAA). Vocational evaluation project final report. Vocat Eval Work Adjust Bull. 1975; 8.

[23] Chan F, Keegan J, Sung C, Drout M, Pai C, Anderson E, et al. The World Health Organization ICF model as a framework for assessing vocational rehabilitation outcomes. J Rehabil Adm. 2009; 33(2): 91-112.

[24] Homa D, Peterson D. Using the International Classification of Functioning, Disability and Health (ICF) in teaching rehabilitation client assessment. Rehabil Educ. 2005; 19(2/3): 81-94.

[25] Berven NL. Assessment. In: Riggar TF, Maki DR, editors. Handbook of rehabilitation counseling. New York: Springer; 2004. p. 199-217.

[26] Rauch A, Cieza A, Stucki G. How to apply the International Classification of Functioning, Disability and Health (ICF) for rehabilitation management in clinical practice. Eur J Phys Rehabil Med. 2008; 44: 329-42.

[27] Stergiou-Kita M, Dawson D, Rappolt S. Inter-professional clinical practice guideline for vocational evaluation following traumatic brain injury: a systematic and evidence-based approach. J Occup Rehabil. 2012; 22(2): 166-81.

[28] Cieza A, Stucki G. The International Classification of Functioning Disability and Health: its development process and content validity. Eur J Phys Rehabil Med. 2008; 44(3): 303-13.

[29] Glässel A, Rauch A, Selb M, Emmenegger K, Lückenkemper M, Escorpizo R. A case study on the application of International Classification of Functioning, Disability and Health (ICF)-based tools for vocational rehabilitation in spinal cord injury. Work. 2012; 41(4): 465-74.

[30] Pryushkin P, Vidmar G, Burger H, Marincek C. Use of the International Classification of Functioning, Disability and Health (ICF) in patients with traumatic brain injury. Brain Inj. 2010; 24(13-14): 1519-27.

[31] Lustig D. Clinical judgment in vocational assessment. Vocat Eval Work Adjust Bull. 1996; 29: 59-63.

[32] Stucki G, Kostanjsek N, Ustün B, Cieza A. ICF-based classification and measurement of functioning. Eur J Phys Rehabil Med. 2008; 44(3): 315-28.

[33] Leconte P. Vocational appraisal services: evolution from multidisciplinary origins and applications to interdisciplinary practices. Vocat Eval Work Adjust Bull. 1994; 27: 119.

[34] Escorpizo R, Reneman MF, Ekholm J, Fritz J, Krupa T, Marnetoft S, et al. A conceptual definition of vocational rehabilitation based on the ICF: building a shared global model. J Occup Rehabil. 2011; 21(2): 126-33.

[35] Vandergoot D. Placement practices in vocational rehabilitation. J Appl Rehabil Couns. 1984; 15(3): 24-8.

[36] Orto AED, Marinelli RP. Encyclopedia of disability and rehabilitation. New York: Macmillan Library Reference USA; 1995.

[37] Vandergoot D, Staniszewski S, Merlo A. Placement in rehabilitation counseling. In: Parker RM, Szymanski EM, editors. Rehabilitation counseling: basics and beyond. 2nd ed. Austin: Pro-Ed; 1992. p. 305-32.

[38] Homa DB. Using the International Classification of Functioning, Disability and Health (ICF) in job placement. Work. 2007; 29(4): 277-86.

[39] Minis M, Heerkens Y, Engels J, Oostendorp R, van Engelen B. Classification of employment factors ac-

cording to the International Classification of Functioning, Disability and Health in patients with neuromuscular diseases: a systematic review. Disabil Rehabil. 2009; 31(26): 2150-63.

[40] Wang Y-T, Lin Y-J. Employment outcome predictors for people with disabilities in Taiwan—a preliminary study using ICF conceptual frameworks. J Rehabil. 2013; 79(2): 3-14.

[41] Young AE. Return to work following disabling occupational injury-facilitators of employment continuation. Scand J Work Environ Health. 2010; 36: 473-83.

[42] Heerkens Y, Engels J, Kuiper C, Van Der Gulden J, Oostendorp R. The use of the ICF to describe work related factors influencing the health of employees. Disabil Rehabil. 2004; 26(17): 1060-6.

[43] Vandergroot D. Review of placement research literature: implications for research and practice. Rehabil Couns Bull. 1987; 30: 243-72.

[44] Hayward BJ, Schmidt-Davis H. Longitudinal Study of the Vocational Rehabilitation (VR) Services Program, third final report: the context of VR services. Washington, DC: U. S. Department of Education, Office of Special Education and Rehabilitative Services, Rehabilitation Services Administration; 2005.

[45] Rogers JB, Bishop M, Crystal RM. Predicting rehabilitation outcome for supplemental security income and social security disability income recipients: implications for consideration with the Ticket to Work program. J Rehabil. 2005; 71(3): 5-10.

[46] Pack TG, Szirony GM. Predictors of competitive employment among persons with physical and sensory disabilities: an evidence-based model. Work. 2009; 33: 67-79.

[47] Chan F, Cheing G, Chan JYC, Rosenthal DA, Chronister J. Predicting employment outcomes of rehabilitation clients with orthopedic disabilities: a CHAID analysis. Disabil Rehabil. 2006; 28(5): 257-70.

[48] Fleming AR, Del Valle R, Muwoong K, Leahy MJ. Best practice models of effective vocational rehabilitation service delivery in the public rehabilitation program: a review and synthesis of the empirical literature. Rehabil Couns Bull. 2012; 56: 146-59.

[49] Li-Tsang CW, Li EJ, Lam CS, Hui KY, et al. The effect of a job placement and support program for workers with musculoskeletal injuries: a randomized control trial (RCT) study. J Occup Rehabil. 2008; 18(3): 299-306.

[50] Test DW, Cease-Cook J. Evidence-based secondary transition practices for rehabilitation counselors. J Rehabil. 2012; 78: 30-8.

[51] Tyerman A. Vocational models after traumatic brain injury: models and services. Neuro- Rehabilitation. 2012; 31: 51-62.

[52] Falvo D. Medical and psychosocial aspects of chronic illness and disability. 3rd ed. Sudbury: Jones and Bartlett; 2005.

[53] Grauwmeijer E, Heijenbrok-Kal MH, Haitsma IK, Ribbers GM. A prospective study on employment outcome 3 years after moderate to severe traumatic brain injury. Arch Phys Med Rehabil. 2012; 93: 993-9.

[54] Trexler LE, Trexler LC, Malec JF, Klyce D, Parrott D. Prospective randomized controlled trial of resource facilitation on community participation and vocational outcome following brain injury. J Head Trauma Rehabil. 2010; 25: 440-6.

[55] Nightingale EJ, Soo CA, Tate RL. A systematic review for return to work after traumatic brain injury. Brain Impair. 2007; 8: 101-42.

[56] Franceschini M, Pagliacci MC, Russo T, Felzani G, Aito S, Marini C. Occurrence and predictors of employment after traumatic spinal cord injury: the GISEM Study. Spinal Cord. 2011; 50(3): 238-42.

[57] Krause JS, Terza JV, Erten M, Focht KL, Dismuke CE. Prediction of postinjury employment and percentage of time worked after spinal cord injury. Arch Phys Med Rehabil. 2012; 93: 373-5.

[58] Michon HW, Weeghel JV, Kroon H, Schene AH. Person-related predictors of employment outcomes after participation in psychiatric vocational rehabilitation programmes: a systematic review. Soc Psychiatry Psychiatr Epidemiol. 2005; 40: 408-16.

[59] Tsang HWH, Leung AY, Chung RCK, Bell M, Cheung W-M. Review on vocational predictors: a systematic review of predictors of vocational outcomes among individuals with schizophrenia: an update since 1998. Aust N Z J Psychiatry. 2010; 44: 495-504.

[60] Gilbert E, Marwaha S. Predictors of employment in bipolar disorder: a systematic review. J Affect Disord. 2013; 145: 156-64.

[61] Rubin SE, Roessler RT. Foundations of the vocational rehabilitation process. 6th ed. Austin: Proed; 2008.

[62] Campbell K, Bond GR, Drake RE. Who benefits from supported employment: a meta-analytic study. Schizophr Bull. 2011; 37: 370-80.

[63] Bond GR, Drake RE, Becker DR. An update on randomized controlled trials of evidence-based supported employment. Psychiatry Rehabil J. 2008; 31: 280-90.

[64] Campbell K, Bond GR, Drake RE, McHugo GJ, Xie H. Client predictors of employment outcomes in high-fidelity supported employment: a regression analysis. J Nerv Ment Dis. 2010; 198(8): 556-63.

[65] Melvin AM, Davis S, Koch DS. Employment as a predictor of substance abuse treatment. J Rehabil. 2012; 78(4): 31-7.

[66] Blankertz L, McKay C, Robinson S. Work as a rehabilitative tool for individual diagnoses. J Vocat Rehabil. 1998; 11: 113-23.

[67] DeLambo DA, Chandras KV, Homa D, Chandras SV. Psychiatric disabilities and substance abuse: applications for rehabilitation professionals. In: Walz GR, Bleurer JC, Yep RK, editors. Compelling counseling interventions: celebrating VISTAS' fifth anniversary. Ann Arbor: Counseling Outfitters; 2008. p. 149-60.

[68] Darensbourg BL. Predictors of competitive employment of VR consumers with blindness or visual impairments. J Vocat Rehabil. 2013; 38: 29-34.

[69] Blank L, Peters J, Pickvance S, Wilford J, Macdonald E. A systematic review of the factors which predict return to work for people suffering episodes of poor mental health. J Occup Rehabil. 2008; 18(1): 27-34.

[70] Pransky G, Loisel P, Anema J. Work disability prevention research: current and future prospects. J Occup Rehabil. 2011; 21(3): 287-92.

[71] Chan F, Tarvydas V, Blalock K, Strauser D, Atkins BJ. Unifying and elevating rehabilitation counseling through model-driven, diversity-sensitive evidence-based practice. Rehabil Couns Bull. 2009; 52: 114-9.

[72] Martin FH, Walls RT, Brodwin MG, Parker RM, Kurata E. Competitive employment out- comes of vocational rehabilitation. J Appl Rehabil Couns. 2012; 43: 3-10.

[73] Jette AM, Haley SM. Contemporary measurement techniques for rehabilitation outcomes assessment. J Rehabil Med. 2005; 37(6): 339-45.

9

慢性肌肉骨骼疼痛患者的职业康复和残疾评估状况

Michiel F. Reneman

9.1 职业康复

9.1.1 引言

职业康复被定义为一种采用循证的、多学科方法，在不同的背景、服务和活动中，为损伤、活动受限或工作能力受到限制的适龄工作人群提供的治疗，其主要目的是优化他们的工作参与能力[1]。该定义内容全面，符合ICF模式，却十分复杂。简而言之，职业康复也可定义为"任何可以帮助有健康问题的人重返原有工作岗位或重新就业并维持工作的办法"[2]。

2008年，Waddell、Berton以及Kendell发表了一篇研究，该文是在有常见健康问题的工作人群中开展职业康复最全面的综述之一[2]。该篇综述称，强有力证据表明，职业康复干预可以有效帮助存在慢性肌肉骨骼疼痛疾病(chronic musculoskeletal pain conditions, CMPC)的工作人员提升工作结局。过去很长一段时间，最有力的证据都是关于下背痛的，但近来也有证据表明同样的原则也适用于大多患有最常见慢性肌肉骨骼疼痛的其他人群，比如颈肩痛和手臂痛。研究还表明，从社会角度来看，CMPC患者的职业康复也是一个良好商机，从社会整体而言，可从投资职业康复中获益。虽然预测结果不一，但都提及1∶5的比例：即投入职业康复中的每1笔钱，都将在社会层面收获5倍的回报[2]。

无论是损伤或者疾病，针对工作相关或者其他类似(非工作相关)的健康问题，职业康复原则和干预措施基本相似。医疗部门发挥着重要的作用，但职业康复并不是单一的医疗问题。雇主也起着关键作用——证据表明，公司在主动应对员工疾病所实施的包括临时调整工作内容和设施条件在内等一系列措施不仅有效，并且节约经济成本[3]。但鲜有中小型企业职业康复干预措施的相关证据。总而言之，以上证据表明职业康复是否有效，取决于以工作和工作人员为中心的医疗措施和与之相适应的工作环境；两者相互依存、必不可缺，须同时协调。

9.1.2 阶段式疗法和区别治疗

早期干预概念是职业康复的核心，离职时间越长，重返工作的难度越大，职业康复面临的挑战也越多。为避免职工因为肌肉骨骼疾病而长期缺勤，早期干预是一种更简单、有效且节约成本的方法。"阶段式疗法"早期采用的单学科、低强度、低成本干预方法，对于大多数患病或受伤的职工是足够的(比如物理治疗、健康教育、重返工作指导)，也可为需要额外治疗以重返工作的人员逐步提供强度更大、更系统化的干预(从二级机构中的背痛学校教育到三级机构中的多学科职业康复)。该方法合理有效分配资源，满足职工以及雇主的个性化需求。有效的职业康复依赖于关键要素之间的沟通与协调——尤其是职工本身、医疗机构以及工作单位三者之间。

鉴于职业康复是为了帮助有健康问题的人重返工作并保持工作，那么如何保证每一位适龄职工都获得他们所需要的帮助呢？要解决这个问题，首先应该了解在疾病的不同阶段职工有哪些的需求，进行有证据支撑的有效干预，考虑潜在的资源以及实施这些干预方式的可行性。可以从这个方面，将离岗时间和有相应的不同需求的职工大致分为三类：短期缺勤（<6 周），中期缺勤（6~12 周）以及长期缺勤（>3 个月）[3]。近期有第四类职工开始得到关注：这些职工虽然有慢性肌肉骨骼疼痛，但是依然坚持留在工作岗位上[4]。

在最初的几周，大部分患有慢性肌肉骨骼疼痛的员工，可以通过进行一些基本的医疗处理或者工作环境的调整重返工作岗位。针对急性非特异性下背痛的患者，欧洲循证指南[5,6]建议了解患者病史并进行简要检查；如果病史采集提示可能有严重的病理表现或者神经根症状，那么在适当的情况下应进行其他体格检查，包括神经病学筛查。在这一时期，还应注意其心理因素，并且在治疗没有进展时进行详细检查。诊断性的影像学检查（包括 X 线片，CT 和 MRI）并不是非特异性腰背痛的常规检查。若在首次就诊后几周内，患者问题未得到解决，或者症状没有缓解而加重，应对其重新进行评估。

关于治疗，循证指南建议医务人员[6]：提供足够的信息和保证；不应将卧床休息作为一种治疗方法；建议患者保持活动，继续正常的日常活动，如果可能的话，继续工作；必要时可予药物缓解疼痛，但是最好规律服用，对乙酰氨基酚和其他 NSAIDs 可以分别作为首选和第二选择；如果对乙酰氨基酚或者其他 NSAIDs 药物不能缓解疼痛，可以考虑短期单用肌肉松弛剂或者配合 NSAIDs 使用；对于不能恢复正常活动的患者，可以考虑（转诊）进行脊柱手法治疗。在急性期，员工可能需要暂时调整一下工作强度或者减少工作时间。如果不能调整工作，则需要考虑暂停工作，并应在可能的情况下，逐步重新参与一些工作事项。

在阶段式疗法中，广义的职业康复的建议是权衡预后、成本以及收益。

对于 CMPC 亚急性发作、病假 4~8 周的职工，需要额外帮助以重返工作岗位，可考虑对其开展工作环境中的多学科康复治疗。然而，在阶段式疗法中，需要进行诊断分类，筛选出那些可能受益以及可能不会受益的人，比如：有些人在没有医疗干预的情况下仍然恢复良好。在这种情况下，建议在职业康复中做好预后、成本以及受益之间的权衡。基于生物、心理和社会因素考虑，有部分患者预后不佳，即便病假的时间可能不长，但是依然建议进行职业康复。如果仅因为病假时间短，便认为其预后良好，员工会在没有医疗干预下恢复正常工作就可能存在“风险”，此时应与其他预后不利因素所导致不能恢复工作的风险相权衡（如职业康复“内容太多、时间太早以及花费太高”与“康复时间太晚”相比较）。然而，在时间的这一点上，尚没有任何有效方法来帮助解决这些问题。

9.1.3 多学科职业康复

对于病假 6 个月以上的 CMPC 职工，建议进行多学科康复[2,5]。有强有力的证据表明多学科职业康复对于优化工作成果颇为有效[2,5]。然而，职业康复也伴随许多重大挑战，虽然有效性已经得到了证实，但是效应规模还很有限[2,5]。也就是说，一般情况下，CMPC 职工都能从职业康复中获得一定的益处，但是获益的结果却有很大差异：从毫无获益到完全康复均有体现。理论上讲，当员工不能从这些治疗中获益时，就应停止提供这些治疗，或者提供其他能带来更好效果的治疗，这样平均效应规模将会增加。但是，这就要求有可靠且有效的筛选工具来加以区分，目前还没有这种评估工具。

多学科职业康复的实施呈现许多不同的形态和形式。文献描述了大量不同的内容、原则以及方案，但对每个员工最佳治疗方案目前未知，由此被认为是该领域最大的科学挑战之一。这要求有一套诊断工具，来有效区分出不同职工针对特定内容的需求（即哪些治疗对哪类患者有效）；或许正是因为缺乏这些评定工具，许多职业康复项目中加入了一些常规治疗方案（主要包括物理训练，认知行为治疗及原则，健康教育，以及分级活动），在这种情况下，职业康复的周期可以从几周（几小时到 100 小时），或者长达几个月不等[7]。理论上，移除项目中对结果没有任何影响的内容、原则以及方案，仍将有相似的治疗效果并可提高效益成本，但没有有力的循证依据来推荐特定的内容[6]或者方案[7]。

9.1.4 职业康复的有效原则

虽然没有关于职业康复有效组成内容的具体建议，但是可以在文献中找到职业康复的有效原则。这些原则在不同适用范围之间存在各种不同的促进及阻碍因素，认识到这一点，便可以用其来制订个性化的职业康复方案，以满足不同个人及不同工作情况下的康复需求。一个首要原则就是，开展职业康复要依靠以工作为中心的医疗措施和工作场所调适；为了产生实际且持久的影响，两者都需得到重视并相互协调，其主要原则[8]包括重返工作协调员的参与、包括调整在内的分级活动原则和分级接触工作原则、以生物-心理-社会模式为导向的职业康复团队。

成功的职业康复的主要原则：
(1) 重返工作协调员的参与。
(2) 分级活动原则和分级接触工作原则，包括工作调整。
(3) 以生物-心理-社会模式为导向的职业康复团队。

许多职业康复项目，可从单独的部门或者复工协调员、案例管理员获得帮助；协调员/管理员的作用，是保持员工、单位、医疗机构、保险公司或者其他机构间的联系。医疗机构和单位之间沟通的有效性已建立起来[3]，复工协调员对于职业康复项目的成功十分关键，其协调能力比专业知识背景更为重要；这个相对新兴的工作角色，在 CMPC 员工的职业康复中，需要具备 10 个基本能力：独特的个人特质和品质、相关知识储备，以工作为重心并持有积极的态度、具有组织和管理能力、具有相关评估技能、沟通技能、良好的人际关系协调能力、调解冲突的能力、解决问题的能力以及帮助患者重返工作的能力[9]。为了促进 CMPC 员工的参与，应当集结这些综合能力，为所有相关人员制定计划和目标，并参与到职业康复的全过程。

职业康复的第二个原则就是分级活动原则和分级接触工作原则，包括对工作的调整。在职业康复中，职工应该根据与职业康复团队共同制定的日程安排，来增加自己的活动，不论日常疼痛的波动程度如何，这项计划都应逐渐增加活动能力。“活动”可以包括锻炼、身体活动、体育活动以及和工作相关的活动，如果条件允许，最好还要调整工作内容[3]，调整内容可包括职责、任务、工作时长、工作天数等，最好在复工协调员指导下，由员工及其雇主共同决定[10]。如不能进行工作调整，也可以在康复诊所进行包含模拟工作活动在内的职业康复项目，这些模拟的工作活动应该遵循以上原则，共同商议决定，并逐步增加工作量直至达到预定的目标。

职业康复团队和成员，应该以生物-心理-社会模式作为基本原则，指导功能性诊断和治疗[2]；职业康复的一个关键原则，就是解决因功能丧失而导致的康复信念和行为问题。有大量的临床证据表明，临床症状可能来源于某个健康问题，但是慢性症状的发展以及残疾，可能源于心理社会学因素。目前对人类疾病和残疾，尤其与常见健康问题如 CMPC 相关时，认识和管理的广泛共识是必须考虑到生物学、心理学以及社会学层面,即生物-心理-社会模式。该模式以人为本,不仅考虑了个体本身,健康问题,还考虑了他们的社会背景:生物学层面指的是生理以及心理健康状况,心理学层面指认识到心理因素同样影响人的功能状况,社会学层面强调了社会背景、压力以及疾病导致的行为和功能受限的重要性。这些内容经常被分开进行描述和解决,事实上,功能取决于在随时间变化的动态社会过程中,个人、健康状况和周围环境各因素之间复杂的相互作用用[11]。

职业康复团队及其成员,应被视为对工作残疾治疗产生积极影响的环境因素之一;但是,也可能出现另外一种情况。事实上,医疗专家的态度也非常重要,可能会成为重返工作进程中的阻碍;如果医生本身对活动和工作持恐惧回避态度,那么职工经常地列于病假名单上的时间也会更长[12]。强有力的证据表明专业医务人员的高恐惧回避态度,和他们患者的高恐惧回避态度有关系(体现为牵连效应),中等程度的证据提示,有高恐惧回避态度的医务人员,通常更可能建议限制患者的活动和工作,并开具更多的病假证明[13]。此外,与生物-心理-社会模式导向相比,生物医学模式导向的专业医务人员,可能会更经常地违背临床实践指南,并更频繁地建议限制活动和工作[13]。医务人员在面对 CMPC 员工前,先评估一下自身的恐惧回避态度,是十分重要的[14]。

9.2 残疾评估

残疾评估没有一个统一的定义,虽然有关残疾评估的最新文献已发表[15-18],但这些文章都未对此给出定义,可以通过残疾评估的场景和目的多样性来解释,与医疗法律、社会保险、工作康复、理赔及伤残抚恤金申领等各种不同的场景相关。本章的重点在于将残疾评估视为职业康复的一部分,职业康复中的残疾评估目的是评定基线功能水平,然后将其与目标功能水平进行比较,再根据当前的功能水平与目标水平的差距,设定职业康复目标。

因此,残疾评估被认为是一项关于工作能力(残疾)的评定,通常侧重于评估功能活动的水平,而工作能力在 ICF 中的定义为"个体对一项任务或行动的执行"。其包括了 ICF 各组成部分之间复杂的相互作用:身体功能、身体结构、活动和参与度。相关术语有:活动(限制)、残疾、功能性能力和表现潜力。用两个限定词来定义活动和参与:能力和活动表现,能力是指个人对环境的自我适应能力,是一个人在指定的时间内、在标准化的环境中、在指定领域中能实现的最高功能,即能做什么;活动表现是指一个人在当前所处实际环境中做了什么,其描述的是一个人在现实生活环境中、在现有的有利因素和障碍因素下,所能被观察或报告的功能,即做了什么。本章的其余部分将运用能力限定值。职业康复中,对 CMPC 员工的工作活动能力评估,有三种方法不同的"标准化"方式,分别基于:自评报告、医务人员以及实际能力。

9.2.1 基于自评报告的评估

基于自评报告的评估通常通过问卷调查完成。目前有许多测量活动水平的问卷量表,其中大多数针对特定部位,也就是说,问卷通常询问受臂部、颈部、背部慢性肌肉骨骼等疼痛部位对活动的影响,例如,颈椎功能障碍指数(neck disability index, NDI),颈部疼痛和残疾量表(neck pain and disability scale, NPAD),Roland-Morris 功能障碍问卷表(Roland-Morris disability questionnaire, RMDQ),Oswestry 功能障碍指数(Oswestry disability index, ODI),上肢功能评定表(disabilities of the arms, shoulder, and hands, DASH);测量非特定部位活动能力的量表有疼痛伤残量表(pain disability index, PDI)。这些问卷表已经被翻译成多种语言,可免费获取,且通常仅需数分钟即可填好,其测量性质已被广泛研究,总体而言,这些问卷的测量结果被认为是可重复的,并且其中大多数已经确立了一个有意义的响应值,通常是量表的 15%,表示 15% 的结果变化具有临床意义。通常这些问卷表可以通过自评的方式,评估进行职业康复后活动水平的变化。值得注意的是有效性,这些问卷表在自我评估活动能力方面是有效的,不论自我报告的活动能力是否与“客观”活动能力相同或相似;此外,这些问卷表不能被用于测定工作相关的能力,因为对自评的活动能力评级,一般是与其他具有相同疼痛情况的人、或其自身或进行比较(例如,治疗前后疼痛对比)。总之,这些自我报告的能力,不能作为是否满足工作能力需求的参考,因此,不用作自评工作残疾的工具。

9.2.2 基于临床医生的评估

医务人员通常将评估工作残疾,作为临床职业康复常规评定流程的一部分。从以隐含于常规询问病史中的非标准化方式,到以明确的、标准化进行的评估流程,都可以算作残疾评估。但是,这些非标准化、基于医疗专业进行的评估,其测量特性值得怀疑,对该方法的信度研究几乎没有,但体内试验显示其信度较差[19-21]。最近的研究取得了一些进展[22,23],然而,这些研究过程中使用了情境,将医护人员的任务局限于数据解释,因为数据收集阶段在短文中被描述。因为研究的数据收集阶段是完全标准化(情境短文),使得结果对于现实生活中的残疾评估可能不那么有效,因为在现实中,医护人员会被要求收集数据并加以解释,这又涉及更多变量,从而降低其信度。职业康复的效度尚未得到研究,但医护的评估效果往往与患者的偏好趋同,与实际证据并不一致。如前所述[13],可以推断,相比职工的“真实”能力,评估的结果可能与医务人员自身对疼痛的态度和认知更为一致[20]。

9.2.3 能力评估

第三种方法是基于表现的评估,CMPC 职工需要根据一项标准化的步骤去完成实际活动。这些评估通常被称为功能性能力评估(functional capacity evaluations, FCEs),但也有大量其他相同或相似的术语:功能性能力评定、体能评估、体能表现分析、工作能力评估、工作耐力筛查等。通过 Delphi 法,一致同意将功能性能力评估定义和发展为 ICF 分类的一个框架,FCE 被定义为一种活动能力的评估,在考虑个人的功能和结构、环境因素、个人因素和健康状态的同时,提供工作参与的指导建议[24]。FCE 在理论和实践上的一个有趣的方面,是通过能力与工作需求的比较,为职业康复创造出有意义的结果。通常情况下,在能力和需求之间的差距被测得时,评估还应该确定造成这种差距的原因,并确定这种原因是否可以被改变以及如何改变,这可作为职业康复指导计划的有意义的信息;有多种协议可供选择,有些是商业性的,另有一些为自主创建或在同行评议文献中被部分描述。当所有的相关活动都需要进行测试时,测试时间可能需要数小时,这使得测试成本很高,对患者和医务人员来说都是种负担。研究已经表明,事实上能与全面评估一样有效的测试极少[25-27]。

过去十年间,许多研究分析了针对 CMPC 职工 FCE 的测量特性。在患有慢性背痛、颈部挥鞭样损伤、膝、髋关节骨性关节炎以及健康的职工中,测试的可靠性和安全性已经得到建立;但是,由于缺少一个金标准,确定评估的有效性仍是个挑战。有证据表明,CMPC 患者的 FCE 实则不应被视作体格检查,而是结合个人身体功能和结构、环境因素、个人因素和健康状况的一项检查[28-32],这些因素在不同职工个体之间,在健康职工和 CMPC 职工之间的相互作用不尽相同。虽仍有争议,但已有人认为 FCE 应能够预测工作能力和未来的工作状态;事实上,研究表明了 FCE 拥有一定的预测未来工作状态的能力[33-34],即便 FCE 本身,预测职工能否安全且稳定地重返工作岗位的有效性依然受到质疑。人们普遍认为“工作能力”的构成是多维度的,患病后是否能顺利回到工作岗位,不单取决于其功能性能力;关键要明白的是,不能指望一个测量单维数据的工具能够评估一个多维度的问题。因此,仅根据定义就提示或声称 FCE 的结果应该可用来预测一个人的工作能力，或能更复杂地评估一个人能否顺利重返工作岗位，这是错误的论断；但是，可以确定 FCE 可用以测量职工即时从事工作相关活动的功能能力，这也被视为成功重返工作岗位的先决条件之一[33]。

9.2.4 比较

基于自评报告、基于临床医生、基于能力的这三种残疾评估，各有利弊，单独而言都不完美。此外，所有比较三种评估策略对 CMPC 职工的研究，都表明了这些评估“相关却不同”[19,31,32,35]，这意味着各方法都能测量活动受限的部分内容，但都不完美，且缺少其中任何一种评估，都不能获得最理想的残疾评估[34]；因此，建议在职业康复背景下的残疾评估中，使用所有的测量策略，以便尽可能全面地了解患者的活动能力。由于并不需要全套测试，这三种评估当中测试时间最密集的一种，成为 CMPC 工人职业康复成套综合评测的组成部分[36]。

(1) 在职业康复中，有三种方法来评估 CMPC 职工以“标准化”的方式从事工作活动的能力：分别是基于自评报告、基于临床医生和基于能力。

(2) 这些方法“相关却不同”，没有一个可被单独认为是全面的。

(3) 建议使用所有的测量策略，以便尽可能全面地了解患者的活动执行能力。

学习问题

1. 职业康复和“普通”康复的不同是什么？

答：职业康复是综合了工作和职二为中心的医疗康复，并对工作场合进行调整。

2. 根据工作缺勤时间可以对职业康复干预进行分类，可以区分哪些等级？

答：全勤；短期（<6 周）；中期（6~12 周）；长期（>3 个月）。

3. 对于患有 CMPC 职工的康复内容及方案，可以给出哪些强有力的循证建议？

答：没有。

4. 有效职业康复的三个主要组成部分是什么？

答：复工协调员的参与、包括工作调整在内的分级活动原则和分级接触工作原则、生物-心理-社会模式导向的职业康复小组。

5. 在职业康复团队的工作中，什么会对工作结果产生负面影响？

答：团队成员的恐惧回避观念。

6. 请说出三种以上残疾评估应用场景。

答：医疗法律、社会保险、理赔、工作康复以及伤残抚恤金。

7. 评估 CMPC 职工从事工作活动的能力，最常用的三种方法是什么？

答：基于自评报告的评估；基于医务人员的评估；基于能力的评估。

8. 请说出基于医疗专业人员和基于能力的残疾评估的两个缺点。

答：医务人员评估：可靠性未知或不达标，与医务人员自身对疼痛的态度有关。能力评估：耗费时间，单独使用评估结果不全面。

（白定群译；范永春校）

参考文献

[1] Escorpizo R, Reneman MF, Ekholm J, Fritz J, Krupa T, Marnetoft SU, et al. A conceptual definition of vocational rehabilitation based on the ICF: building a shared global model. J Occup Rehabil. 2011; 21(2): 126-33.

[2] Waddell G, Burton AK, Kendall NAS, editors. Vocational rehabilitation—what works, for whom, and when? Report for the vocational rehabilitation Task Group. London: TSO; 2008.

[3] Franche RL, Cullen K, Clarke J, Irvin E, Sinclair S, Frank J, et al. Workplace-based return-to-work interventions: a systematic review of the quantitative literature. J Occup Rehabil. 2005; 15(4): 607-31.

[4] de Vries HJ, Reneman MF, Groothoff JW, Geertzen JH, Brouwer S. Factors promoting staying at work in people with chronic nonspecific musculoskeletal pain: a systematic review. Disabil Rehabil. 2012; 34(6): 443-58.

[5] Airaksinen O, Brox JI, Cedraschi C, Hildebrandt J, Klaber-Moffett J, Kovacs F, et al. Chapter 4. European guidelines for the management of chronic nonspecific low back pain. Eur Spine J. 2006; 15 Suppl 2: S192-300.

[6] van Tulder M, Becker A, Bekkering T, Breen A, del Real MT, Hutchinson A, et al. Chapter 3. European guidelines for the management of acute nonspecific low back pain in primary care. Eur Spine J. 2006; 15 Suppl 2: S169-91.

[7] Waterschoot FP, Dijkstra PU, Hollak N, de Vries HJ, Geertzen JH, Reneman MF. Dose or content? Effectiveness of pain rehabilitation programs for patients with chronic low back pain: a systematic review. Pain. 2014; 155(1): 179-89.

[8] Main C, Sullivan MJL, Watson PJ, editors. Pain management; practical applications of the biopsychosocial perspective in clinical and occupational settings. 2nd ed. London: Elsevier Limited; 2008.

[9] Gardner BT, Pransky G, Shaw WS, Nha Hong Q, Loisel P. Researcher perspectives on competencies of return-to-work coordinators. Disabil Rehabil. 2010; 32(1): 72-8.

[10] Lambeek LC, Bosmans JE, Van Royen BJ, Van Tulder MW, Van Mechelen W, Anema JR. Effect of integrated care for sick listed patients with chronic low back pain: economic evaluation alongside a randomised controlled trial. BMJ. 2010; 341: c6414.

[11] Waddell G, Burton K, Aylward M. A biopsychosocial model of sickness and disability. Guides Newslett. American Medical Association; 2008.

[12] Werner EL, Cote P, Fullen BM, Hayden JA. Physicians' determinants for sick-listing LBP patients: a systematic review. Clin J Pain. 2012; 28(4): 364-71.

[13] Darlow B, Fullen BM, Dean S, Hurley DA, Baxter GD, Dowell A. The association between health care professional attitudes and beliefs and the attitudes and beliefs, clinical management, and outcomes of patients with low back pain: a systematic review. Eur J Pain. 2012; 16 (1): 3-17.

[14] Nijs J, Roussel N, Paul van Wilgen C, Koke A, Smeets R. Thinking beyond muscles and joints: therapists' and patients' attitudes and beliefs regarding chronic musculoskeletal pain are key to applying effective treatment. Man Ther. 2013; 18(2): 96-102.

[15] Anner J, Kunz R, Boer WD. Reporting about disability evaluation in European countries. Disabil Rehabil. 36(10): 848-854.

[16] Anner J, Schwegler U, Kunz R, Trezzini B, de Boer W. Evaluation of work disability and the international

classification of functioning, disability and health: what to expect and what not. BMC Public Health. 2012; 12: 470-2458-12-470.

[17] Escorpizo R, Stucki G. Disability evaluation, social security, and the international classification of functioning, disability and health: the time is now. J Occup Environ Med. 2013; 55(6): 644-51.

[18] Saltychev M, Kinnunen A, Laimi K. Vocational rehabilitation evaluation and the International Classification of Functioning, Disability, and Health (ICF). J Occup Rehabil. 2013; 23(1): 106-14.

[19] Brouwer S, Dijkstra PU, Stewart RE, Goeken LN, Groothoff JW, Geertzen JH. Comparing self-report, clinical examination and functional testing in the assessment of work-related limitations in patients with chronic low back pain. Disabil Rehabil. 2005; 27(17): 999-1005.

[20] Rainville J, Pransky G, Indahl A, Mayer EK. The physician as disability advisor for patients with musculoskeletal complaints. Spine (Phila Pa 1976). 2005; 30(22): 2579-84.

[21] Brokaw JP, Walker WC, Cifu DX, Gardner M. Sitting and standing tolerance in patients with chronic back pain: comparison between physician prediction and covert observation. Arch Phys Med Rehabil. 2004; 85(5): 837-9.

[22] Spanjer J, Krol B, Brouwer S, Groothoff JW. Inter-rater reliability in disability assessment based on a semi-structured interview report. Disabil Rehabil. 2008; 30(24): 1885-90.

[23] Spanjer J, Krol B, Brouwer S, Popping R, Groothoff JW, van der Klink JJ. Reliability and validity of the Disability Assessment Structured Interview (DASI): a tool for assessing functional limitations in claimants. J Occup Rehabil. 2010; 20(1): 33-40.

[24] Soer R, van der Schans CP, Groothoff JW, Geertzen JH, Reneman MF. Towards consensus in operational definitions in functional capacity evaluation: a Delphi Survey. J Occup Rehabil. 2008; 18(4): 389-400.

[25] Gouttebarge V, Wind H, Kuijer PP, Sluiter JK, Frings-Dresen MH. How to assess physical work-ability with functional capacity evaluation methods in a more specific and efficient way? Work. 2010; 37(1): 111-5.

[26] Gross DP, Battie MC, Asante AK. Evaluation of a short-form functional capacity evaluation: less may be best. J Occup Rehabil. 2007; 17(3): 422-35.

[27] Reesink DD, Jorritsma W, Reneman MF. Basis for a functional capacity evaluation methodology for patients with work-related neck disorders. J Occup Rehabil. 2007; 17(3): 436-49.

[28] Lakke SE, Soer R, Geertzen JH, Wittink H, Douma RK, van der Schans CP, et al. Construct validity of functional capacity tests in healthy workers. BMC Musculoskelet Disord. 2013; 14: 180-2474-14-180.

[29] Lakke SE, Wittink H, Geertzen JH, van der Schans CP, Reneman MF. Factors that affect functional capacity in patients with musculoskeletal pain: a Delphi study among scientists, clinicians, and patients. Arch Phys Med Rehabil. 2012; 93(3): 446-57.

[30] van Abbema R, Lakke SE, Reneman MF, van der Schans CP, van Haastert CJ, Geertzen JH, et al. Factors associated with functional capacity test results in patients with non-specific chronic low back pain: a systematic review. J Occup Rehabil. 2011; 21(4): 455-73.

[31] van der Meer S, Reneman MF, Verhoeven J, van der Palen J. Relationship between self-reported disability and functional capacity in patients with Whiplash Associated Disorder. J Occup Rehabil. 2013; 36(10): 848-854.

[32] Reneman MF, Jorritsma W, Schellekens JM, Goeken LN. Concurrent validity of questionnaire and performance-based disability measurements in patients with chronic nonspecific low back pain. J Occup Rehabil. 2002; 12(3): 119-29.

[33] Kuijer PP, Gouttebarge V, Brouwer S, Reneman MF, Frings-Dresen MH. Are performance-based measures predictive of work participation in patients with musculoskeletal disorders? A systematic review. Int Arch Occup Environ Health. 2012; 85(2): 109-23.

[34] Kuijer PP, Gouttebarge V, Wind H, van Duivenbooden C, Sluiter JK, Frings-Dresen MH. Prognostic value of self-reported work ability and performance-based lifting tests for sustainable return to work among construction workers. Scand J Work Environ Health. 2012; 38(6): 600-3.

[35] Wittink H, Rogers W, Sukiennik A, Carr DB. Physical functioning: self-report and perfor-mance measures are related but distinct. Spine. 2003; 28(20): 2407-13.

[36] Reneman MF, Beemster TT, Edelaar MJ, van Velzen JM, van Bennekom C, Escorpizo R. Towards an ICF- and IMMPACT-based pain vocational rehabilitation core set in the Netherlands. J Occup Rehabil. 2013; 23(4): 576-84.

10

功能及残疾评估在神经系统疾病职业康复中的价值

Matilde Leonardi, Davide Sattin, Rui Quintas, Ambra Mara Giovannetti, Alberto Raggi

10.1 引言

尽管职业康复(vocational rehabilitation, VR)有不同版本的定义,但都是指一种多学科的干预手段,旨在促使残疾人重返工作(return to work, RTW)或保住工作[1-5]。职业康复一直强调多学科的参与,特别是在医学、心理、社会和职业方面。从评估特定的工作活动所需要的技能和个人能力开始,职业康复确立了一套解决方案,以重返工作岗位或维持就业为目标[6]。因此,一个完整的职业康复计划应当多方介入,如临床评估、职业培训、教育、工作咨询以及工作安置。

康复是一个广义的概念。在世界卫生组织和世界银行2011年发布的《世界残疾报告》(*World Report on Disability*)中,康复被定义为“帮助经历或可能经历残疾的人,在与环境的互动中实现并保持最佳功能的一系列措施”[7]。康复(rehabilitation)也有别于“适应训练”(habilitation),后者是为那些先天或早年即发生残疾的人们提供的支持服务,而“康复”的对象是那些发生功能丧失、需要通过支持重获最大程度功能的人。康复过程的首要目标,是改善个人功能,包括:由个人或康复团队,在特定的时间段内提供的单一或综合干预,并且从出现健康问题的急性或初始阶段直至疾病亚急性期和维持期都需要[7]。

康复包括识别人们的需求,将其与个人和环境的相关因素联系起来,确定康复目标,规划和实施干预措施以及评估效果。康复涵盖健康、就业、教育和社会服务领域的一系列行为,其目标是让残疾人充分参与其所在社区,而职业康复是康复的一个方面。本章将专注于对功能和残疾的描述和评估,这是预测职业康复干预的初步和必要步骤,并探讨此类评估与其结果之间的联系,特别是在某些神经系统疾病中,将特别考虑多发性硬化(multiple sclerosis, MS)、卒中和创伤性脑损伤(traumatic brain injury, TBI),因为它们都有认知和心理功能障碍的相关表现,以及与神经功能相关的其他障碍。我们将介绍ICF[8]作为理解这一过程的必要框架,该分类最近被认为有助于描述职业康复的不同方面[6,9]。

本章的重点是神经系统疾病,虽然与精神和肌肉骨骼疾病相比文献较少[6,9],但是,神经系统疾病很普遍,与日常活动中的多种困难有关且代价高昂。最近一项关于欧洲脑部疾病成本的研究[10]报告显示,MS的患病率约为105/10万,卒中及其后遗症的患病率约为1 603/10万,TBI的患病率约为729/10万。与这些疾病相关的每位患者的费用约为:MS 27 000欧元/年、卒中7 800欧元/年、TBI 8 800欧元/年。部分成本费用是因为医药费,但很大一部分是由于间接成本,即生产力下降和停工。卒中患者的间接成本约占总成本的8%;对于MS和TBI的这些数值更高,分别为32%和59%。因此,很明显,VR项目应考虑为患有这些疾病的患者,量身定制综合康复干预措施。

职业康复是一项多学科干预措施,旨在促进人们在急性发作性疾病(例如卒中或创伤性脑损伤)的状况下重返工作岗位,或在进展性疾病(例如多发性硬化)的状况下维持就业。

10.2 相关神经系统疾病的功能和残疾评估

依据 ICF 的生物-心理-社会模式,残疾是一种功能下降的状态,由个人健康状况与其所处环境之间的相互作用所致[8]。实际上,这意味着残疾涉及身体、个人和社会层面的困难,包括活动限制、参与受限以及环境障碍[11]。然而,迄今为止,尚无考虑所有这些要素的残疾评估工具。

在现有的残疾评估工具中,一些功能的连续性测量与活动和参与领域相关。如:WHO 残疾评估表第 2 版(WHO Disability Assessment Schedule, second version, WHO DAS 2.0)[12],ICF 参与和活动测量问卷[13]的筛选部分(ICF Measure of Participation and Activities questionnaire, IMPACT-S)和挪威功能评定量表(Norwegian Function Assessment Scale, NFAS)[14]。有大量评估身体功能损伤情况的工具,通常针对特定症状。很少有工具可用于评估 ICF 定义的环境因素的影响,其中一些获得的评估支持,是来自其他相关人员如:医学结果及社会支持调查(medical outcome study social support survey[15]),或"物理"环境的特征如:无障碍住房(housing enabler[16]),或步行和骑自行车适宜性评定(walking and biking suitability assessment[17])。

一般来说,残疾评估是使用对特异性疾病有信效度的工具,来测量患者主要的活动或症状。据我们所知,只有一种工具用于筛查神经系统疾病中的残疾,该工具已被用于资源匮乏的机构中[18]。

10.2.1 多发性硬化的残疾评估

最近一篇报告认为,MS 研究中的许多残疾结果测量对变化缺乏敏感性[19],这可能是由于疾病本身的特征,包括多样的临床表现、不可预测的复发率、严重程度,复发与缓慢进展之间恢复的可变性。用于衡量 MS 的残疾的评估工具少见:最常用的是扩展残疾状态量表(expanded disability status scale, EDSS)[20]和 MS 综合功能量表(MS functional composite scale, MSFC)[21]。

EDSS 基于标准的神经系统检查,并考虑了 MS 的各种典型表现(涉及视觉、脑干、锥体、小脑、感觉、肠/膀胱和大脑功能),例如步行距离、对辅助设备的需求、进行日常生活活动的能力。MS 专家熟悉 EDSS,其分数被监管机构普遍认同。因此,虽然 EDSS 在评估者之间及内部信度欠佳,对认知障碍的认识不足以及使用非线性序数量表[19],但它仍然是 MS 最常用的特异性残疾评估方法。

MSFC 的开发是基于步行能力、上肢功能和认知能力三种表现进行的定量评估,克服了 EDSS 的一些缺点。MSFC 高度可靠,涵盖 MS 三大范围;其单一评分是一个连续量表,与疾病所处阶段[22]、磁共振成像(magnetic resonance imaging, MRI)结果[23]和患者自评报告结果的相关性已经得到证实[24]。然而,它缺乏视觉测试以及对抽象内容的关注,另外,此评估只有总分,无每个维度的分值,造成 MSFC 的分值在临床上很难解释。

在 MS 研究中,使用的其他指标是一些综合的结局指标,特别是无疾病活动状态[25];通用的日常生活活动衡量标准,例如 Rankin 量表和 Barthel 指数[26,27];以及生物标志物,如 MRI 和光学相干断层扫描。一些患者自评报告也可用于 MS 评估,诸如多发性硬化残疾特定简表症状清单(symptom inventory disability-specific short forms for multiple sclerosis)[28]和多发性硬化症影响概况(multiple sclerosis impact profile)[29]等工具。

10.2.2　卒中的残疾评估

与MS患者一样,卒中患者可能会出现各种症状,这取决于卒中性质(广义上是缺血性或出血性)、受损的大脑区域、是否及时干预,因此,有多种的结果测量来评估卒中后患者的残疾。2001年,一份关于欧洲用于结果测量的康复量表的报告[30]表明,最常用的卒中量表是功能独立性量表(functional independence measure, FIM)[31]、Barthel指数[27]、Scandinavian卒中量表[32]和Katz日常生活指数[33]。

FIM由18个项目组成,每个项目采用7分制评分;总分在18至126之间,分数越高表明功能独立性越高。这些项目共分为13项运动任务(进食、梳洗、洗澡、穿上衣、穿裤子、如厕、膀胱管理、直肠管理、床-椅-轮椅间转移、厕所转移、淋浴转移、行走、移动或轮椅水平、上下楼梯)和5项认知任务(认知理解、表达、社会交往、解决问题、记忆)。据报道,73分的临界值,可预测首次缺血性卒中幸存者康复后功能恢复的程度[34],并且,FIM具有出色的内部一致性和不错的结构效度[35,36]。FIM的问题在于它的核心内容,即独立性,严格基于旧版世界卫生组织国际病损,残疾与残障分类(International Classification of Impairment, Disabilities and Handicaps, ICIDH)[37],并根据患者进行日常活动所需辅助程度来衡量残疾程度。当患者的生活需要更多方面的介入,在确定干预目标时,这种对残疾的描述可能在目标设定方面存在问题。

10.2.3　创伤性脑损伤的残疾评估

与MS和卒中患者相似,TBI患者的残疾也很难被简单描述。因为脑损伤的严重程度和部位的差异,损伤会出现多样性。此外,TBI患者往往遭受多发性创伤,因此除了头部和大脑之外,其他身体结构也可能受损;不同的损伤、不同的严重程度和不同的症状,使得评定TBI相关残疾比较困难。根据2001年欧洲康复结果测量报告[30],格拉斯哥昏迷量表(Glasgow Coma Scale, GCS)[38]和FIM[31]是TBI患者最常用的评定方法。其他常用的工具是格拉斯哥结果量表(Glasgow Outcome Scale, GOS)[39]、社区融合问卷(community integration questionnaire)[40]、Rivermead脑损伤随访问卷(Rivermead Head Injury Follow-Up Questionnaire)[41]、残疾评级量表(disability rating scale)[42]、功能评定量表(functional assessment measure)[43]和Rancho Los Amigos认知功能量表(Rancho Los Amigos Scale of Cognitive Functioning)[44]。

其中一些量表的问题,在于分类过于明确,而无法用于残疾的描述。例如,GOS是一个通用的功能预后量表,将患者的状态评为以下5类状态(死亡、植物状态、严重残疾、中度残疾或恢复良好)。这些类别,根据患者意识的存在、独立性水平和进行日常活动的能力(例如与工作和家庭活动相关的活动)进行评定。残疾分级量表的评分为0~30分,可识别10种不同的残疾等级(无、轻度、部分、中度、中重度、重度、极重度、植物人状态、严重植物人状态、死亡)。评分项目属于几个不同的领域:唤醒性、意识和反应,自理活动的认知能力,依赖他人,心理社会适应性。同样,这种严格分类的方法,描述残疾特征的能力有限,不能满足全面了解残疾和功能概况的需求。

残疾评估大多针对特定疾病或症状,通常分类过多,不符合广泛残疾描述的需要,或者依赖于过时的残疾分类(即基于ICIDH-80)的概念,例如独立性,这不利于设定干预目标。

10.3　多发性硬化、卒中和创伤性脑损伤的功能和残疾——基于ICF的方法

ICF发布以来,引起了临床医生和研究人员的关注,2011年的一篇文献综述显示[45],近40%的ICF

相关文献,是关于 ICF 的临床应用或 ICF 相关工具开发。作为一种分类,它的主要目的不是评估残疾,而是描述功能和残疾的不同组成部分,即描述哪些功能或领域受到损害或限制,以及相关环境因素的积极或阻碍作用。事实上,无论个人健康状况如何[46],基于 ICF 功能和残疾的数据,可以体现其日常生活中残疾经历的复杂性。这种方法不应将经过验证的和针对残疾的评估工具排除;相反,应该补充和丰富从评估工具数据中得出信息,以更好地描述功能和残疾。

首先,基于 ICF 的数据,增加了一个统一的视角,即在一个共同的框架内,考虑功能的不同组成部分(身体损伤、活动限制、参与受限和环境因素的作用)。其次,使临床医生能够解决个人的需求:不仅是在康复方面(例如实现移动或工作活动的目标),还可以在促进环境因素(例如辅助设备)或消除障碍方面。ICF 使 VR 专业人员能够系统解决问题的优势,其价值主要与描述工作残疾和规划职业康复有关[47]。

自发布 10 多年以来,有大量基于 ICF 方法研究 MS、卒中和 TBI 患者功能和残疾的文献。尽管并不详细,但我们旨在提供有关这些主题的主要研究结果的一些信息。在接下来的章节中,将使用基于 ICF 的方法,对描述 MS、卒中和 TBI 患者功能和残疾的现有数据进行综合分析。对于每个疾病,将分析 ICF 类目使用的广泛程度,并使用 33% 的类别保留阈值综合呈现这些数据。这种方法具有明显的方法学局限性,因为在不同研究中使用的 ICF 类目,会因实践和理论原因而存在差异;然而,展示如何通过 ICF 收集残疾信息,以及这些程序的实际影响,是一种可行的方法。33% 的阈值足够严格,使应用者能够关注于最相关的特定条件的 ICF 项目,而更为保守的方法(即 10%～20% 的阈值),会使交叉条件的比较更加复杂。

基于 ICF 的数据,使我们能够处理残疾生活经历的复杂性,而不论其基本健康状况和临床阶段如何。这使我们能够从广泛的角度设定康复目标:从急性早期到亚急性期,再到职业环境。

10.3.1 基于 ICF 的多发性硬化症患者残疾描述

针对 MS 的 ICF 核心组合发布于 2011 年[48],通过一个正式和反复的决策和共识过程开发,来自 16 个国家的 21 位专家,为 MS 综合 ICF 核心组合选择了 138 个 ICF 类目,包括 40 个身体功能、7 个身体结构、53 个活动和参与类目以及 38 个环境因素。同时发布的还有包含 19 个类目的简要核心组合,迄今为止,两项使用 Delphi 的研究,从职业治疗师[49]和物理治疗师[50]的视角验证了该核心组合,未来还需要继续进行验证研究。

已发布的 3 组从 MS 患者收集的基于 ICF 的数据有:①2007 年,Khan 和 Pallant 报告了 101 名患者的数据,并确定了 170 个不同的类目;其中,有 62 个类目在超过三分之一的受试者中被报告了,并被纳入分析[51]。②2010 年,Holper 及其同事报告了 205 名患者在康复场景中的数据,并使用了一种保守的方法,纳入的是在超过 5% 受试者报告中出现的类目。总计确定了 129 个 ICF 类目[52]。③2010 年,Svestkova 及其同事再次报告了 100 名患者的数据,使用 20% 的阈值,并选择了 58 个 ICF 类目[53]。这 3 项研究中,报告的数据显示了与损伤发生率、困难和环境因素有关的差异。这既是由于样本组成的不同,也是由于用于解决功能和残疾相关问题的工具种类不同。

根据前面描述中 33% 的纳入标准,64 个 ICF 类目被纳入分析。最常见的身体功能和结构损伤见表 10-1,包括 16 个身体功能和 7 个身体结构,这些损伤的发生率差异很大,最常见的在活动和心理功能方面。对于身体结构,也观察到类似的差异,其中神经系统及与运动相关的结构受损最多见。活动和参与方面,最常见的限制见表 10-2,总共有 25 个类目达到了纳入阈值,其中活动相关及与家庭生活活动有关的类目报告最多;在这种情况下,样本之间也存在相关差异。环境因素中最常见的有利因素和障碍因素见表 10-3,已汇总的数据没有显示两者之间的差异,总共报告了 16 个环境因素,大多与个人支持和相关他人的态度有关。

表 10-1 关于多发性硬化功能和残疾的已发表文献中，在至少 33% 病例中出现损伤的 ICF“身体功能”和“身体结构”相关类目[51-53]

	Khan 和 Pallant[51] (*N*=101)	Holperet 等人[52] (*N*=205)	Svestkova 等人[53] (*N*=100)	所有案例 (*N*=406)
身体功能				
b770 步态功能	98.0%	89.8%	54.0%	83.0%
b730 肌肉力量功能	95.0%	94.6%	44.0%	82.3%
b620 排尿功能	93.1%	81.5%	70.0%	81.5%
b130 能量和驱力功能	97.0%	71.2%	52.0%	72.9%
b134 睡眠功能	83.2%	68.3%	60.0%	70.0%
b210 视功能	46.5%	75.1%	65.0%	65.5%
b735 肌张力功能	93.1%	63.4%	41.0%	65.3%
b140 注意力功能	65.3%	63.9%	42.0%	58.9%
b280 痛觉	75.2%	55.1%	—	54.2%
b235 前庭功能	70.3%	38.0%	65.0%	52.7%
b152 情感功能	96.0%	33.2%	47.0%	52.2%
b640 性功能	56.4%	40.5%	58.0%	48.8%
b710 关节活动功能	—	82.9%	—	48.5%
b780 与肌肉有关的感觉	—	81.5%	—	41.1%
b525 排便功能	88.1%	—	49.0%	39.4%
b144 记忆功能	61.4%	—	41.0%	37.9%
身体结构				
s110 脑的结构	99.0%	99.5%	97.0%	98.8%
s120 脊髓结构	—	93.2%	97.0%	70.9%
s750 下肢	96.0%	75.1%	—	67.0%
s610 泌尿系统	92.1%	80.0%	—	63.3%
s760 躯干	84.2%	47.3%	—	44.8%
s730 上肢	43.6%	59.0%	—	40.6%
S2 眼、耳和有关结构	—	73.2%	—	36.9%

注：—低于 33% 阈值的类别。

表 10-2 关于多发性硬化功能和残疾的已发表文献中，在至少 33% 病例中出现受限的 ICF“活动和参与”相关类目[51-53]

	Khan 和 Pallant[51] (*N*=101)	Holperet 等人[52] (*N*=205)	Svestkova 等人[53] (*N*=100)	所有案例 (*N*=406)
d450 步行	100.0%	90.7%	63.0%	86.2%
d640 做家务	93.1%	90.7%	61.0%	84.0%
d620 获得商品和服务	91.1%	88.3%	60.0%	82.0%

续表

	Khan 和 Pallant[51]（N=101）	Holperet 等人[52]（N=205）	Svestkova 等人[53]（N=100）	所有案例（N=406）
d920 娱乐和休闲	96.0%	90.2%	50.0%	81.8%
d850 有报酬的就业	89.1%	74.6%	63.0%	75.4%
d455 到处移动	98.0%	88.3%	—	74.4%
d470 利用交通工具	99.0%	69.3%	56.0%	73.4%
d650 照管居室物品	83.2%	69.8%	58.0%	70.2%
d910 社区生活	78.2%	91.2%	—	65.5%
d475 驾驶	98.0%	67.3%	—	63.8%
d230 进行日常事务	79.2%	82.9%	—	61.6%
d465 利用设备到处移动	97.0%	69.8%	—	59.4%
d870 经济自给	83.2%	57.6%	38.0%	59.1%
d460 在不同地点到处移动	—	80.0%	66.0%	56.7%
d440 手的灵活使用	50.5%	67.3%	38.0%	55.9%
d660 帮助别人	86.1%	63.4%	—	53.4%
d770 亲密关系	60.4%	54.6%	42.0%	53.0%
d430 举起和搬运物体	52.5%	59.0%	38.0%	52.2%
d630 准备膳食	88.1%	55.1%	—	49.8%
d445 手和手臂的使用	36.6%	70.7%	—	44.8%
d220 从事多项任务	87.1%	41.0%	—	42.4%
d177 做出决策	58.4%	50.7%	—	40.1%
d510 盥洗自身	40.6%	36.1%	37.0%	37.4%
d166 阅读	—	69.8%	—	35.2%
d760 家庭人际关系	72.3%	—	—	33.0%

注:—低于 33% 阈值的类别。

表 10-3　关于多发性硬化功能和残疾的已发表文献中，在至少 33% 病例中出现的 ICF“环境因素”中的有利或障碍因素类目[51-53]

	Khan 和 Pallant[51]（N=101）	Holperet 等人[52]（N=205）	Svestkova 等人[53]（N=100）	所有案例（N=406）
e310 直系亲属家庭	44.6%	100.0%	81.0%	81.5%
e110 个人消费用的物品（食品、药品）	100.0%	61.5%	95.0%	79.3%
e120 个人室内外移动和运输用的技术	90.1%	61.0%	41.0%	63.3%
e320 朋友	—	96.6%	50.0%	61.1%
e225 气候	98.0%	69.3%	—	59.4%
e315 大家庭	41.6%	97.1%	—	59.4%

续表

	Khan 和 Pallant[51] (N=101)	Holperet 等人[52] (N=205)	Svestkova 等人[53] (N=100)	所有案例 (N=406)
e410 家庭成员的态度	—	100.0%	—	58.1%
e580 卫生的 SSP	78.2%	64.9%	—	52.2%
e415 大家庭成员的个人态度	—	99.0%	—	50.0%
e420 朋友的态度	—	97.1%	—	49.0%
e150 公共建筑物用的设计、建设及建筑用品和技术	69.3%	38.0%	50.0%	48.8%
e325 熟人、同伴和同事	—	82.0%	—	46.3%
e355 卫生专业人员	—	69.8%	30.0%	42.6%
e465 社会准则	—	46.3%	64.0%	39.2%
e540 交通运输的 SSP	67.3%	30.2%	—	37.7%
e450 卫生专业人员的个人态度	—	73.7%	—	37.2%

注:—低于 33% 阈值的类别。
SSP 服务、制度和政策。

从这些数据中可以看出,3 项研究所收集的功能概况中的差异多于相似之处,这些差异可能反映了 MS 临床表现的异质性,包括①不同程度的运动相关功能受损:例如,Khan 和 Pallant[51] 在 2007 年的研究中报告 95% 的患者有肌肉力量受损(在 2010 年 Svestkova 及其同事[53] 的研究报告为 44%);②不同程度的心理功能受损:例如,Khan 和 Pallant 在 2007 年研究报告 95% 的患者情绪功能受损[51](2010 年 Holper 及其同事的研究报告为 33.2%[52])。反过来,这些差异,也影响了患者进行日常生活活动,以及需要辅助设备或相关他人的支持的方式;然而,考虑到收集患者数据的环境中的可用工具和领域,也可以认为其中一些差异,是由于在三组 MS 患者中评估疾病严重程度和残疾的方式所造成。本章第 10.2.1 节,讨论了与评估工具和 MS 特性相关的差异问题,通过使用一个共同的框架来反映功能和残疾问题,基于 ICF 的数据补充了有关这些差异结果的信息。功能和残疾的定义,显示了在 MS 患者的职业康复实践中使用 ICF 的优势;事实上,基于 ICF 的数据使职业康复专业人士,能够对个人或环境层面的问题进行分类和收集数据,而不用考虑那些可能与 MS 症状或与疾病管理相关的问题。尽管如此,在实际执行任务和活动时,MS 相关的症状和问题很难用一组有限的评估工具来获得,这使得定义 VR 目标变得至关重要;相反,基于 ICF 的功能和残疾描述流程,使 VR 专业人员能够收集广泛的障碍和限制的信息,并在综合性和全面性之间取得良好的平衡,从而用来创建与个人期望完成的工作任务严格相关的功能配置文件。此外,还能收集关于环境有利和障碍因素的数据,包括与工作相关活动相联系的数据,因此,基于 ICF 的流程可为工作场所中的个人提供全面及个性化的规划。

基于 ICF 的 MS 研究数据概要表明,不同研究之间存在很大差异,反映了 MS 临床表现的差异,以及与运动和精神功能相关障碍的多样性。

10.3.2 基于 ICF 的卒中患者残疾描述

卒中 ICF 核心组合已于 2004 年推出,由 130 个 ICF 类目组成,主要有“活动和参与”(51 个类目)和

“身体功能”(41 个类目)[54]。还提供了由 18 个类别组成的简要核心组合,有 3 项研究报告了基于 ICF 的卒中患者样本数据[55-57]。

2010 年,Alguŕn 及其同事收集了 89 名卒中患者样本中有关身体功能、活动以及参与的 ICF 卒中综合核心组合数据,并选择了至少在 10% 患者中的被评为受损或受限的类目;在卒中发生后 3 个月,28 个身体功能的类目和 41 个活动和参与的类目被认为是与之相关[55],没有身体结构和环境因素的相关数据。2010 年,Goljar 及其同事[56]使用 ICF 列表收集了 197 名接受住院康复服务患者的样本数据,并将至少在 20% 患者中报告的一些问题列为相关类目(在环境因素的情况下,阈值是基于障碍和有利因素的总和);共有 61 个 ICF 类目达到了阈值,主要来自身体功能及活动和参与。2012 年,Quintas 及其同事[57]使用 ICF 卒中简要核心组合收集了 111 名患者的样本数据,仅报告了该核心组合 18 个类目的问题发生率。这三项研究项目的比较表明,差异主要是由于用于收集数据的 ICF 类目不同,ICF 类目的数量从 18 个(即卒中的简要核心组合)到 128 个(即 ICF 列表)不等;此外,Alguŕn 及其同事使用的方案不包括身体结构和环境因素,这一事实限制了这两个领域的数据分析。

根据前述 33% 的纳入标准,44 个 ICF 类目被纳入分析。最常见的身体功能和结构损伤如表 10-4;包括 18 项身体功能和 2 项身体结构;最常见的功能损伤与运动功能有关,其中大多数损伤的发生率差异明显;心理和感觉功能也是最常报告的类目之一,样本之间同样存在明显差异。表 10-5 显示了活动和参与方面最常见的限制,总共有 17 个类目达到了纳入标准,其中最常报告的是与移动有关和自我护理的活动;同样,在这种情况下,样本之间存在相关差异。表 10-6 显示了环境因素中最常见的有利和障碍因素,其数据已被汇总,但没有显示有利因素和障碍之间的差异;总共报告了 7 个环境因素,主要与产品和技术领域有关。

表 10-4 关于卒中后功能和残疾的已发表文献中,在至少 33% 病例中出现损伤的 ICF “身体功能”和“身体结构”相关类目[55-57]

	Algurén 等人[55] (*N*=89)	Goljar 等人[56] (*N*=197)	Quintas 等人[57] (*N*=111)	所有案例 (*N*=397)
身体功能				
b770 步态功能	75.0%	87.8%	*nc*	83.8%
b760 随意运动控制功能	44.0%	99.5%	*nc*	82.2%
b420 血压功能	76.0%	79.7%	*nc*	78.5%
b144 记忆功能	61.0%	94.9%	62.7%	78.3%
b210 视功能	96.0%	67.5%	*nc*	76.4%
b455 运动耐受功能	94.0%	59.9%	*nc*	70.5%
b280 痛觉	35.0%	85.3%	*nc*	69.6%
b730 肌肉力量功能	61.0%	99.5%	52.7%	63.0%
b265 触觉功能	—	84.8%	*nc*	61.5%
b710 关节活动功能	—	88.3%	*nc*	60.8%
b260 本体感受功能	—	68.5%	*nc*	56.5%
b735 肌张力功能	—	77.7%	*nc*	53.5%

续表

	Algurén 等人[55] (N=89)	Goljar 等人[56] (N=197)	Quintas 等人[57] (N=111)	所有案例 (N=397)
b750 运动反射功能	—	54.8%	*nc*	40.9%
b152 情感功能	—	54.3%	*nc*	37.4%
b620 排尿功能	—	46.2%	*nc*	36.8%
b140 注意力功能	—	41.6%	46.4%	36.1%
b410 心脏功能	42.0%	33.0%	*nc*	35.8%
b130 能量和驱力功能	65.0%	—	*nc*	34.2%
身体结构				
s110 脑的结构	*nc*	96.4%	100.0%	97.7%
s720 肩部的结构	*nc*	35.5%	*nc*	35.5%

注：—低于 33% 阈值的类别。
nc 未在原作中考虑。

表 10-5 关于卒中后功能和残疾的已发表文献中，在至少 33% 病例中出现受限的 ICF“活动和参与”相关类目[55-57]

	Algurén 等人[55] (N=89)	Goljar 等人[56] (N=197)	Quintas 等人[57] (N=111)	所有案例 (N=397)
d460 在不同的地点到处移动	67.0%	93.3%	*nc*	85.1%
d440 手的灵活使用	46.0%	99.0%	*nc*	82.5%
d450 步行	78.0%	92.4%	47.3%	76.6%
d410 改变身体的基本姿势	37.0%	86.3%	*nc*	71.0%
d520 护理身体各部	33.0%	85.7%	*nc*	69.3%
d175 解决问题	—	84.8%	*nc*	61.2%
d510 盥洗自身	—	92.4%	—	60.7%
d540 穿着	33.0%	88.8%	—	59.1%
d415 保持一种身体姿势	36.0%	67.5%	*nc*	57.7%
d710 基本人际交往	*nc*	80.7%	*nc*	55.6%
d550 吃	—	90.6%	—	53.9%
d530 如厕	—	78.6%	—	48.4%
d920 娱乐和休闲	39.0%	48.2%	*nc*	45.3%
d465 使用设备到处移动	38.0%	48.2%	*nc*	45.0%
d330 说	—	62.4%	—	42.5%
d310 交流-接收-口头信息	—	56.4%	—	36.5%
d166 阅读	34.0%	37.6%	*nc*	36.5%

注：—低于 33% 阈值的类别。
nc 未在原作中考虑。

表 10-6 关于卒中后功能和残疾的已发表文献中，在至少 33% 病例中出现的 ICF “环境因素”中的有利或障碍因素类目[55-57]

	Algurén 等人[55]（*N*=89）	Goljar 等人[56]（*N*=197）	Quintas 等人[57]（*N*=111）	所有案例（*N*=397）
e110 个人消费用的用品或物质	*nc*	100.0%	*nc*	100.0%
e120 于个人室内外移动和运输用的用品和技术	*nc*	85.3%	*nc*	85.3%
e310 直系亲属家庭	*nc*	72.2%	95.4%	80.6%
e125 通信用的用品和技术	*nc*	58.4%	*nc*	58.4%
e115 个人日常生活中的用品和技术	*nc*	50.3%	*nc*	50.3%
e355 卫生专业人员	*nc*	—	83.6%	47.0%
e155 私人建筑物用的设计、建设及建筑用品和技术	*nc*	44.7%	*nc*	44.7%

注：—低于 33% 阈值的类别。
nc 未在原作中考虑。

本文基于 ICF 数据存在的差异，主要原因是用于收集功能和残疾信息的数据集类型不同；此外，还与临床和社会人口学数据差异有关，例如，Algurén 及其同事[55]研究中的个体年长 12～14 岁，且脑梗死的患病率较高（81%）。这些差异对患者的损伤与限制的种类和程度，以及对医疗、个人援助和辅助设备的需求有着明显的影响；然而，定义卒中幸存者的“典型”情况比较困难，卒中本身的特征、患者的年龄及与急性事件的时程，在需要规划康复方案时起着基本作用。与评估工具和卒中特征相关的差异问题，在本章第 10.2.2 节讨论。如前所述，基于 ICF 的数据突出了这些差异的后果，因为使用通用框架来解决功能和残疾相关问题。如果在卒中复杂的转归情况中还要考虑回归工作岗位的问题，VR 专业人员还需要一套能描述功能和残疾状态和工作活动相关任务的工作程序。这样的程序能够根据每位患者的情况，为其量身定制目标规划、干预程序及目标实现与否的评估标准。在生物-心理-社会模式的指导下，基于 ICF 的评估程序，使 VR 专业人士能够综合考虑与患者健康状况相关的各种因素，以及重返工作岗位所需的个体和环境要求。当然，卒中幸存者的整体健康状况，可能使他们无法重返工作岗位；在这种情况下，ICF 提供了一个适当的框架，当 RTW 无法实现，且需要采取适当的社会保护措施时，该框架至关重要。

这份基于 ICF 卒中数据概要的研究结果表明，这些差异部分与研究所处的场景，及参与者的临床和人口统计学特征有关。事实上，定义卒中幸存者的“典型”功能状态是困难的：卒中本身的临床特征、患者的年龄及与事件发生的时程是制订康复干预计划的基本问题。

10.3.3 基于 ICF 的创伤性脑损伤残疾描述

TBI 可能会导致不同类型的损伤，这取决于受伤部位和多发伤的存在。因此，定义一套“最简”ICF 类目组合，作为 TBI 通用的功能和残疾信息集合，是一项挑战。在经过多年咨询和在临床环境中应用 ICF 后，用于 TBI 的 ICF 核心组合于 2013 年发布，TBI 综合核心组合包括 139 个类目，简要版为 23 个[58]。

据我们所知，有 4 项研究使用了基于 ICF 的数据描述 TBI 患者功能和残疾[59-62]，2 项研究使用了 WHOICF 检查表，两项研究使用了 TBI 核心组合。2007 年 Koskinen 及其同事[59]使用 ICF 列表，评估了康复环境中 55 名患者样本的医疗记录，在两名不同的专业人员报告中，如果损伤、限制和环境因素在至少 30% 的患者中出现则被视为与 TBI 相关；总共有 30 个 ICF 类目，包括 12 种身体功能、1 种身体结构、11 种活动和参与以及 6 种环境因素，被认为与急性期后的 TBI 患者相关。Aiachini 及其同事[60]报道了在意大利 24 个中心进行的一项横断面研究的结果，该研究收集了 261 名患者的数据，其中一半是门诊患者或日间门诊患者；使用 ICF 列表，通过在关联流程中使用已建立的评估工具，其他类目可被添加到该列表中，由此产生由 150 个 ICF 类目组成的扩展清单，包括 41 个身体功能、16 个身体结构、59 个活动和参与以及 34 个环境因素；使用 5% 的阈值来报告与 TBI 患者相关的类目，所有 150 个类目都达到了 5% 的阈值。2010 年，Svestkova 及其同事[61]使用 ICF 列表收集了 100 名 TBI 后遗症门诊患者的数据，并选择了相关类目（如果它们发生在至少 20% 的病例中）；总共选择了 87 个 ICF 类目：27 个身体功能和结构、43 个活动和参与以及 17 个环境因素；最后，Laxe 及其同事[62]使用 Aiachini 使用的 150 项扩展清单收集了 103 名患者样本（主要是门诊患者）的数据，将在至少 10% 的患者中出现的类目视为有相关性；总共保留了 130 个相关类目：34 个身体功能、7 个身体结构、59 个活动和参与以及 30 个环境因素。

这 4 篇论文中报告的数据差异，与损伤发生率、困难和环境因素有关。这些差异可能是由于患者所经历的损伤类型，例如，多发性创伤的发病率不明确，用于评估功能和残疾的工具种类以及患者类型不同；与处于亚急性康复期的患者相比，门诊患者有不同的需求和困难。

根据前面描述的 33% 的纳入标准，分析中包括了 101 个 ICF 类别。表 10-7 报告了最常见的身体功能和结构损伤：有 22 个身体功能和 3 个身体结构，超过一半的功能障碍与精神功能有关，5 种与移动功能有关。在身体结构中，除了大脑外，下肢和上肢也因多发伤而受损。表 10-8 报告了活动和参与中最常见的限制和受限，共有 54 个相关类目得以保留，几乎所有 ICF 领域都在列表中得到广泛代表，最常见的困难与移动、人际互动和关系领域相关。表 10-9 报告了最常见的环境因素，总共有 22 个类目被认为与 TBI 相关，主要与支持和关系以及服务、体系和政策领域有关。

与 MS 和卒中相比，TBI 基于 ICF 的数据概要结果显示出更大的多样性，这与以下几个因素有关：环境类型、创伤事件的严重程度和类型、多发伤的存在、患者的年龄。ICF 类目的列表要更为广泛，因为上述因素决定了多种结果：在 TBI 中使用 ICF 的潜在优势是跟踪患者从急性事件到重返工作岗位的职业干预的历程。

表 10-7 关于 TBI 功能和残疾的已发表文献中，在至少 33% 病例中出现损伤的 ICF “身体功能”和“身体结构”相关类目[59-62]

	Koskinen 等人[59]（N=55）	Aiachini 等人[60]（N=261）	Svestkova 等人[61]（N=100）	Laxe 等人[62]（N=103）	所有案例（N=519）
身体功能					
b152 情感功能	96.4%	77.8%	67.0%	79.6%	78.0%
b164 高水平认知功能	100.0%	77.7%	49.0%	90.3%	77.0%
b140 注意力功能	96.4%	80.5%	59.0%	72.8%	76.5%
b144 记忆功能	100.0%	78.9%	53.0%	80.6%	76.5%
b130 能量和驱力功能	85.5%	70.0%	70.0%	84.5%	74.5%

续表

	Koskinen 等人[59]（N=55）	Aiachini 等人[60]（N=261）	Svestkova 等人[61]（N=100）	Laxe 等人[62]（N=103）	所有案例（N=519）
b730 肌肉力量功能	47.3%	80.8%	47.0%	68.0%	68.2%
b710 关节活动功能	—	75.0%	38.0%	56.3%	56.2%
b117 智力功能	—	62.5%	38.0%	84.5%	55.5%
b126 气质和人格功能	—	77.4%	—	83.5%	55.5%
b735 肌张力功能	—	65.1%	38.0%	57.3%	51.4%
b156 知觉功能	36.4%	52.1%	39.0%	61.2%	49.7%
b167 语言精神功能	76.4%	52.7%	—	50.5%	49.0%
b160 思维功能	—	62.1%	—	78.6%	46.8%
b760 随意运动控制功能	—	58.8%	—	51.5%	45.6%
b134 睡眠功能	72.7%	44.0%	39.0%	—	42.7%
b330 言语的流畅和节奏功能	—	61.9%	—	53.4%	41.7%
b114 定向功能	—	53.7%	33.0%	38.8%	41.1%
b210 视功能	45.5%	41.3%	51.0%	—	41.0%
b320 构音功能	—	50.1%	—	48.5%	40.8%
b310 发声功能	—	50.9%	—	45.6%	39.3%
b280 痛觉	69.1%	45.0%	—	—	38.6%
b750 运动反射功能	—	54.4%	—	56.3%	38.5%
身体结构					
s110 脑的结构	100.0%	91.5%	89.0%	93.2%	92.3%
s750 下肢的结构	—	50.8%	34.0%	—	37.3%
s730 上肢的结构	—	52.8%	—	—	36.6%

注:—低于 33% 阈值的类别。

表 10-8　关于 TBI 功能和残疾的已发表文献中，在至少 33% 病例中出现受限的 ICF“活动和参与”相关类目[59-62]

	Koskinen 等人[59]（N=55）	Aiachini 等人[60]（N=261）	Svestkova 等人[61]（N=100）	Laxe 等人[62]（N=103）	所有案例（N=519）
d220 从事多项任务	58.2%	79.9%	55.0%	81.6%	73.1%
d175 解决问题	60.0%	77.3%	51.0%	81.6%	71.2%
d720 复杂人际交往	69.1%	75.3%	45.0%	84.5%	70.6%
d850 有报酬的就业	100.0%	57.5%	42.0%	86.4%	64.8%
d475 驾驶	34.5%	69.1%	38.0%	79.6%	61.5%
d640 做家务	38.2%	65.7%	37.0%	78.6%	59.8%
d620 获得商品和服务	58.2%	65.8%	—	74.8%	59.7%
d440 手的灵活使用	45.5%	63.5%	50.0%	64.1%	59.1%
d730 与陌生人的联系	—	65.3%	43.0%	86.4%	58.3%

续表

	Koskinen 等人[59]（N=55）	Aiachini 等人[60]（N=261）	Svestkova 等人[61]（N=100）	Laxe 等人[62]（N=103）	所有案例（N=519）
d450 步行	—	75.4%	44.0%	54.4%	57.2%
d660 帮助别人	—	73.5%	—	79.6%	56.8%
d350 交谈	89.1%	64.6%	33.0%	42.7%	56.8%
d740 正式人际关系	—	63.1%	40.0%	83.5%	56.0%
d455 到处移动	—	80.4%	—	52.4%	55.7%
d750 非正式社会关系	—	62.7%	39.0%	82.5%	55.4%
d920 娱乐和休闲	—	66.9%	33.0%	72.8%	54.5%
d430 举起和搬运物体	—	67.8%	48.0%	49.5%	53.2%
d870 经济自给	—	59.9%	—	83.5%	52.7%
d770 亲密关系	—	62.7%	40.0%	66.0%	52.3%
d330 说	81.8%	60.7%	—	37.9%	52.3%
d630 准备膳食	—	64.6%	—	77.7%	52.1%
d865 复杂经济交易	—	65.6%	—	89.3%	50.7%
d570 照顾个人的健康	—	71.5%	—	51.5%	50.6%
d710 基本人际交往	—	58.8%	40.0%	66.0%	50.4%
d910 社区生活	—	60.7%	—	75.7%	50.4%
d760 家庭人际关系	—	59.6%	37.0%	64.1%	49.8%
d230 进行日常事务	—	74.7%	—	61.2%	49.7%
d510 盥洗自身	—	66.8%	—	48.5%	49.0%
d540 穿着	—	66.3%	—	51.5%	48.8%
d520 护理身体各部	—	64.1%	—	52.4%	47.6%
d210 从事单项任务	—	62.3%	34.0%	45.6%	46.9%
d410 改变身体的基本姿势	—	64.0%	—	41.7%	46.6%
d420 移动自身	—	63.1%	34.0%	41.7%	46.6%
d845 得到、保持和终止一份工作	—	57.5%	—	84.5%	45.7%
d470 利用交通工具	—	58.1%	—	50.5%	45.2%
d465 利用设备到处移动	—	68.5%	—	47.6%	43.9%
d840 学徒制(工作准备)	—	54.1%	—	83.5%	43.8%
d860 基本经济交易	—	54.6%	—	80.6%	43.5%
d310 交流-接收-口头信息	40.0%	53.8%	—	33.0%	43.0%
d345 书面信息	—	64.7%	—	50.5%	42.6%
d825 职业训练	—	50.1%	—	80.6%	41.2%
d166 阅读	—	60.9%	—	50.5%	40.6%
d150 学习计算	—	41.8%	—	67.0%	40.3%

续表

	Koskinen 等人[59] (N=55)	Aiachini 等人[60] (N=261)	Svestkova 等人[61] (N=100)	Laxe 等人[62] (N=103)	所有案例 (N=519)
d145 学习写作	—	43.6%	—	59.2%	39.8%
d550 吃	—	54.6%	—	38.8%	39.2%
d830 高等教育	—	43.1%	—	87.4%	39.0%
d530 如厕	—	58.3%	—	43.7%	38.0%
d810 非正规教育	—	44.8%	—	68.0%	36.0%
d820 学校教育	—	39.3%	—	75.7%	34.8%
d950 政治生活和公民权	—	38.1%	—	72.8%	33.6%
d335 生成非言语信息	—	51.8%	—	35.9%	33.2%
d140 学习阅读	—	37.5%	—	40.8%	33.1%
d110 看	—	42.4%	39.0%	—	33.1%
d560 喝	—	52.3%	—	34.0%	33.0%

注:—低于 33% 阈值的类别。

表 10-9 关于 TBI 功能和残疾的已发表文献中,在至少 33% 病例中出现的 ICF"环境因素"中的有利或障碍因素类目[59-62]

	Koskinen 等人[59] (N=55)	Aiachini 等人[60] (N=261)	Svestkova 等人[61] (N=100)	Laxe 等人[62] (N=103)	所有案例 (N=519)
e310 直系亲属家庭	81.8%	86.6%	68.0%	91.2%	83.4%
e355 卫生专业人员	96.4%	86.1%	51.0%	86.4%	80.5%
e110 个人消费用的用品	63.6%	67.6%	67.0%	65.7%	66.7%
e580 卫生的 SSP	100.0%	78.0%	—	81.6%	66.0%
e410 直系亲属家庭成员的个人态度	—	74.6%	51.0%	90.3%	65.3%
e570 社会保障的 SSP	72.7%	62.1%	45.0%	78.7%	63.2%
e320 朋友	—	61.2%	60.0%	67.9%	55.8%
e450 卫生专业人员的个人态度	—	68.0%	—	82.8%	55.4%
e115 个人日常生活的用品和技术	49.1%	59.4%	39.0%	56.3%	53.8%
e120 个人室内外移动和运输用的用品和技术	—	67.9%	—	50.5%	49.0%
e420 朋友的个人态度	—	50.8%	38.0%	71.8%	47.1%
e360 其他专业人士	—	62.3%	—	74.8%	46.2%
e325 熟人、同伴、同事、邻居和社区成员	—	43.9%	50.0%	66.6%	44.9%
e575 全社会支持的 SSP	—	44.4%	—	71.9%	41.6%
e340 个人护理提供者和个人助手	—	40.8%	—	81.6%	36.7%

续表

	Koskinen 等人[59]（N=55）	Aiachini 等人[60]（N=261）	Svestkova 等人[61]（N=100）	Laxe 等人[62]（N=103）	所有案例（N=519）
e460 社会的态度	—	40.3%	—	55.3%	36.6%
e440 个人护理提供者和个人助手的个人态度	—	40.8%	—	77.4%	35.9%
e330 处于权威地位的人	—	—	—	77.5%	35.4%
e150 公用建筑物用的设计、建设及建筑用品和技术	—	50.0%	—	42.8%	33.6%
e590 劳动和就业的 SSP	—	—	35.0%	57.2%	33.6%
e550 法律的 SSP	—	40.3%	—	66.9%	33.5%
e540 交通运输的 SSP	—	48.0%	—	44.7%	33.0%

注：—低于 33% 阈值的类别。
SSP 服务、制度和政策。

与 MS 和卒中相比，TBI 相关的列表类目范围非常广泛（参见第 10.3.1 节和第 10.3.2 节）；此外，研究之间的差异相对较小。一般来说，Svestkova 及其同事[61]在 2010 年研究报告的 ICF 类目百分比较低，但也应考虑到参加该研究的患者均为门诊患者。ICF 列表一直被用作计划和执行数据收集的基础，因此在 TBI 中，ICF 类目组合差异的影响不像卒中那样有意义（第 10.3.2 节）。

使用基于 ICF 的程序来描述 TBI 残疾的潜在优势，主要体现在处理多样化的、由脑外伤所致的损伤和功能受限方面。事实上，TBI 的结果很难预测，因为有些变量可能会决定其进程，特别是年龄、创伤严重程度和位置、神经系统状况和护理质量。在过去的 20 年中，TBI 管理和康复的持续改进非常显著[63]，但对患者需求的识别和对残疾的描述并没有相应的改善；从最初的急性状况到 RTW 时刻，需要一个程序和一套工具，来跟踪不同阶段的功能和残疾信息。正如之前的 2 项研究得出的结论[64,65]，基于 ICF 的程序可以帮助临床医生跟踪患者在 TBI 后的历程。事实上，根据观察的不同参数，文献发现预计 TBI 个体回归工作岗位的差异很大，从 12% 至 70% 不等[66]。ICF 有助于将回归工作岗位的信息系统化，并确定有效的回归工作岗位方案所需干预的领域。

10.4 工作权与《残疾人权利公约》概述

过去，判断残疾的方法主要依靠医学模式，这种模式将社会上的人分成两类：一类是残疾人，另一类是非残疾人的。根据这一模式，人的残疾是由于他们的健康状况造成的，因此治愈疾病保持健康状态就意味着“解决”残疾问题。这种观念已经深深植根于社会、植根于人们对残疾的思维方式以及残疾人的生活方式中。具体而言，这种模式导致残疾人被排除在社会之外，剥夺了他们获得主流服务的机会，只享有更少的权利和机会。直到最近 30 年，人们对残疾的思考发生了转变，开始解决社会障碍，形成了残疾的社会模式；根据这个模式，并不是“人”具有残疾，相反，是“社会”存在引起残疾状况的条件，阻碍了充分融入。因此，为了解决残疾问题，需要进行社会变革。

2006 年通过的《残疾人权利公约》（*United Nations Convention on the Rights of Persons with Disabilities*, UN CRPD）[67]，表明了就这一方式达成的共识，并为其在全世界的进一步推广铺平了道路。工作权是一项基本权利，在《国际劳工组织第 159 号公约》（《职业康复和就业-残疾人-公约》，2008 年出版）

等多项国际法律文书中得到认可,这是实现其他人权的关键,是人的尊严不可分割的固有组成部分,因为它有助于个人及其家庭的生存,并且能够自由选择或接受工作,在社区内得到认可[68]。

《经济、社会、文化权利国际公约》(*International Covenant of Economic, Social and Cultural Rights*, ICESCR,1966年出版)第6、第7和第8条对工作权进行了全面阐述,分别涉及谋生权利、享有公正和有利条件的权利以及组建工会的权利[69]。《残疾人权利公约》第27条参考了《经济、社会、文化权利国际公约》的规定,但并非详尽无遗,因为它绝不是要取代《经济、社会、文化权利国际公约》,而是要强调将残疾视角应用于工作权的重要性。

《残疾人权利公约》将人权适用于特定类别的人,即残疾人,重申、重新制定、阐明并扩大了残疾人的权利范围,同时该公约呼吁将残疾的人权模式从生物医学和家长式的方式转变为社会模式。

10.5 关于多发性硬化、卒中和创伤性脑损伤患者的就业问题

如前所述(见第10.1节),MS、卒中和TBI是给患者带来沉重负担的神经系统疾病,导致个人和社会成本负担增加,部分原因是就业率降低或执行工作相关任务的能力下降。

在欧洲,每例MS的年平均费用约为27 000欧元,其中约8 700欧元是间接费用。这些费用可能是MS患者高失业率的结果。最近的一篇文献综述对32 507名患者(其中71.1%为女性)的数据进行了分析,显示平均失业率为59%[70]。数据还表明,关于MS患者就业状况的研究存在差异:年龄轻且病程短的患者,就业率较高;降低MS患者工作能力的最常见症状是疲劳、行动不便和认知障碍。

相比之下,几乎缺乏对工作环境的研究,也没有针对工作相关困难和促进患者满足工作要求能力的因素的研究。2003年Roessler和Rumrill的一项研究[71]得出结论,对MS患者的高失业率有多种解释,改善就业结局最实际有效的方法是改善工作场所的组织结构和物理特征。事实上,MS患者在工作场所受到歧视的原因有多种,研究发现,雇主无法提供支持和合理的便利,以及骚扰、恐吓、裁员和解雇等敌对行为,是最相关的原因[72,73]。

在欧洲,每个卒中病例的年平均费用约为8 000欧元;其中约600欧元是间接费用。这是基于首次卒中的典型发病年龄得出的解释。然而,Daniel及其同事的一项综述表明,大约四分之一的卒中发生在65岁以下的人群[74],这项综述包括了70项对卒中后就业状况的研究报告,结果显示平均44%的患者在卒中后重返工作岗位。然而,由于随访时间的差异和对RTW缺乏统一的观察周期,作者认为无法得到可靠的总体比率。在预测RTW的因素中,卒中的严重程度是影响最大的因素[75,76],此外还有年龄较轻[77,78]、住院时间缩短和早期康复治疗[79],其他还包括提供以职业为导向的康复服务、社会适应性、社会福利和其他相关人员的支持[80-83]。

在欧洲,每例TBI的年平均费用约为8 800欧元;其中约5 200欧元是间接费用。这些数据受到以下因素影响:TBI幸存者年龄相对年轻,以及受伤后的低就业能力;事实上,只有大约40%的人在创伤事件发生后两年内重返工作岗位[84]。然而,也有研究表明了截然不同的证据;1999年,一项对道路交通事故幸存者的研究发现,12%的患者恢复了患病前的全部工作能力和就业水平,另外30%的患者不得不转到较低级别的职位[85];而在另一项研究(1990年)中,发现大约有66%的TBI幸存者能够重返工作岗位[86]。对RTW产生负面影响的因素,包括伤害的隐匿性、影响其工作能力的持续症状、缺乏重返工作岗位的建议和指导以及生活角色的任何潜在变化[87];通过比较,研究发现以下因素与成功的RTW有关:积极进取的个人、灵活的工作、适当的劳动力管理和长期的环境支持[88]。其他因素包括受伤的严重程度、受伤前的职业或教育背景以及受伤时的年龄[89-93]。

MS 患者的平均失业率为 59%,32%的 MS 费用是由于生产效率降低或停工造成。
56%的既往卒中患者没有重返工作岗位,7.5%的卒中费用是由于生产效率降低或停工造成。
60%的既往 TBI 患者没有重返工作岗位,59%的 TBI 费用是由于生产效率降低或停工造成。

10.6 关于多发性硬化、卒中、创伤性脑损伤患者的职业康复问题

如前所述(见第 10.1 节),VR 是一种多学科干预措施,其目的是如生物-心理-社会模式[1-5]所定义的那样,促进由于疾病或健康状况导致残疾的人重返工作岗位,或维持就业。因此,决策过程需要考虑与人及其环境有关的医疗方面和非医疗方面的问题,包括关于 RTW 或停工的规范和条例,以及由此产生的领取残疾抚恤金的资格。在本章的这一部分,将报告一些针对 MS、卒中和 TBI 的 VR 经验。

10.6.1 MS 患者的职业康复

一项文献综述评估了与替代方案或常规护理相比,VR 方案对 MS 患者重返工作岗位、工作能力和就业方面的有效性,并显示了支持 MS 患者 VR 的非决定性证据[94]。然而,这项综述强调了在 MS 患者的 VR 实践中需要考虑的一些最相关的方面。首先是临床医生需要意识到职业问题的存在,并理解和处理维持就业的障碍。这些措施包括,需要为工作场所残疾问题找到切实可行的解决办法(即为每个特定的人和工作场所量身定制的解决方案),在工作场所寻求最佳和合理的食宿,以及需要教育雇主和同事认识到维持就业的重要性。

2012 年发表的另一篇系统综述,对 MS 患者进行 VR 时相关的健康和残疾的多维度水平进行了清晰的概述。作者纳入了定量和定性研究[95],并强调了多学科团队参与 MS 患者 VR 的重要性,其中所提供服务的可及性和临近性是金标准;早期干预、开放获取、快速响应和个性化服务是该方法的核心。对 MS 患者的研究强调,需要通过专门针对支持工作活动而不是减少损伤的干预措施[96],以及提高自信心和自我效能[97,98]来改善工作表现。此外,MS 患者可能会从减少工作时间、在家工作和改变职业环境等实际支持中受益[71,99]。与 VR 干预积极结果最相关的因素之一是患者自我报告的工作能力的准备情况[100]。

最近的一项研究(2013 年)关注了 VR 服务对重返和维持就业的影响[101]。研究显示,MS 参与者在接受 VR 服务后的就业成功率为 48%;在这些服务中,最有帮助的是咨询和指导、就业安置、工作场所支持、辅助技术/工作住宿和维护服务。

此外,两项研究强调了接受 VR 治疗的 MS 患者的概况。第一个是 2003 年的一项研究[102],证明了除了患者的障碍或活动限制外,还有与他们的财务状况有关的问题。研究中的 MS 患者都是职业生涯中期的专业人士,期望表现良好并获得可观的报酬,当不可能全职 RTW 时,考虑到现有的社会保障补贴,不得不考虑兼职工作;与此同时,考虑到整日疲于工作,他们往往选择在家兼职工作,特别是在还需要出差的背景下。

第二项研究[103]是 2007 年发表的基于四组 MS 患者焦点群体的定性研究,焦点小组的主题包括:MS 工作的障碍,人们希望从职业康复服务中获得什么,以及这项服务应该如何提供和推广。在这项研究中出现了两个主题:第一个主题是在工作场所绩效管理支持的需求,处理了员工表现和与就业相关的社会或个人期望之间的平衡;第二个主题是支持披露、管理焦虑和处理歧视。作者得出结论,VR 服务应该扮演两个截然不同的角色:第一个角色是专业人员,他拥有管理 MS 引起的损伤、物理环境和工作要求之间相互作用的专业知识;第二个角色是提供有关工作环境和雇主需求的专业知识,同时提高对相

关立法认识,并提供咨询,帮助人们适应、调整和解决复杂问题。

MS 患者的 VR 体验显示了相反的结果。研究结果表明,VR 在以下的情况下是有效的:对于有动机的人,即预期表现良好并因此获得可观报酬的年轻专业人员;在能够实现不同程度发展的环境中承担工作任务。实际上,这种有效环境可以从全职转为兼职,或从需在办公室办公的职业转为可居家办公的职业(例如远程工作)。有一项研究,报告了 48% 的 RTW 成功率。

10.6.2 卒中患者的职业康复

2011 年,Baldwin 和 Brusco 的一篇综述描述了 VR 对卒中后 RTW 的影响[104]。作者发现,关于主要结果(即 RTW)的研究存在巨大差异,由于对工作的定义从全职工作到任何形式的活动,而无论是否有偿和自愿,这使得 RTW 概率很难进行比较。报告显示 RTW 比率介于 12% ~49%,根据这些数字,可以估计大约 31% 的卒中患者重返工作岗位。

VR 干预采用不同的方法,因此很难提取它们之间的共性。最常见的干预措施包括工作试用[105-107]和工作安置[105,107,108],几乎都是在评估技能、能力和预期目标[105-108]之前进行。本综述的作者得出结论:尽管研究表明 VR 对 RTW 有积极的影响,但这项研究的质量还不足以提出最终的推荐。与肌肉骨骼疾病相比,这一人群的 RTW 比率较低,可能是因为患者和卫生专业人员没有意识到 VR 项目的存在。据悉目前尚无其他的研究发表,在这一领域中,主要存在的问题是,缺乏对参加 VR 项目和只接受医疗处理的卒中患者之间的 RTW 比率的比较研究。

由于典型的卒中发病年龄较大,所以 VR 治疗的经验很少。工作试用和就业安置是最常见的措施,但没有有效性的证据。

10.6.3 TBI 患者的职业康复

最近的一篇综述介绍了针对 TBI 患者的不同 VR 方法模型,结论是有证据支持 VR 在 TBI 患者中的有效性,但还需要进行对照研究[109]。

第一种模型将 VR 项目融入 TBI 患者的康复治疗方案中,并在康复程序中增加其他职业干预措施,如指导自愿职业试验、协助寻找一份量身定制的工作、兼职工作和支持就业安置。这种干预的成功率为 38% ~84%[110-113]。

第二种模型是纯粹的 VR 模型,主要是根据从其他条件(如有学习障碍的人)获得的经验而开发的。这些方案通常由不同的阶段组成,可概括为以下几个阶段:评估个人能力和工作要求、某种“后台”职业培训、就业安置、现场职业试验阶段以对该方案的有效性进行随访。这种干预的成功率为 41% ~78%[114-117]。

第三种模型基于案例协调员的专业角色,他的任务是通过向当事人和雇主提供咨询、进行定期电话拜访和现场访问以及对接个人与现有的康复设施和服务,制定全面的 RTW 计划。这种干预已被证明是有效的,成功率为 50% ~80%[118-121]。

一些研究评估了 VR 方法对 TBI 患者的有效性。Abrams 和他的同事描述了一个康复方案网络,该网络鼓励在社区中安置和支持严重的残疾人,旨在减少对长期护理院的安置需求;研究表明,协调的康复计划与长期护理中的管理式护理目标是一致的,并且具有成本效益[122]。Kendall 和他的同事们报告了一致的结果,他们收集了 26 项关于 TBI 后 RTW 的研究数据,结果表明,接受职业干预的 TBI 患者,与未接受干预者相比,能更早重返竞争性就业和其他生产活动[123]。

另一篇综述旨在评估三种 VR 方法在 TBI 中的有效性以及优缺点[124]。作者总结了 VR 的三种主要模式:基于项目的模式、支持性就业模式和案例协调模式。基于项目的模式旨在最大限度地提高职业成果,并且分三个阶段:强化的个性化工作技能康复、指导性工作试验和有过渡性工作支持的辅助安置。基于项目的模式的优势在于,提供工作技能培训,以便使目标人群在进入工作环境之前建立信心和能力,提供工作场所独立的机会和过渡性支持;不足之处包括:对就业可持续性的后续行动很少,以及干预措施的成功在很大程度上取决于参与的工作人员个人以及每个领域服务的可用性及提供情况。支持性就业模式包括就业安置、在职培训、长期支持以及通过在职辅导强化工作技能,该模型的关键优势在于支持的水平和力度是不受限制的,这使得这种方法特别适合于严重残疾的患者,而且对工作和工人的个性化支持程度很高;不足之处包括:由于工作教练的存在,个人独立性受到限制,以及成功很大程度上依赖于相关员工的个人技能和方法。案例协调模型是一种整体性的方法,其中职业康复是整体康复方案的一部分,该方案是针对特定需求进行个性化康复计划,案例协调员可以监督和评估他们的服务需求;这一模式的优点包括康复服务的灵活性和协调性,使康复服务和社区之间能够顺利过渡,以及这一方法侧重于早期干预的事实;同样,这种模式的局限性在于成功取决于个别工作人员和服务的提供情况。

创伤性脑损伤的职业康复治疗包含多种方法,一些证据表明有效,其中有三种方法最常见:
第一,将 VR 融入康复计划:成功率为 38%~84%。
第二,在临床康复后进行单纯的 VR 干预:成功率为 41%~78%。
第三,基于案例协调员的方法(雇主和工人之间的主动咨询):成功率为 50%~80%。

10.7 VR 在神经系统疾病的概要及研究进展

尽管 MS、卒中和 TBI 患者的 VR 方法各不相同,但最近的文献中报告了几个共同因素。首先,几乎所有试图比较或回顾 MS、卒中和 TBI 的 VR 研究结果的研究都认为,因为证据受到研究设计和变量不平等的限制,几乎不可能得出关于这些方法有效性的通用结论[94,101,104,110,123]。缺乏对照研究,结果一般就不明确;就 MS 而言,这个问题也是由疾病本身的特征和没有“急性”事件这一事实来决定。因此,VR 的结果是维持一份工作或推迟停止工作,而不是重返工作岗位;对卒中和 TBI 来说,存在一个“急性”事件和实现 RTW 的过程,然而,“工作”的含义没有一致的定义。

其次,VR 干预的持续时间很难预测,特别是在 VR 被纳入亚急性期康复过程的情况下。这使得 VR 干预的有效性和成本效益问题变得难以解决。VR 干预对不同疾病的有效性差异很大:MS(第 10.6.1 节)为 48%,卒中(第 10.6.2 节)为 31%,TBI(第 10.6.3 节)为 38%~84%。在成本效益方面,没有关于 MS 的证据[94]以及卒中的信息报告,一项 TBI 的研究表明 VR 具有成本效益[121];因此,对 VR 的成本效益问题的研究是未来该领域所需要的。

已发表的文献缺乏像基于 ICF 的评估程序所提供的对功能和残疾的全面评估,尽管其中大多数建议使用 ICF 来评估 VR 干预措施的有效性。

我们认为使用 ICF 及其生物-心理-社会模式,为评估 VR 干预对个人日常生活的影响提供了必要的元素,对证明 VR 干预有效性所需的变量进行了全面、系统和科学的充分定义,这是一种进步,应该得到认可。事实上,当研究人员试图定义 VR 的主要结局指标时(通常是 RTW),结果明显缺乏一致性;如果结局是RTW，研究人员应该定义什么是工作。虽然狭义的定义（如全职工作，每周至少有40小时的带薪工作）更可靠，但在临床实践中很难应用；广义定义（如任何种类有偿的全职或兼职活动）对于研究来说不太可靠，但在临床实践中更容易识别。

出于这种考虑，一些作者提出了这样一种可能性[6,8,66,74,84,104,123]，即在VR实践中使用ICF。那么在VR中使用ICF有什么附加意义？根据经验，我们认为至少有两个主要优势值得注意。

首先，在第10.3.1节、第10.3.2节和第10.3.3节中，我们总结了基于ICF的，描述MS、卒中和TBI患者功能和残疾的结果，这些结果可以作为新数据收集的起点。Escorpizo和他的同事基于文献中已确认、目前在用的VR结局指标及评测方法，提出了一份在VR背景下使用的包括87个ICF类目的清单[9]。使用基于ICF的数据组合，可以对不同的干预措施、环境和人员进行比较，并允许研究人员纵向监控VR干预措施对不同功能领域的影响，而不仅仅是对RTW的影响。

因此，使用ICF的第二个优势也显现出来，即依赖于人类功能的分类法，允许在个人和群体两个层面进行信息管理。在个人层面，使临床医生能够识别个人在哪些活动中遇到更多困难，与这些困难有关的因素，以及哪些身体功能和结构受损最严重；作为一种功能分类，还描述了哪些方面的功能没有受到损害或限制，从纵向看，使临床医生能够以一致的方式应对变化。在群体层面上，使研究人员能够收集和综合关于人们的数据，而不仅仅是基于他们的健康状况；研究表明，由于"工作"的含义并不明确，所以很难解决复工问题，工作是由特定的行动和任务组成，构成了个人开展一项活动所应具备的技能。此外，工作还涉及角色、职责和期望（例如，与处于权威地位的人或下属有关，保持适当的行为），所有这些都可以用ICF来描述。

ICF不仅可以根据个人的健康状况，还可以根据为满足工作的要求，用需要完成的任务和角色的类型来描述个人。ICF使VR专业人员能够用科学的语言，定义工作岗位所需的能力，并在VR干预后，验证个人是否达到了该岗位的要求。这种模式的转变有巨大的潜在影响，VR专家可以提供证据，证明具有特定功能特征的人（无论健康状况如何），能够或不能进行特定的活动。这也意味着特定的活动，需要特定的功能能力，这也是VR的结果。因此，未来的研究结果，可能会提供在实施VR干预后，人们更有可能完成哪些活动的信息，而不是提供诸如48%的MS患者重返工作岗位、而TBI患者的比例为84%之类的信息。如果干预想要得到最好的成本效益，那么了解哪些工作任务更有可能完成将非常重要。

据我们所知，只有一项已发表的研究提出了这种基于ICF的方法来组织数据收集。Conclave及其同事的研究[125]描述了在意大利劳工政策领域使用ICF的经验，作者定义了一份基于ICF的工作者清单，其中包含与功能相关的元素，并特别关注并评估了意大利就业法规提到的任务和要求。意大利政府制定并公布了一份包含34个项目的人员技能评估表[126]，该表侧重于多个方面：人际关系能力和心理功能（例如开展团队工作、因工作期限而面临困难）、沟通能力（例如理解和记忆）、行动能力（例如保持坐姿、使用移动设备移动物体、举起和搬运物体）以及有关个人工作环境的一些信息（如容忍噪音或自然/人造光线）。这一评估过程的目的是基于生物-心理-社会模式，在工人和工作活动之间进行更适当的匹配。

关于神经系统疾病VR的共同要素的文献显示了三个主要要素：第一，由于证据受到研究设计和变量（包括工作定义）的影响，几乎不可能对不同方法的有效性得出通用结论。第二，很难预测VR的持续时间（特别是当VR被纳入亚急性期阶段），因此很难解决VR的成本效益问题。第三，缺乏对功能和残疾的全面评估。几乎所有的研究都推荐使用ICF，但这种方法并不常用。

使用ICF的主要优势有两个：首先，基于ICF的数据集可以对不同的干预措施、环境和人员进行比较，从而使临床医生能够监测纵向进展；其次，依赖于分类法，能够在单个病例和群体层面上管理信息，从而能够根据疾病、损伤种类、任务和角色进行分析。

其他神经系统疾病的职业康复

如前所述(第 10.1 节),以上的分析仅限于 MS、卒中和 TBI,因为它们都包含认知和心理功能障碍的相关内容,以及与神经功能相关的其他障碍。这些情况凸显了在基于 ICF 的功能和残疾评估与 VR 项目的设定和目标之间的联系。然而,在急性事件后难以重返工作岗位或在病情恶化时难以维持其职位的所有患者都可能从 VR 干预中受益,包括患有脑癌、癫痫和头痛的人。

每位脑癌患者的年费用估计为 21 590 欧元;其中约 38% 是由于生产力下降或工作中断[10]。然而,只有一项研究提到了针对脑癌幸存者的 VR 方案[127],结果表明,随着时间的推移,VR 方案带来了显著改善,得出的结论是应该为脑部肿瘤患者提供 VR 服务,并且应该专注于为希望重返或维持目前工作的患者提供支持。

关于癫痫,每年每位患者的费用估计为 5 220 欧元;其中约 41% 是由于生产力下降或工作中断[10]。然而,目前针对这一群体的 VR 方法的研究未见公开发表,只有两项研究直接聚焦于癫痫患者的就业问题。第一项研究表明,单次癫痫发作或早期癫痫患者的就业率明显低于普通人群,自我评估健康状况一般/较差以及经历四次或更多次癫痫发作可预测失业[128];作者得出结论,那些最近经历过一次癫痫发作或患有早期癫痫的人在就业方面处于不利地位,需要努力帮助这些人重返工作岗位或保住工作。第二项研究评估了切除手术后的就业结果[129],表明手术后 2 年仅有少量就业,癫痫控制得较好的人就业更多;作者得出结论,术后 VR 是有必要的。

关于头痛,每位患者每年的费用大约为:紧张型头痛 303 欧元,偏头痛 1 222 欧元,药物过度使用所致头痛 3 561 欧元,其中 92% ~93% 是由于生产力下降或停工造成的[130]。虽然头痛患者工作效率降低是一个众所周知的话题[131,132],但是,在这些患者中与 VR 相关的问题从未被考虑过。

10.8　总结

本章回顾了最近关于 MS、卒中和 TBI 患者职业康复的研究结果,这些结果可以被定义为大多数严重神经系统疾病的范例,并将基于 ICF 的评估方法与 VR 干预措施联系起来,这些干预措施可以增加获得工作权利的机会,如 UNCRPD 第 26 条(适应训练和康复)和第 27 条(工作和就业)[67]所述。第 26 条涉及与个人"功能"有关的问题,重申了获得适应训练和康复服务的权利,后者具有非永久性治疗的含义。第 27 条涉及工作权,这项权利使得获得收入和过上有尊严的生活成为可能。在对残疾人采取整体办法的框架内,残疾本身不是关注的焦点,而是个人及其权利的享有,因此必须在考虑个人生活的各个方面时保持平衡,包括个人技能、个人选择、进一步发展的潜力以及社会的反应[133]。

结果评估在康复中具有重要意义,在 VR 中同样如此。这门学科涉及劳动力市场,这里所提到促进 RTW 的干预措施,与以下因素有所区别,包括:环境特征(即工作条件)、支付方式(包括工资和社会保障福利)、规范、惯例和法规及其他方案。分析结果表明,由于 VR 干预的持续时间、工作和 RTW 的定义以及 VR 成功率的不同,所以现有数据零散。基于 ICF 的方法被认为有助于确定 VR 干预的结果,例如,它可能会推动 VR 领域研究范式的转变,并可以提供患者在完成 VR 项目后,在哪些活动中更可能有表现良好的信息。如果 VR 干预的目的是提高成本效益,那么根据个人的功能概况了解哪些工作任务更有可能完成是很重要的。基于 ICF 的方法可以根据康复持续时间、健康收益和减少神经系统疾病造成的间接成本来确定成本效益阈值。

在神经系统疾病领域,TBI、MS 和卒中的 VR 相关研究已有报告,但在其他疾病中仍缺乏。鉴于

VR的目的是促进RTW或维持就业，没有理由不为患有神经系统疾病的个体提供咨询、指导和就业安置等干预措施。今后的研究需要将研究范围扩大到一些不太为人所知的疾病和场景。进一步的研究需要解决三个最重要的问题：第一，对RTW或维持就业的明确定义；第二，关于VR干预持续时间的系统报告；第三，对VR成本与VR干预可能产生的经济和健康收益之间的平衡进行一致的评估。

学习问题

1. 当考虑到与VR相关的问题时，MS、卒中和TBI的常见评估程序有哪些局限性？

答：残疾评定大多是针对特定疾病或特定症状：一方面，能够精确跟踪纵向的评估信息变化，从而对临床和研究活动产生影响；然而，其中一些评定的分类过于绝对（如GOS），不能很好地满足对残疾广泛描述的需要。其他工具依赖于过时的残疾分类描述（即基于ICIDH-80）的概念（例如FIM的独立性）：对于像VR这样采用综合干预方式的方案来说，这样设定目标是有问题的。

2. 在使用ICF和可用的校准评估工具时，最相关的好处是什么？

答：基于ICF的数据可以在个人和群体层面上了解残疾生活的复杂性，与个体潜在的健康状况及其所处临床阶段无关，也不用考虑可能存在的合并症。依赖于全面的ICF分类系统，这样能够从广泛的角度为每个康复患者设定康复目标：从早期的急性阶段，到亚急性期阶段，再到职业环境。这种方法能够跟踪“个人”以及群体，对于研究来说，这具有巨大的附加价值，使用户能够选择感兴趣的变量来监测干预的结果。

3. VR是一种多学科干预措施，其目的是促进残疾人重返工作岗位（RTW）或维持就业，这里提到的三种疾病（MS、卒中和TBI）在VR目标方面的主要区别是什么？

答：对于TBI和卒中，可以检测到明确的急性事件，即脑血管意外和损伤，而MS是一种进展性疾病。因此，对于卒中和TBI来说，将RTW定义为VR的目标是合理的，而对于MS来说则是维持就业。与此同时，还需要考虑人口统计学上的显著差异，因为作为VR的对象，卒中患者的年龄通常比MS和TBI患者的年龄大。

4. 这三种情况的失业率有些相似（在56%～60%），为什么间接成本的比例如此不同？

答：它们的差异部分归因于直接成本的种类：例如，在MS中，直接成本的比例很高，而总成本本身也很高。其他差异是由于发病年龄的不同造成的：例如，一小部分卒中患者（约25%）处于工作年龄，因此“普通卒中患者”很可能已经退出了就业市场。

5. VR是否有效？

答：到目前为止，根据目前掌握的证据，我们还不能对此做出明确的结论。在MS病例中，对有动机的年轻人和在有利的环境下，即社会保障体系使兼职或在家工作成为可能，VR似乎是有效的。治疗卒中患者的经验非常有限，这对于解决有效性问题几乎毫无意义。在TBI方面有更多的经验：存在不同的模型，并且在40%至80%的受试者中发现了有效性。

6. 面对VR在神经系统疾病中的有效性和成本效益方面的缺点，应该采取哪些最重要的措施？

答：（1）提高研究设计的质量，明确感兴趣的变量（包括“工作”的定义）。特别是应在临床试验中使用单盲的评估方式，以证明与标准医疗康复相比，VR干预措施的有效性。

（2）在结局指标中，确定合理的VR持续时间，以便适当考虑成本效益问题。

（3）对功能和残疾进行全面评估，如基于ICF的评估。

（谢荣，巩尊科译校）

参考文献

[1] International Labor Organization. Vocational rehabilitation and employment of disabledpersons. International labor conference, 86th session. Geneva: ILO; 1998.

[2] British Society of Rehabilitation Medicine. Vocational rehabilitation: the way forward. London: BSRM; 2000.

[3] Selander J. Unemployed sick leavers and vocational rehabilitation. A person level study based on a national social insurance material. Dissertation from the Department of Rehabilitation Medicine. Stockholm: Karolinska Institute; 1999.

[4] Gobelet C, Franchignoni F. Vocational rehabilitation. Paris: Springer; 2006.

[5] Ekholm J, Schüldt Ekholm K. Guest editorial: vocational rehabilitation. J Rehabil Med. 2009; 41: 113-4.

[6] Chamberlain MA, Fialka Moser V, Schüldt Ekholm K, O'Connor RJ, Herceg M, Ekholm J. Vocational rehabilitation: an educational review. J Rehabil Med. 2009; 41: 856-69.

[7] World Health Organization. World report on disability. Geneva: WHO; 2011.

[8] World Health Organization. International classification of functioning disability and health. Geneva: WHO; 2001.

[9] Escorpizo R, Finger ME, Glässel A, Gradinger F, Lückenkemper M, Cieza A. A systematic review of functioning in vocational rehabilitation using the international classification of functioning, disability and health. J Occup Rehabil. 2011; 21: 134-46.

[10] Gustavsson A, Svensson M, Jakobi F, Allgulander C, Alonso J, Beghi E, CDBE 2010 Study Group, et al. Cost of disorders of the brain in Europe 2010. Eur Neuropsychopharmacol. 2011; 21: 718-79.

[11] Leonardi M, Bickenbach J, Ustun TB, Kostanjsek N, Chatterji S, MHADIE Consortium. The definition of disability: what is in a name? Lancet. 2006; 368: 1219-21.

[12] Ustün TB, Chatterji S, Kostanjsek N, Rehm J, Kennedy C, Epping-Jordan J, Saxena S, von Korff M, Pull C, WHO/NIH Joint Project. Developing the World Health Organization Disability Assessment Schedule 2.0. Bull World Health Organ. 2010; 88: 815-23.

[13] Post MW, de Witte LP, Reichrath E, Verdonschot MM, Wijlhuizen GJ, Perenboom RJ. Development and validation of IMPACT-S, an ICF-based questionnaire to measureactivities and participation. J Rehabil Med. 2008; 40: 620-7.

[14] Østerås N, Brage S, Garratt A, Benth JS, Natvig B, Gulbrandsen P. Functional ability in a population: normative survey data and reliability for the ICF based Norwegian Function Assessment Scale. BMC Public Health. 2007; 7: 278.

[15] Sherbourne CD, Stewart AL. The MOS social support survey. Soc Sci Med. 1991; 32: 705-14.

[16] Iwarsson S. The Housing Enabler: an objective tool for assessing accessibility. Br J Occup Ther. 1999; 62: 491-7.

[17] Emery J, Crump C, Bors P. Reliability and validity of two instruments designed to assess the walking and bicycling suitability of sidewalks and roads. Am J Health Promot. 2003; 18: 38-46.

[18] Bower JH, Howlett W, Maro VP, Wangai H, Sirima N, Reyburn H. A screening instrument to measure the prevalence of neurological disability in resource-poor settings. Neuroepidemiology. 2009; 32: 313-20.

[19] Cohen JA, Reingold SC, Polman CH, Wolinsky JS, International Advisory Committee on Clinical Trials in Multiple Sclerosis. Disability outcome measures in multiple sclerosisclinical trials: current status and future

prospects. Lancet Neurol. 2012; 11: 467-76.

[20] Kurtzke JF. Rating neurologic impairment in multiple sclerosis: an expanded disability status scale (EDSS). Neurology. 1983; 33: 1444-52.

[21] Cutter GR, Baier ML, Rudick RA, Cookfair DL, Fischer JS, Petkau J, et al. Development of a multiple sclerosis functional composite as a clinical trial outcome measure. Brain. 1999; 122: 871-82.

[22] Ozakbas S, Ormeci B, Idiman E. Utilization of the multiple sclerosis functional composite in follow-up: relationship to disease phenotype, disability and treatment strategies. J Neurol Sci. 2005; 232: 65-9.

[23] Kalkers NF, Bergers L, de Groot V, Lazeron RH, van Walderveen MA, Uitdehaag BM, et al. Concurrent validity of the MS functional composite using MRI as a biological disease marker. Neurology. 2001; 56: 215-9.

[24] Miller DM, Rudick RA, Cutter G, Baier M, Fischer JS. Clinical significance of the multiple sclerosis functional composite. Relationship to patient-reported quality of life. Arch Neurol. 2000; 57: 1319-24.

[25] Lublin FD. Disease free activity status. Mult Scler Relat Dis. 2012; 1: 6-7.

[26] Rankin J. Cerebral vascular accidents in patients over the age of 60. II. Prognosis. Scott MedJ. 1957; 2: 200-15.

[27] Mahoney F, Barthel D. Functional evaluation: the Barthel index. Md State Med J. 1965; 14: 61-5.

[28] Schwartz CE, Bode RK, Quaranto BR, Vollmer T. The symptom inventory disability-specificshort forms for multiple sclerosis: construct validity, responsiveness, and interpretation. Arch Phys Med Rehabil. 2012; 93: 1617-28.

[29] Wynia K, Middel B, Van Dijk JP, De Ruiter H, De Keyser J, Reijneveld SA. The Multiple Sclerosis impact Profile (MSIP). Development and testing psychometric properties of an ICF-based health measure. Disabil Rehabil. 2008; 30: 261-74.

[30] Haigh R, Tennant T, Biering-Sørensen F, Grimby G, Marincek C, Phillips S, et al. The use ofoutcome measures in physical medicine and rehabilitation within Europe. J Rehabil Med. 2001; 33: 273-8.

[31] Keith RA, Granger CV, Hamilton BB, Sherwin FS. The functional independence measure: a new tool for rehabilitation. In: Eisenberg MG, Grzesiak RC, editors. Advances inclinical rehabilitation. New York: Springer; 1987. p. 6-18.

[32] Scandinavian Stroke Study Group. Multicenter trial of hemodilution in ischemic stroke. Background and study protocol. Stroke. 1985; 16: 885-90.

[33] Katz S, Ford AB, Moskowitz RW, Jackson BA, Jaffe MW. Studies of illness in the aged. Index of ADL: a standardized measure of biological and psychosocial function. JAMA. 1963; 185: 914-9.

[34] Inouye M, Hashimoto H, Mio T, Sumino K. Influence of admission functional status onfunctional change after stroke rehabilitation. Am J Phys Med Rehabil. 2001; 80: 121-5.

[35] Hsueh IP, Lin JH, Jeng JS, Hsieh CL. Comparison of the psychometric characteristics of thefunctional independence measure, 5 item Barthel index, and 10 item Barthel index in patientswith stroke. J Neurol Neurosurg Psychiatry. 2002; 73: 188-90.

[36] Tur BS, Gursel YK, Yavuzer G, Kucukdeveci A, Arasil T. Rehabilitation outcome of Turkish stroke patients: in a team approach setting. Int J Rehabil Res. 2003; 26: 271-7.

[37] World Health Organization. International classification of impairments, disabilities andhandicaps. Geneva: WHO; 1980.

[38] Teasdale G, Jennet B. Assessment of coma and impaired consciousness: a practical scale. Lancet. 1974; 2: 81-3.

[39] Jennett B, Bond M. Assessment of outcome after severe brain damage. Lancet. 1975; 1: 480-4.

[40] Willer B, Ottenbacher KJ, Coad ML. The community integration questionnaire. A comparative examination. Am J Phys Med Rehabil. 1994; 73: 103-11.

[41] Crawford S, Wenden FJ, Wade DT. The Rivermead head injury follow up questionnaire: astudy of a new rating scale and other measures to evaluate outcome after head injury. J NeurolNeurosurg Psychiatry. 1996; 60: 510-4.

[42] Rappaport M, Hall KM, Hopkins K. Disability rating scale for severe head trauma: coma tocommunity. Arch Phys Med Rehabil. 1982; 63: 118-23.

[43] Hall KM, Mann N, High W, Wright J, Kreutzer J, Wood D. Functional measures aftertraumatic brain injury: ceiling effects of FIM, FIM1FAM, DRS and CIQ. J Head Trauma Rehabil. 1996; 11: 27-39.

[44] Malkmus D. Cognitive assessment and goal setting. In: Hagan C, Malkmus D, Durham P, editors. Rehabilitation of the head injured adult: comprehensive physical management. Downey: Professional Staff Assoc Rancho Los Amigos Hospital; 1979.

[45] Cerniauskaite M, Quintas R, Boldt C, Raggi A, Cieza A, Bickenbach J, Leonardi M. Systematic literature review on ICF from 2001 to 2009: its use, implementation andoperationalisation. Disabil Rehabil. 2011; 33: 281-309.

[46] Raggi A, Leonardi M, Cabello M, Bickenbach JE. Application of ICF in clinical contextsacross Europe. Disabil Rehabil. 2010; 32 Suppl 1: 17-22.

[47] Anner J, Schwegler U, Kunz R, Trezzini B, de Boer W. Evaluation of work disability and theinternational classification of functioning, disability and health: what to expect and what not. BMC Public Health. 2012; 12: 470.

[48] Coenen M, Cieza A, Freeman J, Khan F, Miller D, Weise A, et al. The development of ICF Core Sets for multiple sclerosis: results of the international consensus conference. J Neurol. 2011; 258: 1477-88.

[49] Conrad A, Coenen M, Schmalz H, Kesselring J, Cieza A. Validation of the comprehensive ICF core set for multiple sclerosis from the perspective of occupational therapists. Scand JOccup Ther. 2012; 19: 468-87.

[50] Conrad A, Coenen M, Schmalz H, Kesselring J, Cieza A. Validation of the comprehensive ICF core set for multiple sclerosis from the perspective of physical therapists. Phys Ther. 2012; 92: 799-820.

[51] Khan F, Pallant JF. Use of International Classification of Functioning, Disability and Health (ICF) to describe patient-reported disability in multiple sclerosis and identification of relevantenvironmental factors. J Rehabil Med. 2007; 39: 63-70.

[52] Holper L, Coenen M, Weise A, Stucki G, Cieza A, Kesselring J. Characterization offunctioning in multiple sclerosis using the ICF. J Neurol. 2010; 257: 103-13.

[53] Svestkova O, Angerova Y, Sladkova P, Keclikova B, Bickenbach JE, Raggi A. Functioningand disability in multiple sclerosis. Disabil Rehabil. 2010; 32 Suppl 1: 59-67.

[54] Geyh S, Cieza A, Schouten J, Dickson H, Frommelt P, Omar Z, et al. ICF Core Sets forstroke. J Rehabil Med. 2004; 44(Suppl): 135-41.

[55] Algurén B, Lundgren-Nilsson A, Sunnerhagen KS. Functioning of stroke survivors—a validation of the ICF core set for stroke in Sweden. Disabil Rehabil. 2010; 32: 551-9.

[56] Goljar N, Burger H, Vidmar G, Marincek C, Krizaj J, Chatterji S, et al. Functioning anddisability in stroke. Disabil Rehabil. 2010; 32 Suppl 1: 50-8.

[57] Quintas R, Cerniauskaite M, Ajovalasit D, Sattin D, Boncoraglio G, Parati EA, Leonardi M. Describing

functioning, disability, and health with the International Classification of Functioning, Disability, and Health Brief Core Set for Stroke. Am J Phys Med Rehabil. 2012;91 Suppl 1: 14-21.

[58] Laxe S, Zasler N, Selb M, Tate R, Tormos JM, Bernabeu M. Development of the International Classification of Functioning, Disability and Health core sets for traumatic braininjury: an international consensus process. Brain Inj. 2013; 27: 379-87.

[59] Koskinen S, Hokkinen EM, Sarajuuri J, Alaranta H. Applicability of the ICF checklist totraumatically brain-injured patients in post-acute rehabilitation settings. J Rehabil Med. 2007; 39: 467-72.

[60] Aiachini B, Pisoni C, Cieza A, Cazzulani B, Giustini A, Pistarini C. Developing ICF core setfor subjects with traumatic brain injury: an Italian clinical perspective. Eur J Phys RehabilMed. 2010; 46: 27-36.

[61] Svestkova O, Angerova Y, Sladkova P, Bickenbach JE, Raggi A. Functioning and disabilityin traumatic brain injury. Disabil Rehabil. 2010; 32 Suppl 1: 68-77.

[62] Laxe S, Zasler N, Tschiesner U, López-Blazquez R, Tormos JM, Bernabeu M. ICF use toidentify common problems on a TBI neurorehabilitation unit in Spain. Neuro Rehabilitation. 2011; 29: 99-110.

[63] von Holst H. Traumatic brain injury: evidence-based management and epidemiology updates. Neuroepidemiology. 2009; 33: 314-5.

[64] Rauch A, Cieza A, Stucki G. How to apply the International Classification of Functioning, Disability and Health (ICF) for rehabilitation management in clinical practice. Eur J Phys Rehabil Med. 2008; 44: 329-42.

[65] Scarponi F, Sattin D, Leonardi M, Raggi A, Zampolini M. The description of severetraumatic brain injury in light of the ICF classification. Disabil Rehabil. 2009; 31 Suppl 1: 134-43.

[66] Shames J, Treger I, Ring H, Giaquinto S. Return to work following traumatic brain injury: trends and challenges. Disabil Rehabil. 2007; 29: 1387-95.

[67] United Nations. UN Convention on the rights of persons with disabilities. New York: United Nations; 2006.

[68] International Labour Organization. ILO vocational rehabilitation and employment (disabledpersons) convention (no. 159) and recommendation (no. 168): United Nations convention onthe rights of persons with disabilities/International Labour Office. Geneva: ILO; 2008.

[69] UN General Assembly. International covenant on economic, social and cultural rights, 16 December 1966, United Nations, Treaty series, vol. 993, p. 3. Available at: http://www.refworld.org/docid/3ae6b36c0.html. Accessed 21 Jan 2014.

[70] Schiavolin S, Leonardi M, Giovannetti AM, Antozzi C, Brambilla L, Confalonieri P, et al. Factors related to difficulties with employment in patients with multiple sclerosis: a review of 2002-2011 literature. Int J Rehabil Res. 2013; 36: 105-11.

[71] Roessler RT, Rumrill PD. Multiple sclerosis and employment barriers: a systemic perspectiveon diagnosis and intervention. Work. 2003; 21: 17-23.

[72] Neath J, Roessler RT, McMahon BT, Rumrill PD. Patterns in perceived employment discrimination for adults with multiple sclerosis. Work. 2007; 29: 255-74.

[73] Rumrill PD, Roessler RT, McMahon BT, Hennessey ML, Neath J. Gender as a differentialindicator of employment discrimination experiences of Americans with multiple sclerosis. Work. 2007; 29: 303-11.

[74] Daniel K, Wolfe CD, Busch MA, McKevitt C. What are the social consequences of stroke forworking-aged adults? A systematic review. Stroke. 2009; 40: e431-40.

[75] Wozniak MA, Kittner SJ. Return to work after ischemic stroke: a methodological review. Neuroepidemiology. 2002; 21: 159-66.

[76] Treger I, Shames J, Giaquinto S, Ring H. Return to work in stroke patients. Disabil Rehabil. 2007; 29: 1397-403.

[77] Howard G, Till JS, Toole JF, Matthews C, Truscott L. Factors influencing return to workfollowing cerebral infarction. JAMA. 1985; 253: 226-32.

[78] Wozniak MA, Kittner SJ, Price TR, Hebel JR, Sloan MA, Gardner JF. Stroke location is notassociated with return to work after first ischemic stroke. Stroke. 1999; 30: 2568-73.

[79] Black-Schaffer RM, Osberg JS. Return to work after stroke: development of a predictivemodel. Arch Phys Med Rehabil. 1990; 71: 285-90.

[80] Corr S, Wilmer S. Returning to work after a stroke: an important but neglected area. Br JOccup Ther. 2003; 66: 186-92.

[81] Medin J, Barajas J, Ekberg K. Stroke patients' experiences of return to work. Disabil Rehabil. 2006; 28: 1051-60.

[82] Lock S, Jordan L, Bryan K, Maxim J. Work after stroke: focusing on barriers and enablers. Disabil Soc. 2005; 20: 33-47.

[83] Alaszewski A, Alaszewski H, Potter J, Penhale B. Working after a stroke: survivors'experiences and perceptions of barriers to and facilitators of the return to paid employment. Disabil Rehabil. 2007; 29: 1858-69.

[84] Van Velzen JM, van Bennekom CA, Edelaar MJ, Sluiter JK, Frings-Dresen MH. How manypeople return to work after acquired brain injury? A systematic review. Brain Inj. 2009; 23: 473-88.

[85] Ruffolo C, Freidland J, Dawson D, Colantonio A, Lindsay P. Mild TBI from motor vehicleaccidents: factors associated with return to work. Arch Phys Med Rehabil. 1999; 80: 392-8.

[86] Rao N, Rosenthal M, Cronin-Stubbs D, Lambert R, Barnes P, Swanson B. Return to workafter rehabilitation following traumatic brain injury. Brain Inj. 1990; 4: 49-56.

[87] Gilworth G, Eyres S, Carey A, Bhakta BB, Tennant A. Working with a brain injury: personalexperiences of returning to work following a mild or moderate brain injury. J Rehabil Med. 2008; 40: 334-9.

[88] Rubenson C, Svensson E, Linddahl I, Bjorklund A. Experiences of returning to work afteracquired brain injury. Scand J Occup Ther. 2007; 14: 205-14.

[89] Wehman P, Targett P, West M, Kregel J. Production work and employment for persons withtraumatic brain injury: what have we learned? J Head Trauma Rehabil. 2005; 20: 115-27.

[90] Klonoff PS, Watt LM, Dawson LK, Henderson SW, Gehrels JA, Wethe JV. Psychosocialoutcomes 1-7 years after comprehensive milieu-oriented neurorehabilitation: the role ofpre-injury status. Brain Inj. 2006; 20: 601-12.

[91] Keren O, Cohen M, Lazar-Zwecker I, Gorswasser Z. Tracheotomy in severe TBI patients: sequelae and relation to vocational outcome. Brain Inj. 2001; 15: 531-6.

[92] Keyser-Marcus L, Bricout J, Wehman P, Campbell L, Cifu D, Englander J, et al. Acutepredictors of return to employment after traumatic brain injury: a longitudinal follow-up. Arch Phys Med Rehabil. 2002; 83: 635-41.

[93] Walker WC, Marwitz J, Kreutzer J, Hart T, Novack T. Occupational categories and return towork after traumatic brain injury: a multicenter study. Arch Phys Med Rehabil. 2006; 87: 1576-82.

[94] Khan F, Ng L, Turner-Stokes L. Effectiveness of vocational rehabilitation intervention onthe return to work and employment of persons with multiple sclerosis. Cochrane DatabaseSyst Rev. 2009; 21, CD007256.

[95] Sweetland J, Howse E, Playford ED. A systematic review of research undertaken in vocational rehabilita-

tion for people with multiple sclerosis. Disabil Rehabil. 2012；34：2031-8.
[96] Yorkston KM，Johnson K，Klasner ER，Amtmann D，Kuehn CM，Dudgeon B. Getting thework done：a qualitative study of individuals with multiple sclerosis. Disabil Rehabil. 2003；25：369-79.
[97] Simmons RD，Tribe KL，McDonald EA. Living with multiple sclerosis：longitudinal changesin employment and the importance of symptom management. J Neurol. 2010；257：926-36.
[98] Roessler R，Rumrill P. Strategies for enhancing career maintenance self-efficacy of peoplewith multiple sclerosis. J Rehabil. 1994；60：54-9.
[99] Crooks V，Stone S，Owen M. Multiple sclerosis and academic work：socio-spatial strategiesadopted to maintain employment. J Occup Sci. 2009；16：25-31.
[100] Pack TG，Szirony GM. Predicting readiness to return to work in a population with multiple sclerosis. J Vocat Rehabil. 2009；31：91-105.
[101] Chiu CY，Chan F，Bishop M，Cardoso ED，O'Neill J. State vocational rehabilitation servicesand employment in multiple sclerosis. Mult Scler. 2013；19：1655-64.
[102] Fraser RT，Johnson EK，Clemmons DC，Getter A，Johnson KL，Gibbons L. Vocationalrehabilitation in multiple sclerosis（MS）：a profile of clients seeking services. Work. 2003；21：69-76.
[103] Sweetland J，Riazi A，Cano SJ，Playford ED. Vocational rehabilitation services forpeople with multiple sclerosis：what patients want from clinicians and employers. Mult Scler. 2007；13：1183-9.
[104] Baldwin C，Brusco NK. The effect of vocational rehabilitation on return-to-work ratespost stroke：a systematic review. Top Stroke Rehabil. 2011；18：562-72.
[105] McMahon R，Crown D. Return to work factors following a stroke. Top Stroke Rehabil. 1998；5：54-60.
[106] Kempers E. Preparing the young stroke survivor for return to work. Top Stroke Rehabil. 1994；1：65-73.
[107] Leng CM. Description of a return-to-work occupational therapy programme for strokerehabilitation in Singapore. Occup Ther Int. 2008；15：87-99.
[108] Bisiker J，Millinchip K. Developing a work rehabilitation project："equal pathways to work". Br J Occup Ther. 2007；70：259-63.
[109] Tyerman A. Vocational rehabilitation after traumatic brain injury：models and services. Neuro Rehabilitation. 2012；31：51-62.
[110] Ben-Yishay T，Silver SM，Piasetsky E，Rattok J. Relationship between employability andvocational outcome after intensive holistic cognitive rehabilitation. J Head Trauma Rehabil. 1987；2：35-48.
[111] Johnson RP. Return to work after severe head injury. Int Disabil Stud. 1987；9：49-54.
[112] Tyerman A，Young K. Vocational rehabilitation after severe traumatic brain injury：IISpecialist interventions and outcomes. J Appl Occup Psychol Employ Disabil. 2000；2：13-20.
[113] Wehman PH，Kreutzer JS，West MD，Sherron PD，Zasler ND，Groah CH，Stonnington HH，Burns CT，Sale PR. Return to work for persons with traumatic brain injury：a supportedemployment approach. Arch Phys Med Rehabil. 1990；71：1047-52.
[114] Wall JR，Rosenthal M，Niemczura JG. Community-based training after acquired brain injury：preliminary findings. Brain Inj. 1998；12：215-24.
[115] Murphy L，Chamberlain E，Weir J，Berry A，Nathaniel-James D，Agnew R. Effectiveness ofvocational rehabilitation following acquired brain injury：preliminary evaluation of a UKspecialist rehabilitation programme. Brain Inj. 2006；20：1119-29.
[116] O'Neill JH，Zuger RR，Fields A，Fraser R，Pruce T. The program without walls：innovativeapproach to

state agency vocational rehabilitation of persons with traumatic brain injury. Arch Phys Med Rehabil. 2004; 85 Suppl 2: 68-72.

[117] Curl RM, Fraser RT, Cook RG, Clemmons D. Traumatic brain injury vocational rehabilitation: preliminary findings for the coworker as trainer project. J Head Trauma Rehabil. 1996; 11: 75-85.

[118] Buffington ALH, Malec JF. The vocational rehabilitation continuum: maximising outcomesthough bridging the gap from hospital to community based services. J Head Trauma Rehabil. 1997; 12: 1-13.

[119] Malec JF, Moessner AM. Replicated positive results for the VCC model of vocationalintervention after ABI within the social model of disability. Brain Inj. 2006; 20: 227-36.

[120] O'Brien L. Achieving a successful and sustainable return to the workforce after ABI: a clientcentred approach. Brain Inj. 2007; 21: 465-78.

[121] Trexler LE, Trexler LC, Malec JF, Klyce D, Parrott D. Prospective randomized controlledtrial of resource facilitation on community participation and vocational outcome followingbrain injury. J Head Trauma Rehabil. 2010; 25: 440-6.

[122] Abrams D, Barker LT, Haffey W, Nelson H. The economics of return to work for survivors oftraumatic brain injury. Vocational services are worth the investment. J Head Trauma Rehabil. 1993; 8: 59-76.

[123] Kendall E, Muenchberger H, Gee T. Vocational rehabilitation following traumatic brain injury: a quantitative synthesis of outcome studies. J Vocat Rehabil. 2006; 25: 149-60.

[124] Fadyl JK, Mc Pherson KM. Approaches to vocational rehabilitation after traumatic brain injury: a review of the evidence. J Head Trauma Rehabil. 2009; 24: 195-212.

[125] Conclave M, Fusaro G, Sala M, Martinuzzi A, Russo E, Frare M, et al. The ICF and Labour Policies Project: the first Italian nation-wide experience of ICF implementation in the laboursector. Disabil Rehabil. 2009; 31 Suppl 1: 16-21.

[126] Decreto del Presidente del Consiglio dei Ministri 13 gennaio 2000. Atto di indirizzo ecoordinamento in materia di collocamento obbligatorio dei disabili, a norma dell'art. 1, comma 4, della legge 12 marzo 1999, no. 68. http://www.handylex.org/stato/d130100.shtml. Accessed 21 Jan 2014.

[127] Rusbridge SL, Walmsley NC, Griffiths SB, Wilford PA, Rees JH. Predicting outcomes ofvocational rehabilitation in patients with brain tumours. Psychooncology. 2013; 22: 1907-11.

[128] Holland P, Lane S, Whitehead M, Marson AG, Jacoby A. Labor market participationfollowing onset of seizures and early epilepsy: findings from a UK cohort. Epilepsia. 2009; 50: 1030-9.

[129] Chin PS, Berg AT, Spencer SS, Sperling MR, Haut SR, Langfitt JT, et al. Employmentoutcomes following resective epilepsy surgery. Epilepsia. 2007; 48: 2253-7.

[130] Linde M, Gustavsson A, Stovner LJ, Steiner TJ, Barré J, Katsarava Z, et al. The cost ofheadache disorders in Europe: the Eurolight project. Eur J Neurol. 2012; 19: 703-11.

[131] Michel P, Dartigues JF, Duru G, Moreau J, Salamon R, Henry P. Incremental absenteeismdue to headaches in migraine: results from the Mig-Access French national cohort. Cephalalgia. 1999; 19: 503-10.

[132] Stewart WF, Wood GC, Manack A, Varon SF, Buse DC, Lipton RB. Employment and workimpact of chronic migraine and episodic migraine. J Occup Environ Med. 2010; 52: 8-14.

[133] Ferrarina S. Analysis of the legal meaning of Article 27 of the UN CRPD: key challenges foradapted work settings. Cornell University ILR, GLADNET Collection 3-14-2012. Availableat: http://digitalcommons.ilr.cornell.edu/gladnetcollect/. Accessed 21 Jan 2014.

11

脊髓损伤:职业康复和残疾评估

Reuben Escorpizo, Logan M. Trenaman, William C. Miller

11.1 引言

11.1.1 脊髓损伤的负担

脊髓损伤(spinal cord injury, SCI)指各种原因引起的脊髓结构、功能的损伤。损伤的原因有非创伤性病变(如进行性脊髓病变)及创伤性病变(如跌倒、交通事故等)。SCI可根据损伤的完全性(完全性损伤或不完全性损伤)或肢体受累的情况(截瘫或四肢瘫痪)进行分类。由于感觉丧失和肌肉瘫痪,致使患者行动不便、生活困难,以及社区和社会参与受限,如运动、娱乐和就业等。众所周知,SCI常常引起尿路感染、压力性损伤等并发症,继而降低患者的生活质量和幸福感。

SCI造成的伤害巨大,不仅给患者带来极大的身心负担,同时高额的医疗和护理费用和劳动力丧失也给患者造成了沉重的经济负担。SCI不仅影响患者,对其家人、护理人员及社会也带来巨大的影响。SCI的患病率在不同地区差异很大,最低为3/100万人/年,最高可达246/100万人/年[1]。SCI医疗护理的发展使SCI患者的寿命得以延长,但同时SCI的患病率也在不断增加。据统计,目前SCI的患病率为(50~906)/100万人/年[1]。

SCI导致的残疾范围广泛,可影响患者各个方面的功能。因此,与SCI相关的残疾可使用ICF中全面和综合的生物-心理-社会模式来检查[2],ICF涵盖了功能的不同方面,其中ICF核心组合与SCI患者高度相关[3,4]。ICF核心组合是指整个ICF分类系统中与特定健康状况或环境相关的ICF类别的简要列表,当使用ICF核心组合时,可以阐明SCI、功能和残疾以及背景性因素之间的相互关系。图11-1显示了ICF核心组合中SCI不同功能领域之间的关系。

在ICF研究中心的网站上可以找到并免费下载ICF中SCI核心组合的完整内容。图11-1只是SCI核心组合中"核心"的ICF类别和功能领域的一个示例。ICF核心组合可以用于SCI患者的残疾评估,尤其是对于工作和就业,工作残疾评估可以指导医疗从业人员、案例管理者进行必要的干预,还可推荐给其他医疗保健专业人员,以制订适当的重返工作岗位计划。

> SCI是最具破坏性的疾病之一,患者及其家庭需要花费高昂的医疗及护理费用,背负着巨大的经济负担,此外SCI还会对患者造成极大的身体和心理负担。

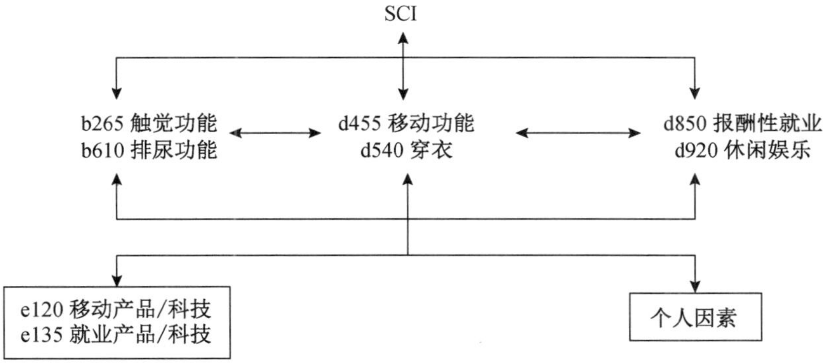

图 11-1 国际功能、残疾和健康分类(ICF)(来自世界卫生组织[2])

11.1.2 与 SCI 相关的工作残疾

SCI 再就业是 SCI 患者生活中的一个重要组成部分,从 20 世纪 50 年代初开始就不断有学者对其进行研究[5]。有酬工作(gainful employment)不仅有助于 SCI 患者实现经济上的自给自足,也是其个人不断成长[6]和调整残疾状态的源泉[7],还可实现 SCI 患者融入社会,提高其生活满意度[8]。已有研究表明,SCI 患者的就业率有很大的差异(从 2%～80%不等),造成这种差异的主要原因是样本特征的差异,如患者的年龄、受伤期间病情及受伤前的工作经验,以及各个研究中对"就业"的概念的定义也不尽相同[9]。尽管如此,系统评价[10]的证据表明,自 20 世纪 70 年代以来,SCI 患者的就业率在 30%～50%。来自美国模式系统(US Model Systems)的最新数据表明,35%的 SCI 患者可在发病后 20 年内找到工作(https://www.nscisc.uab.edu),而美国普通人群在 20 年间(1993—2013 年)的平均失业率为 6.1%[10]。

尽管相当一部分失业的 SCI 患者认为自己有能力工作并希望工作,但 SCI 患者的就业率仍明显低于普通人群[11],这需要我们寻找其原因。在过去的几十年里,除与残疾有关的偏见逐渐减弱外,社会环境也有了很大的进步,包括辅助设备(技术、机器人和环境控制)和无障碍设计。尽管取得了这些进展,但目前的就业率还不足以使 SCI 患者完全融入社会。

这种困境揭示了 SCI 患者重返工作岗位的复杂性。个人的就业状况也是个人与环境特征之间复杂相互作用的结果[12,13],单纯认为 SCI 患者就业率低是由于自身残疾导致的观点并不正确[12]。为了提高重返工作率,干预措施必须针对若干方面,包括工作再培训、工作环境改造以及处理其他可调整因素。

11.2 SCI 的残疾评估

残疾评估首先明确需要从患者和医疗保健专业人员的角度进行功能性评估。现有的 ICF 核心组合提供了一个 SCI 评估领域的清单,即 ICF-SCI 核心组合,此核心组合的功能是评估 SCI 患者基于时间环境的相关功能和残疾:急性脊髓损伤患者的早期以及长期环境。

11.2.1 ICF 核心组合:急性 SCI 早期

急性脊髓损伤后的早期 SCI-ICF 核心组合是为创伤性或非创伤性 SCI 急性发作后的第一个综合康复期而定。表 11-1 中列出了该核心组合的 ICF 类别。

11.2.2 ICF 核心组合:长期环境

长期环境 SCI-ICF 核心组合是为 SCI 稳定后的长期环境而制定,旨在为 SCI 第一个综合康复期后的康复提供应用指导。表 11-1 中列出了该核心组合下的 ICF 类别。

表 11-1 ICF 职业康复核心组合[11]简短版本(13 个类别)和 ICF 社会保障残疾评估核心组合[12](20 个类别)的标题以及具体内容

ICF 编码及标题	标题和定义	早期急性脊髓损伤后 ICF-SCI 核心组合	长期环境 ICF-SCI 核心组合	ICF 职业康复核心组合	ICF 社会保障残疾评估核心组合
b130 能量和驱力功能	驱使个体以持久方式为满足特殊需要和总目标而不懈追求的生理和心理机制的一般精神功能			✓	
b152 情感功能	与情绪和心理活动中的情感成分相关的特殊精神功能	✓	✓		
b164 高级认知功能	主要由额叶控制,包括复杂的目标导向行为,比如做决定、抽象思维、规划和执行计划、思想灵活性、能够根据环境决定适当行为,通常被称为大脑的“执行功能”			✓	✓
b280 痛觉	预示身体某处受到潜在或实际伤害而感觉到的一种令人不愉快的感觉	✓	✓		✓
b440 呼吸功能		✓			
b455 运动耐受功能	反映持续进行体力活动时所需的呼吸和心血管功能			✓	✓
b525 排便功能		✓	✓		
b620 排尿功能		✓	✓		
b640 性功能			✓		
b710 关节活动功能	关节的活动范围及灵活性		✓		✓
b730 肌力	某一肌肉或肌肉群收缩所产生的力的功能	✓	✓	a	✓
b735 肌张力		✓	✓		
b810 皮肤的保护功能	皮肤保护身体免受物理、化学和生物威胁的功能	✓	✓		
d110 观察	有意图地感受视觉刺激体验,例如看球赛和看孩子玩耍				✓
d115 倾听	有意图地感受听觉刺激,例如听音乐、听广播、听讲座等				✓

续表

ICF 编码及标题	标题和定义	早期急性脊髓损伤后 ICF-SCI 核心组合	长期环境 ICF-SCI 核心组合	ICF 职业康复核心组合	ICF 社会保障残疾评估核心组合
d155 获得技能	在一系列综合的行动或任务中发展基本的和复杂的能力,以便开始学习并持续获得一种技能,如操作工具或玩国际象棋之类的游戏			✓	✓
d177 做决定	在不同选项中做出选择,执行选择,并评估每一种选择的结果,如选择或购买一个特定的物品,或从多个需要完成的任务中选择一个去进行			a	✓
d220 承担多项任务	对综合和复杂的任务,可以按顺序或同时执行简单或复杂协调的行动			a	✓
d230 日常活动	执行简单或复杂的协调行动,以计划、管理和完成日常活动和职责,如安排时间和为一天中不同的活动制定计划		✓		
d240 控制应激和其他心理需求	执行简单或复杂的协调行动,执行所需要承担的重大责任的任务时,管理和控制涉及压力、分心或危机所需的心理需求,例如在交通拥挤时驾驶车辆或照顾许多儿童		✓	✓	✓
d399 交流,未特指					✓ ✓
d410 改变身体的基本姿势	改变身体姿势,从一个位置移动到另一个位置改变体位,例如从椅子上站起来躺在床上,以及变换跪或蹲的姿势	✓	✓	a	✓
d415 保持身体姿势	保持身体所需的固定姿势,比如工作或上学时所需的坐姿和站姿			a	✓
d420 转移身体		✓	✓		
d430 举起和搬运物体	举起一个物体或把一个物体搬至另一个地方,比如举起一个杯子,或把一个小孩从一个房间抱至另一个房间			a	✓ ✓
d440 手部精细功能	转动转盘或旋钮			a	✓ ✓
d445 上肢和手的应用	用手和手臂进行移动或操纵物体所需的协调动作,例如转动门把手,投掷或抓住物体	✓	✓	a	✓
d450 步行	在地面上一步一步地行走,使一只脚始终在地面上,如在散步、漫步、向前、向后或向侧面行走	✓		a	✓
d455 移动	用非步行的方法把整个身体从一处移到另一处,如爬过岩石或沿着街道跑步,跳绳、蹦跳、奔跑、翻滚或绕着障碍物跑		✓		

续表

ICF 编码及标题	标题和定义	早期急性脊髓损伤后 ICF-SCI 核心组合	长期环境 ICF-SCI 核心组合	ICF 职业康复核心组合	ICF 社会保障残疾评估核心组合
d465 使用工具移动身体	使用辅具移动		✓		
d470 使用交通工具	作为乘客乘坐交通工具四处移动,如乘坐小轿车或公共汽车、人力车、小型巴士、动物动力车辆,或私人或公共出租车、火车、有轨电车、地铁、轮船或飞机		✓	a	✓
d510 自己洗漱		✓			
d520 护理身体各部			✓		
d530 如厕	计划和执行排出自身排泄物(月经、排尿和排便),并在完成后清洁自己	✓	✓		
d540 穿衣	根据气候和社会条件,按照先后顺序,进行协调地穿、脱衣服和鞋的任务,如穿上、整理及脱下衬衫、裙子、裤子、内衣、紧身衣、帽子、手套、外套、鞋子、靴子、凉鞋和拖鞋等	✓			
d550 进食		✓	✓		
d560 饮水		✓			
d720 复杂的人际交往	以适当的方式保持和管理与他人的互动,例如调节情绪和冲动,控制言语和身体攻击,在社交中保持独立,并按照社会规则和惯例行事			✓	✓ ✓
d845 得到、保持、或终止一份工作	寻找、发现和选择工作;被录用并接受工作			✓	
d850 有报酬就业	从事各种提供报酬的职业、贸易、专业,或其他形式的就业,全职或兼职,或自由职业			✓	
d855 无报酬就业	从事各种不提供报酬的全职或兼职工作,包括组织工作活动,完成工作所需的任务,按要求上下班,参加工作的要求,监督其他工人或被监督,以独自或集体形式完成所需的任务。如志愿者、慈善工作、为社区或宗教团体工作、在家里工作但无报酬			✓	
e110 个人消费产品和技术			✓		
e115 个人日常生活中的用品和技术	人们在日常活动中使用的设备、产品和技术,包括那些经过改造或专门设计的,置于使用者身上或身边的产品、设备或技术	✓	✓		

续表

ICF 编码及标题	标题和定义	早期急性脊髓损伤后 ICF-SCI 核心组合	长期环境 ICF-SCI 核心组合	ICF 职业康复核心组合	ICF 社会保障残疾评估核心组合
e120 个人室内外移动和运输的产品和技术	人在室内外移动时使用的设备、产品和技术，包括那些经过改装或特别设计的，置于使用者身上或身边的产品、设备或技术	✓	✓		
e150 公共建筑物用的设计、建设及建筑用品和技术	为公共用途而规划、设计和建造的构成个人室内和室外人造环境的产品和技术，包括那些经过改造或专门设计的产品和技术		✓		
e155 私人建筑物使用的设计、建设及建筑用产品和技术	为私人使用而规划、设计和建造的构成个人室内和室外人造环境的产品和技术，包括那些经过改造或专门设计的产品和技术		✓		
e310 直系亲属	直系亲属，是指由出生、婚姻或其他文化认定的法律上相关的个体，如配偶、父母、兄弟姐妹、子女、养父母、义父母和祖父母	✓	✓	✓	
e330 处于权威地位的人	那些对他人富有决策权的人，以及在社会、经济、文化或宗教等领域有一定的影响力或权力的人，如教师、老板、主管、宗教领袖、监护人或受托人等			✓	
e340 个人护理提供者和个人助理	通过公共或私人基金，或在自愿的基础上提供所需服务，以支持个人的日常活动和维持其工作、教育或其他生活需求，例如家政和维修资助人员、个人助理、交通助理，有偿帮佣，保姆，以及其他主要照顾者	✓	✓		
e355 卫生专业人员	所有在卫生系统范围内的工作人员，如医生、护士、物理治疗师、作业治疗师、言语治疗师、听力师、矫形师及其他医学社会工作者	✓	✓		
e580 卫生服务、制度和政策	预防和治疗健康问题、提供医疗康复和倡导健康生活方式的服务、制度和政策		✓	✓	
e590 劳动和就业服务、制度和政策	为失业或有就业需求的人寻找合适的工作，或支持寻求晋升的已就业人员的相关服务、制度和政策			✓	
s120 脊髓及相关结构		✓	✓		
s430 呼吸系统结构		✓	✓		
s610 泌尿系统结构		✓	✓		
s810 皮肤区域的结构			✓		

a 指来源于 ICF 职业康复核心组合的综合版本（$n=90$）[11]。

11.2.3 职业康复和社会保障的 ICF 核心组合

使用 ICF 的 SCI 核心组合时,残疾及工作残疾以外的领域清单可以由其他核心组合来补充,即 ICF 的社会保障核心组合[14]和 ICF 的职业康复核心组合[15]。从本质上讲,这些核心组合可以精准评估 SCI 患者在工作和就业方面的残疾,ICF 核心组合所提供的信息对 SCI 患者的康复和护理有着极大的价值,可帮助减轻 SCI 对患者造成的负面影响,并为其提供重返工作的策略。

这三套核心数据集可以通过观察国际分类指数类别的差别和相似点来仔细审查(表 11-1)。

根据表 11-1,将至少三个核心组合中常用的所有类别集中起来,可以得出一个“基本”的领域清单(表 11-2)。此清单包含一个广泛的功能领域,包括身体方面,如关节活动度和肌肉力量、上肢功能和身体姿势;精神方面,如处理压力;以及可以影响工作和就业的环境特征,如家庭支持和医疗专业人员的服务。有报酬就业在三个核心组合中经常出现。这个基本核心组合类别清单可以作为评估 SCI 患者残疾、工作及就业的基础。每个 ICF 类别都可以使用现有的评估工具实施,如视觉模拟评分量表(VAS)或疼痛数字评分法(NRS)以及临床报告评估法,如徒手肌力评定或握力评定,也可通过询问家属或照顾者来了解患者的活动和参与情况。

现有的 ICF 核心组合提供了一份类别清单,即针对 SCI 的 ICF 核心组合,可用于评定急性脊髓损伤后早期和后期的功能水平。ICF 职业康复核心组合和社会保障核心组合可用于补充 SCI 的 ICF 核心组合。

表 11-2 至少在三个 ICF 核心组合中重复出现的 ICF 类别

身体功能
b280 痛觉
b710 关节活动功能
b730 肌力
活动和参与
d240 控制应激和其他心理需求
d410 改变身体基本位置
d445 上肢和手的应用
环境因素
e310 直系亲属
e580 卫生服务、制度和政策
附加项
e850 有报酬就业[a]

a 有报酬就业包含在职业康复 ICF 核心组合的简短版本和 ICF 核心组合的综合版本中。

11.3 工作和 SCI 的背景性因素评估

在过去的十年中,社会各界对影响 SCI 患者就业因素的研究越来越多。在 ICF 中,背景性因素包括环境医素和个人因素,将 SCI 患者的“环境因素”和“个人因素”结合起来,可准确地描述残疾如何影响 SCI 患者的职业康复。脊髓损伤康复证据项目(spinal cord injury rehabilitation evidence project, SCIRE, www. sc-ireproject. com)提供了与 SCI 患者就业相关背景性因素的各种证据。SCIRE 最近的一篇综述也总结了许多有可能对 SCI 患者[16]职业康复产生积极或消极影响的因素。

11.4 与 SCI 患者就业相关的个人因素

ICF 将“个人因素”定义为个人特征,如“性别、年龄、种族、健康状况、体质、生活方式、习惯、教养、处理问题的方式、社会背景、教育、职业、过去和现在的工作经历、行为特点、性格和心理素质”[2]。有些个人特征可成为 SCI 患者重返工作的有利因素,也有些个人特质可成为障碍因素[9,17,18];有些个人特征是无法改变的(比如损伤程度),而其他如教育水平、健康状况和工作技能则可以通过适当的干预措施来改变。

基于 SCIRE 的工作[16],一些个人特征虽然不能改变,但在评估 SCI 患者重新获得就业潜能时必须加以考虑。白种人是一个有利于就业的人口因素,男性一直是就业人口的重要预测指标,但最近的一些研究表明男性和女性之间没有显著差异;年龄、受伤时的年龄和病程之间的相互作用是复杂的,因此很难确定其对 SCI 患者就业的确切影响。就业人口的比例往往随着年龄的增长而增加(30~40 岁),受伤的年龄越小和伤后时间越长(受伤后 20 年)是较好的预测就业的因素。由于年龄对劳动市场参与度的非线性影响,40 岁以后重返工作的概率可能会随着年龄的增加而减少,有报告显示 45~54 岁的 SCI 患者与 55~64 岁的相比,重返工作的概率更高[19]。此外,病情的严重程度会降低重返工作的可能性,较高的教育水平可提高重返工作概率。与受伤前工作相关的因素,如因工受伤、重返伤前岗位、或从事较轻体力要求的工作等对就业有积极的影响。

一些因素通过调整干预,对损伤后就业的可能性会产生积极的影响,诸如痉挛、压力性损伤、严重尿路感染和呼吸系统问题等可能会限制就业机会的继发性并发症,应与损伤的严重程度一起考虑这些因素,例如四肢瘫痪(或双上肢和双下肢瘫痪)比截瘫(或双下肢瘫痪)病情严重,所导致的并发症概率更高。脊髓损伤后的教育水平和康复训练可以补偿损伤严重程度等导致的不利影响,特别是不需要体力的专业技术工作可以增加就业的可能性。一些心理特征如内在的控制力、积极的价值观和对工作的期望,包括积极的工作效率等内在激励,也可能有利于就业。

11.5 与 SCI 就业相关的环境因素

基于 ICF 理论,环境由数个不同的层面组成,包括产品和技术(如辅助设备)、自然环境和人为环境改变(如地理位置)、来自他人的支持和关系(如工作中上级领导的帮助)、自我态度(如由于残疾受到歧视而感到自卑)以及帮助 SCI 患者就业最明显的社会服务、制度和政策(如医保政策)[2]。根据 SCIRE,最明显的障碍和促进因素与物理环境有关,然而社会、态度和文化环境也会造成障碍。能够独立驾驶交通工具与受伤后重返工作岗位呈正相关,导致这一结果的主要原因是患者减少了对不方便或不可靠的公共交通工具的依赖[20]。与缺乏计算机技能的同类工人相比,具备计算机技能的 SCI 患者在受伤后往往能更快地重返工作,而且收入也更高[21]。针对 SCI 的研究报告,在重返工作的 SCI 患者中,大多数人都具备计算机技能,部分原因与患者对工作的适应能力和增加的工作时间有关。

越来越多的经验和实例显示，经济制约对 SCI 患者重返工作岗位产生不利因素，比如在加拿大不列颠哥伦比亚省，社会政策阻碍了 SCI 患者重返工作，一旦他们每月的收入超过 400 美元，在社会资助期间所获得的福利就会停止，比如免费的口腔护理和处方药[22]。澳大利亚的情况也是如此，因为失去社会保障福利（这将导致无法获得政府资助的设备和医疗用品）的不利因素似乎阻止人们在 SCI 后寻找工作，随着与工作相关收入的增加，健康保险的福利可能会被废除或减少，这可能会阻碍 SCI 患者重返工作岗位[20]。

残疾歧视主要是由于雇主对 SCI 患者潜在生产力产生的负面看法。Ravaud 等人[23]发现，当用人单位发现应聘者是残疾人群时，让他来面试的概率就会降低；同样，80% 的加拿大人认为即使两者能力都相同，但残疾人往往比普通人更不容易找到工作[24]。Jongbloed 等人[22]发现，SCI 患者认为雇主对残疾人群的歧视是他们重返工作的障碍[22]，同时工作场所缺乏无障碍设施也是 SCI 患者重返工作的一个不利因素。

11.6 SCI 中的职业康复

获得职业咨询、教育或职业培训是 SCI 后能够重返工作的关键组成部分[17,22,25]。尽管如此，目前仍缺乏干预性研究，如将 SCI 患者重返工作作为主要或次要结果的随机对照临床试验，或对就业策略和对工人进行干预的有效性研究（比如工作场所的住宿条件、人类工程学以及工作日程安排的灵活性等），具有说服力的证据来自横断面研究和观察性研究。

有两项随机对照研究评估了 SCI 人群的就业结果。Allen 等人发现，使用经过训练的服务犬可以改善 SCI 患者的心理社会状态，包括自尊、内部控制源和整体心理健康。服务犬还可带来许多好处，如可减少照护者或家人和朋友的帮助时间，增加学校出勤率和兼职就业的可能性，以及社会或社区活动参与[26]。

第二项随机对照试验进行了支持性就业干预与传统康复的比较。支持性就业干预将成员整合到一个“护理连续体”中，并结合个人偏好促进个性化体验职业规划。Ottomanelli 等人发现，与常规治疗（TAU）相比，支持性就业干预能更有效地帮助 SCI 患者重返工作[27]。在 12 个月的随访期间发现，接受支持性就业干预的人比在干预点（同时提供支持就业和 TAU）接受 TAU 的人高 2.5 倍，比在观察地点接受 TAU 的人（只提供 TAU）获得就业的概率高 11.4 倍。

除随机对照试验外，也有一些通过观察性研究探讨职业康复对就业的影响。在这一领域，Arango-Lasprilla 等人[28]对此做了全面的观察研究，研究了各个项目的各个组成部分，以更好地了解职业康复项目的哪些方面为个人提供了最大的好处。参与该研究的人员超过 3 500 人，其中在职培训的效果最大，优势比（OR）为 2.97（95% CI=1.55~5.69）。这表明接受过在职培训的个人获得就业机会概率是没有接受过培训的人员的近 3 倍。其他增加个人就业概率的因素还包括求职协助（OR=1.35，1.10~1.67）、工作安置协助（OR=1.81，1.48~2.20）、在职支持（OR=1.65，1.25~2.17））、维护服务（OR=1.60，1.32~1.94）和“其他”服务（OR=1.51，1.29~1.78）。相反，接受个人护理服务（OR=0.56，0.35~0.89）和杂项培训（OR=0.74，0.60~0.92）的就业率降低。

11.7 总结

总之，接受过职业康复的 SCI 患者重返工作的可能性更大。对 SCI 患者来说，尽管存在不同程度的残疾,但很多人仍然保持劳动能力或具有成为社会生产力的潜能,有效地重新融入工作至关重要,同时还可获得积极的社会心理反馈。但是许多促进 SCI 患者重返工作的因素超出了医疗保健范围,包括改变雇主、社会的观念和态度,以及呼吁政策改变如改善交通等[20]。取消减少经济不利因素的政策是消除重返工作障碍的关键,政策改变需要强有力的社会呼吁及社会意愿,纠正反对方认为支付个人护理和/或改造工地场所的资金是一种资源浪费的态度和争论。

学习问题

1. 哪些 ICF 核心组合可用于评定和报告 SCI 患者的残疾?

答:根据不同的环境针对 SCI 的 ICF 核心组合可使用两个版本:急性脊髓损伤后早期版本和长期环境版本。ICF 职业康复核心组合和 ICF 社会保障核心组合也可用于补充 SCI 的核心组合。

2 SCI 中可调整的个人因素有哪些?

答:有 SCI 并发症如痉挛、压力性损伤、严重尿路感染和呼吸系统问题,SCI 后的受教育程度和对康复训练的个人态度,SCI 后的工作性质,一些心理特征如自我心理调节以及对工作积极的价值观和正向的期望,包括积极工作成果的内化。

3. SCI 中不可调整的个人因素有哪些?

答:种族、性别、年龄、发病时年龄、病程、病情严重程度、受教育程度、发病时的就业情况以及发病前的工作性质。

4. SCI 中应考虑哪些不同的环境因素?

答:物理环境、社会环境和文化环境都可成为 SCI 后重返工作的有利或不利因素。具体而言,包括独立参与交通、职业技能培训的提供、工作地点的住宿环境、经济限制、社会保障福利、健康保险福利、雇主的看法和态度,以及工作场所缺乏无障碍设施。

(李红玲译;杜晓霞校)

参考文献

[1] Furlan JC, Krassioukov A, Miller WC, Sakakibara B. Epidemiology of traumatic SCI. In: Eng J, Teasell R, Miller WC, Wolfe D, Townson A, Hsieh J, et al., editors. Spinal cord injury rehabilitation evidence, vol. 4. 0. Vancouver: Spinal Cord Injury Rehabilitation Evidence; 2012. p. 1-16.

[2] World Health Organization. International classification of functioning, disability and health. Geneva: World Health Organization; 2001.

[3] Cieza A, Kirchberger I, Biering-Sorensen F, Baumberger M, Charlifue S, Post MW, et al. ICF core sets for individuals with spinal cord injury in the long-term context. Spinal Cord. 2010; 48(4): 305-12.

[4] Kirchberger I, Cieza A, Biering-Sorensen F, Baumberger M, Charlifue S, Post MW, et al. ICF core sets for individuals with spinal cord injury in the early post-acute context. Spinal Cord. 2010; 48(4): 297-304.

[5] Guttmann L. The place of our spinal paraplegic fellowman in society. Rehabilitation. 1959; 15-27.

[6] Ville I, Ravaud JF. Work values: a comparison of non-disabled persons with paraplegia. Disabil Rehabil. 1998; 20(4): 127-37.

[7] Krause JS. Longitudinal changes in adjustment after spinal cord injury: a 15-year study. Arch Phys Med Rehabil. 1992; 73(6): 564-8.

[8] Vogel LC, Klaas SJ, Lubicky JP, Anderson CJ. Long-term outcomes and life satisfaction of adults who had pediatric spinal cord injuries. Arch Phys Med Rehabil. 1998; 79(12): 1496-503.

[9] Ottomanelli L, Lind L. Review of critical factors related to employment after spinal cord injury: implications for research and vocational services. J Spinal Cord Med. 2009; 32(5): 503-31.

[10] Unemployment rate: Labor force statistics from the current population survey [Internet]. United States Department of Labor. Available from: http://data. bls. gov/pdq/SurveyOutputServlet (2014).

[11] Tomassen PC, Post MW, van Asbeck FW. Return to work after spinal cord injury. Spinal Cord. 2000; 38(1): 51-5.

[12] Fougeyrollas P, Noreau L, Boschen KA. Interaction of environment with individual charac-teristics and social participation: theoretical perspectives and applications in persons with spinal cord injury. Top Spinal Cord Inj Rehabil. 2002; 7: 1-16.

[13] Chan SK, Man DW. Barriers to returning to work for people with spinal cord injuries: a focus group study. Work. 2005; 25(4): 325-32.

[14] Brage S, Donceel P, Falez F. Development of ICF core set for disability evaluation in social security. Disabil Rehabil. 2008; 30(18): 1392-6.

[15] Finger ME, Escorpizo R, Glassel A, Gmunder HP, Luckenkemper M, Chan C, et al. ICF core set for vocational rehabilitation: results of an international consensus conference. Disabil Rehabil. 2012; 34(5): 429-38.

[16] Escorpizo R, Miller W, Trenaman L. Work and employment. In: Eng J, Teasell R, Miller W, Wolfe D, Townson A, Hsieh J, et al., editors. Spinal cord injury rehabilitation evidence, vol. Vancouver: Spinal Cord Injury Rehabilitation Evidence; 2012. p. 1-22.

[17] Lidal IB, Huynh TK, Biering-Sorensen F. Return to work following spinal cord injury: a review. Disabil Rehabil. 2007; 29(17): 1341-75.

[18] Anderson D, Dumont S, Azzaria L, Le Bourdais M, Noreau L. Determinants of return to work among spinal cord injury patients: a literature review. J Vocat Rehabil. 2007; 27: 57-68.

[19] Hirsh AT, Molton IR, Johnson KL, Bombardier CH, Jensen MP. The relationship of chrono-logical age, age at injury, and duration of injury to employment status in individuals with spinal cord injury. Psychol Inj Law. 2009; 2(3-4): 263-75.

[20] Conroy L, McKenna K. Vocational outcome following spinal cord injury. Spinal Cord. 1999; 37(9): 624-33.

[21] Kruse D, Krueger A, Drastal S. Computer use, computer training, and employment. outcomes among people with spinal cord injuries. Spine (Phila Pa 1976). 1996; 21(7): 891-6.

[22] Jongbloed L, Backman C, Forwell SJ, Carpenter C. Employment after spinal cord injury: the impact of government policies in Canada. Work. 2007; 29(2): 145-54.

[23] Ravaud JF, Madiot B, Ville I. Discrimination towards disabled people seeking employment. Soc Sci Med. 1992; 35(8): 951-8.

[24] Social Development Canada. Canadian attitudes towards disability issues. Ottawa: Govern-ment of Canada; 2004.

[25] Jang Y, Wang YH, Wang JD. Return to work after spinal cord injury in Taiwan: the contribution of functional independence. Arch Phys Med Rehabil. 2005; 86(4): 681-6.

[26] Allen K, Blascovich J. The value of service dogs for people with severe ambulatory disabili-ties. A random-

ized controlled trial. JAMA. 1996; 275(13): 1001-6.

[27] Ottomanelli L, Goetz L, McGeough C, Suris A, Sippel J, Sinnott P, et al. Methods of a multisite randomized clinical trial of supported employment among veterans with spinal cord injury. J Rehabil Res Dev. 2009; 46(7): 919-30.

[28] Arango-Lasprilla JC, Cardoso EDS, Wilson LM, Romero MG, Chan F, Sung C. Vocational rehabilitation service patterns and employment outcomes for hispanics with spinal cord injuries. Rehabil Res Policy Educ. 2011; 25(3-4): 149-62.

12

创伤性脑损伤

Robyn L. Tate, Grahame K. Simpson, Philippa McRae

12.1 案例分享

皮特是一名 24 岁的电工学徒,2009 年 5 月,他在工作时从 3 米高空跌落到混凝土地上,导致了非常严重的创伤性脑损伤(traumatic brain injury, TBI)。创伤后遗忘持续时间为 3 周,急性期伴有全身强直-阵挛性癫痫发作,在医院急诊住院 4 周,随后在脑损伤康复科住院 8 周。尽管皮特没有任何身体上的损伤,但他经历了典型的认知障碍(包括严重的表达性失语、阅读和书写困难、视觉空间处理轻度下降和心算困难)。这些问题在出院后逐渐改善,在接下来的 3 个月,他参与了一项社区康复项目,侧重于言语和语言治疗,以及一项健身计划,以改善他在住院期间的身体机能失调。

在创伤后 6 个月,皮特恢复了工作,最初每周工作 2 天。在接下来的 6 个月里,他的工作时长逐渐增加到每周工作 4 天,但仍然会受到疲劳和高空工作的限制,并且皮特要在他人的协助下才能解释方案和完成推算。创伤后大约 2 年,皮特的病情发生反复,频繁发作的癫痫严重影响了他的工作时长、高空工作能力和驾驶能力。尽管面对这些困难,皮特还是坚持做学徒,并在创伤后 3 年完成了学徒期;然而,由于癫痫发作、疲劳和认知障碍的影响,他的远期工作前景并不被看好。此时,皮特恢复了与 TBI 职业康复服务的联系,参与了更详尽的职业评估。他选择了在青年工种中开始一份新职业,起初是志愿服务,最终成功地就业;目前,皮特作为青年工作者每周工作 3 天,除开车外,他能够管理该职位内的其他所有任务,并且正在通过学习以获得社区服务证书。

12.2 创伤性脑损伤后的职业康复

重返工作岗位是 TBI 恢复的一个重要指标,通常被视为康复成功的一个关键要素[1]。皮特的案例证明了长期的职业康复,对于严重的 TBI 患者非常必要,可以最大限度地提高他们的职业成果。在皮特的案例中,职业康复干预历时 3 年,总计服务 65 个小时。皮特的经历也强调了为满足当事人灵活的就业需求,对其职业生涯进行重新定位,需要依靠个人和职业康复团队的适应力和创造力。

文献回顾发现在个人层面上,与没有重返工作的人群相比,TBI 后重返工作岗位的人群有更高水平的生活质量、社会融合和自尊,身体更健康和卫生服务使用率更低[2,3];除了赚取收入外,他们与常人一样,重视社会关系、个人成长、幸福和成功等无形利益[4]。由于 TBI 而无法重返工作岗位的年轻人,所造成的生产力损失构成了巨大的社会成本[5],因此,重返工作岗位也会在社会层面产生重大效益。

本章共分为4个部分。在第1部分介绍背景,包括TBI的定义和常用的临床分类,简要描述TBI流行病学和神经病理学。在第2部分,对TBI的影响进行了描述,特别提到了残疾评估和国际功能、残疾和健康分类[6]。第3部分,侧重于对重返工作岗位的实证研究,以及TBI患者职业干预有效性的证据。第4部分是本章的最后,提供了有关TBI后职业康复实际应用方面的信息。

12.3 背景

12.3 1 创伤性脑损伤定义

TBI被定义为“创伤性脑损伤,特别是头部受伤(由钝性或穿透性创伤或加速-减速力引起),并与可归因于损伤的任何一种情况相关:如意识水平下降、遗忘、其他神经或神经心理异常、颅骨骨折、诊断为颅内病变或死亡”[7]。这个定义强调了两个关键问题:

(1) 首先,损伤是由向头部施加的外部机械力所造成。这一因素将TBI与其他获得性神经系统疾病区别开来,后者的原因与脑功能的内部异常有关(例如卒中、多发性硬化症、痴呆、脑肿瘤)。导致TBI最常见的原因是道路交通事故、跌倒和与暴力相关的袭击[8],爆炸伤已取代枪伤成为现代战争中导致TBI发生的特征性原因[9]。

(2) 其次,头部受伤需要有足够大的冲击力,才能对颅骨保护的大脑造成伤害;这种损害可能是暂时性的或永久性的。较早的文献使用术语描述为“头部损伤”而不是“脑损伤”,虽然偶尔这两个术语可以作为同义词替换使用,但如果实际上是“脑损伤”,现在已不推荐使用“头部损伤”术语进行表述。“创伤性”一词是“脑损伤”的重要限定词,因为非进行性神经系统疾病如卒中,通常也被称为脑损伤。

12.3.2 创伤性脑损伤的流行病学

TBI之所以很重要,是因为:①很常见;②是导致既往健康的年轻人群获得性残疾的首要原因[7]。在一篇欧洲国家进行的流行病学研究系统回顾中,Tagliaferri等人[10]预估每年发病率为每10万人中235人(235/100 000人),这意味着仅在欧盟,每年就新增775 500 TBI患者。这一发病率位居其他工业化国家(如美国[7,11]和澳大利亚[12])报告的发病率上限。发病高峰在青壮年人群,男性和女性的性别比例至少为2∶1;在Tate等人[13]进行的澳大利亚人口研究中发现,在15~24岁的男性群体中,发病率峰值从100/10万人口(100/100 000)上升到400/10万人口(400/100 000)。

TBI后残疾发生率很高,且死亡风险比一般人群高2~3倍[14,15]。这主要与两个因素相关:①TBI发生率最高的群体是年轻人[8,13];②大部分遭受严重损伤的患者,成为永久性功能残疾[16]。在欧盟国家中,TBI的损伤、残疾和参与受限的患病人数保守估计为620万人[10],这一数据是根据美国530万人的患病率推断出来的[17]。因此,在世界范围内,TBI是一种在医疗卫生保健领域和社区环境中具有较高发病率和重大社会经济影响的疾病。

TBI是由巨大头部外力导致的神经功能受损,发生在整个生命周期,但在青壮年男性人群中尤为常见。

12.3.3 创伤性脑损伤的分类

需要强调的是,并非所有的TBI都会导致永久性残疾,因为TBI的严重程度范围很广。TBI可以表现为一名足球运动员在头部受到打击后倒地，然后站起来继续比赛的短暂意识丧失，也可以表现为汽车司机在道路交通事故中遭受严重脑损伤，并在数月内处于无反应和植物人状态。因此，TBI 根据损伤的严重程度可以分为轻度、中度或重度，绝大多数（大约 75%）的损伤是轻度的，16% 的损伤为中度和重度，其余的患者在到达医院时均已死亡[7,13]。根据相关专业评估认证（见下文），许多 TBI 患者最终完全康复，并能够恢复发病前的生活方式，包括工作。

多种方法可用于对初始损伤的严重程度进行分类，最常见的是昏迷深度和创伤后遗忘的持续时间。昏迷是一种意识受损的状态，昏迷状态指一个人意识丧失、呼唤不能睁眼，对任何外部环境刺激没有反应，格拉斯哥昏迷量表（Glasgow Coma Scale, GCS）[18]是最常用的评估昏迷深度的工具。从昏迷中醒来后，通常会有一段随后的意识改变期，称为创伤后遗忘症，在此期间，尽管他们可能具备随意走动和说话能力，但患者常感到困惑并表现出普遍的认知障碍（特别是定向、记忆、注意力和高级执行功能），有时甚至会出现激惹行为。创伤后遗忘症的持续时间是 TBI 康复预后的最佳预测指标之一，有许多评估创伤后遗忘症的标准化工具可供使用[19]；表 12-1 是根据昏迷深度和创伤后遗忘持续时间得出的 TBI 损伤严重程度分级（出自 Jennett 和 Teasdale[20]及 Carroll 和同事[20]）。

表 12-1　创伤性脑损伤严重程度的常规分类

	GCS 分数	PTA 持续时间[a]
	（创伤后 6 小时）	Jennett 和 Teasdale[20]
非常轻微	NA	少于 5 分钟
轻度	13~15	5~60 分钟
中度	9~12	1~24 小时
重度	3~8	1~7 天
非常严重	NA	1~4 周
极重	NA	超过 4 周

注：GCS 为格拉斯哥昏迷量表，PTA 为创伤后遗忘症，NA 表示不适用。

a 世界卫生组织合作中心轻度创伤性脑损伤工作组，Carroll 等人[21]修订了轻度 TBI 的定义，将 PTA 持续时间延长至 24 小时，因此，修订后轻度 TBI 范围包含了中度 TBI 损伤分类。

在考虑 TBI 的影响时，需要区分初始损伤的严重程度和结果的严重性。前者可通过昏迷、创伤后遗忘症或其他方法测量，例如从损伤到能完成指令（如“握住我的手”）的时间间隔。尽管初始损伤的严重程度与最终损伤结果之间存在关联，但并非所有轻度损伤患者都会预后良好，也不是所有严重程度的损伤都会导致严重残疾；例如，Dikmen 等人[22]在对 466 名 TBI 患者的追踪研究中发现，根据 GSC[23]的测量结果，近 20% 的轻度 TBI 患者恢复结果不尽如人意，相反，大约 25% 的重度损伤患者却恢复良好。

> TBI 的损伤程度从非常轻微到极重度不等，严重程度可通过昏迷深度和创伤后遗忘的持续时间来衡量。区分初始损伤的严重程度和结果的严重程度非常重要：并非所有轻度损伤的患者都有良好的预后，也不是所有重度损伤的患者都预后不佳。

12.4　创伤性脑损伤的影响：特别参考残疾评估和 ICF

12.4.1　创伤后脑损伤的恢复过程

在受伤的那一刻，大脑突然受到加速-减速和旋转力的共同影响，可导致典型的结构性脑损伤（分别是挫伤和弥漫性轴索损伤)，并产生一系列神经化学反应(有关急性期更多临床方面的细节论述，请参见参考文献[20]，[24])。TBI 后可能发生的其他神经系统事件(例如颅骨骨折、缺氧性损伤、颅内出血、颅内感染)会加剧脑功能障碍程度。

由于严重挫伤，最容易受到结构损伤的脑区是额叶和颞叶(由大脑与颅骨内表面尖锐的蝶骨脊相接触造成)；最容易受到弥漫性轴索损伤的大脑区域是皮质下白质，这是在撞击瞬间的旋转力导致神经纤维的切断和撕裂的结果。

除了一些穿透性脑损伤外，TBI 最初会出现昏迷。从昏迷中清醒后，大多数患者会有时间长短不一的创伤后遗忘症(从几分钟到几个月不等)，其持续时间取决于初始损伤的严重程度和随后的医疗并发症(如颅内感染)。创伤后遗忘的主要临床表现为混乱、定向障碍以及无法产生新的记忆。按照惯例，如果患者在创伤后 6 个月内仍未摆脱创伤后遗忘症，则表明患者很可能已有较为严重的认知障碍，而不是创伤后遗忘症的短暂状态。在最严重的情况下，在进入创伤后遗忘症阶段之前，患者可能会直接从昏迷状态转变为植物/最小意识状态，有极少数患者将长期处于植物/最小意识状态[25]。

创伤后遗忘症出现后，大脑功能会出现一段积极恢复的时期。对于严重的 TBI，自发恢复在创伤后 6~12 个月达到平台期[26]；在此期间，许多患者接受来自多学科团队的住院和/或社区神经康复治疗，包括以下学科：康复医学、护理、物理治疗、作业治疗、言语和语言治疗、临床和神经心理学以及社工。持续的恢复以及功能上的适应，可能会在未来 1 年仍会发生。轻度 TBI 的恢复历程较短，但是，严重的 TBI 的恢复，与许多的其他健康状况不同，是以月或年计，而不是以周或天计。

严重 TBI 后的恢复大多具有相同的过程：昏迷，随后是创伤后遗忘症，然后是 6~12 个月的大脑功能的积极恢复期。长期的功能适应性训练也可以促进恢复效果。

12.4.2 创伤性脑损伤的临床特征

轻度 TBI 与较严重 TBI 的临床表现有显著差异。轻度 TBI 后，脑震荡是很常见的临床症状，包括躯体症状(最常见的是头痛和头晕)、认知(遗忘和注意力不集中)和行为(疲劳和易怒)症状。这些症状可能导致患者非常虚弱，但在大多数情况下，症状会在数周或最初几个月内消退[27]。

对于严重损伤，如前所述的脑内挫伤和弥漫性轴索损伤，与 TBI 特征性损伤模式直接相关。额叶的挫伤会影响执行功能和行为调节，颞叶挫伤会导致记忆和学习功能受损，皮质下白质弥漫性轴索损伤会破坏信息处理速度。这 3 个区域损伤造成的障碍属于神经心理学范畴，实际上，TBI 后认知和行为损伤比身体损伤更常见。一项针对重度 TBI 的全州范围多中心队列研究[28]发现，在创伤后 18 个月，与执行功能障碍(54%)和记忆力障碍(62%)等关键认知功能障碍相比，只有较小比例(15% 和 20%)的 TBI 患者存在显著的运动和手部功能问题。因此，虽然承认一小部分 TBI 患者肯定会经历躯体残疾，但事实上，许多具有临床显著损伤的患者并未表现为典型残疾，因此 TBI 被描述为“隐性残疾”。

轻度和重度 TBI 的临床表现不同。大多数轻度 TBI 患者预后良好，但有些患者可能会在较长时间内出现脑震荡等症状。严重 TBI 的症状会更加多变，包括从残留的神经认知障碍到严重的身体、认知和/或行为障碍。适合职业康复的患者通常躯体残疾较少，但在 TBI 后常会出现神经认知障碍的三联征表现(记忆力、执行力和处理速度功能受损)。

12.4.3 创伤性脑损伤的 ICF 核心组合

引入针对 TBI[29] 和职业康复[30,31] 的 ICF 核心组合具有重要意义。核心组合所带来的其中一个优点是简化了评估过程，以确保对功能进行全面而有效的评价。TBI 的综合核心组合包含 139 个类别（37 个“身体功能”、2 个“身体结构”、61 个“活动和参与”、39 个“环境因素”），而简要核心组合则包含 23 个编码（图 12-2），这些类别对于评估 TBI 具有极强的针对性。

TBI 的 ICF 核心组合和职业康复的 ICF 核心组合之间存在大部分但又不完全的重叠（表 12-2）。职业康复的综合核心组合包含 90 个类别，简要核心组合包含 13 个类别，其中综合核心组合的 17 个“身体功能”类别中的 4 项，40 个“活动和参与”类别中的 2 项以及 33 个“环境因素”类别中的 8 项没有出现在 TBI 的综合核心组合中。TBI 和职业康复 ICF 核心组合之间的密切对应关系，在临床应用中具有一定的优势。

表 12-2　TBI 的 ICF 综合核心组合[29]

身体功能（n=37）	活动和参与（n=61）
b110 意识功能[a]	d110 观察
b114 定向力	d115（注意地）听
b126 气质和人格功能	d155 获得技能[b]
b130 能量和驱力功能[a,b]	d160 集中注意力[b]
b134 睡眠功能[b]	d163 思考[b]
b140 注意力[a,b]	d166 阅读[b]
b144 记忆力[a,b]	d170 写作[b]
b147 心理运动功能	d175 解决问题[b]
b152 情感功能[a,b]	d177 做出决策[b]
b156 知觉功能	d210 从事单项任务[b]
b160 思维功能[b]	d220 从事多项任务[b]
b164 高级认知功能[a,b]	d230 日常活动[a,b]
b167 语言精神功能	d240 控制应激和其他心理需求[b]
b210 视功能[b]	d310 交流-接收-口头信息[b]
b215 眼相邻结构的功能	d315 交流-接收-非言语信息[b]
b235 前庭功能[b]	d330 说
b240 听力和前庭相关的感觉功能	d335 产生非言语信息
b255 嗅功能	d345 书面信息
b260 本体感觉功能	d350 交谈[a,b]
b280 痛觉[a,b]	d360 使用交流设备与技术[b]
b310 言语嗓音功能	d410 改变身体的基本姿势[b]
b320 构音障碍	d415 保持身体姿势[b]
b330 言语的流畅和节奏功能	d420 转移自身
b420 血压功能	d430 举起和搬运物体[b]

续表

身体功能(*n*=37)	活动和参与(*n*=61)
b455 运动耐受功能[b]	d440 手部精细功能[b]
b510 摄入功能	d445 手和上肢活动[b]
b525 排便功能	d450 步行[a,b]
b555 内分泌腺功能	d455 移动[b]
b620 排尿功能	d465 使用工具四处移动[b]
b640 性功能	d470 使用交通工具[b]
b710 关节活动功能	d475 驾驶[b]
b730 肌力[b]	d510 盥洗自身
b735 肌张力	d520 护理身体各部
b755 不随意运动反应功能	d530 如厕[b]
b760 随意运动控制功能	d540 穿衣[b]
b765 不随意运动功能	d550 进食
b770 步态功能	d560 饮水
环境因素(*n*=39)	d570 照顾个人健康
e1100 食品	d620 获取商品和服务
e1101 药物[b]	d630 准备食品
e1108 非医用药物和酒精	d640 做家务
e115 个人日常生活中的用品和技术[a,b]	d660 帮助别人
e120 个人室内外移动、运输用品和技术[a,b]	d710 基本人际交往[b]
e125 通信用品和技术[b]	d720 复杂人际交往[a,b]
e135 就业用品和技术[b]	d730 与陌生人的关系
e150 公共建筑物设计、建设及建筑用品和技术[b]	d740 正式人际关系[b]
e155 私人建筑设计、建设及建筑用品和技术[b]	d750 非正式人际关系
e160 土地开发用品和技术	d760 家庭关系[a]
e165 资产	d770 亲密关系
e210 自然地理	d825 职业训练[b]
e250 声音[b]	d830 高等教育[b]
e310 直系亲属[a,b]	d840 实习制(工作准备)[b]
e315 大家庭	d845 获得、保持或终止一份工作[a,b]
e320 朋友[a,b]	d850 报酬性就业[b]
e325 熟人、同伴、同事、邻居和社区成员[b]	d855 无报酬就业[b]
e330 处于权威地位的人[b]	d860 基本经济交易
e340 护理者和照料者[b]	d865 复杂经济交易
e355 卫生专业人员[b]	d870 经济自给[b]
e360 其他专业人员[b]	d910 社区生活

续表

身体功能(*n*=37)	活动和参与(*n*=61)
e410 直系亲属家庭成员态度	d920 娱乐和休闲[a]
e415 大家庭成员态度	d930 宗教和精神性活动
e420 朋友态度	简要核心组合:d5 自我护理
e425 熟人、同伴、同事、邻居和社区成员态度	**身体结构(*n*=2)**
e440 护理者和照料者态度	s110 脑结构[a]
e450 卫生专业人员态度[b]	s710 头颈结构
e455 其他专业人员态度	
e460 社会态度[b]	
e515 建筑工程服务、体系和政策	
e525 住房服务、体系和政策[b]	
e535 通信服务、体系和政策[b]	
e540 交通服务、体系和政策[b]	
e550 法律服务、体系和政策[b]	
e570 社会保障服务、体系和政策[a,b]	
e575 社会支持服务、体系和政策	
e580 卫生服务、体系和政策[a,b]	
e585 教育和培训服务、体系和政策[b]	
e590 劳动就业服务、体系和政策[b]	

a 也包含在 TBI 的 ICF 简要核心组合中,还包括附加编码 d5(涵盖所有相关类别的自我护理)。
b 也包含在职业康复的 ICF 综合核心组合中。

临床结局研究已反复记录了 TBI 后的各种损伤,例如 Koskinen 等人[32]从一家康复医院随机抽取了 55 名不同严重程度的 TBI 患者样本展开研究,结果显示 123 个 ICF 检查表类别中,发现 100 个有问题,其中 48 个类别存在于 30%或以上的样本中,从而证明了 TBI 综合核心组合中包含的类别大部分是正确且有效的。同时,在临床中也存在广泛的个体差异,尽管某些功能几乎总是受到损伤(如神经认知),但其他功能障碍(如运动-感觉)也可能发生。

TBI 的 ICF 核心组合反映了 TBI 对神经认知损伤的重要性,以及对日常活动和社会参与的广泛影响,还有对环境因素的重要性。TBI 和职业康复的核心组合之间有相当大的重叠。

12.4.4 创伤性脑损伤患者神经心理功能的残疾评估

TBI 后功能和残疾评估是实现良好临床管理重要的第一步。在身体功能水平方面,为评价可能影响患者工作能力的功能,有必要对运动-感觉和神经心理表现进行全面评估,而 TBI 和职业康复的 ICF 核心组合提供了相应的有效指导。第 12.6.1 节详细介绍了 TBI 综合职业康复评估的组成部分。

神经心理评估对了解 TBI 患者的认知功能优势和劣势(在正式访谈中并不总是明显显现)非常必要,以便能够适当地调整康复方案中的目标和策略。由经过认证的神经心理学家进行的认知测试评估通常需要花费几个小时,可以参考 Lezak 等人[33]的《神经心理学评估》,这是该领域最常用的文本之一,此外还有 Tate 等人[34]的系统回顾,详细介绍了目前在 TBI 领域($n=728$)使用的与 ICF 类别相关的所有工具。由于神经心理损伤的复杂性,下面我们将重点阐述 TBI 后的特征性的神经认知损伤(但也要注意,有些关键的运动感觉障碍也可能严重影响工作表现,例如,屋顶瓦工的平衡问题)。

如前所述,TBI 后典型的神经认知损伤表现在以下身体功能区域(ICF 编码 b),而这又将影响这些功能区域内的日常活动(ICF 编码 d):

(1) 记忆(b144,记忆力;d155,获得技能)。

(2) 能力(b164,高级认知功能;d175,解决问题;d177,做出决策)。

(3) 速度(b147,心理运动功能;d179,应用知识,其他具体说明)。

神经认知损伤也可能在多个活动/参与领域产生更广泛的影响,例如,工作和就业(参看 d840~d859 工作和就业)。

需要强调的是,这些神经认知功能的 ICF 标签是包含多种不同类型成分过程的概括性术语,需要对其进行评估。例如,"记忆"领域包括以下功能系统:自传体记忆、情节记忆、内隐记忆、程序性记忆、前瞻性记忆和语义记忆;工作记忆主要涉及执行能力(详见参考文献[35])①。TBI 后常伴随情节记忆(即对事件的记忆)和前瞻性记忆(即记得将来某个时间要做的事或任务)损伤;需要区分的是受伤前建立的记忆(大部分是完整的),还是受伤后所获新信息巩固于记忆中并在需要时提取(这是 TBI 后的典型问题)。了解记忆过程被破坏的阶段也很重要——问题可能发生在初始编码/获取(参照 ICF b1440 短期记忆)、巩固(参照 ICF b1441 长期记忆)和/或提取(参照 ICF b1442 记忆提取)的任何一个阶段。

同样,"执行能力"也是一个概括性术语,指的是"特别依赖于大脑额叶的特定心理功能,包括复杂的目标导向行为,如决策、抽象思维、计划和执行计划、思维灵活性,以及决定特定情况下合适的行为"[6];将这些高级和综合功能整合起来的关键因素是,以灵活和适应性的方式利用智力技能控制行为的能力。虽然处理速度与记忆或执行能力相比,是更为单一维度的概念,但在这一领域的挑战是处理速度障碍,而不是其他可能混淆和影响处理速度的功能障碍(例如,迟钝、抑郁和注意力问题也会影响处理速度)。

因此,仅仅说患者有"记忆""执行能力"或"处理速度"的障碍是不够的;相反,至关重要的是:理解障碍的性质、所处的阶段和障碍的严重程度,以及与其他障碍的联合影响,并且明确患者的"记忆"(或其他)障碍如何影响工作任务。这些信息将为患者提供具体和有针对性的补偿策略,以解决他们的障碍问题。

> 详尽的神经心理评估是 TBI 后残疾评估的第一步。它的目的是识别患者在首诊中表现可能不明显的认知功能的优势和劣势。残疾评估应包含运动-感觉障碍评估,除此之外,还需进行全面的职业康复评估(具体内容详见第 12.6.1 节)。

12.5 创伤性脑损伤后重返工作:文献综述

12.5.1 重返工作率

TBI 后与重返工作相关的结果差异很大,尤其与损伤严重程度密切相关。虽然一部分人能够以损

① 值得注意的是,ICF 的第三级记忆类别并不涉及这些记忆的功能系统;相反,重点是记忆的存储/提取过程(如短期/长期记忆)。

伤前相似的职业水平恢复工作,但与损伤前相比,许多人的工作时长减少了,特别是在严重的TBI以后[36];一些患者还反映其工作技能及工作表现均受到负面影响[37]。对因TBI导致严重残疾的其他人来说,重返工作不是一个好的选择,需要考虑其他的替代;也由于这些变化,许多患者损伤前后的收入都有所下降[38]。

本章前面提到的Dikmen等人[22]对TBI人群进行了详细的调查研究,这也是针对TBI规模最大、最具代表性的对照研究之一。样本包含美国西雅图一级创伤医院连续收治的466名TBI患者,以及两个对照组(一组是创伤对照组,为非神经损伤外伤患者,$n=124$;另一组是健康对照组,由TBI患者的88名健康友人组成,并且对重要的人口学特征进行控制)。TBI组的患者包括所有严重程度的损伤,并在创伤后的12个月内进行随访。

研究报告了一系列结果,但就工作状态而言,TBI组患者在创伤后12个月时的工作比率(49%)要明显低于创伤对照组(63%)或健康对照组(82%)。使用昏迷持续时间的替代指标(能够执行指令的时间),对6个TBI严重程度亚组进行比较,发现TBI组内存在显著的量-效关系。损伤后12个月时重返工作率,在损伤严重程度最低的亚组(损伤后不到1小时内可执行指令)最大(64%);在2个轻度、中度损伤亚组(分别为损伤后1~24小时和损伤后1~6天)则是50%和51%;在严重、非常严重损伤亚组,损伤后1~2周的亚组为36%,损伤后2~4周的亚组为18%;在最严重损伤的亚组(超过一个月才能执行指令)中为6%。

这些结果的模式已在不同国家的、使用创伤后遗忘症持续时间作为损伤严重程度标志的其他研究中得到证实。轻度TBI的重返工作率通常在75%~80%(例如参考文献[37],[39]);中度损伤后重返工作的水平较低,van der Naalt等人[39]报告的重返工作率为61%;而重度TBI患者的重返工作率通常在20%~40%[40-42]。

经历了轻度TBI,并且损伤时拥有工作的患者通常会迅速恢复工作,平均为9个工作日;95%的患者在损伤3个月后重返工作[37];相比之下,重度TBI患者通常需要更长的时间回归工作,并且可能直到损伤后3~6个月才开始职业康复计划。由于这些差异,对损伤后重返工作轨迹的纵向研究发现,在损伤后第1年或第2年左右,患者恢复主流的竞争性就业率达到顶峰,随后保持稳定或随时间缓慢降低[42-44]。

大部分患者,特别是重度TBI,无法重返主流竞争性就业岗位,其余报告的结果具有相关性的包括:从事家务工作、志愿工作及“庇护性就业”(现在指的是残疾分离性就业),患者采用这些选项的在7%~18%[37,41],虽然这些活动也是TBI后有意义职业的重要选项,但并不构成主流的竞争性就业。

在儿童时期就遭受TBI的成年人群,是一个被日渐关注的亚群体,他们的职业结局也受到负面影响[45,46]。Anderson等人[47]对124名在0~16岁间遭受轻度、中度或重度TBI的年轻人开展研究,并在损伤后的13.7年内进行随访。总体来说,与一般人群相比,具有儿童TBI病史的年轻人失业或从事非技术性工作的可能性高1.7倍,从事技术性工作的可能性低2.1倍,从事专业工作的可能性低1.6倍。

TBI后重返工作率因研究不同而异,能够影响重返工作结果的因素有很多,损伤严重程度是一个重要的因素。轻度TBI重返工作率通常在75%~80%,中度损伤较低(文献中报告为61%),而重度TBI重返工作率通常在20%~40%。

12.5.2 重返工作的相关预后因素

确定与重返工作相关的有效预后因素,有助于和患者一同制定临床决策及设定康复目标。Nightingale等人[48]在系统综述中强调了重返工作预测模型的重要性,需要从损伤前、损伤和损伤后的范围内选取变量，以充分识别关键的预后因素。此外，他们还强调了在损伤“早期”阶段确定预后因素的重要性，这对评估重返工作潜能具有重大的临床价值。

Nightingale 等人[48]发现，虽然文献中普遍强调对年龄较大或受教育水平较低的 TBI 患者就业能力的担忧，但在方法学设计较好的研究中，这些因素却很少与较低的重返工作率相关；也有证据表明，损伤前就业与损伤后重返工作之间呈正相关；其次是按损伤严重程度分类，只能在包括一种以上损伤严重程度参与者（例如轻度与重度）的研究中进行测试。Temkin 等人[49]研究是该综述中唯一的高质量研究，在大量变量中调查了广泛的损伤严重程度，发现损伤严重程度实际上是重返工作状态的唯一预测因素。在早期“损伤后”的预测因素方面，Nightingale 等人[48]发现在高质量研究中关键领域的证据有限，包括认知（如注意力和处理速度、记忆、执行功能）或神经生理损伤、功能状态、社会参与，强调了未来研究的必要性。

Van Velzen 等人[50]回顾了根据 ICF 组成部分（身体功能、活动、参与）和背景性因素（如环境的、个人的）分组的预后变量中，关于 TBI 后重返工作的证据，发现在 ICF 任何领域内，支持预后因素的任何证据都是有限的；还观察到与 Nightingale 等人[48]类似的结果，即由于研究间测试变量的巨大差异，证据性质支离破碎。显然，还需对预后因素进行深入的研究。

与严重损伤相比，轻度损伤后预后因素的研究，侧重于关注持续存在的脑震荡后症状或创伤后应激障碍[51-53]。Stulemeijer 等人[53]发现，受教育程度高（超过 11 年）、入院时无恶心或呕吐症状、除轻度 TBI 外无其他颅外损伤、损伤后即刻无剧烈疼痛等综合因素，与 6 个月随访时完全重返工作高度相关（95%）。

> 各种研究表明，用于预测重返工作的因素有很多，包括损伤前因素（如就业状况、教育史、就业类型）、损伤因素（如严重程度）、损伤后因素（如功能水平、心理健康状况）。然而关于何为最重要的预后因素，当前仍未达成共识。

12.5.3 创伤性脑损伤后职业康复的证据基础

职业康复是实现 TBI 后重返工作的主要干预措施。国际性研究中概括了许多职业康复计划[54]，Kendall 等人[55]的荟萃分析发现，职业康复的提供增加了早期重返工作的可能性。Fadyl 和 McPherson[56]在系统综述中将职业干预计划分为三大模式，即支持性就业、个性化调整和项目化模式（图 12-1），并评估了每种模式类型的证据。

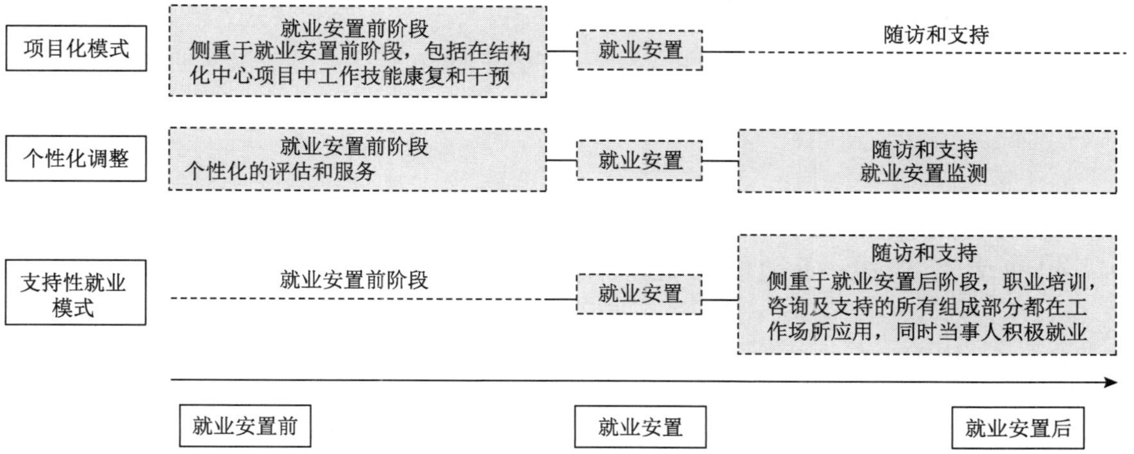

图 12-1 职业康复模式

“项目化模式”:是基于中心的方案,主要侧重于就业安置前阶段,包括在结构化中心内进行的强化性工作技能康复和干预[56],也被称为“先培训后安置”模型。最常见的是,患者参加一项长达数周的项目化门诊计划,参与个人和/或团体治疗,重点包括认知、行为、社会心理和/或元认知技能训练,以及对家庭及雇主的教育[57,58],目标就是重返工作。Klonoff 等人[57]报告了此类计划的结果,在 167 名参与者中,67% 实现了带薪工作或继续学业,32% 的参与者恢复了“损伤前的状态”。这些研究都取得了积极的结果,但总体而言,在 Fadyl 和 McPherson[56]的综述中,对于 TBI 患者完成项目化职业康复、取得结果改善的证据还是“弱证据”;虽然项目化模式侧重于解决障碍,但是只能提供有限的在职支持与长期随访。

“个性化调整”:对 TBI 患者来说是最现代化的职业康复方法,该方法并不是在医疗康复阶段完成后按序提供职业康复,而是通过在康复服务中引入职业顾问,在医疗康复的同时尽早开展职业康复。这一计划旨在满足特定的个人需求,并提供获得其他职业康复要素的机会,例如通过转介至外部服务的工作试用或支持性就业计划[59]。Malec 和 Moessner[60]在一项研究中报告,138 名个性化调整的参与者中,有 80% 在获得就业安置的 1 年后仍在工作。重要的是,损伤不到 12 个月的患者,比损伤超过 12 个月的患者获得就业安置更为快速(分别为 3. 7 个月和 6 个月),凸显了这种方案早期干预的价值[59]。Fadyl 和 McPherson[56]得出结论,有“中等水平”的证据表明,个性化调整改善了 TBI 患者的就业结果。

“支持性就业模式”:于 20 世纪 70 年代后期在残疾领域内发展起来,随后被用于获得性脑损伤的适用性试验中(例如参考文献[2],[61],[62])(图 12-1)。支持性就业采取“先入职后培训”的方法,首先将个人安排到工作岗位中,然后在其积极工作的同时,在工作场所接受职业培训、咨询及支持[63]。“先入职后培训”干预方法包括:寻找合适的工作环境、工作安置、工作现场培训和支持、持续评估及保留/监测[64]。Wehman 等人[65]报告了一项 87 名患者使用这种模式获得工作安置的研究,这些患者平均需要 15 周来实现安置工作的稳定,且平均每周工作 31 小时。Fadyl 和 McPherson[56]的综述中只发现了这种模式的“弱证据”。Wehman 等人[2]还发现,虽然这种模式在早期取得了积极结果,但除了倡导的美国中心区域,无论是在美国其他更广范围还是在国际范围内,获得性脑损伤人群很少获得该模式的实施。

此外,将三种模式的要素以不同方式结合的职业康复混合方法也被开发出来,这些方法并未在 Fadyl 和 McPherson[56]的综述中提及。英国公布了这种方式的 2 个案例,“英国康复”计划[66]包括 3 个阶段,首先是为期 12 周的认知中心训练项目,其次是伴有工作指导的工作试用安置,最后是寻找带薪工作和长期监测;而英国的“外出工作”项目[67]包括 4 个阶段:评估、工作准备(个人和团体环境)、志愿工作试验和支持性工作安置(有偿)。报告结果显示,这两种方案的服务成果都是积极的。

> 目前已发现职业康复对 TBI 患者的积极结果具有重要贡献。文献中已确定 3 种不同的服务模式:项目化模式(侧重于通过以训练中心为基础的活动或治疗为人们提供就业准备)、个性化调整(组织服务和逐步协助个体实现独立就业)和支持性就业(直接就业安置,随后强化在职支持)。部分职业康复服务还提供一种结合这三种模式要素的综合方法。

12. 6 职业康复实践:在创伤性脑损伤领域的现状

本节介绍了 TBI 患者职业康复的实际应用,路径流程如图 12-2 所示。

12. 6. 1 评估

准确完整的评估对于 TBI 后为患者制定安全、适当和可实现的职业目标至关重要。这需要根据每

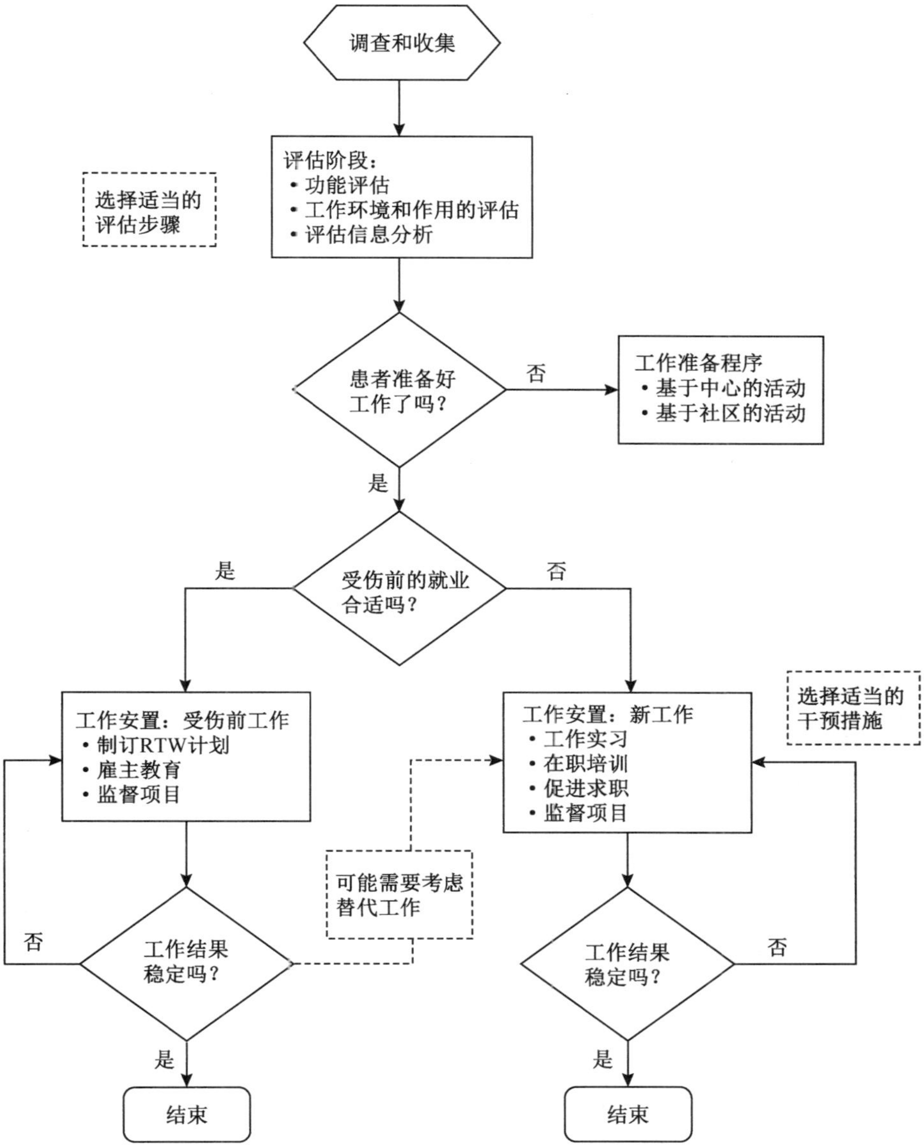

图 12-2 路径流程图

个患者的目标和情况，去定制一个系统的评估过程（关于 TBI 患者评估的一般信息参见第 12.2 节）。Stergiou-Kita 等人[68]更具体地描述了 TBI 患者的职业评估过程，包括 7 个步骤：

第 1 步：明确评估目的。基于各种康复目的进行评估，包括评估患者是否准备好再就业、确定重返伤前工作岗位的适宜性、确定制定重返工作计划的限制、提供能力和缺陷概况以规划新的职业目标。

第 2 步：收集信息。从书面报告以及治疗团队成员间讨论等相关来源收集背景信息，编制患者档案。在此步骤，任何可能影响重返工作的医疗问题都要记录，如癫痫发作、平衡和其他感觉障碍等。

第 3 步：个体评估。检查综合功能成分，形成患者当前功能状态的概况。评估方案可能具有服务特异性，但都应包括面谈、观察和测量过程。评估通常从面谈开始，询问患者的工作史和对伤后变化的看法。让家庭成员参与面谈过程，对于获得患者可能无法回忆的细节、确认患者回答的准确性（或与当前功能相关的观点差异)、获得患者未提供的额外信息都非常重要。

功能能力评估:如本章前面所述,TBI 可导致运动-感觉、认知和行为领域的复合损伤。在事故中发生的复合创伤,可能会产生额外的生物力学限制。没有单一的工具可以描述所有的功能领域,应该根据患者提出的问题和评估的目的,从一组工具中选择适合工具,创建个性化的评估流程:

(1) 用于职业康复的生物力学功能评定工具已被很好地开发(例如,Valpar,工作评估系统技术,Isernhagen 工作系统,Blankenship 系统,WorkHab),这类工具尚不足以充分评估受 TBI 影响的全部功能领域,主要侧重于手的操作能力,还需要用以评估包括平衡和上肢协调性在内的感觉-运动表现成分的其他工具(如:评估 TBI 后遗症的工具,参见 Tate 等人[34]的系统综述)。

(2) 用于评估职业背景下认知功能的特异性和标准化的工具也相对较少。神经心理学测试通常在 TBI 后进行,该测试提供了认知能力损伤和保留的概况(参见第 12.2 节)。最有帮助的神经心理学评估,也需考虑患者在工作环境中的功能,功能环境会因为临床环境不同而有差异,功能表现取决于患者对工作任务的熟悉度、任务要求以及社会环境和物理环境等要素。

观察患者在模拟任务中的表现,可以更准确地判断患者的认知功能。模拟工作任务可以为每位患者量身定制,通过观察来测量,使用的工具有“工作绩效评估”(assessment of work performance[69])、“认知记忆力计划表现”(perceive recall plan perfor[70]),或者使用工具中包含的规定任务如“运动和过程技能评估”(assessment of motor and process skills[71])。Donovan 等人的一篇文献综述[72]确定了 6 个与患者重返工作最相关的认知功能结构:注意力、记忆力、理解力、执行力、社交能力和情绪管理能力,这些领域也代表了通常情况下 TBI 后神经认知功能的全部范畴。

职业分析:无法恢复伤前就业的患者将需要进一步地评估,以提供其他职业选择。评估患者兴趣、偏好和技能的商业工具被广泛用于职业康复,例如,职业评估量表(career assessment inventory[73])、职业检索量表(occupational search inventory[74])。这些工具的优势是可以找到患者可能没有发现的工作选择,但给这部分人群使用自评问卷仍需谨慎;如果伤后没有机会在工作环境中测试自己的能力,患者则可能根据他们伤前的技能来完成测试,结果往往不能反映当前的能力,最终得到不合适且有潜在危险的职业目标。洞察力和自我意识方面的任何损伤都会影响自评工具的有效完成度,还需要进行能力倾向和成就测试,观察和评估患者的读写、计算和学习能力,例如,大范围成绩测试(wide range achievement test)[75]。完成评估需要综合考虑可转让技能、劳动力市场因素以及已确定的职业目标的培训要求等多个方面。

第 4 步:环境评估。工作场所评估是检查职业行为发生的环境,包括物理因素和社会背景。对于正在重返工作岗位的 TBI 患者来说,需评估的工作环境中的物理因素主要包括:光线、噪音、干扰程度、高温和潜在的安全隐患。社会背景包括:对残疾人员的态度、提供便利的能力、监督机构、社会环境以及患者伤前与管理人员和同事的关系。在工作场所可以观察到以上信息,通过与患者和工作场所管理人员的讨论,还可以获得更多细节。

第 5 步:对工作角色评估。对患者工作需求的具体评估包括工作时间、休息时间、工作节奏、任务复杂性、生产力目标、任务变化和多任务处理需求。从雇主处获得的工作描述可以提供职业概述。包含手工操作的工作角色,可以通过观察来评估,由患者或其同事演示任务,观察评估患者的肢体功能、认知和沟通表现。可以使用多伦多行为/认知检查表(Toronto Behavioural/Cognitive Checklist[76])等工具来构建观察结果,并对工作需求进行评级;该检查表由 16 个项目组成,以 4 分制对需求进行评分;对于无法观察到的工作角色(如管理和专业角色),该检查表可以作为面谈工具,用来确定患者职业角色中要求最高的方面。

第 6 步:评估信息分析。当数据收集完成时,评估过程结束。通过比较工作场所的需求和患者当前的功能状态，将确定其优势以及损伤对重返工作的影响。需要特别考虑患者对 TBI 引起的变化及其调整阶段的洞察程度。此外，患者的病情可能会随着时间的推移而持续改变，可能出现进一步的神经功能恢复，这就需要对评估数据进行复杂和动态的整合。在整个过程中，均衡考虑患者的优势和不足很重要，通常是积极的方面让工作选择变得切实可行。

第 7 步：建议。评估的结论和建议，依据不同的评估目的、患者具体的情况而有所不同。报告可能包括患者是否准备好开始职业活动，或患者是否能够凭借某种能力及某种特定的补偿策略回到他们伤前的工作场所。另一种选择是，可以建议患者参加职前培训课程，或者向他们提供替代工作或寻找新工作。

> 评估流程是根据每个患者的就业环境和功能障碍而量身定制。可以从访谈（患者、家庭、雇主、临床医生）、测量（工作能力评估组件，functional capacity evaluation，FCE）、观察（任务表现、工作场所环境）等多种评估方法中获取信息。

12.6.2 就业准备

评估后可能得出的结论是患者尚未“准备好再就业”，需要更长时间进一步康复来提高身体素质和认知工作能力；这时，可以与治疗团队协调，将就业准备活动纳入治疗常规。在 TBI 后，患者往往因住院和出院后活动水平降低，而导致健康状况降低。此外，家庭生活可能会对认知能力提出挑战，需要提高活动水平来模拟工作需求；活动方案需要个体化，以符合患者的兴趣、职业目标、康复阶段和支持需求。对于严重的 TBI 患者，就业准备阶段可能长达数月，随着时间推移逐步升级方案，以便患者随病情好转过渡到下一个活动。相比之下，轻度损伤和/或神经功能恢复良好的 TBI 患者在重返工作计划结束后，可以直接从事有偿工作。

就业准备主要有两种方法：

基于训练中心的就业准备：小组活动通常基于讨论或任务。讨论组包括 TBI 教育和管理认知困难的补偿策略。任务组需要资源（如木工车间），通过用常规的程序完成规定的任务，来提高身体的工作耐受度以及信息处理能力；在这种环境下，也可以解决独立交通、守时、出勤、工作场所行为和沟通等问题。在此阶段，继续进行个人职业咨询，以完善职业目标，并支持患者完成重返工作岗位或进入新的职业领域的计划。

基于社区的就业准备：在可能的情况下，患者应参与主流社区活动。志愿工作提供了一种有意义的职前活动，通常可以根据患者的工作目标量身定制。需要提供支持，以获得安置，并提供在职培训和监督（视情况而定）。也可以选择在当地大学参加培训课程，从而获得一项新技能（如计算机课程），或学习所从事职业的特定技能，如：改进实验技术、获得焊接证书、练习叉车驾驶等。

12.6.3 就业安置：伤前工作

出于多种原因，重返伤前工作岗位是 TBI 后取得成功的最佳机会。首先，雇主和雇员之间的忠诚和既定关系，为承诺和灵活适应调整后的工作条件提供了基础；其次，患者回到工作场所，在熟悉的社交网络中会感到舒适和被支持，从而减少焦虑；第三，回到熟悉的日常工作和任务，可以将新学习的需求降到最低（由于 TBI 导致的记忆损伤可能使学习变得复杂）。轻度 TBI 患者，可以独立与雇主和主治医生商讨重返工作计划；但对于更复杂的情况，需要职业康复团队的介入。促进重返工作方案，所涉及的关键内容如下：

重返工作时间表:在伤后的早期阶段与伤前的雇主开始讨论,保留工作机会,并收集有关患者工作和工作场所文化的详细信息至关重要。但是,复工的时间需要更仔细地考量,过早开始工作和延迟重返工作同样存在问题,因为认知和个性变化的影响,可能需要一些时间才能显示出来。

逐步重返工作计划:雇主通常不会遇见 TBI 患者,因此需要通过书面计划进行指导,该计划明确规定了升级任务和工作时间的进度表、具体的限制和补偿策略。

(1) 日常工作从兼职开始,预防疲劳,并随着时间的推移逐渐升级。这一过程可能需要几个月至数年,并可能在进一步升级之前稳定在平台期一段时间。

(2) 补偿策略允许患者更独立地工作。Kowalske 等人[77]对重复工作计划的一般策略进行了概括:在认知清楚时完成更高要求的任务、提高结构层次并减少分心、全天记录、反复检查工作以及专注于更常规和熟悉的工作。

(3) 一旦患者开始工作,就需要开始进行常规监督。雇主向患者提供直接的监督和/或支持,并向职业康复团队提供反馈,以调整方案并解决问题。在发生 TBI 之后,患者通常会保留程序记忆,因此不需要任务训练来"重新学习"以前的工作角色。许多患者没有明显的功能障碍,而微小的功能改变需要一定时间才能显现;因此,在重返工作过程中的监测,对于延长神经功能的恢复至关重要。

向雇主提供职工工伤相关信息是制定重返工作计划的一个重要方面,而且计划必须为每个职工量身定制。这可能是一项微妙的任务,特别是当被评估的困难对工作的影响程度不确定时。没有必要向雇主提供太多有关 TBI 患者的病情信息,这会让他们不知所措;然而,太少的信息又可能会使其准备不足。

> 在康复治疗前,先调查患者能否重返伤前岗位,因为这一选择可能会产生最好的结果。即使患者不会立即开始工作,也要尽早与雇主讨论,交换信息。建议在 TBI 后建立分阶段重返工作方案,并随时间推移延长时间、增加职责。

12.6.4 就业安置:新工作

如果患者无法恢复伤前工作,或受伤时已经失业,则需要一个替代的就业安置方案。没有 TBI 患者能寻求到的"特殊工作",而是鉴于每个患者的背景不同,通过职业评估得到个人的职业目标。毫无疑问,职业康复机构面临的最大挑战,是帮助工作能力受影响较多的患者获得有竞争力的工作。严重损伤的患者,可能缺乏全职工作的能力,也无法承担一项工作的全部责任,但是他们仍然可以执行有意义的工作任务。

有必要对 TBI 患者进行培训,使他们获得新技能,执行工作职责。广泛用于脑损伤康复,用于克服记忆和执行障碍的训练技术包括链式学习和无错性学习:

(1) 链式学习:通过正向或反向的任务指令,在完成任务分析后给予分步指令。使用正向链式,患者执行任务的第一步,随着每个连续步骤的掌握,逐步添加更多的步骤。使用反向推理,治疗师在初始步骤提供大量帮助,并允许患者独立完成任务的最后步骤。

(2) 无错性学习:治疗师用正确的方式演示一项任务,并密切观察患者,防止患者偏离正确指导,出现错误。因为可以防止错误反应的无意强化,适用于那些有严重认知障碍、已经影响记忆力和计划/问题解决能力的 TBI 患者。

国际上已经报告了多种就业安置方法。不同的就业立法、资助模式和服务体系,均影响所在地区的就业安置。无论何种安置方法,实现正确的工作匹配都是至关重要的,也就是说,将患者的技能(需考虑与损伤相关的缺陷、伤前工作史和社会因素间的复杂的相互作用),与合适的工作角色相匹配。下文

列出了 TBI 患者常见的工作安置方法(参见第 12.5.3 节,对其有效性进行的循证回顾):

(1) 工作试用:工作试用是一种无薪工作安排,为实际评估、提高工作技能、更新工作经验提供机会,并规避了正式招聘程序,以得到有偿工作。最好是让患者成为团队的编外成员,这样就不需要全职工作或达到与现有员工相同的工作水平。不过,工作安置的持续时间会有所不同,可能需要长达 6 个月的时间,才能使患者适应工作场所并充分发挥其能力。职业康复机构通过提供额外的现场培训、保险覆盖(如有需要),以及和雇主沟通来支持岗位安置。并非所有的试用安置都能实现有偿工作,可能需要多次安置才能达到工作匹配,最终实现有偿工作。在澳大利亚一项对 TBI 职业康复专业人员的调查[78]中发现,工作试用被认为是最有效的干预措施,而传统的求职则是最无效的干预。

(2) "就业安置和训练"模式(参见第 12.5.3 节):允许公开患者受伤情况,因此往往最适合那些需要在工作场所被提供持续支持的严重残障人士。这种方法的缺点包括:工作指导人员的存在,可能限制了患者在工作场所的社会融入;提供这种水平的一对一支持也是非常昂贵的,而且指导人员可以提供培训[79]的工作角色也有限。

(3) 帮助求职:在职业康复机构的支持下(例如,准备简历、准备求职信、在线申请协助、面试培训等),一些患者,尤其是受伤轻微且无明显缺陷者,可以申请官方招聘岗位。伤情公开是患者独立向雇主陈述时面临的一个问题,这并没有统一的方法;通过伤情公开和提供信息的方法进行指导,是促进求职过程的一部分。利用患者的社会联系有助于找到新的工作,并减轻伤情披露问题,O'Brien[78]将这种方法称为"进入隐形就业市场"。

需要新工作的患者,通常需要一个更强化的职业康复方案,以获得就业安置和学习新技能。在可能的情况下,工作目标最好与患者此前工作经历密切相关,以利用个人完整的行业知识,并尽量减少新学习的需要。

12.6.5 安置后支持

除了在实现有偿工作时遇到的障碍外,人们普遍认为,TBI 患者群体在维持就业方面也存在困难。例如,Wehman 和他的同事[80]在研究中发现,在 41 名重度 TBI 患者中,只有 18 人(44%)能够继续原工作,其余有 23 人从事第二份工作($n=10$,占总数的 24%)或继续失业($n=13$,占总数的 32%)。因此,获得和维持就业的干预措施,是 TBI 患者职业康复的重要组成部分[81]。

关于就业失败的原因,Macaden 等人[82]参考了 Wehman 等人[80]和 Sale[83]的研究,发现行为患者自我调节能力差,是导致就业失败最常见的原因,包括情绪失控、难以对社会背景进行理解和做出适当回应,以及不受约束的行为。其他与维持就业相关的因素包括:内在动机、应对技巧和策略的实施、与患者利益密切相关的工作、伤前性格特征、支持工作的雇主、"伙伴"(一起工作的同事)、交通需求、合适的职责、灵活调整工作量、职业康复机构提供适当就业安置和后续随访[82]。

也有证据表明,强化支持可以改善 TBI 患者的职业结果。例如,Catalano 等人[84]报告了 7 366 个已完成职业康复计划的案例数据,发现案例支持时间和结果之间存在正相关,这表明对患者更多的直接支持有助于获得更好的结果。

对于那些需要更多强化培训的患者,将需要额外的支持,而这些培训是新雇主所能提供的。不熟悉脑损伤的主管会期望,一次任务的演示足以让新员工掌握该知识;然而,TBI 患者总是需要重复巩固新的记忆,同时在初始培训期间,需要逐渐接受额外的任务。此外,由于难以将学习推广到不同的情况[81],因此,可能需要进行片段性的在职培训,去应对长期的工作角色变化。

关于提供安置后支持的建议如下：

（1）为每位患者提供个体化的支持和干预强度：TBI 患者需要不同程度的工作支持。每位患者的工作以及工作场所都有特定的特征，这将决定他们所需要的个性化的现场培训支持。没有或仅有少量工作经验的年轻患者，通常比年长的患者需要更多的现场支持，因为他们需要积累必要的工作经验。

（2）工作和生活方式的平衡：疲劳是 TBI 后的一个常见问题，往往会持续较长时间，并对维持多种日常活动的能力产生重大影响。工作可能非常繁重，以至于几乎没有精力完成其他活动，从而形成一种不良的生活方式；而疲劳往往引起头痛和易怒，进一步引起工作表现中的其他问题。长期的兼职工作计划，通常是解决这个问题的最好方案，患者可通过定期的短期休假来"充电"。

（3）建立自然支持：在提供现场培训时，职业康复机构需要其他工作场所人员参与，来建立自然支持，并逐步撤回外部支持。自然支持被定义为"由雇主、同事或指导者为工人提供的一种支持。这些支持比来自外部支持行就业项目的工作指导员提供的支持[81]更持久和根深蒂固"。

职业康复机构继续监测 TBI 患者工作安置情况，直到工作稳定。患者能够在雇主可接受的水平工作、并在工作场所可用的系统内被管理时，才被视为实现了工作稳定性。在某些情况下，患者将完全恢复到伤前状态；但大多数情况下，患者将保持兼职工作时间表，并有永久的限制。

TBI 后开始工作，并不是职业康复计划的最后一步。需要继续监测安置后的情况，以确保该方案符合患者和雇主的需求。患者可能需要帮助来补偿认知障碍、管理工作中的问题、协调日常工作、学习新的流程和适应变化。

12.6.6 主流竞争性就业的替代方案

对于许多因 TBI 而导致重度残疾的人来说，有偿工作不是适合他们的选择；其他试图重返工作而失败的人，也发现自己在寻找替代的工作。然而，在社区中有很少的、适合年轻人的公益性的活动选择，可能存在的选择如下：

（1）"志愿者"工作可以提供更灵活的日常和工作任务，比竞争性有偿工作压力更小。

（2）"残疾分离就业"（以前称为"庇护工作"）是由残疾机构提供，主要在工厂环境中或通过流动工作人员开展工作，雇员通常可得到少量工资来补充福利金。根据以往的经验显示，TBI 患者一直不愿从事这类工作，而该工作服务的主要对象是智力障碍人士。

12.7 总结

TBI 的结果涵盖了从死亡、最小意识状态、重度和中度残疾到良好，甚至是完全康复的各种可能性。大量的证据表明，受伤程度较轻的患者，很有可能重返工作岗位。职业康复专业人员的参与可以促进这一过程，并且在患者残留不太明显表现的认知障碍、但严重干扰工作的情况下尤其重要。TBI 的严重程度越高，其影响就越深远、持久地改变患者的生活。患者及家庭、医疗卫生专业人员和社区服务机构都需做出巨大努力，以最大限度地促进患者康复和社区融合；获得和维持工作，是这个过程中的一个关键的里程碑，对参与其中的每个人来说，都是相当大的挑战，需要许多次尝试，逐步重新确定患者的工作身份。在帮助 TBI 患者最大限度地增加就业机会方面，职业康复发挥着关键作用，同时，患者群体需要一种服务方式，既能为工作安置提供多种渠道，又具有灵活性、倡导性和连续性。

学习问题

1. 从 TBI 中恢复需要多长时间?
2. TBI 后哪些常见的神经认知损伤可能会影响患者重返工作? 它们属于 ICF 的哪个领域?
3. 描述职业康复干预的 3 种主要模式,以及每种模式有效性的证据强度。
4. 描述 TBI 患者职业康复案例协调模式中的要素。
5. 简述职业康复系统评估的 7 个步骤。
6. 在 TBI 的职业康复背景下,"就业准备"的含义以及涉及的内容。
7. 逐步回归工作计划的要素是什么? 为什么这些要素很重要?
8. 当一个人由于神经认知障碍而无法恢复伤前就业,并且需要获得新技能时,脑损伤康复中用于教授新任务能力的两种技术是什么?
9. 为什么为 TBI 患者提供安置后支持很重要? 你会怎么做?
10. 回顾本章开头的案例研究,TBI 在哪些方面对皮特重返工作的能力产生影响?

(杜晓霞,范永春译;李红玲,白定群校)

参考文献

[1] Wagner AK, Hammond FM, Sasser HC, Wiercisiewski D. Return to productive activity after traumatic brain injury: relationship with measures of disability, handicap, and community integration. Arch Phys Med Rehabil. 2002; 83(1): 107-14.

[2] Wehman P, Targett P, West M, Kregel J. Productive work and mployment for persons with traumatic brain injury: what have we learned after 20 years? J Head Trauma Rehabil. 2005; 20(2): 115-27.

[3] van Velzen JM, van Bennekom CAM, Edelaar MJA, Sluiter JK, Frings-Dresen MHW. How many people return to work after acquired brain injury? A systematic review. Brain Inj. 2009; 23(6): 473-88.

[4] Lefrancois GR. The lifespan. 4th ed. Belmont: Wadsworth Publishing; 1993.

[5] Access Economics. The economic cost of spinal cord injury and traumatic brain injury in Australia. Melbourne: Victorian Neurotrauma Institute; 2008.

[6] World Health Organization. International classification of functioning, disability and health. Geneva: World Health Organization; 2001.

[7] Thurman DJ, Alverson C, Dunn KA, Guerrero J, Snieze JE. Traumatic brain injury in the United States: a public health perspective. J Head Trauma Rehabil. 1999; 14(6): 602-15.

[8] Kraus JF, Black MA, Hessol N, Ley P, Rokaw W, Sullivan C, Bowers S, Knowlton S, Marshall L. The incidence of acute brain injury and serious impairment in a defined population. Am J Epidemiol. 1984; 119(2): 186-201.

[9] Galarneau MR, Woodruff SI, Dye JL, Mohrle CR, Wade AL. Traumatic brain injury during operation Iraqi freedom: findings from the United States navy-marine corps combat trauma registry. J Neurosurg. 2008; 108: 950-7.

[10] Tagliaferri F, Compagnone C, Korsic M, Servadei F, Kraus J. A systematic review of brain injury epidemiology in Europe. Acta Neurochir (Wien). 2006; 148: 255-68.

[11] Kraus JF, McArthur DL. Epidemiologic aspects of brain injury. Neurol Clin. 1996; 14(2): 435-50.

[12] Fortune N, Wen X. The definition, incidence and prevalence of acquired brain injury in Australia. Canberra: Australian Institute of Health and Welfare; 1999.

[13] Tate RL, McDonald S, Lulham JM. Incidence of hospital-treated traumatic brain injury in an Australian community. Aust NZ J Public Health. 1998; 22: 419-23.

[14] Baguley IJ, Nott MT, Howie AA, Simpson GK, Browne S, King AC, Cotter RE, Hodgkinson A. Late mortality after severe traumatic brain injury in New South Wales: a multicentre study. Med J Aust. 2012; 196: 40-5.

[15] Ventura T, Harrison-Felix C, Carlson N, DiGuiseppi C, Gabella B, Brown A, DeVivo M, Whiteneck G. Mortality after discharge from acute care hospitalization with traumatic brain injury: a population-based study. Arch Phys Med Rehabil. 2010; 91: 20-9.

[16] Tate RL, Broe GA, Cameron ID, Hodgkinson AE, Soo CA. Pre-injury, injury and early post injury predictors of long-term functional and psychosocial recovery after severe traumatic brain injury. Brain Impair. 2005; 6(2): 75-89.

[17] Langlois J, Rutland-Brown W, Thomas K. Traumatic brain injury in the United States: emergency department visits, hospitalizations, and deaths. Atlanta: Centers for Disease Control and Prevention, National Center for Injury Prevention and Control; 2004.

[18] Teasdale G, Jennett B. Assessment of coma and impaired consciousness: a practical scale. Lancet. 1974; 2 (7873): 81-4.

[19] Tate RL. A compendium of tests, scales and questionnaires: the practitioner's guide to measuring outcomes after acquired brain impairment. Hove: Psychology Press; 2010.

[20] Jennett B, Teasdale G. Management of head injuries. Philadelphia: F. A. Davis Company; 1981.

[21] Carroll LJ, Cassidy JD, Holm L, Kraus J, Coronado VG. Methodological issues and research recommendations for mild traumatic brain injury: the WHO Collaborating Centre Task Force on mild traumatic brain injury. J Rehabil Med. 2004; 43 (Suppl): 113-25.

[22] Dikmen SS, Ross BL, Machamer JE, Temkin NR. One year psychosocial outcome in head injury. J Int Neuropsychol Soc. 1995; 1: 67-77.

[23] Jennett B, Bond M. Assessment of outcome after severe brain damage: a practical scale. Lancet. 1975; 305 (7905): 480-4.

[24] Whyte J, Hart T, Laborde A, Rosenthal M. Rehabilitation issues in traumatic brain injury. In: DeLisa JA, Gans MB, Walsh NE, et al., editors. Physical medicine and rehabilitation: principles and practice, vol. 2. 4th ed. Philadelphia: Lippincott Williams and Wilkins; 2005. p. 1677-713.

[25] Lammi MH, Smith VH, Tate RL, Taylor CM. The minimally conscious state and recovery potential: a follow-up study 2-5 years after traumatic brain injury. Arch Phys Med Rehabil. 2005; 86: 746-54.

[26] Stuss DT, Buckle L. Traumatic brain injury: neuropsychological deficits and evaluation at different stages of recovery and in different pathologic subtypes. J Head Trauma Rehabil. 1992; 7(2): 40-9.

[27] Carroll LJ, Cassidy JD, Peloso PM, Borg J, von Holst H, Holm L, Paniak C, Pépin M. Prognosis for mild traumatic brain injury: results of the WHO Collaborating Centre Task Force on mild traumatic brain injury. J Rehabil Med. 2004; 43 (Suppl): 84-105.

[28] Tate RL, Harris RD, Cameron ID, Myles BM, Winstanley JB, odgkinson AE, Baguley IJ, Harradine PG, On behalf of the Brain Injury Outcomes Study (BIOS) Group. Recovery of impairments after severe trau-

:matic brain injury: findings from a prospective, multicentre study. Brain Impair. 2006; 7(1): 1–15.

[29] Laxe S, Zasler N, Selb M, Tate R, Tormos JM, Bernabeu M. evelopment of the International Classification of Functioning, Disability and Health core sets for traumatic brain injury: an international consensus process. Brain Inj. 2013; 27(4): 379–87.

[30] Escorpizo R, Ekholm J, Gmünder H-P, Cieza A, Kostanjsek N, Stucki G. Developing a core set to describe functioning in vocational rehabilitation using the International Classification of Functioning, Disability, and Health (ICF). J Occup Rehabil. 2010; 20: 502–11.

[31] Finger ME, Escorpizo R, Glässel A, Gmünder HP, Lückenkemper M, Chan C, Fritz J, Studer U, Ekholm J, Kostanjsek N, Stucki G, Cieza A. ICF Core Set for vocational rehabilitation: results of an international consensus conference. Disabil Rehabil. 2012; 34(5): 429–38.

[32] Koskinen S, Hokkinen E-M, Sarajuuri J, Alaranta H. Applicability of the ICF checklist to traumatically brain-injured patients in post-acute rehabilitation settings. J Rehabil Med. 2007; 39: 467–72.

[33] Lezak MD, Howieson DB, Bigler ED, Tranel D. Neuropsychological assessment. 5th ed. New York: Oxford University Press; 2012.

[34] Tate RL, Godbee K, Sigmundsdcttir L. A systematic review of ssessment tools for adults used in traumatic brain injury research. Neuro Rehabilitation. 2013; 32: 729–50.

[35] Baddeley AD, Kopelman MD, Wilson BA, editors. Handbook of memory disorders. 2nd ed. Hoboken: Wiley; 2002.

[36] Agency for Clinical Innovation. Investigation of vocational programs and outcomes for people with traumatic brain injury in New South Wales. Sydney: Brain Injury Rehabilitation Directorate, Agency for Clinical Innovation; 2013.

[37] Powell TJ, Collin C, Sutton K. A follow-up study of patients hospitalized after minor head injury. Disabil Rehabil. 1996; 18(5): 231–7.

[38] Johnstone B, Vessell R, Bounds T, Hoskins S, Sherman A. Predictors of success for state vocational rehabilitation clients with traumatic brain injury. Arch Phys Med Rehabil. 2003; 84(2): 161–7.

[39] van der Naalt J, van Zomeren A, Sluiter W, Minderhoud J. One year outcome in mild to moderate head injury: the predictive value of acute injury characteristics related to complaints and return to work. J Neurol Neurosurg Psychiatry. 1999; 66(2): 207–13.

[40] Harradine PG, Winstanley JB, Tate R, Cameron ID, Baguley IJ, Harris RD. Severe traumatic brain injury in New South Wales: comparable outcomes for rural and urban residents. Med J Aust. 2004; 181(3): 130–4.

[41] Lippert-Grüner M, Lefering R, Svestkova O. Functional outcome at 1 vs. 2 years after severe traumatic brain injury. Brain Inj. 2007; 21(10): 1001–5. 292 R. L. Tate et al.

[42] Sander AM, Kreutzer JS, Rosenthal M, Delmonico R, Young ME. A multicenter longitudinal investigation of return to work and community integration following traumatic brain injury. J Head Trauma Rehabil. 1996; 11(5): 70–84.

[43] Graumeijer E, Heijenbrok-Kal MH, Haitsma IK, Ribbers M. A prospective study on employ ment outcome 3 years after moderate to severe traumatic brain injury. Arch Phys Med Rehabil. 2012; 93: 993–9.

[44] Olver JH, Ponsford JL, Curran CA. Outcome following traumatic brain injury: a comparison between 2 and 5 years after injury. Brain Inj. 1996; 10(11): 841–8.

[45] Anderson V, Brown S, Newitt H, Hoile H. Long-term outcome from childhood traumatic brain injury: intellectual ability, personality, and quality of life. Neuropsychology. 2011; 25(2): 176–84.

[46] Nybo T, Sianio M, Müller K. Stability of vocational outcome in adulthood after moderate to severe preschool brain injury. J Int Neuropsychol Soc. 2004; 10: 719-23.

[47] Anderson V, Brown S, Newitt H, Hoile H. Educational, vocational, psychosocial, and quality of life outcomes for adult survivors of childhood traumatic brain injury. J Head Trauma Rehabil. 2009; 24(5): 303-12.

[48] Nightingale EJ, Soo CA, Tate RL. A systematic review of early prognostic factors for return to work after traumatic brain injury. Brain Impair. 2007; 8(2): 101-42.

[49] Temkin NR, Holubkov R, Machamer JE, Winn HR, Dikmen SS. Classification and regression trees (CART) for prediction of function at 1 year following head trauma. J Neurosurg. 1995; 82: 764-71.

[50] van Velzen JM, van Bennekom CAM, Edelaar MJA, Sluiter JK, Frings-Dresen MHW. Prognostic factors of return to work after acquired brain injury: a systematic review. Brain Inj. 2009; 23: 385-95.

[51] Fourtassi M, Hajjioui A, El Ouahabi A, Benmassaoud H, Hajjaj-Hassouni N, El Khamlichi A. Long term outcome following mild traumatic brain injury in Moroccan patients. Clin Neurol Neurosurg. 2011; 113: 716-20.

[52] Friedland JF, Dawson DR. Function after motor vehicle accidents: a prospective study of mild head injury and posttraumatic stress. J Nerv Ment Dis. 2001; 189: 426-34.

[53] Stulemeijer M, van der Werf S, Borm GF, Vos PE. Early prediction of favourable recovery 6 months after mild traumatic brain injury. J Neurol Neurosurg Psychiatry. 2008; 79: 936-42.

[54] Tyerman A. Vocational rehabilitation after traumatic brain injury: models and services. Neuro Rehabilitation. 2012; 31(1): 51-62.

[55] Kendall E, Muenchberger H, Gee T. Vocational rehabilitation following traumatic brain injury: a quantitative synthesis of outcome studies. J Vocat Rehabil. 2006; 25: 149-60.

[56] Fadyl JK, McPherson KM. Approaches to vocational rehabilitation after traumatic brain injury: a review of the evidence. J Head Trauma Rehabil. 2009; 24(3): 195-212.

[57] Klonoff PS, Lamb DG, Henderson SW. Milieu-based neurorehabilitation in patients with traumatic brain injury: outcome at up to 11 years postdischarge. Arch Phys Med Rehabil. 2001; 81(11): 1535-7.

[58] Ownsworth T. A metacognitive contextual approach for facilitating return to work following acquired brain injury: three descriptive case studies. Work. 2010; 36(4): 381-8.

[59] Buffington AL, Malec JF. The vocational rehabilitation continuum: maximizing outcomes through bridging the gap from hospital to community-based services. J Head Trauma Rehabil. 1997; 12(5): 1-13.

[60] Malec JF, Moessner AM. Replicated positive results for the VCC model of vocational intervention after ABI within the social model of disability. Brain Inj. 2006; 20(3): 227-36.

[61] Gamble D, Moore CL. Supported employment: disparities in vocational rehabilitation out comes, expenditures and service time for persons with traumatic brain injury. J Vocat Rehabil. 2003; 19(1): 47-57.

[62] Wehman P, Kregel J, Keyser-Marcus L, Sherron-Targett P, Campbell L, West M, Cifu DX. Supported employment for persons with traumatic brain injury: a preliminary investigation of long-term follow-up costs and program efficiency. Arch Phys Med Rehabil. 2003; 84(2): 192-6.

[63] Babineau JL. The value of early placement in a supported employment program for individuals with traumatic brain injury. Work. 1998; 10(2): 137-46.

[64] Chestnut RM, Carney N, Maynard H, Patterson P, Mann NC, Helfand M. Rehabilitation for traumatic brain injury (Report No. 99-E006). Rockville: Agency for Health Care Policy and Research; 1999.

[65] Wehman PH, West MD, Kregel J, Sherron P, Kreutzer JS. Return to work for persons with severe traumatic

brain injury: a data-based approach to program development. J Head Trauma Rehabil. 1995; 10(1): 27-39.

[66] Murphy L, Chamberlain E, Weir J, Berry A, Nathaniel-James D, Agnew R. Effectiveness of vocational rehabilitation following acquired brain injury: preliminary evaluation of a UK specialist rehabilitation programme. Brain Inj. 2006; 20(11): 1119-29.

[67] Tyerman A, Young K. Vocational rehabilitation after severe traumatic brain injury: II-specialist interventions and outcomes. J Occup Psychol Employ Disabil. 2000; 2(2): 13-20.

[68] Stergiou-Kita M, Dawson D, Rappolt S. An integrated review of the processes and factors relevant to vocational evaluation following traumatic brain injury. J Occup Rehabil. 2011; 21(3): 374-94.

[69] Sandqvist JL, Tornquist KB, Henriksson CM. Assessment of Work Performance (AWP) -development of an instrument. Work. 2006; 26: 379-87.

[70] Bootes K, Chapparo CJ. Cognitive and behavioural assessment of people with traumatic brain injury in the workplace: occupational therapists' perceptions. Work. 2002; 19: 255-68.

[71] Fisher AG. Assessment of motor and process skills. 3rd ed. Fort Collins: Three Star Press; 1997.

[72] Donovan NJ, Heaton SC, Kimberg CI, Wen P, Waid-Ebbs JK, Coster W, Singletary F, Velozo CA. Conceptualizing functional cognition in traumatic brain injury rehabilitation. Brain Inj. 2011; 25(4): 348-64.

[73] Johansson CB. Career Assessment Inventory: the advanced version. San Antonio: Pearson; 2003.

[74] Pryer R. Occupational Search Inventory manual (Form 3). Sydney: Congruence; 2006.

[75] Wilkinson GS. Wide range achievement test 3 manual. Wilmington: Psychological Assess ment Resources; 1993.

[76] Occupational Health, Safety and Workers' Compensation. Job demands analysis procedure manual: behavioural/cognitive job demands analysis. Toronto: City of Toronto; 2003.

[77] Kowalske K, Plenger PM, Lusby B, Hayden ME. Vocational re-entry following TBI: an enablement model. J Head Trauma Rehabil. 000; 15(4): 989-99.

[78] O'Brien L. Achieving a successful and sustainable return to the workforce after ABI: a client centred approach. Brain Inj. 2007; 21(5): 465-78.

[79] Yasuda S, Wehman P, Targett P, Cifu D, West M. Return to work for persons with traumatic brain injury. Am J Phys Med Rehabil. 001; 80(11): 852-64.

[80] Wehman PH, Kreutzer JS, West MD, Sherron PD, Zasler ND, Groah CH, Stonnington HH, Burns CT, Sale PR. Return to work for persons with traumatic brain injury: a supported employment approach. Arch Phys Med Rehabil. 1990; 71(13): 1047-52.

[81] Holzberg E. The best practice for gaining and maintaining employment for individuals with TBI. Work. 2001; 16: 245-58.

[82] Macaden AS, Chandler BJ, Chandler C, Berry A. Sustaining employment after vocational rehabilitation in acquired brain injury. Disabil Rehabil. 2010; 32(14): 1140-7.

[83] Sale P, West M, Sherron P, Wehman PH. Exploratory analysis of job separations from supported employment for persons with traumatic brain injury. J Head Trauma Rehabil. 1991; 6: 1-11.

[84] Catalano D, Pereira AP, Wu M, Ho H, Chan F. Service patterns related to successful employment outcomes of persons with traumatic brain injury in vocational rehabilitation. Neuro Rehabilitation. 2006; 21(4): 279-93.

13

职业康复与残疾评估中的心理健康管理:应用 ICF 的概念框架

David B. Peterson

本章回顾了如何将国际功能、残疾和健康分类(ICF)的概念框架和分类系统的部分内容应用于职业康复和相关服务中的心理健康管理。心理健康管理是指为有精神疾病诊断和/或有开发心理健康需求的人提供康复咨询和相关的康复服务。ICF 的概念框架和分类系统已在第 1 章和第 2 章中进行了回顾,建议读者先了解相关的知识。

本章首先阐述了精神疾病诊断的流行情况,以及职业康复和相关服务对心理健康管理的相关需求,将 ICF 概念框架应用于心理健康管理问题。ICF 的生物-心理-社会模式用于特定残疾场景的案例概念化和综合的精神康复。最后,讨论了在心理健康管理中最常见的精神疾病诊断,即一组抑郁相关的 ICF 核心组合编码。

13.1 日益增长的心理健康管理需求

毫无疑问,在心理健康管理方面,职业康复和残疾评估中需要特别考虑 ICF 的应用。在近代史上,精神疾病诊断和相关的心理健康需求影响了美国和世界许多地区。20 世纪末,全球疾病负担研究发现,精神障碍是导致寿命缩短的第三大原因,也是导致残疾的主要原因[1],美国卫生与公共服务部关于心理健康的报告表明,在美国等经济发达国家,心理疾病是导致残疾和过早死亡的第二大原因[2]。全世界 10 个主要致残病因中有 4 个是精神障碍,其中最主要的是抑郁[3]。

随着时间的推移,精神疾病的患病率一直在上升。进入 21 世纪,世界卫生组织发表的 2004 年世界卫生报告显示,在 2002 年期间精神障碍是 15~44 岁的美国和加拿大人群致残的主要原因[4]。美国人口普查局于 2008 年进行的美国社区调查(American Community Survey, ACS)显示,5 岁及以上美国人群的残疾患病率总人数超过 3 610 万人,约占当时估计的非机构平民人群(civilian non-institutionalized population, CNIP)的 12.1%,其中 1 340 万人(37%的被调查者伴有残疾,4.8%为非机构平民)患有与精神或情绪状况相关的认知困难[5]。这表明截至 2008 年,寻求康复咨询师帮助和相关康复服务的残疾人中,超过三分之一的人可能患有一种或多种影响认知功能的精神疾病。2011 年 ACS 的更新调查也得出了类似的结果[6],但是这些数据仅基于特定调查中的有效回访报告,可能远低于生活中实际患有慢性精神疾病人群的比例。

Kessler 及其同事针对美国《精神障碍诊断与统计手册》(第 4 版)(*the Diagnostic and Statistical Manual of Mental Disorders, Fourth Editio*, DSM-4)中疾病的患病率、严重程度和共病性开展了为期 12 个月的美国国家共病调查(the National Comorbidity Survey Replication, NCS-R),结果显示在更广泛的残疾类型中,仅精神疾病患病率就显著高于 ACS 的估计值[7]。根据这项调查,约有 26.2%的 18 岁及以上的美国人(不包括 5~17 岁的 ACS 人群)在一年内被诊断为精神障碍;根据 2004 年美国人口普查结果,这一年龄段的居民中约有 5 770 万成年人患有精神疾病。

需要注意的是在这些调查中的近一半(45%)患有精神障碍的人符合两种或两种以上精神障碍的标准,其病情的严重程度与这种共病密切相关[7]。NCS-R 的结果进一步表明,到 2004 年精神障碍的终生患病率为 46.4%,几乎占总人口的一半。2007 年美国国家心理健康研究所(the National Institute of Mental Health, NIMH)更新了精神疾病的患病率,其终生患病率上升至 57.4%[8]。

世界卫生组织心理学家 Geoffrey Reed 参与了国际疾病分类第 11 次修订(the International Classification of Diseases, 11th Revision, ICD-11)的工作,提出"与任何其他类型的非传染性疾病相比,精神疾病对全球残疾和疾病负担的影响更大"[9]。鉴于既往诊断为精神疾病的患病率,毫无疑问心理健康管理问题将成为职业康复和残疾评估工作的首要问题。

在职业康复和残疾评估中,精神疾病患者非常常见。

13.2 ICF 概念框架与心理健康管理

ICF 的概念框架以残疾和功能的生物-心理-社会模式为基础,将健康描述为特定环境下一个人的功能与残疾之间的动态相互作用[10]。残疾的生物-心理-社会模式综合了残疾的医学模式和社会模式的积极方面,提出了对健康的生物学、个体和社会的观点[11,12]。从身体、个体和社会角度规划治疗和记录心理健康干预的结果,可以提高心理健康管理和相关服务的质量,从而提高残疾人的生活质量,并增加残疾人对社会的参与性[13]。生物-心理-社会模式和 ICF 可为最广泛意义上的心理健康服务提供支持,同时通过应用具有普遍性、文化敏感度、综合互动的健康和残疾模式,这种模式与功能的社会和环境层面密切相关,从而为精神残疾者提供特定的帮助[14]。

ICF 概念框架有助于心理健康管理中的案例概念化,也有助于为未来的心理健康服务者提供教育[10],所有对 ICF 概念框架的回顾研究都参考了原始资料[14]。ICF 的概念框架包括"功能和残疾"和"背景性因素"两部分,每个部分又包含两个成分。

13.2.1 身体

在 ICF 概念框架的第一部分"功能和残疾"中,第一个组成部分"身体"包括两个平行分类:"身体功能"和"身体结构"。在精神疾病诊断中,对身体结构的描述涉及大脑和神经系统。同时,身体功能描述了身体结构变化导致的功能变化,例如大脑中缺乏一种特定的神经递质血清素,可能会导致大脑神经的化学改变,而相关的功能变化可能表现为持续的抑郁症状。

第二个组成部分是"活动和参与",涵盖了个人和社会角度的功能领域。这个组成部分涉及的个人潜在功能或活动,可与当前环境中的实际功能或参与进行比较。

有研究基于 ICF 第一部分概念化的心理健康管理,首次探索了行为的生物学基础(身体功能和身体结构)。提出生物学可能扮演的角色[15]、是依据生物学的精神治疗还是精神药理学等循证治疗方法更有效[16]等问题,认为一旦考虑到这些生物学相关的因素,就可以根据明显的症状和可能的诊断对心理功能进行分类。在个体水平明确了个体的身心健康和功能后,就可以探讨此人在其环境中的功能,即在社会环境中参与的潜力(活动)和实际能力(参与)。潜在活动与实际参与之间的差异,可以作为心理健康管理及相关研究中针对性干预的临床关注焦点。例如,一个患有精神分裂症的人能专注于详细而复杂的工作(潜在活动),但这种能力在自我环境中因药物依从性差而受损(实际参与),此时对该患者的干预目标就是提供环境支持,如掌上电脑(personal digital assistant, PDA)中的报警系统、现场工作小组是否对定期服用药物进行访问等,以鼓励患者增加药物依从性,从而使其实际参与能力与自身的活动潜力相一致。

13.2.2 背景性因素

ICF 的第二部分"背景性因素"分为两类,第一类是"环境因素",或者说是物理、社会或态度世界中的因素,范围从眼前到更广泛的环境。生物-心理-社会模式支持在规划残疾人的治疗干预措施时,考虑环境中存在的促进因素和阻碍因素。ICF 概念框架的"环境因素"组成部分有助于医疗专业人员考虑物理、社会或态度世界,从直接环境到更普遍的环境,以及对残疾人在特定环境下的潜在功能和实际功能之间差异的影响。在个人环境中实施干预措施可以非常有效地消除或改善功能受损的影响,上述针对精神分裂症患者的解决方案包括一个 PDA 和一名支持工作人员,也是该患者环境中的促进因素,而阻碍因素可能是提供此类支持的资金有限。

ICF 第二部分的第二类是"个人因素",要求考虑独特的个人因素,如性别、种族、年龄、健康状况、宗教、生活方式、习惯、教养、应对方式、社会背景、教育、职业、过去和现在的经历、整体行为模式和性格、个人心理资产和其他健康状况。由于这些因素在世界范围内具有独特性和多样性,ICF 最初没有对这些因素进行具体编码或分类,例如,虽然种族通常是病历里的一项简化类目,但在 ICF 中建立一个全球种族名义体系是一项极其复杂的任务[13],因此残疾人权利倡导者强调,在 ICF 框架下应赋予"种族"这个类目更多的需求[10,13]。如果利益相关者关注到地区和文化的差异,那么心理健康管理显然会更有效,因为这些差异会影响一个人种族和民族身份的复杂性,以及他们如何与心理健康环境中的因素互动。个人因素提醒医疗保健专业人员需要考虑影响个人健康和功能的独特因素。

13.2.3 限定词

最后,ICF 概念框架通过应用描述功能损害程度或量级的功能限定词(例如,无损伤、轻度、中度、重度或重度)而变得实用。在心理健康管理中,限定词的数据来自临床接触、结构化访谈和评估、总体临床决策和临床判断[17]。在个体功能和残疾水平上,在心理健康管理中的身体结构、中枢或周围神经系统的变化应根据相关心理功能的变化来考虑,这些变化取决于个体的能力(一个人在标准的、非侵入性的环境中可以做什么)和个体的执行能力(一个人在当前环境中做了什么)。在背景性因素层面上,限定词会对物理、社会和态度世界中的环境因素的阻碍或促进功能的程度进行评级。有关限定词用法的更多详细信息,请参见本章的第 1 和第 2 部分[11,14]。

重要的是 ICF 概念框架在其范围内是多维的,其两个部分和四个组成部分在所有结构中相互关联。健康和功能(身体功能或结构)这两个部分中的任何一个发生变化,或背景性因素(环境或个人因素)的两个部分发生任何变化,都会影响概念框架的其他部分。了解 ICF 结构之间的动态互动可以帮助康复服务提供者预测患者的潜能(活动)或在环境中实际表现(参与)的潜在影响[13]。

ICF 概念框架很好地描述了心理健康管理中各因素之间复杂的相互作用。表 13-1 提供了本章讨论中反映的 ICF 概念框架的汇总表,并附有与心理健康功能相关的注释。该框架的两个主要部分,功能和残疾与背景性因素,有助于在心理健康管理方式中描述人与环境之间的动态互动。

表 13-1　ICF 和心理健康功能总览[14]

两部分:(动态互动)	第 1 部分:功能和残疾		第 2 部分:背景性因素	
每个部分有两个成分	身体功能和结构	活动和参与	环境因素	个人因素
领域(包含 ICF 的类别或分类单位)	心理功能	生活领域(任务、行动)	对功能和残疾的外部影响	对功能和残疾的内在影响
	身体结构:中枢和外周神经系统(CNS 和 PNS)	学习和应用知识		
结构(通过使用修饰词来定义,修饰功能或残疾的程度)	心理功能的变化	能力:在标准环境中完成任务	自然、社会和态度世界特征的积极或消极影响	个人特质的影响
	身体结构的变化:中枢和周围神经系统	活动表现:在现实环境中完成任务		

注:分类单位是情境,而不是人[14]。

ICF 从生物学、心理学和社会角度对功能、残疾和健康进行分类。

13.3　生物-心理-社会框架的应用

在患有抑郁的情况下,可能产生精神运动迟缓症状,损害患者在工作环境中保持节奏的能力;由抑郁症导致的精神运动迟缓,直接影响患者在工作环境中跟上节奏的活动。如果在特定的情况下,患者能够获得抗抑郁药物等有效的药物治疗,精神运动迟缓症状就会得到及时改善,在这种场景中提供的药物治疗会有效改善患者的参与能力,使其跟上工作环境的节奏。在工作环境中,药物治疗或合理调节等干预措施针对的是特定环境下一个人的潜力(活动)和实际表现(参与)之间的差异。接下来的讨论是把重点从一般情况转到具体情况。

以下情况将有助于说明 ICF 的生物-心理-社会框架在心理健康管理的案例概念化和研究中的效用,最近关于 ICF 概念框架以及对医疗结果定性研究作用的讨论中也包含了类似的表述[13]。案例中的患者是一名 19 岁的女同性恋者,由于头部创伤致轻度神经认知障碍,并被诊断为复发性和重度抑郁症。基于 ICF 的概念框架,首先应该考虑相关的身体结构(大脑结构的头部创伤及其后遗症,可能与抑郁相关的大脑神经传递的变化相关)和身体功能(神经心理功能受损,包括身体、认知和情绪功能、抑郁情绪及其所有可能的后果)的变化。还可以通过临床访谈、心理测试和其他医学专业,如神经病学、理疗学、咨询和心理治疗的评估,结合定量数据和临床观察来衡量这些变化。

在评估过程中,ICF 的概念框架引导研究者注意观察个人在环境中的实际功能(参与)与功能潜力(活动)之间的差异,通过仔细分析个人的背景和对个人差异的敏感性(比如一名同性恋女性),将个人在其环境中的最佳功能和实际功能之间的复杂关系作为干预措施的起点,从而提高整体功能,并为相关医疗结果的研究提供信息。

从背景性因素的层面考虑,由于头部损伤导致了活动障碍,就有必要消除影响个人功能的环境障碍;如果患者的同事难以理解头部创伤带来的后遗症或抑郁症状,针对其同事和主管进行心理教育干预,就有助于创造一个最大限度成功提高患者潜力的支持性环境。此类活动历来都属于职业康复系统中工作发展和支持人员的领域,而康复咨询文献也在这方面为心理健康管理专业人士提供了大量信息[18]。

个人因素和环境因素之间的相互作用可为干预提供目标。例如,如果患者在受伤之前没有向她的家人“公开”自己是同性恋者,而她的家人不认识她在该社区的任何朋友。现在由于受伤,家人与她的朋友圈保持密切联系,随着人际关系在新的社会环境中发展,可能需要医疗保健专业人员为患者提供支持,或者在获得许可的情况下为家人和朋友提供支持。这种社会支持系统对于实现最佳康复效果至关重要。

心理健康管理者或研究人员可能会在联合医疗机构内外遇到各种不同的观点,了解医疗服务机构内外提供的不同观点可促进未来的合作。如果治疗师遇到的是专注于提供医疗模式服务的医疗保健部门,治疗师的宣传工作要着重于社会和环境因素,以推动整体医疗计划。在本案例中,治疗该年轻女同性恋患者时要关注她头部创伤的医学后遗症,以及抑郁症状的程度和相关风险,ICF 的概念框架通过身体功能和身体结构(包括大脑)来解决这些问题。此外,ICF 概念框架中采用的生物-心理-社会模式将仔细考虑患者的家庭系统、社交圈和更大社区等背景问题,通过跨治疗领域和社会支持系统的跨学科方法,将活动和参与(基于患者功能和障碍的潜力)与当前环境中促进或阻碍其功能的状况进行比较。随着病例概念化的不断发展,有针对性的干预措施可以在整个治疗系统中以最全面的方式进行。

13.4 将功能数据整合到心理健康管理中

ICF 及其概念框架可以满足心理健康管理的关键需求,即将更详细的功能状态信息整合到健康记录中。美国国家生命与健康统计委员会是美国卫生与公共服务部的一个学术医疗咨询委员会,该委员会在 2001 年解释了当时的技术水准,自此取得了一些进展:重点指出了管理性数据通常不包括有关功能状态的信息。陈述这一事实的意义在于医疗系统(如保险公司和医疗计划)、依赖管理数据的研究人员、公共卫生工作者和政策制定者都无法获得有关健康维度的信息,这些日益成为了解健康的必要条件。因此,我们需要一个标准化的编码集,使提供者能够以最小的负担将功能状态信息纳入管理数据中[19]。

虽然保险公司要求更高的问责制,以便获得服务报酬,但所收集的信息在各个部门之间并不标准和一致。考虑到对 ICF 概念框架应用于心理健康管理的讨论,使用 ICF 加强提供者和心理健康系统之间沟通的效用非常明确。有关将 ICF 纳入国家医疗政策和结构的国际趋势的讨论,参见参考文献[10]。

美国精神病学协会(American Psychiatric Association, APA)发布的 DSM-5[17]中一个良好的进展是取消全球功能评定指数,这是一个非常复杂、旨在反映整体功能全球结构的单一数字,并且建议用一种基于 ICF 的工具“WHO 残疾评估表 2.0”(WHO Disability Assessment Schedule 2.0, WHODAS 2.0)来替代,这一工具需要评估 36 个功能领域的特定功能。为了鼓励在医疗保健系统中更加仔细地考虑和记录心理健康功能,APA 也提出了各种交叉性症状测量,在 DSM-5 中以及在其网站上能够找到更多具体的测量方法。在心理健康功能的拓展方面,世界卫生组织及其 ICF 发挥了重要作用。

功能状态数据是了解健康的必要条件;ICF 为此提供了一套标准化的编码集。

13.5 ICF 概念框架与精神康复

有一个很有效的心理健康管理实践中的康复模式范例,也被称为波士顿精神康复模式,补充了 ICF

的概念框架在上述情景中的应用。美国精神康复协会(United States Psychiatric Rehabilitation Association, USPRA)批准的精神康复的定义是：对于被诊断为有精神健康问题、严重损害生活能力的患者，精神康复促进了他们的康复，使之充分融入社区，提高生活质量。具有合作化、人性化和个体化的精神的康复服务，必须以证据为基础，这是医疗保健和人类服务领域的基本要素，以帮助患者发展技能和获取所需资源，提高他们在生活、工作、学习和社会环境中获得成功和满足的能力[20]。

波士顿精神康复模式在公共心理健康管理中得到提倡[21-23]，其起源在于精神康复，是一个包含许多要素的综合模型，该模式的一个重要因素是帮助精神障碍患者在对疾病进行自我管理的同时融入社会生活，而不是等症状消失后才给予帮助，该模式强调患者及其家庭成员主动参与康复过程、心理健康服务系统的设计和运行[20]。

波士顿大学精神康复中心将精神疾病康复过程定义为：一种以证据为基础的方法，具有特定的工作描述、记录保存格式和质量保证机制，需要长期强化培训和监督才能全面实施[20]。在以康复为导向的系统内，提供的基本服务包括症状缓解治疗、人身安全危机干预、个案管理服务、确立康复目标、丰富自我发展活动、保障平等机会的权利、支持健康生活方式、赋权、对基本需求提供基本支持。由此可见，精神康复模式明显与 ICF 的概念框架相融合，这两种范例中的个体和背景焦点体现了生物-心理-社会模式的应用促进了心理健康管理。

13.6 污名管理

20 世纪末，美国卫生与公共服务部关于心理健康的报告[2]指出，尽管近年来公众对心理疾病的了解有所提高，但精神疾病污名(即疾病的坏名声)仍然是心理疾病患者的主要社会障碍。回顾过去以及最近的社会评价和媒体对精神疾病患者的描述，均表明人们对于重度精神疾病患者的看法比仅有身体疾病的人更负面[24]。多年来这类患者作为朋友、同事、租户和员工都不受人欢迎，大众媒体经常歪曲和贬低精神疾病患者，并将其描绘为不可靠、不稳定、不理性和暴力的人[25,26]。

事实上，虽然一些重度精神疾病患者可能存在暴力倾向，但其中大多数人并非如此。通常精神疾病患者对偶然接触的陌生人造成伤害的风险很小，且精神疾病在社会暴力总水平中所占比例很小[2]，以前的陈旧印象给精神疾病患者带来耻辱、尴尬和痛苦[27]。针对精神疾病患者实际功能的医疗保健管理在很大程度上有利于教育公众、消除长期以来对精神疾病患者的误解和成见。ICF 及其概念框架以及对残疾和功能评定中的病因学方法，有助于心理健康管理将以往对该疾病不准确的工作中心转移到个体背景中有意义的实际功能上[14]。

污名还可以其他方式影响精神疾病患者[26]，并阻止他们在发病时寻求帮助[27]，不仅影响患者的自尊，也给精神疾病社会救助体系造成额外的压力；进而对社会关系产生负面影响，减少了患者的就业和住房机会。在公共政策层面，污名降低了提供和支持心理健康治疗和保健人员的服务意愿。

康复专业人员可以利用 ICF 概念框架来干预目标，以帮助精神疾病患者减少污名[28]。在背景层面上，康复专业人员可以通过公开精神疾病诊断解决来自社会的污名问题，允许人们谈论、驳斥有害的陈旧印象并减少社会污名[27]；通过寻找机会与其他心理健康专业人员以及救助体系(如全国精神疾病联盟)加强合作，以促进人们对精神残疾者准确和敏锐形象的认识。

在工作场所环境中，康复专业人员可能需要帮助雇主和同事消除对精神疾病患者的污名。虽然有些雇主或同事担心精神残疾患者可能在工作中具有破坏性或产生暴力行为，或认为不小心说了“错话”会导致精神疾病患者的情绪变得不稳定。以上的这些担忧在某些情况下彼此相关，但其范围过于笼统地涵盖了所有患有精神障碍的人。

长期在精神康复领域工作的专业人员已经认识到利用咨询技能能够帮助与精神疾病患者关系密切人群揭开诊断的神秘面纱，排除对患者的负面老套印象、提供合理便利措施的建议、将关注的重点从残疾转移到能力。提供工作等后续支持的康复专业人员需要以支持性的方式与患者的各利益相关人员见面，主动解决同事有意、无意或偶尔的笑话与排斥等问题，以避免形成对患者有敌意的、有压力的工作环境。

在个体水平上，患者是否希望向老板披露自己的残疾情况，这取决于其特定的工作环境、康复程度和个人偏好。心理咨询师可以就是否合适披露精神残疾向患者提供建议，决定是否披露或披露多少信息应根据患者个人情况决定，并以康复咨询师良好的临床判断来告知。最终是否披露取决于患者要求合理便利措施的意愿，患者和咨询师可以一起权衡残疾信息披露的利弊，以便患者做出正确的选择[28]。

ICF 有助于将焦点从受污名影响的诊断标签转移到个人背景中有意义的实际功能上。

13.7 ICF 核心组合的开发：抑郁

抑郁是心理健康管理中最常见的精神疾病诊断，为了对本章做总结，我们将回顾为抑郁开发的 ICF 核心分类组合。ICF 核心分类组合是 ICF 中与特定条件相关的特定编码，以增加医疗环境中的适应可能性。ICF 有 1 400 多个编码，因此开发针对特定条件的良好使用型 ICF 核心分类组合是明智之举，为抑郁开发的 ICF 核心分类组合可以创建一个与抑郁最常见的功能性健康限制相关的 ICF 编码列表。

13.7.1 历史背景

心理健康领域内 ICF 核心组合的开发工作集中于临床实践中最常见的情况：一般精神病学[29]、成瘾[30]、双相情感障碍[31]、抑郁障碍[32-34]、焦虑抑郁和精神分裂症[35]。ICF 核心分类组合的共识建立，涉及该领域的相关临床专家、特定仪器的广泛应用、与 ICF 编码结构相关的背景性因素，应用回归建模（一种复杂的统计程序[36]）方法来完成。在 ICF 核心分类组合开发中达成的共识由定量和定性等多种方法来构建，最终发展成一个多步骤的经验过程，准备阶段涉及四种不同的方法：①实证多中心研究；②系统文献综述；③定性研究；④专家调查[37,38]。目前正在进行以患者为中心小组的 ICF 核心分类组合验证研究。

为了理解精神疾病诊断，康复专业人员必须能够区分个体表现为行为、认知、个性、体征和综合征的障碍是对正常的生活变化的短暂反应，还是对压力的短暂反应，亦或是严重的病症[17]。ICF 编码在功能方面，结合 DSM-5 或国际疾病分类[39]等系统的诊断标准，为心理健康管理创建了一个更全面的、更完整的临床图景，提高诊断准确性，从而更有效地健全国际数据库，继续为诊断研究提供信息。康复专业人员对精神疾病的准确诊断引导应包括适当的转诊，选择最合适的循证治疗，并最终改善或消除对健康和功能产生负面影响的困难和症状[10]。

13.7.2 心理健康功能的二级分类

在简述核心分类组合之前，先要了解 ICF 心理功能的二级分类编码。表 13-2 为根据 ICF 对心理健康相关功能进行二级分类的范围，这种二级分类适用于所有心理健康状况，而不仅仅是抑郁。

表 13-2 身体功能,第一章,心理功能:ICF 的二级分类

分支	ICF 编码	两级描述符
整体心理功能(b110~b139)	b110	意识功能
	b114	定向功能
	b117	智力功能
	b122	整体心理社会功能
	b126	气质和人格功能
	b130	能量和驱力功能
	b134	睡眠功能
	b139	其他特殊和未特指的整体精神功能
特殊心理功能(b140~b189)	b140	注意力功能
	b144	记忆功能
	b147	心理运动功能
	b152	情感功能
	b156	知觉功能
	b160	思维功能
	b164	高水平认知功能
	b167	语言精神功能
	b172	计算功能
	b176	序列复杂动作精神功能
	b180	自身体验和时间体验功能
	b189	其他特指或未特指的特殊精神功能
	b198	其他特指的精神功能
	b199	精神功能,未特指

13.7.3 抑郁 ICF 核心分类组合

接着将展示与抑郁 ICF 核心分类组合相关的表格,这些 ICF 核心分类组合基于 Cieza 及其同事[33]的工作,也出现在 ICF 核心组合纲要[37,38]中。表 13-3 包含了更详细的 ICF 编码分类、与 ICF 身体功能部分中抑郁相关的编码,共 45 个特定编码。表 13-4 列出了与 ICF 活动和参与部分中抑郁相关的编码,为这一部分的 ICF 提供了额外的 48 个编码。表 13-5 根据 ICF 的环境因素成分,说明了抑郁症状相关的 28 个编码。最后,表 13-6 提供了抑郁的简要核心组合,根据 Cieza 及其同事[33]的工作按重要性排序,包含了身体功能、活动和参与、综合环境这三种因素联合的分类编码。

表 13-3 抑郁综合 ICF 核心组合中身体功能的 ICF 类别[33]

ICF 编码二级	ICF 编码三级	ICF 类别名称
b117		智力功能
b126		气质和人格功能

续表

ICF 编码二级	ICF 编码三级	ICF 类别名称
	b1260	外向
	b1261	随和
	b1262	审慎
	b1263	精神稳定性
	b1265	乐观
	b1266	自信
b130		能量和驱力功能
	b1300	能量水平
	b1301	动机
	b1302	食欲
	b1304	冲动控制
b134		睡眠功能
	b1340	睡眠量
	b1341	睡眠开始
	b1342	睡眠维持
	b1343	睡眠质量
	b1344	涉及睡眠周期的功能
b140		注意力功能
b144		记忆功能
b147		心理运动功能
b152		情感功能
	b1520	情感的适度性
	b1521	情感调节
	b1522	情感范围
b160		思维功能
	b1600	思维步调
	b1601	思维形式
	b1602	思维内容
	b1603	思维控制
b164		高水平认知功能
	b1641	组织和计划
	b1642	时间管理
	b1644	洞察力
	b1645	判断力

续表

ICF 编码二级	ICF 编码三级	ICF 类别名称
b180		自身体验和时间体验功能
	b1800	自我体验
	b1801	身体意象
b280		痛觉
b460		与心血管和呼吸功能相关的感觉
b530		重量维持功能
b535		与消化系统相关的感觉
b640		性功能
b780		与肌肉和运动功能有关的感觉

表 13-4 ICF 抑郁综合 ICF 核心组合中活动和参与的 ICF 类别[33]

ICF 编码二级	ICF 编码三级	ICF 类别名称
d110		看
d115		听
d163		思考
d166		阅读
d175		解决问题
d177		做出决策
d210		从事单向任务
d220		从事多项任务
d230		进行日常事务
	d2301	安排日常事务
	d2302	完成日常事务
	d2303	控制自身活动水平
d240		控制应激和其他心理需求
d310		交流-接收-口头信息
d315		交流-接收-非言语信息
d330		说
d335		生成非言语信息
d350		交谈
d355		讨论
d470		利用交通工具(私家车、公共汽车、火车、飞机等)
d475		驾驶(骑自行车和摩托车、开车、骑动物等)
d510		盥洗自身

续表

ICF 编码二级	ICF 编码三级	ICF 类别名称
d520		护理身体各部
d540		穿着
d550		吃
d560		喝
d570		照顾个人的健康
d620		获得商品和服务
d630		准备膳食
d640		做家务
d650		照管居室物品
d660		帮助别人
d710		基本人际交往
d720		复杂人际交往
d730		与陌生人的联系
d750		非正式社会关系
d760		家庭人际关系
d770		亲密关系
d830		高等教育
d845		得到、保持或终止一份工作
d850		有报酬就业
d860		基本经济交易
d865		复杂经济交易
d870		经济自给
d910		社区生活
d920		娱乐和休闲
d930		宗教和精神性活动
d950		政治生活和公民权

表 13-5　抑郁综合 ICF 核心组合中环境因素的 ICF 类别[33]

ICF 码二级	ICF 编码三级	ICF 类别名称
	e1101	药品
e165		资产
e225		气候
e240		光线
e245		与时间有关的变化

续表

ICF 码二级	ICF 编码三级	ICF 类别名称
e250		声音
e310		直系亲属家庭
e320		朋友
c325		熟人、同伴、同事、邻居和社区成员
e330		处于权威地位的人
e340		个人护理提供者和个人助手
e355		卫生专业人员
e360		其他专业人员
e410		直系亲属家庭成员的个人态度
e415		大家庭成员的个人态度
e420		朋友的个人态度
e425		熟人、同伴、同事、邻居和社区成员的个人态度
e430		处于权威地位个人的态度
e440		个人护理提供者和个人助手的个人态度
e450		卫生专业人员的个人态度
e455		与卫生有关专业人员的个人态度
e460		社会的态度
e465		社会准则、实践和观念
e525		住房供给的服务、体系和政策
e570		社会保障的服务、体系和政策
e575		全社会支持事务服务、体系和政策
e580		卫生服务、系统和政策
e590		劳工和就业服务、制度和政策

表 13-6　ICF 类别：抑郁的简要 ICF 核心组合，等级次序

ICF 组件	排名	ICF 编码	ICF 类别名称
身体功能	1	b1263	精神稳定性
	2	b1300	能量水平
	3	b1301	动机
	4	b1522	情感范围
	5	b1265	乐观
	6	b140	注意力功能
	7	b1521	情感调节
	8	b1302	食欲
	9	b147	心理运动功能

续表

ICF 组件	排名	ICF 编码	ICF 类别名称
活动和参与	1	d2301	安排日常事务
	2	d177	做出决策
	3	d175	解决问题
	4	d770	亲密关系
	5	d240	控制应激和其他心理需求
	6	d760	家庭人际关系
	7	d350	交谈
	8	d570	照顾个人的健康
	8. 5	d163	思考
	9	d510	盥洗自身
	10	d2303	控制自身活动水平
	10	d845	得到、保持或终止一份工作
环境因素	1	e310	直系亲属家庭
	2	e320	朋友
	3	e355	卫生专业人员
	4	e1101	药品
	5	e410	直系亲属家庭成员的个人态度
	6	e325	熟人、同伴、同事、邻居和社区成员
	7	e420	朋友的个人态度
	8	e580	卫生的服务、体系和政策
	9	e450	卫生专业人员的个人态度
	10	e415	大家庭成员的个人态度

13. 8 总结

本章特别关注 ICF 概念框架在职业康复和残疾评估领域内的心理健康管理中的应用,其对实践的多方面影响包括:心理健康和残疾管理得到越来越重要的关注,使用 ICF 中提出的生物-心理-社会框架为职业康复和相关服务中的案例概念化、干预目标和相关研究提供有效信息、恢复模式与 ICF 的融合以及污名管理的含义。我们将在下一章继续讨论当前职业康复中心理健康管理的问题,特别是以 WHO-DAS 作为残疾严重程度的新范式 DSM-5 和 ICD-10-CM 在美国的实施。

学习问题

1. 向康复咨询师和相关康复服务提供者寻求服务的残疾人中,有多少比例可能有一个或多个精神疾病诊断?

(a) 四分之一

(b) 三分之一

(c) 二分之一

(d) 四分之三

正确答案 b。

2. 在那些被诊断为精神疾病的人中,哪一部分会有两个或两个以上的诊断?

(a) 很少

(b) 大约四分之一

(c) 将近一半

(d) 几乎全部

正确答案 c。

3. ICF 的概念框架采用了何种模式?

(a) 残疾的医学模型

(b) 残疾的社会模式

(c) 残疾的环境模型

(d) 生物-心理-社会模式

正确答案 d。

4. 美国精神疾病诊断系统最新版本(即 DSM-5)中反映了 ICF 对功能、残疾和健康分类影响的重要变化是什么?

(a) 取消全球功能评定

(b) 将 WHODAS 2.0 纳入 DSM-5 的新兴措施和模型部分

(c) 使用 ICF 通知 WHO-DAS 2.0 的修订,以包括 36 个功能域名

(d) 上述全部

正确答案 d。

(于少泓译;单晶丽校)

参考文献

[1] Murray S. The global burden of disease: a comprehensive assessment of mortality and disability from diseases, injuries, and risk factors in 1990 and projected to 2020. In: Murray CJL, Lopez AD, editors. The global burden of disease and injury series. Cambridge: Harvard University Press; 1996. p. 247-93.

[2] U. S. Department of Health and Human Services. Mental health: a report of the Surgeon General. Rockville: U. S. Department of Health and Human Services, Substance Abuse and Mental Health Services Administration; 1999.

[3] Ustun TB, Chatterji S, Bickenbach J, Kostanjsek N, Schneider M. The International Classification of Functioning, Disability and Health: a new tool for understanding disability and health. Disabil Rehabil. 2003; 25(11-12): 565-71.

[4] World Healt Organization. The World Health report 2004: changing history, annex table 3: burden of disease in DALYs by cause, sex, and mortality stratum in WHO regions, estimates for 2002. Geneva: World Health Organization; 2004.

[5] Brault MW. Review of changes to the measurement of disability in the 2008 American Community Survey. Washington, DC: U. S. Census Bureau; 2009.

[6] U. S. Census Bureau. American community survey: 1-year estimates. Washington, DC: U. S. Department of Commerce; 2011.

[7] Kessler RC, Chiu WT, Demler O, Merikangas KR, Walters EE. Prevalence, severity, and comorbidity of 12-month DSM-IV disorders in the National Comorbidity Survey Replication. Arch Gen Psychiatry. 2005; 62(6): 617-27.

[8] National Institute of Mental Health. Life time prevalence of DSM-IV/WMH-CIDI disorders by sex and cohort. 2007. Available from: www. nimh. nih. gov. Accessed 8 Sept 2013.

[9] Martin S. Improving diagnosis worldwide. Monit Psychol. 2009; 40(9): 62-5.

[10] Peterson DB. Psychological aspects of functioning, disability and health. New York: Springer; 2011.

[11] Peterson DB. International Classification of Functioning, Disability and Health (ICF): an introduction for rehabilitation psychologists. Rehabil Psychol. 2005; 50: 105-12.

[12] Peterson DB, Elliott TR. Advances in conceptualizing and studying disability. In: Brown S, Lent RW, editors. Handbook of counseling psychology. 4th ed. Hoboken: Wiley; 2008. p. 212-30.

[13] Peterson DB, Threats TT. Ethical and clinical implications of the international classification of functioning, disability and health (ICF) in rehabilitation education. Rehabil Educ. 2005; 19: 129-38.

[14] World Health Organization. Intenational classification of functioning disability and health (ICF). Geneva: World Health Organization; 2001.

[15] Oltmanns TS, Emery RE. Abnormal psychology. Englewood Cliffs: Prentice Hall; 2012.

[16] Preston J, O'Neil JH, Talaga M. Handbook of clinical psychopharmacology for therapists. Oakland: New Harbinger Publications; 2013.

[17] American Psychiatric Association. Diagnostic and statistical manual of mental disorders. 5th ed. Arlington: American Psychiatric Publishing; 2013.

[18] Homa D, Peterson DB. Using the international classification of functioning, disability and health (ICF) in teaching rehabilitation client assessment. Rehabil Educ. 2005; 19: 119-28.

[19] National Committee on Vital Health Statistics. Classifying and reporting functional status. Washington, DC: U. S. Dept. of Health and Human Services; 2001.

[20] Anthony WA, Farkas MD. A primer on the psychiatric rehabilitation process. Boston: Boston University Center for Psychiatric Rehabilitation; 2009.

[21] Anthony WA. A recovery-oriented service system: setting down system level standards. Psychiatr Rehabil J. 2000; 24(2): 159-68.

[22] Davidson L, O'Connell M, Tondora J, Styron T, Kangas K. The top ten concens about recovery encountered in mental health system transformation. Psychiatr Serv. 2006; 57(5): 640-5.

[23] Jacobson N, Greenley D. What is recovery? A conceptual model and explication. Psychiatr Serv. 2001; 52(4): 482-5.

[24] Penn DL, Martin J. The stigma of severe mental illness: some potential solutions for a recalcitrant problem. Psychiatr Q. 1998; 69(3): 235-47.

[25] Corrigan P. The impact of stigma on severe mental illness. Cognit Behav Pract. 1998; 5: 201-22.

[26] Hinshaw SP, Cicchetti D. Stigma and mental disorder: conceptions of illness, public attitudes, personal disclosure, and social policy. Dev Psychopathol. 2000; 12(4): 555-98.

[27] Carter R, Golant SK, Cade KE. Within our reach: ending the mental health crisis. New York: Rodale Inc.; 2010.

[28] Peterson DB, Hong G. Psychiatric diagnoses. In: Brodwin MG, Siu FW, Howard J, Brodwin ER, Du AT editors. Medical, psychosocial, and vocational aspects of disability. 5th ed. Athens: Elliott & Fitzpatrick, Inc.; 2014.

[29] Alvarezz AS. The application of the intemational classification of functioning, disability, and health in psychiatry: possible reasons for the lack of implementation. Am J Phys Med Rehabil. 2012; 91(13 Suppl 1): S69-73.

[30] Amann K, Stracke R, Veltrup C, Kufner R, Roeb-Rienas W. Towards a consent on developing the ICF-core set alcohol and drug dependence. Suchttherapie. 2011; 12(1): 20-8.

[31] Avila CC, Cabello M, Cieza A, Vieta E, Ayuso-Mateos JL. Functioning and disability in bipolar disorders: a systematic review of literature using the ICF as a reference. Bipolar Disord. 2010; 12(5): 473-82.

[32] Brockow T, Wohlfahrt K, Hillert A, Geyh S, Weigl M, Franke T, et al. Identifying the concepts contained in outcome measures of clinical trials on depressive disorders using the international classification of functioning, disability and health as a reference. J Rehabil Med. 2004; 36 (44 Suppl): 49-55.

[33] Cieza A, Chatterji S, Andersen C, Cantista P, Herceg M, Melvin J, et al. ICF Core Sets for depression. J Rehabil Med. 2004; 36(44 Suppl): 128-34.

[34] Ewert T, Fuessl M, Cieza A, Andersen C, Chatterji S, Kostanjsek N, et al. Identification of the most common patient problems in patients with chronic conditions using the ICF checklist. J Rehabil Med. 2004; 36 (44 Suppl): 22-9.

[35] Tenorio-Martinez R, del Carmen Lara-Munoz M, Medina-Mora ME. Measurement of prob-lems in activities and participation in patients with anxiety, depression and schizophrenia using the ICF checklist. Soc Psychiatry Psychiatr Epidemiol. 2009; 44(5): 377-84.

[36] Cieza A, Geyh S, Chatterji S, Kostanjsek N, Ustun BT, Stucki G. Identification of candidate categories of the International Classification of Functioning Disability and Health (ICF) for a Generic ICF Core Set based on regression modelling. BMC Med Res Methodol. 2006; 6: 36.

[37] Bickenbach JCA, Rauch A, Stucki G, editors. ICF core sets: manual for clinical practice. Göttingen: Hogrefe; 2012.

[38] Selb M, Escorpizo R, Kostanjsek N, Stucki G, Ustün B, Cieza A. A guide on how to develop an international classification of functioning, disability and health core set. Eur J Phys Rehabil Med. 2014 Apr 1. [Epub ahead of print]

[39] World Health Organization. International Classification of Diseases, 10th revision, Clinial Modification (ICD-10-CM). Geneva: World Health Organization; 2014.

14

心理健康管理在职业康复中的关键问题：DSM－5、ICD－10－CM 和 WHODAS 的实施

David B. Peterson

14.1 引言

本章回顾了在实施 ICF[1] 的背景下，心理健康管理在职业康复中的关键问题。首先讨论了精神疾病诊断能力对于从事心理健康管理的职业康复专业人员的重要性，随后回顾了《精神障碍诊断与统计手册》（*diagnostic and statistical manual of mental disorders*, DSM）第 5 版[2] 的发布，着重介绍了与前一版本相比的重大变化。基于对 ICF 特别的关注，引入了世界卫生组织残疾评估表（World Health Organization Disability Assessment Schedule, WHODAS）[3]，将其纳入 DSM−5，这是一种与 ICF 密切相关的工具，以替代 DSM 先前版本中的全球功能评定量表（Global Assessment of Functioning, GAF）[4]。

讨论 DSM 之后，集中分析了 ICF 同类分类方法国际疾病分类（International Classification of Diseases, ICD）第 10 版和第 11 版[5,6] 的持续发展，ICD 在精神疾病诊断分类方面更具有普遍性。在美国，心理健康管理的职业康复专业人员必须同时掌握 ICD 和 DSM，才能有效地开展临床工作。

在 DSM 和 ICD 系统的背景下，将重点转向 DSM 精神疾病诊断最新的定义以及根据 ICF 对精神残疾相关的概念化。综上所述，本章讨论的是如何同使用 DSM−5 一样，应用 WHODAS[3] 来确定精神残疾的严重程度。

14.2 精神疾病诊断能力

为什么参与心理健康管理的康复专业人员必须掌握精神疾病诊断，才能为患者提供合理的治疗？提出这个问题最重要的原因，通常是康复专业人员最先与患者建立治疗关系，并能发现临床工作从未关注的信息。康复咨询师最早与这个健康专业相关联，他们通过准确识别患者精神疾病诊断，以推荐合适的精神治疗或心理治疗。患者在康复过程中开始训练或工作安置后，可能会遭受导致精神症状发展的严重压力和状况，康复支持人员需要及时识别并做出对应处置，才能使患者功能最大化[7]。

为了让职业康复专业人员了解精神疾病的诊断，有经验的临床医生必须能鉴别是人们因正常的生活压力产生的一过性心理变化和反应，还是出现了行为、认知、人格、生理方面的失调及综合征等严重症状[2]。只有准确诊断精神疾病，才能提供合适的治疗，选择最合适的循证医学治疗方案，最终改善或消

除对健康和功能产生负面损害的精神疾病症状[8]。在美国，DSM-5 是目前能够帮助医生做出上述区分的最新系统。

根据 DSM 在美国的发展过程和重要性，本章回顾了 DSM 的主要特点，从 IV-TR 到第五版的变化，讨论了 WHODAS 在精神疾病诊断严重程度分级中的作用。

DSM-5 是美国目前使用的最新的精神疾病诊断信息系统。

14.3 DSM-5

最新版 DSM 的目的是为心理健康专业人员、患者及其家庭、研究人员，提供清晰、简洁的精神疾病诊断说明。有效使用 DSM-5，需要掌握的相关信息包括：易患精神障碍的因素、可能引发精神障碍的事件、精神损害持续性因素的动态变化、保护和维持正常心理健康的因素，所有这些信息都需要从个体的社会关系和文化背景中获取[2]。

新版 DSM 表明，科学发展揭示了精神疾病诊断之间的界限没有人们所认为的那么清晰，即可以将大多数疾病放进与症状、遗传、环境风险因素、可能的行为生物学基础密切相关的诊断谱中；虽然 DSM 仍在不断发展和改进，但 DSM 最新版本已经开始尝试着纳入这些最新的知识。在过去二十年，心理健康管理专业人员已经学习了大量精神疾病诊断的知识。随着科学进步，新的信息会继续呈指数级增长，这将有助于对精神疾病诊断的理解，减少精神疾病的社会羞耻感和污名化，最终改善精神疾病的疗效[2]。

DSM-5 由三部分组成。第一部分描述了 DSM 最新版的历史、发展过程和临床诊断基本指南。第二部分包含诊断标准和编码，将 DSM-Ⅳ-TR 的 17 个精神障碍主类扩展为 22 个。DSM-5 第二部分的主要目的是“作为案例公式化评定的一部分，在诊断患者精神障碍的过程中协助受过培训的临床医生，从而制订一个充分知情的治疗方案。”[2]。每个诊断都有明确的诊断标准、贯穿诊断的各类检查方法；还包括给定的诊断简要概述、危险因素、相关特征、相关研究和诊断的可能表现[2]。

DSM-5 第三部分是“新的措施和模式”，包括新的评定方法、文化公式、人格障碍的替代模型、后续研究的条件；建议使用者在应用手册的第二部分之前，深入研究第三部分内容，以完善临床决策的制定[2]。第三部分用 WHODAS 替代 GAF 描述损伤或残疾的严重程度。

有一些针对 DSM-5 的批评：DSM-5 几乎全部由精神科医生来修订，而把以前很多参与系统更新换代的其他相关健康专业人员排除在外[8]。无论怎样，现在和未来一段时间，DSM-5 在美国仍是一个重要的诊断系统。

DSM-5 是一个正在发展和精炼的诊断系统。

14.3.1 诊断标准

目前，DSM-5 中有 22 个诊断类别使用上述诊断原则。诊断不可能始终一目了然，且诊断标准复杂，因此熟悉可用信息，接受良好的临床培训和监督对于制定合理临床决策和做出最准确诊断是至关重要的。可以参阅 DSM-5，全面审查更新的诊断系统[2]。22 个诊断类别包括：

1. 神经发育障碍。
2. 精神分裂症谱系和其他精神障碍。
3. 双相障碍及相关障碍。
4. 抑郁障碍。
5. 焦虑障碍。
6. 强迫症及相关障碍。
7. 创伤及应激相关障碍。
8. 分离性障碍。
9. 躯体症状及相关障碍。
10. 进食障碍。
11. 排泄障碍。
12. 睡眠-觉醒障碍。
13. 性功能紊乱。
14. 性别认同障碍。
15. 破坏性、冲动控制和行为障碍。
16. 物质相关和成瘾障碍。
17. 神经认知障碍。
18. 人格障碍。
19. 性欲倒错障碍。
20. 其他精神障碍。
21. 药物引起的运动障碍和药物的其他不良反应。
22. 可能成为临床注意焦点的其他情况。

14.3.2 从 DSM-Ⅳ-TR 到 DSM-5 的变化

此处强调的新版 DSM-5 的变化,对熟悉 DSM-Ⅳ-TR 的人用处最大。可参考 DSM-5 第 809~816 页,更深入地讨论这些变化;参考 DSM-Ⅳ-TR,以了解更多细节[2,4]。读者将会注意到:已经弃用了 DSM-Ⅳ-TR 的罗马数字系统,取而代之的是一个允许更新,类似软件程序修订的数字系统(例如,5.1 作为未来可能的修订版)。

DSM-5 中诊断类别的组织结构已修改,以与 ICD 中精神和行为障碍部分的最新版本相一致[5,6],这样能尽量减少两种诊断系统的形式差异对健康数据统计和未来研究产生的不良影响。神经认知障碍诊断分类和亚型的扩充反映了神经科学的进步[2]。

DSM-5 已经从多轴诊断系统转变成非轴诊断系统。轴Ⅰ和轴Ⅱ被合并,轴Ⅲ生理状态,如果影响了心理功能,将与精神疾病的诊断一起被记录。轴Ⅳ被淘汰,因为 DSM-5 工作组决定不再进一步开发社会心理和环境问题分类模式[2],也许在 DSM 的未来迭代中,除了 WHODAS 2.0 之外,为 ICF 及其概念框架留出更多空间[8]。最后,随着轴系统的消除,DSM-5 提出的诊断顺序反映出发展和终生的观点[2]。

DSM-Ⅳ-TR 中经常使用的"未特指"或"NOS"限定词(接近诊断,但不满足正式诊断所需的所有诊断标准),已更改为两个新选项之一:"其他特指疾病"用于强调一组症状不符合诊断标准的特定原因,"未特指的疾病"是临床医生决定不强调特定原因时使用的限定词。临床判断用于确定是否有足够的证据使用"其他特指疾病"与"非特指的疾病"[2]。

DSM-5 还提供了在线补充信息,包括更多跨诊断类别的症状和功能损伤严重程度量表。此外,为了提高 DSM 诊断的文化敏感性,还补充了"文化公示访谈"(www. psychiatry. org/dsm5)。DSM-5 第 14 页和第 15 页很好地概括了影响精神正常和异常之间界限的各种文化问题和性别问题,以及对应的医疗保健系统。

修订后的 DSM 有很多诊断变更,一些细节将不在此处讨论,详见 DSM-5 的第 809~816 页。DSM-5 中与职业康复最相关的一些诊断变化包括:广泛性发育障碍合并为孤独症谱系障碍,精神迟滞一词已被智力残疾(或智力发育障碍)取代。判定这些疾病严重程度的方法是适应性功能评定,而不是 DSM-Ⅳ-TR 中的 IQ 测定。各种学习障碍的诊断合并为一种"特定学习障碍的诊断"。药物滥用和依赖现在被描述为物质使用障碍,明确了耐受、戒断(以前与依赖有关)、成瘾之间的区别。由于缺乏临床实用性,DSM -Ⅳ-TR 中的精神分裂症亚型(即偏执型、混乱型、紧张型、未定型)已被删除。通常使用的未特指认知障碍现在是一种神经认知障碍[2]。

14.3.3 内化、外化因素组和 ICF

已发表的经验研究支持将大多数精神疾病诊断分为两个类别的分类框架[2],这种双因素框架将为未来的研究提供信息,并且已经影响到人格功能的心理评估[9]。由于该框架已经影响了 DSM-5 中所述的诊断顺序的组织结构,因此在这里介绍该框架。

内化因素组的障碍是具有显著的焦虑、抑郁和躯体症状的障碍;在症状的表现中,可能被认为是患者心理或精神层面上更内在的体验或感受。外化因素组表现为具有显著的冲动性行为、破坏性行为、反社会行为和物质使用症状的障碍,"行为"更显著地表现在外界环境中。内化因素障碍和外化因素障碍似乎有共同的遗传和环境风险因素,也有较高的疾病共病率。内化功能障碍和外化功能障碍的组合,可能在更复杂的精神疾病诊断中发挥作用,如创伤后应激障碍和边缘型人格障碍[9]。

14.3.4 人格障碍的新模型

DSM-5 第三部分有一个用于进一步研究人格障碍的新研究模型。许多参加 DSM-5 预发布培训的医疗专业人员,期望这种替代方法成为诊断人格障碍的新方法,因为目前的系统通常导致诊断重叠,并且由于更具体的诊断之间存在多个相似性,往往需要使用"未特指"。美国心理学家协会(American Psychological Association, APA)决定维持 DSM -Ⅳ-TR 的连续性,直到对新方法进行更多的研究[2]。

该模式首先考虑了人格功能的水平,定义为自我(身份认同和自我导向)和人际功能(共情和亲密)的障碍。人格功能水平量表[2]包括五个连续的水平分区,用于确定被评定者的人格功能水平。第二,病态人格特征的组织结构包括 5 个部分:消极情感、冷漠、敌意、失抑制和精神质。该模式的测量结果表明,25 个具体特征可以进一步明确人格障碍诊断。人格病理学的普遍性和稳定性也是评估的一部分。对该模式进一步的解释,参见 DSM-5 第三部分[2]。

14.3.5 世界卫生组织残疾评估表 2.0

轴Ⅴ,全球功能评定量表或 GAF 评分,已被取消。取而代之的是 DSM-5 第三部分的"新量表和模式",即与之前 ICF 讨论密切相关的世界卫生组织残疾评估表(World Health Organization Disability Assessment Schedule, WHODAS)2.0[3,10],为评估全球精神疾病残疾水平提供了新的标准方法[2]。本章将进一步详细讨论 WHODAS。

第三部分还包括针对成人和儿童交叉症状的测量。这些测量涉及 13 个症状领域,并为所有 DSM 诊断组都给出了严重程度维度的测量。域名与 DSM-5 现有的 22 个诊断类别明显相关,包括:抑郁、愤怒、躁狂、焦虑、躯体症状、自杀想法、精神障碍、睡眠问题、记忆、刻板思维和行为、分离、人格功能、物质使用;这些领域与症状的严重程度有关,而与 WHODAS 2.0 的功能损害或残疾的严重程度无关。这些测量方法可以基于患者、治疗专业人员或信息提供者的反应而使用,受访者被要求对过去两周的行为进行评分,包括完全没有(0)、很少或少于一天或两天(轻微或 1)、几天(轻微或 2)、超过一半的天数(中度或 3)、几乎每天(严重或 4)。详见 DSM-5 第 734~741 页[2]。

14.4 国际疾病分类

人口健康的国际分类始于 19 世纪,其重点是致死性诊断的患病率;首字母缩写 ICD 一直沿用至今,曾经代表国际死因分类(International Causes of Death, ICD),随着时间的推移,现在成为国际疾病分类(International Classification of Diseases, ICD)的缩写名。ICD 的后续迭代不仅包括导致死亡的状况,还包括疾病,提供了与死亡率(死亡)、发病率(疾病)相关健康状况(如疾病、障碍、损伤)的病因学分类。

越来越多的文献表明,在目标和计划干预措施以及评估治疗/医疗结果的有效性方面,单纯诊断信息的作用有限[1,8],医学文件通常侧重使用 ICD 等系统,但这些系统大多数都缺少功能分类。这些功能相关的数据很重要,因为一个给定的诊断对于个体的功能影响可能完全不同,诊断可能表现为各种损伤,其对功能的潜在影响范围很广;另外,个体应对方式的差异可能会影响个体对特定障碍的反应,例如,积极应对或屈服于特定的困难。如果没有对相关功能的明确描述,仅有诊断是非常有限的[1,8]。

ICD 提供了一种与死亡率和发病率相关的健康状况的病因学分类。

14.4.1 ICD-10-CM

在国际上,DSM 并没有取得其在美国取得的成功。全世界更通用的系统是 ICD,目前已进入第 10 次修订版,即临床改良[5,6]。ICD 可以在线免费使用,而 DSM-5 在一些市场上的硬拷贝价格接近 200 美元。如前所述,相关部门已在努力将 DSM-5 修订版与 ICD-10-CM,以及计划于 2017 年完成的 ICD-11 修订版进行“协调”[2,6]。

值得一提的是,美国最近才采用了 ICD-9-CM[11],考虑到机构实施新系统的成本阻力,采用 ICD-10-CM 的计划尚不确定。因此,DSM-5 列出了 ICD-9-CM 和 ICD-10-CM 的编码。ICD-9-CM 在 2014 年 10 月 1 日之前继续在美国境内使用,并计划在此后按计划采用 ICD-10-CM[2]。短期而言,从事心理健康管理的职业康复专业人员仍需熟练使用 DSM-Ⅳ-TR、DSM-5、ICD-9-CM 和 ICD-10-CM。

从事心理健康管理的职业康复专业人员,仍需要熟练使用 DSM-Ⅳ-TR、DSM-5、ICD-9-CM 和 ICD-10-CM。

14.4.2 ICD-11

世界卫生组织最新修订的 ICD 计划于 2017 年完成,同意通过与 DSM-5[2] 协调,使精神疾病诊断分类更统一。世界卫生组织 ICD-11 的网页明确表示,它仍是获取身心疾病发病率和死亡率数据的世界性标准工具。为纳入健康科学和医疗实践的最新发展情况,修订的过程涉及一个基于网络的平台,邀请广大范围的利益相关者提供反馈信息,并进行同行评审[6]。

14.5 精神疾病诊断与精神残疾严重程度的临床意义

过去，ICD 从未根据损伤或残疾程度来确定病程或诊断。ICD 是 ICF 同类的分类系统，ICF 主要用于确定残疾的概念及其严重程度。DSM-Ⅳ-TR[4]需要的功能明显受损或损害的临床阈值，主要依赖临床判断，以建立诊断，同时解决诊断和残疾问题。

在 DSM 和 ICD 的当前修订过程中，APA 和 WHO 一致认为：明确功能障碍在精神疾病诊断过程中的作用非常重要[12]。在达成这一共识之前，WHO 对精神功能、健康和残疾进行世界性的统一分类的尝试，与 APA 在美国和那些依赖 DSM 为心理健康管理和实践提供信息的国家的努力并不一致。

为了促进国际研究的一致性，两个组织一致同意在未来的修订工作中，应通过专家共识对残疾进行可操作性定义，独立于 ICD 和 DSM 中与精神障碍诊断相关的临床重要疾病过程的专家共识。ICF 概念框架的一个关键特征，是承认疾病诊断的严重性及临床意义与环境中表现的功能损害的严重程度不一定相关；残疾的表现，是基于在特定个人和环境背景下功能受损的相互作用。因为这种临床现实，所以必须区分精神疾病诊断临床意义和相关的精神残疾严重程度[1]。以下内容更详细地讨论了精神疾病诊断的临床意义，并确定精神残疾的严重程度。

> ICD 和 DSM 未来努力的方向是区分精神疾病诊断的临床意义和残疾严重程度的概念。

14.5.1 精神疾病诊断的临床意义

在 DSM 第 5 版之前的版本中，诊断基于满足某些诊断标准（特有现象、体征和症状），并引起临床上显著的心理痛苦。心理痛苦的意义由相当多的临床判断来决定。DSM 的全球功能评定量表（Global Assessment of Functioning，GAF）以两个单独的 GAF 分数，粗略估计了诊断的严重程度（个体经历的痛苦）及其对功能的影响（功能障碍）。这种模式认为特定诊断与残疾特定临床表现没有可靠的联系。

在特有现象、体征和症状方面，ICD 与 DSM 的精神疾病诊断类似，但在确定诊断时，病程不需要具备临床意义。ICD 的一些分类中偶尔会包括功能障碍，但 ICD 第 11 次修订的目的是要明确区分残疾和疾病结构[12]，ICD-11 的功能、损伤严重程度分类参考了 ICF 和 ICF 的残疾概念化[1]。

在 DSM-5 中[2]，精神疾病诊断的临床意义同样是基于健康和科学文献的更新而确定，但因为缺乏临床实用性，且医疗专业人员在实施过程中一致性差，GAF 已被淘汰。DSM-5 建议使用基于 ICF 开发的 WHODAS 2.0，将残疾概念化[2]。接着将讨论的是 DSM-Ⅳ-TR 和 ICD 中的精神残疾严重程度的历史观点。

14.5.2 精神残疾的严重程度

关于精神疾病残疾的形式、频率和后果的研究很少[12]。从历史上看，精神残疾严重程度的定义在建立精神病诊断时，就一直模糊或根本没有被考虑。在个体背景下，残疾或功能损害表现的操作性定义，ICD 和第 5 版之前的 DSM 都没有对其进行明确的描述[1,8,12]。

DSM-Ⅳ-TR[4]以三种不同的方式阐述了残疾的严重性，第一种是功能障碍，即临床症状超过痛苦或残疾阈值，以确定诊断。然而，除了情绪障碍有比其他诊断相对更明确的标准，大多数特定诊断的阈值都缺少明确的说明。

第二种方法是，一旦达到诊断阈值，就使用诊断严重程度的限定词，这个限定词包括三个定义广泛的诊断严重程度级别,基础是社会功能或职业功能的症状和相关障碍。轻度障碍的诊断意味着仅需少量症状,社会功能或职业功能仅存在轻微障碍即可做出诊断。严重障碍诊断就需要大量的症状,社会或职业功能有明显障碍才能做出诊断。DSM-Ⅳ-TR 没有明确说明如何判断障碍的多少、轻重;为了使这模糊的定义清晰一些,应用了"中度"作为"轻度"和"重度"之间的严重程度。

DSM-Ⅳ-TR 确定损伤严重程度的第三种方法是利用全球功能评定量表(GAF)规划和跟踪治疗进展,预测治疗效果[4]。上述已经讨论过 GAF,应该了解在 DSM-5 中已经删除了 GAF,并且 ICD 利用 ICF 将精神疾病诊断的严重程度概念化。

比较了精神疾病诊断的临床意义和精神残疾的严重程度以后,接下来将讨论 DSM-5 对精神疾病诊断的定义(临床意义)和 ICF 对精神残疾的概念化,最后,将介绍 WHODAS 2.0,作为精神疾病患者功能损害(残疾严重程度)的衡量标准。

14.5.3 DSM 对精神疾病诊断的定义

精神疾病是指表现某些症状或达到诊断标准,严重影响心理功能的"精神障碍"。基于精神症状临床表现的最新知识,使训练有素的精神卫生专业人员能够识别和鉴定精神疾病[2]。美国精神病学协会将精神障碍定义为:

精神障碍是一种综合征,其特征是个体认知、情绪调节或行为出现了临床显著障碍,反映了心理、生物或发展过程中潜在的功能障碍。精神障碍通常与社会、职业或其他重要活动中的重大痛苦或残疾有关(DSM-5 第 20 页)。

不是精神障碍则为……

……对常见的应激源或损失(如亲人的去世),做出可预期的或社会认可的反应……社会反常行为(例如,政治的、宗教的或性的),矛盾主要存在于个人与社会之间……除非异常或矛盾是由于上述个体功能障碍造成的(DSM-5 第 20 页)。

总而言之,DSM 过去并没有为临床意义、功能障碍、社会、职业或其他重要活动中的痛苦或残疾提供明确的可操作性定义,而是在很大程度上依靠临床判断去识别疾病过程的体征和症状,这些体征和症状会导致巨大的痛苦或严重的残疾,远超确诊的临界值。导致诊断的症状评估从未与功能评定分开进行;然而,DSM-5 第三部分鼓励使用 WHODAS 2.0,阐述社会和职业功能的严重临床功能障碍和损伤(残疾)。接下来的内容是 WHODAS 2.0 的上一级分类,即 ICF,及其对精神残疾的概念化,然后讨论 WHODAS 2.0。

14.5.4 精神残疾的 ICF 概念化

迄今为止,可在世界卫生组织 ICD 同类系统 ICF[1] 的健康概念中找到残疾最新定义,详细描述见本书第 1 部分和第 13 章[8,13-16]。根据世界卫生组织的健康模型,精神残疾可以被定义为一个人的精神障碍在特定环境中表现出的功能。精神障碍可能会降低心理功能(例如,意识、定向、精力、睡眠、注意、记忆、情绪调节),反过来可能会限制功能性活动,并且基于环境因素也可能限制一个人的社会参与能力[1,12]。

了解环境对心理健康和功能影响的临床效用,在于它如何为干预目标提供信息,这使得心理健康管理专业人员能够针对环境因素导致的潜在功能和当前功能之间的差异,确定对环境敏感的补救措施,改善或消除患者心理障碍,最大限度地发挥潜在功能,并将残疾的影响降到最低[8]。

14.6 WHODAS 2.0 和残疾严重程度

近年来，ICF 对心理健康管理的最大贡献之一，是将专门为反映 ICF 而开发的 WHODAS 2.0 与 ICF 相联系[3,10]，DSM-5 最新版本的第三部分引入了 WHODAS 2.0。WHODAS 2.0 旨在“增强临床决策过程”，取代先前多轴版本 DSM-Ⅳ-TR[2]的功能整体评估。

14.6.1 发展

WHODAS 2.0 是在 19 个国家跨文化研究的基础上开发、并使用类目-反应理论构建的 36 个类目量表，心理测量学分析提供了可靠的证据。该量表短且易于使用：12 个自评类目大约需要 5 min，36 个访谈形式类目（访谈者需要培训）大约需要 20 min，评估内容是一系列日常活动。WHODAS 的目的和临床价值在于，它有助于区分症状、残疾和主观评价[10]。WHODAS[17]的原始版本是为评定精神科住院患者而开发，WHODAS 2.0 则完全重新开发，涵盖了包括精神疾病、神经系统疾病和成瘾性疾病在内的所有疾病，可用于临床和普通人群环境中各种文化环境的成年人（儿童和青少年版本正在开发中）。

14.6.2 测评领域

WHODAS 2.0 制定了与 ICF 有直接概念联系的标准化残疾分级和概述，涵盖 6 个功能领域，如表 14-1 所示。

仅就 WHODAS 2.0 的领域而言，它与 ICF 的概念框架之间的关系明确。对个人功能、残疾和健康与其个人和环境背景之间的关系做出解释时，区分活动和参与的能力与 ICF 的概念框架相一致。如第 13 章所述，个人潜在功能（活动）与其在特定环境中实际参与能力之间的差距为干预目标提供了重点。

回顾 WHODAS 2.0 领域的描述，可以看到受访者回答问题的临床访谈数据在临床病例概念化中非常有用，例如，一个人注意个人卫生的能力，与他人相处的能力。此外，正如表 14-1（作者提供）第 3 列所述，可以看到康复专业人员如何将多个客观的心理测试领域联系起来，为领域描述的评估提供信息。

表 14-1 WHODAS 2.0 领域、描述和心理测试领域[3]

WHODAS 2.0 领域	WHODAS 2.0 领域描述	客观心理测试领域
认知	理解与沟通	神经心理学/智力功能，资质和成就
活动	移动和四处走动	神经心理学/适应性功能
自我照顾	个人卫生、穿衣、进食和独处	适应性功能
与他人相处	与其他人互动	人格功能，精神病理学
生活活动	家庭责任、休闲、工作和学校	能力倾向测试，适应性功能，职业发展，兴趣和价值观
参与	参与社区活动	适应性功能，实际评估（例如，工作试用，支持性就业）

14.6.3 管理和评分

对于访谈形式 36 个类目的 WHODAS 2.0 版本，采访者会发现受访者因健康状况而面临一些问题。要求受访者考虑所有的情况包括：疾病、症状或任何持续存在的其他健康问题，损伤，精神或情绪问题，以及酗酒和吸毒的问题。采访者会询问受访者在过去的 30 天内，是否在某项活动中遇到困难，诸如需要更多的努力、经历不适或疼痛、行动迟缓或受访者活动方式的改变等，鼓励受访者在经常做这些活动时，考虑到这些困难；这些关键因素也可以呈现在抽认卡上，受访者既可以阅读说明，也可以听采访者讲述。采访者再将第 2 张抽认卡呈现给受访者，鼓励受访者在回答时使用以下等级：无、轻度、中度、重度、极端或不能做。这两张抽认卡在整个面试过程中都会保留，以便受访者可以随时查阅。

WHODAS 2.0 评分可以通过简单的总分和平均分进行评估，比较适合快节奏的临床环境。还有一个应用项目反应理论的计算机评分软件，根据标准数据对 36 个类目进行加权，以便更精确地反映残疾水平的汇总分数[10]。

14.6.4 限制

受访者在使用五分制量表描述在过去 30 天中经历了多少困难时，遇到的一个明显困境是，无法保证严重程度分级在受访者之间的一致性。极端的或不能做的选择可能已经足够清楚，但轻度、中度和严重之间的细微区别是什么并如何选择呢？这种困境让人联想到之前对 DSM-Ⅳ-TR 的残疾严重程度的讨论，它与已淘汰的 GAF 有关联。要求受访者在还不能充分区分严重程度时，就选择困难的等级，增加了评估的复杂性。

如果由临床医生进行评估，或许可以制定一个与常用客观心理测试相关的标准，能增加各个领域评级时评估者之间的一致性。或者，可以在第 2 张卡片上添加进一步的说明，以帮助受访者以更一致的标准进行回答。

在 DSM-5 中使用 WHODAS 2.0 突出了另一个重要的限制，尽管表 14-1 列出了一些可供使用的客观心理测试，但目前心理测量的局限性意味着许多精神疾病诊断缺乏可靠的严重程度标准，无法为 WHODAS 2.0 的使用提供信息。尽管我们尽了最大的努力，但在许多情况下，精神疾病诊断的临床重要性仍然取决于临床判断，即“该障碍是否会导致患者在社会、职业或其他重要功能领域，出现临床上显著的痛苦或障碍”[2]。

14.7 总结

APA 和 WHO，致力于修订精神疾病诊断及相关残疾和功能的分类，同时正在努力阐明诊断临床意义和相关功能限制、残疾严重程度之间的关系。ICF 相关文献有助于指导在这方面的学术研究，这些文献也促使将 WHODAS 2.0 纳入 DSM-5 作为进一步研究的工具。APA 和 WHO 将有望帮助康复专业人员，更清楚地区分精神疾病诊断的临床意义和精神残疾的相关表现；提供这种清晰的信息将有助于提醒心理健康专业人员，诊断与任何特定的功能特征并没有可靠的关联。重点在于建立精神损伤功能评定，为选择合适的循证治疗提供信息，而这些干预措施的结果将为研究人员和临床医生提供未来实施干预的信息。

学习问题

1. 美国最现代的精神病学诊断系统是什么？

(a) WHODAS 2.0

(b) ICD-9-CM

(c) DSM-5

(d) ICF

正确答案 c。

2. 职业康复顾问需要能够识别什么？

（a）正常生活变化、对压力的短暂反应，与诊断提示的严重症状之间的差异

（b）行为、认知、人格、体征障碍和综合征

（c）有效治疗的适当资源

（d）以上所有

正确答案 d。

3. 鼓励心理健康专业人员使用 WHODAS 2.0 代替 GAF 以增强临床决策，并描述损伤或残疾的严重程度。

（a）正确

（b）错误

正确答案 b。

4. 什么是 WHODAS 2.0？

（a）一种新的评估全球精神疾病残疾水平的标准方法

（b）受 ICF 影响的修订版 WHODAS

（c）取代 DSM-5 之前的 DSM 版本中的 GAF

（d）以上所有

正确答案 d。

5. 全世界用于精神疾病诊断最常用的诊断系统是什么？

（a）DSM-5

（b）ICD-10-CM

（c）ICF

（d）ICD-9-CM

正确答案 b。

6. 诊断的严重程度或临床意义是什么？

（a）与个人环境中表现出的功能损害的严重程度没有可靠联系

（b）与个人环境中表现出的功能损害的严重程度有可靠联系

（c）可能与环境中表现出的功能损害的严重程度有可靠联系，也可能与此无关

（d）不符合分类的假设结构

正确答案 a。

（单晶丽译；于少泓校）

参考文献

[1] World Health Organization. International classification of functioning, disability and health (ICF). Geneva: World Health Organization; 2001.

[2] American Psychiatric Association. Diagnostic and statistical manual of mental disorders. 5th ed. Arlington: American Psychiatric Publishing; 2013.

[3] World Health Organization. Measuring health and disability: manual for WHO Disability Assessment Schedule (WHODAS 2.0). Geneva: World Health Organization; 2012.

[4] American Psychiatric Association. Diagnostic and statistical manual of mental disorders, Text revision (DSM-Ⅳ-TR). 4th ed. Washington, DC: American Psychiatric Publishing; 2013.

[5] World Health Organization. International classification of diseases, 10th revision, Clinical modification (ICD-10-CM). Geneva: World Health Organization; 2014.

[6] World Health Organization. ICD-11.

[7] Peterson DB, Hong G. Psychiatric diagnoses. In: Brodwin MG, Siu FW, Howard J, Brodwin ER, Du AT, editors. Medical, psychosocial, and vocational aspects of disability. 5th ed. Athens: Elliott & Fitzpatrick; 2014.

[8] Peterson DB. Psychological aspects of functioning, disability and health. New York: Springer; 2011.

[9] Ben-Porath YS. Interpreting the MMPI-2-RF. Minneapolis: University of Minnesota Press; 2012.

[10] World Health Organization. WHODAS 2.0. 14 Sept 2013. Available from: http://www.who.int/classifications/icf/whodasii/en/

[11] World Health Organization. International classification of diseases, 9th revision, Clinical modification (ICD9-CM). Geneva: World Health Organization; 2011.

[12] Ustun B, Kennedy C. What is "functional impairment"? Disentangling disability from clinical significance. World Psychiatry. 2009; 8(2): 82-5.

[13] Peterson DB. An international conceptualization of disability: the International Classification of Functioning, Disability & Health (ICF). In: Marini I, Stebnicki M, editors. The psychological and social impact of illness and disability. 6th ed. New York: Springer; 2012. p. 405-22.

[14] Peterson DB, Elliott TR. Advances in conceptualizing and studying disability. In: Brown S, Lent RW, editors. Handbook of counseling psychology. 4th ed. Hoboken: Wiley; 2008. p. 212-30.

[15] Peterson DB, Paul H. Using the International Classification of Functioning, Disability and Health (ICF) to conceptualize disability functioning in psychological injury and law. Psychol Inj Law. 2009; 2(3-4): 205-14.

[16] Peterson DB, Mpofu E, Oakland TD. Concepts and models in disability, functioning, and health. In: Mpofu E, Oakland TD, editors. Rehabilitation and health assessment: applying ICF guidelines. New York: Springer; 2010. p. 3-26.

[17] World Health Organization. WHO psychiatric disability assessment schedule (WHO/DAS). Geneva: World Health Organization; 1988.

15

重度精神疾病、职业康复与就业

Terry Krupa, Shu-Ping Chen, Glenda Carte

15.1 引言

本章的重点是就业支持和职业康复,帮助患有重度精神疾病的人在其社区找到、享受和维持有意义的工作。对于精神疾病恢复者及正式公民身份而言,工作都被认为是必需的,因此,设计有效的就业服务和方法在精神病职业康复领域受到广泛关注。

本章首先从就业的角度定义重度精神疾病,接着回顾了职业康复和就业支持计划的关键原则。该领域见证了一系列服务和倡议的发展,旨在为重度精神疾病患者创造和支持真正的工作机会,本章描述了其中的三种方法。此外,还介绍了有可能提高职业结果的补充干预措施,以及在该领域一直存在的一些挑战和争论。最后,本章将讨论国际功能、残疾和健康分类(ICF)[1]核心组合与重度精神疾病患者的精神病职业康复及就业支持服务的相关性。应用ICF的职业康复核心组合制定的职业康复计划,使重度精神疾病患者获得成功和满意的工作经验,ICF的作用由此得以凸显。

15.2 重度精神疾病定义和就业

精神疾病患者的失业率很高,但由于重度精神疾病患者是一个多样化的群体,他们的疾病经历、参加工作等在重要生活领域的情况大不相同,使得了解患者的实际就业状况变得复杂。重度精神疾病的定义,通常需同时考虑精神疾病本身及其所引起功能问题的证据。在本章中,建议在考虑与就业有关的重度精神疾病时,应考虑到这一群体所经历的重度边缘化和与社区劳动力的脱离。

15.2.1 重度精神疾病及诊断

"重度精神疾病"的概念,产生了对特定精神疾病诊断的假设。例如,重度的精神疾病通常被等同于精神分裂症、双相情感障碍和其他重度的情绪障碍的诊断,这些疾病具有持续性,就算只是偶尔急性发作。尽管关于诊断和就业率之间的关联性有很多争论,但尚无研究证明通过诊断可以预测就业[2]。然而,精神分裂症和带有精神病成分的心理疾病长期以来被视为重度的精神疾病,其就业率低于其他精神疾病。例如,对美国残疾人健康调查报告(US national health interview survey on disability)的分析,区分了重度精神疾病和重度精神疾病(定义为包括精神分裂症及相关障碍患者)[3],两者的就业率分别为37%和22%。

根据诊断结果估算就业率是一项复杂的工作,结果并不容易解释。一篇对文献中报告精神分裂症患者就业率的综述显示,就业率在国际上存在巨大的差异[4]。有人强调指出解释这一群体就业率的复杂性,是因为以下几方面的差异:如何确定诊断;哪些活动实际上被列为国家统计中的就业;以及众多的社会和文化差异,包括获得社会福利、就业期望和劳动力市场的机会。

15.2.2 重度精神疾病和功能障碍

当代对重度精神疾病的概念化,使其超出了诊断的范畴,精神健康问题造成的重度功能影响也被纳入其中。这样一来,如果后果是重度的功能障碍和残疾,则会将更广泛的诊断类别包括在重度精神疾病的标签下[5]。

重度精神疾病相关的症状、损伤和经历与负面就业结果相关,包括以下内容:

(1) 与持续低下的意志和动力相关的心理和情绪健康的损害,活动及人的情感联络中断,会导致较差的就业结果[6]。

(2) 一系列广泛的认知障碍,如工作记忆、处理速度、持续注意力和执行功能,与重度的精神疾病有关,并与较差的就业结果和有限的工作年限有关[7]。认知障碍会影响完成重要工作任务和在工作中维持社会关系的能力,此外,还会限制患者在提高工作表现的康复项目中的进步[8]。

(3) 个人洞察力与就业结果相关联。洞察力是指一系列心理过程,如识别和接受特定体验为心理功能障碍的能力,识别自己受到这些心理障碍影响的能力,以及对解决这些障碍所需要的治疗、支持或策略的接受能力[9]。洞察力在就业环境中很重要,在就业环境中,接受反馈、自我意识、了解个人优势和弱点、自我监督和纠正是良好工作表现和社会关系的基础[8,10]。虽然洞察力被认为与神经认知功能有关,但意识到和接受疾病也被认为是重度精神疾病康复过程中的一项重要任务。人们对患者疾病经历的理解影响到疾病康复,比如精神疾病患者的自我耻辱感越强(例如,精神疾病意味着无能、前景黯淡、期望值低等),其从事重要的社会角色(如工作)的可能性就越低[11]。

(4) 对精神疾病的功能影响进行自我管理的能力与就业有关。由于重度的精神疾病涉及一系列重要的功能后果,个人的能动性和有效应对这些后果的能力将有助于满足与工作相关的期望[12]。

重度精神疾病的发病年龄与就业成功率有关。在青春期和青年期就罹患重度精神疾病,会在许多方面影响与成年后就业相关的发展,包括:教育程度、工作经验、支持工作的基本生活技能、可提供工作联系和机会的社交网络的发展、工作身份和职业规划的演变,以及追求职场抱负的财务自主权[13]。国际上精神病早期干预服务的增长主要是出于对预防残疾的关注,包括年轻人的失业、劳动力分离和社会依赖[14]。

15.2.3 被边缘化的重度精神疾病

也许重度精神疾病患者与工作有关的一个决定性特征,是他们的就业状况在多大程度上可以被描述为被边缘化,或处于边缘化的高风险中。30 多年来,该领域的学者一直认为这种边缘化地位是重度精神疾病患者高失业率的原因。例如,Warner[15]描述了诊断为精神分裂症的人的就业状况,如何被理解为在更广泛经济条件下的一种社会政治反应;Warner 揭示了在市场经济中对人口就业能力的态度和实际就业率,如何在经济繁荣时期高涨,在经济衰退时期回落。Baron 和 Salzer[16]认为,在解释重度精神疾病患者低就业率时,需要将其社会和经济环境,如低教育程度和贫困,加入"常规怀疑因素"中。

劳动力的边缘化表明,患有重度精神疾病的人与劳动力市场之间关系脆弱,表现在各种方式上,包括:

（1）职业康复中使用的“重返工作”的概念不适用重度精神疾病患者，因为没有可选择的工作岗位或不期望患者重返工作岗位。

（2）患者的社交网络通常极其有限，很少有机会发展就业或与工作相关的关系。事实上，如果就业被认为有可能破坏社区生活的稳定或影响残疾抚恤金收入，其社会网络可能并不期望患者参与就业，甚至可能认为他们的就业是有害的。

（3）对支持就业而言，患者可能很难获得基础而重要的物质资源，如衣服、食物、交通工具等。

（4）患者可能无法获得高质量的治疗或有循证依据的就业支持服务。事实上，从历史上看，心理健康服务的发展并不源于对患者能够就业的坚定信念，人们甚至对此不抱有积极的态度。在一份常被引用的研究报告中，Marrone 和 Galowka[17]强调，尽管精神健康领域一直在关注工作压力的有害影响，但历史上对长期失业带来的压力关注较少，最终该领域表现出一种家长式的管理态度。从历史上看，为患有重度精神疾病的人提供的职业措施，是为了创造替代社区劳动力的工作活动，如庇护工场；这些措施存在有侮辱精神疾病患者的嫌疑，这与一种特别的理解相关：即为患有重度精神疾病的人提供工作仅是一种慈善形式，而不是为了他们的公民权利[18]。

（5）对于患有重度精神疾病的人来说，由政府伤残资金提供经济支持是很常见的。与其他人群相比，由于精神疾病而领取残疾津贴的人，不太可能离得开这项公共援助[19]。但是领取伤残津贴，会在许多方面抑制追求和维持就业的积极性，例如，可能会促使患者产生因残疾而不能工作的自我认识，并使个人感到经济上没有安全感，甚至会因为复杂的行政程序或影响收入的税收政策而被迫去找工作[20]。

（6）那些具备现有工作经验的人通常从事初级和兼职的工作，往往福利有限甚至没有，这些就业类型被确定为就业不足[16,19]和劳动力边缘化[21]的一种形式。

进一步观察精神疾病患者的就业率就会发现，他们是被高度边缘化的。Kozma 和他的同事[22]分析了一组被诊断患有精神分裂症人群的就业状况，发现在许多没有就业的人中，大多数人甚至没有找工作。有意义的是，来自重度精神疾病患者的研究和个人陈述表明，他们重视就业，并普遍希望能够工作[23]；正是因为有这种积极的工作倾向，加拿大精神健康委员会（Mental Health Commission of Canada）使用“渴望劳动者”这一标签来描述这一人群的就业状况[24]。

15.3 职业康复的基本原则

现代职业康复干预措施和方法是从一整套原则演变而来的。这些原则通过获得、支持和创造“真正的工作机会”作为最佳的实践基础，从而解决此类群体所经历的就业边缘化问题。它们挑战了传统职业康复方法背后的假设，这些假设主要侧重于理解和解决与工作有关的缺陷（即工作态度、才能、知识、技能等），或创建替代性工作结构（如庇护工场或日间项目）。现代职业康复原则之所以能发展，是因为有证据表明，传统的职业康复方法并不能带来就业[25]。

这些原则主要是作为一种基于证据的职业康复方法在支持性就业的发展过程中出现的[25,26]。虽然这些原则在很大程度上被应用于一种具体的循证实践模式——个人安置和支持（individual placement and support, IPS）模式，但我们认为，它们在该领域具有更广泛的相关性，是制定一系列方法的基础，并对该领域内关于就业支持和职业康复的理念和本质的深入思考有积极影响。例如，Kirsh 和他的同事[27]研究了与职业康复和就业支持相关的理念、原则和实践是如何贯穿于易受高度边缘化影响的不同人群（脑损伤、智力障碍或精神疾病患者）的。

这些原则是：

(1) 创造和支持真正的工作机会是职业康复的重点。

(2) 任何渴望工作的人都应该有获得真正工作的机会。

(3) 应支持患有重度精神疾病的人相信真的可以就业。

(4) 工作机会应提供良好的工作条件,包括身心健康、安全以及符合社会标准和期望的工资结构。

(5) 参与工作应以个人倾向及选择权为基础。

(6) 参与真正工作机会的重度精神疾病患者应能得到持续的、后续的支持,并能获得一系列具体的就业扶持干预措施。

(7) 精神疾病的治疗和服务应与职业康复相结合。

(8) 就业支持应关注影响就业的物质生活条件,如提供经济、交通、住房、人身安全等方面的帮助。

(9) 就业支持和职业康复方案,应有效改善重度精神疾病患者的社会和经济地位。这包括诸如关注工作中的社会包容性、生活中物质条件改善的证据,职业晋升机会以及平衡工作与生活、保持职业前景。

(10) 职业康复评估,应包括一系列个人层面的内容(例如,工作的满意度和意义、工作能力、生活质量),职业水平层面内容(所提供住宿的条件、工作场所的社会氛围等)和社会层面的内容(成本效益、改善对边缘化群体的态度和行为等)。

15.4 职业康复途径

本文中,重点关注目前用于解决重度精神疾病患者就业需求的三种方法,这些方法在实施时都能符合上述原则。

15.4.1 支持性就业

支持性就业是该领域传播最广泛、定义最明确和最标准化的方法,特别是以个人安置和支持(individual placement and support, IPS)的方式。采用具有良好心理测量特性的精准量表,可以促进 IPS 实施的标准化[28]。在这种方法中,"真正的工作"的定义是在现有社区劳动岗位中的就业。IPS 服务的对象通过接受咨询服务来确定个人优势和发展潜力,以及将工作条件与个人需求相匹配的就业选择。IPS 可提供快速就职,而无须长时间的职业评估和准备。

IPS 项目帮助患者找到并确保他们想要的工作,或直接提供工作机会,无论最终如何获得工作,个人都受雇于社区工作岗位。虽然 IPS 的服务对象,通常被期望去适应现有的工作结构和期望,就业支持还是会在其就业过程中,确认和倡导便利的工作条件,提升雇主意识,提供带有培训的工作岗位并争取其他支持。持续的后续支持,旨在确保工作的成功和稳定,并可以改善相关症状、损伤和其他心理健康问题,以及解决工作任务或社会需求和经验方面的困难,或者更广泛的影响就业的生活问题。该模式包括提供围绕经济福利的咨询服务,以确保服务对象充分了解其福利计划,从而为相关决策提供支持[25,28-32]。

试验已经证明,与传统形式的职业支持或心理健康治疗相比,该模式有能力改善就业结果[26]。这些研究结果在不同精神健康照护模式、在特殊人群中(例如那些同时存在药物使用问题的人群)以及多个国家都得到了验证[33-35]。到目前为止,在支持就业中找到的大多数工作,都是初级和兼职的工作[36]。虽然关于支持就业的社会经济学研究结果存在差异,但有一些证据表明,这可以减少患者对政府残疾津贴的依赖[32]。Kirsh[36]的文献综述表明,通过参与支持性就业,患者个人层面发生了一些积极的变化,包括改善自我概念，扩大社交网络，提高生活质量，改善财务状况，提高工作技能和适应能力。

由于认识到需要通过提高教育程度，来改善职业前景和工作状态，支持就业模式的一部分已被用于发展支持教育服务。支持教育的重点是，帮助个人对自己的学习做出选择，确保患者进入教育计划，并提供持续的支持服务，使其在提高教育程度的同时保持健康。这种方案模式可以用于学校外，也可以融入教育体系中，例如，在中等教育后的体系中提供的特别教育方案，或者在校园内开展支持服务[37,38]。最近对该模式的修改，直接将其与支持性就业联系起来，作为帮助向工作阶段平稳过渡的一种手段[39]。

15.4.2 社会创业

社会创业方法使用基于市场的策略，为患有重度精神疾病的人创造就业机会。与支持就业模式在现有社区劳动岗位中寻求有保障的工作不同，这些创业举措旨在从商业体系中创造新的就业机会，并参与市场竞争，销售商品和服务。

也许最常见的办法，是通过在更广泛的经济中运营合法注册企业来创造就业机会。这些商业团体通常指的是"社会企业""社会公司"或工作整合型社会企业（work integration social enterprises，WISES[40-42]），肩负着双重使命：社会使命，是在这个方案下为不被社会接受的人提供就业机会；经济使命，则是专注于提高商业经营的可持续性。作为合法的工作场所，应该满足工作场所的薪酬、健康和安全标准。

劳动组织本身，是为了使残疾和参与受限的人能够参与工作而构建。例如，工作场所的运作结构，考虑到员工在处理复杂任务的能力或生产率上存在差异，并注意确保向工人提供工作所需的物资。其他的一些商业模式，则是利用某一群体的特定优势，例如，尝试将流浪青年的街头技能转换为创收活动[43]；同样，也还可以有意地构建职业发展路径，提供晋升到管理层的机会；一些企业还提供了一系列稳定的工作岗位，并为接受培训的员工保留了职位。鉴于对财务的可持续性影响，关注该模式商业结构的问题势在必行。

社会企业/公司在国际上大量出现，各地的商业结构和模式各不相同。在精神健康领域，意大利为响应国家号召，进行去机构化运动而发展起来的商业合作社就是一个很好的例子[42]。在某些司法管辖区，社会企业要求至少有 1/3 的员工是没有精神疾病和劳动缺陷的人[44]，而在其他地方，这类企业则完全由精神疾病患者拥有、经营以及雇用员工[45,46]。社区经济中的互动预计，通过更广泛的公众商业交易进行，甚至通过社区商业组织的成员进行。

虽然确实存在社会企业/公司的发展指南，但由于缺乏清晰的定义和公认的模型来明确这些方法的关键特征，阻碍了该领域的发展、传播和证据构建。最近对于这一方法相关的综述表明，大多数研究侧重于与可持续性等问题有关的业务流程和成果[47]。与个人工作经历相关的文献表明，患者主要使用收入来补充其残疾抚恤金，尽管有一部分人似乎减少了对社会援助的使用[48]，感到在社会企业工作促进了他们的恢复[49,50]；还有一部分人渴望在社会企业之外的公开市场上找到工作[51]。

在这些社会企业中工作的个人，通常会继续得到精神健康专业人员的支持，尽管企业本身与精神健康系统的联系程度有利有弊。例如，精神卫生系统可能会为商品和服务的销售创造市场机会，但在位于精神卫生系统体系内的企业，可能会发现它们在商业决策方面的自主权受到了影响[40]。事实上，专注于开发独特的"商业"结构，不同于专注于开发"项目和服务"。

第二种创业方式是发展精神疾病患者的自我创业。在这种方法中，支持具有创业精神的个人发展其商业创意的可行性，并通过商业建议和指导，共享商业资源以及小额低息商业贷款的形式提供支持[41,52]。这种方法的一个例子是，多伦多大学罗特曼商学院和多伦多成瘾和心理健康中心（Centre for Addictions and Mental Health）之间建立的伙伴关系，它开始是一个地方试点，后来成为一个全省性的倡议，以资助有前景的企业家[53]。

这一办法的概念基础，可以追溯到旨在解决弱势群体的贫困和社会地位问题的社区经济目标，这一目标的实现是利用市场而不是照护的策略[54]，并且采用基于资产的社区发展框架[55]。虽然这些观点为职业康复领域提供了获得广泛相关和备受瞩目的国际学术地位，但它们大多处于卫生和精神健康系统之外，因此并不容易被纳入该领域中。

15.4.3 卫生和社会系统内的就业机会

创造就业机会的第三种方法是在精神卫生系统内为患者提供工作。这种方法的出现主要是因为认识到将有精神疾病经历的人主动融入项目的开发和实施中有诸多益处[56,57]。这种方法已经迅速传播开来，并正在导致整个体系内雇用和就业体系的转变，这些扩展的工作岗位，包括来自同行提供的工作、服务开发者和管理者、研究助理和教育工作者等各种有偿职位；雇用同行提供者现在被认为是许多管辖区的最佳做法，这种方法正在创造越来越多的就业岗位。正在关注这些扶持性就业岗位的学术研究，大多都已集中在将新类型的工作融入现有就业结构面临的任务和挑战上，例如，文献中讨论了与之相关的挑战，包括制定工作说明、确认和提供培训需求、确保工作场所的包容性和情绪健康以及工作职责的性质[58-60]。

15.5 补充干预措施

补充干预措施是根据需要向患有重度精神疾病的人提供持续就业支持，一些研究表明，通过实施侧重于改善工作功能的具体干预措施，可以改善就业结果。虽然对这些补充干预措施进行调查的研究，主要是在基于循证的支持就业背景下进行，但至少在理论上，应该适用于上述其他就业方法。

有一些证据表明，将以工作为重点的社会技能培训，融入支持性就业会带来更好的就业结果[61,62]；完善认知培训与支持性就业相结合，已被证明比仅提供其中一种方法能产生更好的认知和就业结果[63]。虽然，对于将认知行为疗法与重度精神疾病患者的支持性就业项目相结合的想法，似乎能获得一些支持，但这方面的研究仍然有限[64]。有意义的是，虽然大多数重度精神疾病患者未曾主动寻求就业，人们对主要动机干预措施的发展和评估激励干预的关注却很有限。

15.6 领域中的挑战：工作定义的矛盾

在快速增长和发展的过程中，精神疾病职业康复领域面临着多重的争论和挑战。本文概述的就业方法之间的根本区别，是从哲学角度定义什么是“真正的工作”之间的差异。当开放的、有竞争的就业工作，被当作唯一的真正形式的工作时，那么支持性就业模式将被认为是理想的方法。尽管如此，支持性就业模式面临的挑战包括以下论点：①这种方法主要导致了低工资、低技能和几乎没有福利的初级工作；②该模式中的工作年限标准一直是一个问题；③接受支持性就业服务的个人，如果仍被看作是服务系统的“客户”，那他们作为工人的身份就有可能受到影响[65]。

精神卫生系统内的创业方法和工作，被批评为可能存在持续的隔离和歧视，是一种人为的受保护环境。然而，也被视为在接受精神健康服务的人群中，培养领导力、社会学习和集体行动能力的重要场所[46]，并对历来剥夺患者工作权利的就业结构产生更广泛的影响。正如Kirsh和他的同事[27]所强调的，调和这些相互冲突的理念对于该领域的进一步发展非常重要：“推进可提高工作参与度的干预措施，除了考虑个人因素外，还需要不断反思所选方法的概念基础，因为这些方法与生产性就业的最终目标有关。”

15.7 ICF 核心组合在重度精神疾病患者职业康复中的应用

在精神卫生体系中，精神康复是直接关注使患有重度精神疾病的人获得全面、成功和满意的社区生活的领域。鉴于历史上精神疾病人群被社会和经济边缘化的程度，精神康复主要专注于解决患者活动和参与的需求。在精神康复中，明确了精神疾病和残疾之间的区别，在该领域有一些众所周知的观点，比如：诊断并不能预测患者是否能参与诸如就业等重要生活职能，患者有持续的精神疾病症状的时候也可以参加工作，以及环境因素在决定工作参与方面发挥着很大作用。事实上，本章前面描述的就业支持和职业康复模式，都旨在全面解决疾病、个人、职业和环境因素中的问题，有助于在工作中获得幸福感、满意度和成功。以此来看，ICF 分类系统和精神康复（特别是精神职业康复）领域在如何看待和概念化健康、残疾和参与方面有显著的一致性。

ICF 在精神康复方面的应用，包括将 ICF 用作康复教育框架的工具[66]及其在不同文化背景下解释重度精神疾病患者的残疾差异的潜力[67]；另一个可能有用的方法，是将 ICF（特别是为职业康复制定的 ICF 核心组合[68]）作为描述职业计划和就业支持服务关键因素的手段。表 15-1 总结了职业康复的简要核心组合[68]以及组合中每个类目的定义[1]，本章的其余部分描述了 ICF 职业康复类别，在具体的就业支持和职业康复项目中的应用。

表 15-1 ICF 职业康复核心组合：带有定义的指南

ICF 编码和类目	ICF 核心类目的定义
活动和参与	活动是个人对任务或行动的执行。参与是对生活情境的参与
d155 掌握技能	发展基本能力和复杂能力以便启动和随后通过所掌握的技能去从事一整套的行为或任务，如操纵工具或进行像下象棋那样的游戏
d240 控制应激和其他心理需求	进行简单或复杂及协调性的活动以调节和控制为完成具有重大责任并涉及应激、分散精力或发生危险的任务时的心理需求，如在交通拥挤的道路上驾驶汽车或照顾许多儿童
d720 复杂人际交往	以与社会背景适宜的方式与其他人保持和调整人际交往，如控制情绪和冲动、控制言语和身体侵犯、在社会交往中独立行动、按照社交原则和惯例行动
d845 得到、保持或终止一份工作	寻求、发现并选择就业，受雇用并接受就业，维持一份工作、行业、职业或专业并逐渐进步，或以适当的方式放弃工作。包括寻求就业；准备简历或简况；与雇主联系并准备面试；保持工作；监测自己的工作业绩；作出要点；终止工作
d855 无报酬的就业	作为全职或兼职的雇员，不要报酬而参与的各项工作，如组织工作活动、完成本工作所要求的任务、按要求准时上班、管理其他工作人员或被其他人管理、独自或以集体形式完成所要求的任务，如志愿者工作、慈善工作、无偿为社区或宗教团体工作、无偿在家附近工作
环境因素	环境因素构成了人们生活和指导人们生活的自然、社会和态度环境
e310 直系亲属家庭	由出生、结婚或其他文化传统认可属于直系亲属家庭关系的个体，如配偶、伴侣、父母、兄弟姐妹、子女、养父母、继父母和祖父母
e330 处于权威地位的人	对他人有决策权的个体，他们具有社会赋予的影响力或在社会中基于其社会、经济、文化或宗教角色上的权力，如教师、雇主、管理者、宗教领袖、决策候选人、监护人或托管人
e580 卫生的服务、体系和政策	为预防和处理卫生问题，提供医疗康复和促进健康生活方式而提供的服务、体系和政策
e590 劳工和就业服务	为与失业或正在找其他工作的人寻找适宜的工作或支持已就业者谋求晋升有关的服务、体系和政策
身体功能	身体功能是指身体各系统的生理功能（包括心理功能）
b130 能量和驱力功能	驱使个体以持久的方式为满足特殊需要和总目标而不懈追求的生理和心理机制的一般精神功能。包括能量水平、动机、食欲、成瘾以及冲动控制的功能

续表

ICF 编码和类目	ICF 核心类目的定义
b164 高水平认知功能	特别依赖大脑额叶的特殊精神功能，包括复杂的目标定向行为，如决策、抽象思维、安排和执行计划、心理可塑性以及在什么环境下决定哪些行为是适当的；通常称为执行功能
b455 运动耐受功能	与呼吸和心血管能力有关的适应持续体力消耗的功能。包括：身体耐力、有氧耐受力、抵抗力和易疲劳性的功能

精神疾病职业康复项目位于加拿大安大略省南部的一个小城市中心，职业服务是综合服务社区精神健康机构内的一项服务，重点是支持精神疾病患者，特别是重度精神疾病患者的恢复和社区生活。该机构致力于心理社会康复的理念和原则，开展基于循证的医学实践；秉承循证医学的理念。该机构看到了将 ICF 职业康复核心组合作为一种手段应用于职业服务的价值，不仅可以使其所提供服务的流程和性质更加清晰，促进与一系列利益相关者和受众的服务沟通，还可推动服务评估并将其作为培训和教育的指南。

就业支持和职业康复服务以分阶段、个性化的方式提供，每个阶段都提供多种服务项目可供选择（表 15-2）。职业方案的核心（或其中心任务）是与 ICF 的职业康复核心组合保持一致，如：d845，得到、保持或终止一份工作；d850，有报酬的就业。这种特性对于清晰地传达项目的目标非常重要，它专注于将人们与“带薪工作机会”联系起来。鉴于大量患有重度精神疾病的人，很少或根本没有从事与工作有关的生产活动；从其他精神健康或社会服务部门转诊来的患者，往往错误地认为该方案可提供更广泛的生产性选择，例如无报酬的就业（d855）。在接受服务的个人期望与服务的目标不一致时，将努力为其联系转至更适合的服务中去，有些服务侧重于其他职业的选择；项目的初始阶段包括转介、纳入/指导，甚至评定，其反映了一个协作的过程，以确保每个人确实都以有偿的工作为导向，并开始启发个人对为实现这一目标所带来的优势、挑战和选择权的理解。

表 15-2 就业支持和精神疾病职业康复：案例

任务：为人们提供就业所需的支持。这项服务帮助人们做好工作准备，找到工作，并保持工作

阶段性方法	服务要素
转诊接收和情况判定	重点是确定职业康复服务是否能满足个人的需要，在其他服务/支持更适合的时候，帮助个人与其取得联系
评定	评定过程的重点是明确个人在就业方面的优势、需求和兴趣。评估是一个“协作过程”，包括：评估日常生活中各方面影响就业的支持需求；精神健康的稳定程度；优势、体能、获得政府就业支助/资源的资格（例如，交通补助、工资补贴）；就业兴趣、就业准备以及就业的选择权
工作准备：满足内在和外在需求	这部分服务的重点是帮助人们做好就业准备。服务内容可包括结构化的集体干预，重点是为那些对工作承诺不确定的人培养持续的动力，制定自我保健和健康计划，职业咨询，以及获得所需的就业支持和资源。遵循快速入职的理念，这一“准备”阶段将在 3 个月内完成
工作发展	在这一服务组成部分中，多项就业发展活动促进了创造就业机会和一系列个人获得就业的机会。包括在有支持的社区岗位上工作；在社会企业就业；有工资补贴的工作试验以及为创办的微小企业获得小额贷款。可提供的一些与就业相关的受教育机会。支持重点是确保良好的工作匹配，满足工作的任务和社会需求，并解决可能影响就业的认知问题
保持工作	服务内容旨在提供持续的支持，以确保对工作的热情和满意，促进精神健康和幸福感，并制定进一步的职业规划
服务结束	不再需要就业支持和职业服务，但如果需要，可以重新加入该计划，也可以获得该机构提供的其他服务

工作准备是一个时间有限的阶段，以巩固工作准备为导向，重中之重在于建立持续就业动力的能力，与b130能量和驱力功能相一致。与能量和驱力有关的挑战在患有重度精神疾病的人中很普遍，可能是与疾病过程（例如，消极的、意愿性有害的症状）、心理过程（例如，丧失自信、不确定的目标构造暂定目标结构）和社会过程（例如，耻辱、贫穷的经历）相关的生物医学因素造成。工作准备以解决控制应激和其他心理需求（d240）为导向，在这一点上，特别关注的是与以下方面相关的压力和心理需求：转变活动模式以适应就业；包括疾病管理在内的自我照护管理；开始确定疾病经历的触发因素、可能的支持和应对策略；制定应急计划；以及确定是否有资格获得政府特别就业资源。

该服务的工作发展阶段，侧重于成功地将个人过渡到一系列带薪工作机会中。创造就业机会，是专职工作发展人员的一项关键活动，他们参与劳动相关的体制、政策和服务，以确保就业机会（e590）。一旦开始工作，患者将获得满足与工作相关的应激和心理需求（d240），以及掌握与特定工作相关的一系列技能（d150）的支持。对于许多患者来说，缺乏近期工作经验会导致身体状况不佳，个性化的健康计划可以作为额外的支持提供（b455运动耐受功能）。许多患者遭受与精神疾病（b140~b189特殊精神功能）相关的特定认知障碍（例如，注意力、记忆力），通过与当地大学心理学项目合作，能为这些患者提供辅助的神经认知增强训练。

随着接受服务的个体继续工作，问题和挑战（以及积极的经验）开始呈现，保持工作活动的重点是保持对工作的热情，同时促进良好的工作匹配。在这一阶段，除了处理工作的应激和心理需求（d240）外，支持的一个重点是接受与一系列复杂人际交往的挑战（d720），例如同事和患者的关系，处于权威地位的人（e330），如直接主管和雇主，以及满足需要高水平认知功能的期望（b164），如组织、规划、解决问题和时间管理。根据精神疾病职业康复的循证原则，该服务密切关注确保持续提供健康服务，以确保对持续就业至关重要的精神健康和福利（e580）以及维持就业动力的劳动体制政策和实践（e590）。

应用ICF核心组合对职业服务来说是一种有用的做法。这一过程明确定义了职业服务的工作目标，并考虑如何将这些目标传达给他们的社区合作伙伴、潜在的服务对象和其他利益相关者。这也有助于进一步发展其服务的具体要素的基本原理，由此所产生的框架，可用于培训和评价的目的。

15.8 总结

本章重点介绍适用于重度精神疾病患者的就业支持和职业康复。目前促进就业的方法，在很大程度上是为了降低此类人群所经历的严重的社会和经济边缘化程度，并致力于创造和支持真正的就业机会。ICF职业康复核心组合提供了一个潜在的有用资源，其有助于发展一种通用的语言，以理解这些适用于重度精神疾病患者方案的关键特征，还为跨文化比较和国际评估和研究项目的开展提供了机会。

- 患有重度精神疾病人口的就业状况可以被描述为“边缘化”。
- 就业边缘化表明个人与劳动力市场的联系不强，这意味着他们很少有与工作相关的社交网络，不会积极地去找工作甚至不期望有一份工作。
- 为重度精神疾病患者提供职业康复的现代方法，旨在创造真正的工作机会并提供支持，以确保个人的成功和满足感。
- 对患有重度精神疾病人口的就业支持，综合了影响工作参与的个人、疾病、职业和环境因素的关注。
- ICF职业康复核心组合，可用于描述重度精神疾病患者的职业项目和就业支持服务的关键要素。

学习问题

1. 为什么你认为诊断不能很好地预测患有重度精神疾病人口的就业情况?

2. 关于什么是"真正的工作",在职业康复领域存在相当大的争议。你如何定义"真正的工作"?

3. 解释为什么"失业"一词不能完整反映重度精神疾病患者的就业状况?

4. 比较本章中概述的创造就业机会的三种方法,特别是它们对重度精神疾病患者融入更广泛的社会产生积极影响的潜力?

5. 描述为什么医疗服务提供者可能不鼓励或不期望有重度精神疾病的人考虑从事有报酬的工作。

(蒋波译;范雪梅校)

参考文献

[1] World Health Organization. International classification of functioning, disability and health. Geneva: World Health Organization; 2001.

[2] Tsang H, Leung A, Chung R, Bell M, Cheung W. Review on vocational predictors: a systematic review of predictors of vocational outcomes among individuals with schizophrenia: an update since 1998. Aust NZJ Psychiatry. 2010; 44: 495-504.

[3] Bilder D, Mechanic S, McAlpine DD. Employing persons with serious mental illness. Health Aff. 2002; 21(5): 242-53.

[4] Marwaha S, Johnson S. Schizophrenia and employment—a review. Soc Psychiatry Psychiatr Epidemiol. 2004; 39(5): 337-49.

[5] Wang PS, Demloer O, Kessler RC. Adequacy of treatment for serious mental illness in the United States. Am J Public Health. 2002; 92: 92-8.

[6] Razzano L, Cook J, Burke-Miller J, Mueser K, Pickett-Schenk S, Grey D, et al. Clinical factors associated with employment among people with severe mental illness: findings from the employment intervention demonstration program. J Nerv Ment Dis. 2005; 193: 705-13.

[7] McGurk SR, Mueser KT. Cognitive functioning, symptoms, and work in supported employment: a review and heuristic model. Schizophr Res. 2004; 70: 147-74.

[8] Lysaker P, Bryson G, Davis L, Bell M. Relationship of impaired processing speed and flexibility of abstract thought to improvements in work performance over time in schizo-phrenia. Schizophr Res. 2005; 75: 211-8.

[9] Giugiario M, Crivelli B, Mingrone C, Montemagni C, Scalese M, Sigaudo M, et al. Cognitive function and competitive employment in schizophrenia: relative contribution of insight and psychopathology. Soc Psychiatry Psychiatr Epidemiol. 2012; 47: 553-61.

[10] Krupa T. Interventions to improve employment outcomes for workers who experience mental illness. Can J Psychiatry. 2007; 52: 339-45.

[11] Yanos PT, Roe D, Lysacker PH. The impact of illness identity on recovery from severe mental illness. Am J Psychiatr Rehabil. 2010; 13(2): 73-93.

[12] Michon HW, van Weeghel J, Kroon H, Schene AH. Illness self-management assessment in psychiatric vocational rehabilitation. Psychiatr Rehabil J. 2011; 35(1): 21-7.

[13] Jonikas JA, Laris A, Cook J. The passage to adulthood: psychiatric rehabilitation service and transition-related needs of young adult women with emotional and psychiatric disorders. Psychiatr Rehabil J. 2003; 27

(2): 114-20.

[14] International First Episode Vocational Recovery (iFEVR) Group. Meaningful lives: supporting young people with psychosis in education, training and employment. Parkville: International First Episode Vocational Recovery; 2008.

[15] Warner R. Recovery from schizophrenia: psychiatry and political economy. London: Routledge; 1985.

[16] Baron RC, Salzer MS. Accounting for unemployment among people with serious mental illness. Behav Sci Law. 2002; 20: 585-99.

[17] Marrone J, Golowka E. If work makes people with mental illness sick, what do unemployment, poverty, and social isolation cause? Psychiatr Rehabil J. 1999; 23: 187-93.

[18] Krupa T, Kirsh B, Cockburn L, Gewurtz R. Understanding the stigma of mental illness in employment. Work. 2009; 3: 413-25.

[19] Cook JA. Employment barriers for persons with psychiatric disabilities: update of a report for the President's Commission. Psychiatr Serv. 2006; 57: 1391-405.

[20] Krupa T, Oyewumi K, Archie S, Lawson JS, Nandlal J, Conrad G. Early intervention services for psychosis and time until application for disability income support: a survival analysis. Community Ment Health J. 2012; 48(5): 535-46.

[21] Hotchkiss JL. Growing part-time employment among workers with disabilities: marginalization or opportunity? Econ Rev Third Q. 2004; 89(3): 25-40.

[22] Kozma C, Dirani R, Canuso C, Mao L. Change in employment status over 52 weeks in patients with schizophrenia: an observational study. Curr Med Res Opin. 2011; 27: 327-33.

[23] Dunn EC, Wewiorski NJ, Rogers ES. The Meaning and importance of employment to people in recovery from serious mental illness: results of a qualitative study. Psychiatr Rehabil J. 2008; 32(1): 59-62.

[24] Mental Health Commission of Canada. Aspiring workforce: employment and income for people with serious mental illness [Internet]. Calgary: Mental Health Commission of Canada; 2013 [cited 9 Oct 2013]. Available from: www. mentalhealthcommision. ca

[25] Bond GR. Supported employment: evidence for an evidence-based practice. Psychiatr Rehabil J. 2004; 27(4): 345-59.

[26] Bond GR, Drake RE, Becker DR. An update on randomized controlled trials of evidence-based supported employment. Psychiatr Rehabil J. 2008; 31: 280-90.

[27] Kirsh B, Stergious-Kita M, Gewurtz R, Dawson D, Krupa T, Lysaght R, et al. From margins to mainstream: what do we know about work integration for persons with brain injury, mental illness and intellectual disability? Work. 2009; 32: 391-405.

[28] Bond GR, Peterson AE, Becker DR, Drake RE. Validation of the Individual Placement and Support Fidelity Scale (IPS-25). Psychiatr Serv. 2012; 63: 758-63.

[29] Lexén A, Hofgren C, Bejerholm U. Support and process in individual placement and support: a multiple case study. Work. 2013; 44(4): 435-48.

[30] Areberg C, Bjorkman T, Bejerholm U. Experiences of the individual placement and support approach in persons with severe mental illness. Scand J Caring Sci. 2013; 27: 589-96.

[31] McGuire AB, Bond GR, Clendenning DR, Kukla M. Service intensity as a predictor of competitive employment in an individual placement and support model. Psychiatr Serv. 2011; 62: 1066-72.

[32] Bond GR, Xie HY, Drake RE. Can SSDI and SSI beneficiaries with mental illness benefit from evidence-

based supported employment? Psychiatr Serv. 2007; 58: 1412-20.

[33] Burns T, White SJ, Catty J. Individual placement and support in Europe: the EQOLISE trial. Int Rev Psychiatry. 2008; 20: 498-502.

[34] Killackey E, Jackson H, McGorry PD. Vocational intervention in first-episode psychosis: individual placement and support v. treatment as usual. Br J Psychiatry. 2008; 193: 114-20.

[35] Becker DR, Drake RE, Naughton WJ. Supported employment for people with co-occurring disorders. Psychiatr Rehabil J. 2005; 28: 323-8.

[36] Kirsh B. Supported employment: a review of the literature and Canadian perspectives [Internet]. Calgary: Mental Health Commission of Canada. Aspiring Workforce: Employment and income for people with serious mental illness; 2013 [cited 9 Oct 2013]. Available from: www. mentalhealthcommision. ca

[37] Hain R, Gioia D. Supported Education Enhancing Rehabilitation (SEER): a community mental health and community college partnership for access and retention. Am J Psychiatr Rehabil. 2004; 7: 315-28.

[38] Collins ME, Bybee D, Mowbray CT. Effectiveness of supported education for individuals with psychiatric disabilities: results from an experimental study. Community Ment Health J. 1998; 34: 595-613.

[39] Rudnick A, Gover M. Combining supported education with supported employment. Psychiatr Serv. 2009; 60: 1690.

[40] Krupa T, Lysaght R, Brown J, Vallée C. Environmental scan of social businesses [Internet]. Calgary: Mental Health Commission of Canada. Aspiring Workforce: Employment and income for people with serious mental illness; 2013 [cited 9 Oct 2013]. Available from: www. mentalhealthcommision. ca

[41] Mandiberg J. The failure of social inclusion: an alternate approach through community development. Psychiatr Serv. 2012; 63: 458-60.

[42] Warner R, Mandiberg J. An update on affirmative businesses or social firms for people with mental illness. Psychiatr Serv. 2006; 57: 1488-92.

[43] Ferguson K. Implementing a social enterprise intervention with homeless, street-living youth in Los Angeles. Soc Work. 2007; 52(2): 103-12.

[44] Social Firms Europe. Definition [Internet]. Surrey: Social Firms Europe; 2013 [cited 18 Oct 2013]. Available from: http://socialfirmseurope. org/social-firms/definition/

[45] Allen JB, Granger B. Helping people with psychiatric disabilities start and develop consumer run businesses. In: Moxley DP, Finch JR, editors. Sourcebook of rehabilitation and mental health practice. New York: Kluwer Academic/Plenum; 2004. p. 319-31.

[46] Church K, Fontan JM, Ng R, Shragge E. Social learning among people who are excluded from the labour market. Part one: context and cases [Internet]. Toronto: Centre for Study of Education and Work, Ontario Institute for Studies in Education of the University of Toronto; 2000 [cited 26 Oct 2013]. Available from: https://tspace. library. utoronto. ca/bitstream/1807/2725/2/11sociallearning. pdf

[47] Krupa T, Chen S-P. Psychiatric/Psychosocial Rehabilitation (PSR) in relation to vocational and educational environments: work and learning. Curr Opin Psychiatry. 2013; 9(3): 195-206.

[48] Krupa T, Lagarde M, Carmichael K. Transforming sheltered workshops into affirmative businesses: an evaluation of outcomes. Psychiatr Rehabil J. 2003; 26: 359-67.

[49] Svanberg J, Gumley A, Wilson A. How do social firms contribute to recovery from mental illness? A qualitative study. Clin Psychol Psychother. 2010; 17: 482-96.

[50] Williams A, Fossey E, Harvey C. Sustaining employment in a social firm: use of the Work Environment Im-

pact Scale v2.0 to explore views of employees with psychiatric disabilities. Br J Occup Ther. 2010; 73: 531-9.

[51] Zaniboni S, Fraccaroli F, Villotti P, Corbière M. Working plans of people with mental disorders employed in Italian social enterprises. Psychiatr Rehabil J. 2011; 35: 55-8.

[52] Prince JD. Promoting consumer empowerment through entrepreneurship: a proposal. Psychiatr Rehabil J. 2007; 30: 223-5.

[53] Boar C. Micro-loans unlock trap of mental illness [Internet]. Toronto: Thestar.com; 10 Jan 2012 [cited 26 Oct 2013]. Available from: http://www.thestar.com/opinion/editorialopinion/2012/01/10/goar_microloans_unlock_trap_of_mental_illness.html

[54] The Canadian CED Network. What is CED? [Internet]. Victoriaville: CCEDNet; 2012 [cited 26 Oct 2012]. Available from: http://www.ccednet-rcdec.ca/en/what_is_ced

[55] Kretzmann J, McKnight J. Building communities for the inside out: a path toward finding and mobilizing a community's assets. Evanston: The Asset-Based Community Development Institute, Institute for Policy Research, Northwestern University; 1993.

[56] Carlson LS, Rapp CA, McDiarmid D. Hiring consumer-providers: barriers and alternative solutions. Community Ment Health J. 2001; 37: 199-213.

[57] Chinman M, Young AS, Hassell J, Davidson L. Toward the implementation of mental health consumer provider services. J Behav Health Serv Res. 2006; 33: 176-94.

[58] Moran GS, Russinova Z, Vasudha G, Gagne C. Challenges experienced by paid peer providers in mental health recovery: a qualitative study. Community Ment Health J. 2013; 49(3): 281-91.

[59] Mancini MA, Lawson HA. Facilitating positive emotional labor in peer-providers of mental health services. Adm Soc Work. 2009; 33: 3-22.

[60] Macias C, Aronson E, Barreira PJ, Rodican CF, Gold PB. Integrating peer providers into traditional service settings: the Jigsaw strategy in action. Adm Policy Ment Health. 2007; 34(5): 494-6.

[61] Mueser KT, Aalto S, Becker DR, Ogden JS, Wolfe RS, Schiavo D, et al. The effectiveness of skills training for improving outcomes in supported employment. Psychiatr Serv. 2005; 56: 1254-60.

[62] Tsang HW, Chan A, Wong A, Liberman RP. Vocational outcomes of an integrated supported employment program for individuals with persistent and severe mental illness. J Behav Ther Exp Psychiatry. 2009; 40(2): 292-305.

[63] McGurk SR, Mueser KT, De Rosa TJ, Wolfe R. Work, recovery, and comorbidity in schizophrenia: a randomized controlled trial of cognitive remediation. Schizophr Bull. 2009; 35: 319-35.

[64] Binnie J. Cognitive behavioural therapy in vocational rehabilitation with the severely mentally ill: review, design and implementation. J Ment Health. 2008; 17(1): 105-17.

[65] Drake RE, Bond G. The Future of supported employment for people with serious mental illness. Psychiatr Rehabil J. 2008; 31(4): 367-76.

[66] McDonald-Wilson KL, Nemec PB. The International Classification of Functioning, Disability and Health (ICF) in psychiatric rehabilitation. Rehabil Educ. 2005; 19: 159-76.

[67] Vrooman K, Arthanat S. ICF and mental functions: applied to cross cultural case studies of schizophrenia. Buffalo: International Encyclopedia of Rehabilitation; 2012 [cited 1 Oct 2013]. Available from: http://cirrie.buffalo.edu/encyclopedia/en/

[68] Finger ME, Escorpizo R, Glässel A, Gmünder HP, Lückenkemper M, Chan C, et al. ICF core set for vocational rehabilitation: results of an international consensus conference. Disabil Rehabil. 2012; 34(5): 429-38.

16

世界卫生组织 ICF 模型在尘肺病患者服务需求中的应用

Chetwyn C. H. Chan, Eric W. Tsang, Andrew Siu, Henry Kwok, Andy Cheng

16.1 引言

尘肺病是一种慢性呼吸系统疾病[1,2]，尘肺病患者需要长期的综合康复服务[3]。世界卫生组织的国际功能、残疾和健康分类(International Classification of Functioning, Disability and Health, ICF)模型可用于揭示尘肺病如何造成影响的，以及参与康复计划如何改善患者整体的身体及心理社会健康[4]。ICF 模型将健康定义为成功参与家庭、工作和社会环境，其强调的不是损伤和残疾，而是个人参与生活中与自身角色相关活动的重要性。ICF 模型可用于识别身体和社会心理功能各个方面的不同领域，从而更全面地了解个人的生活体验。在康复方面，最近关于 ICF 的研究表明，影响成功的主要因素和活动及参与度有关[5,6]。因此，ICF 将职业康复概念化为患者身体结构和功能、活动和参与度，以及环境中的生物社会心理因素[7]。

尘肺病通常被归类为职业病[1,2]。尘肺病患者主要是男性体力劳动者，由于肺损伤和身体功能受损而退休，这些患者需要长期康复，以解决工作和生活角色缺失相关的问题。ICF 模型包含 1 400 多个类别，描述了许多重大健康和社会各阶层人的经历或问题[5,6]，开发 ICF 核心组合是为了获取 ICF 类别的简短列表，该列表揭示了有关更具体健康状况的相关信息[8]。职业康复核心组合旨在应用于不同环境下的许多健康状况，可以应用于患者，以描述其环境中残疾和健康相关问题的诸多方面[9]，并描述其在职业康复过程中功能的各个方面[6]。由于目前的项目包含了尘肺病患者的康复服务评估，因此职业康复核心组合适用于尘肺病患者。职业康复核心组合中，与本研究相关的活动和参与因素包括：获得技能(d155)，控制应激和其他心理需求(d240)以及复杂的人际互动(d720)；与身体功能相关的因素包括：能量和驱力功能(b130)，运动耐受功能(b455)和更高水平的认知功能(b164)。

本章使用一个案例研究，探讨了香港尘肺病患者的康复需求，以说明 ICF 模型的实用性，有助于了解活动和参与受限如何与患者受损的肺功能关联。该内容摘自题为"独立审查：由尘肺病补偿基金委员会(pneumoconiosis compensation fund board, PCFB)资助的香港现行康复计划"的报告[10]。

16.2 为慢性尘肺病患者提供康复服务

香港尘肺病患者的康复服务，自 1980 起由 PCFB 管理。PCFB 负责管理所有与患者有关的补偿、资助教育、研究和其他预防尘肺病的项目，并开展康复项目，以促进患者的健康和提高生活质量[11]。

此外,香港的尘肺病医疗服务提供者,一直在采用基于凯撒医疗模式(Kaiser Permanente Model)框架的综合医疗服务提供系统[12,13],该模型整合了多个学科,根据疾病严重程度的三个级别需求,为慢性病患者提供照护。金字塔的最底层或最低级别,包含了为绝大多数患者提供的服务,总体服务的目的,是让患者及其照护人员具备处理慢性病相关问题的知识、技能和信心;这一级别的服务包括为患者和照护人员设计的各种疾病管理课程,主要由两个非政府组织的社会工作者提供,并与香港三家指定医院的医疗和康复专业人员合作。中间级别,包括为风险相对高于较低级别患者设计的服务;除了慢性病,这些患者可能患有多种疾病或自我照护能力较低,针对这些患者的服务更加专业化,通常由多学科专家团队根据特定疾病提供方案。金字塔的顶端或最高级别,包括为患有高度复杂疾病或处于疾病终末期的患者量身定制的服务,这些患者需要由多学科专业团队进行强化病例管理。专科医生指导各学科专业人士,包括高级护士、物理治疗师、作业治疗师和其他医学专业人员,为这些患者提供更专业、更全面的治疗,通常在第二和第三级管理患者。咨询和家庭支持等服务,由社会工作者提供。同样,三家医院和两个非政府组织(nongovernmental organizations, NGOs),也提供类似的服务并进行协调。这些服务提供者之间的分工,主要基于患者居住的区域或患者选择。

尽管 PCFB 已经提供了十多年的服务,但患者的需求和患者对其需求的满意度是不确定的。为了更好地了解患者的需求和满意度,进行了一项调查,以征求目前正在使用或曾经由基金委员会资助过康复服务的患者进行反馈。调查的内容部分基于 ICF 职业康复的核心组合纳入的因素[6,8]。这项调查的结果将有助于服务提供者评估其现有服务的相关性,并确定未来服务发展的潜在差距。这些发现也将揭示 ICF 因素在对于描述服务需求和反映香港尘肺病患者需求的满意度方面的意义和实用性。

16.3 方法

16.3.1 研究设计

这项调查采用面对面的采访方式进行。抽样采用便利法和滚雪球法,从可参与调查的服务提供者中招募所有受试者。随着参与者被要求邀请其朋友参与调查,数据库进一步扩大。根据 ICF 职业康复核心组合中选取的因素,基于参与者的需求,以及对需求的满意度进行横断面式现况资料收集。

16.3.2 参与者

目标人群是尘肺病确诊患者,他们已经注册了 PCFB,并在香港接受了 PCFB 资助的康复服务。PCFB 的工作人员和五家服务提供机构,即三家医院和两个非政府组织,协助招募参与患者。共有 158 名男性和 4 名女性患者完成了访谈($N=162$),患者平均年龄为 72.3 岁(52~87 岁),大多数患者($N=52$,93.8%)没有工作。失能程度(the degree of incapacity, DOI)是描述患者因尘肺病导致肺功能丧失的指标,范围为 5%~70%;只有一小部分参与者是吸烟者($N=23$,14.2%),而大多数参与者是戒烟者($N=87$,53.7%),或非吸烟者($N=52$,32.1%)。参与的患者的人口统计学特征,与在 PCFB 登记的患者相似。

16.3.3 调查问卷

问卷包含 15 个功能分类(附录 16-1)。这些项目的开发主要基于职业康复核心组合[4,6]中规定的以下因素：

（1）活动和参与功能：进行日常活动、承担多项任务、步行、照看某人、复杂的人际互动、娱乐和休闲、无报酬工作和有报酬工作。

（2）影响参与的身体功能：体力活动导致的呼吸困难、压力感受、能量和驱动功能、情绪功能、运动耐力功能和肌肉耐力功能。

（3）环境因素：对卫生专业人员和卫生服务、系统以及政策的个人态度[4,6,8]。

（4）娱乐和休闲作为活动和参与领域（d920）一个普遍的 ICF 因素被纳入，因为它被认为对本研究招募的尘肺病患者很重要。

在调查中，每个功能类别有 5 个子项，其中 1 个是开放式的。另外 4 个子项要求参与者选择一个等级评分。附录 16-1 中的第一类“呼吸功能（气体交换）”举例说明了 5 个子项。4 个封闭式子项涉及以下内容：①功能在影响患者健康方面的重要性；②功能受损程度；③恢复/维持功能以促进患者健康的需要度；④恢复/维持功能的需要是否得到满足。参与者将根据 5 点利克特量表（Likert scale）填写 1 个数字，代表对每个项目的判断。量表中的“1”表示“最少/很少/最低/根本没有”，而“5”表示“最多/大部分/最高”，具体取决于项目的上下文（附录 16-1）。开放式子项目，要求参与者写下如何满足其需求的想法，其他任何康复服务是否有助于满足这些需求，以及对认为有用的康复服务的建议。

16.4 结果

对于每一个功能分类，调查中的第一个问题，即要求参与者判断该类功能在影响其健康方面的重要性（附录 16-1）。此分类的问题模版是“呼吸功能在影响你的健康方面有多重要?”该问题的结果表明，在其他功能类别中，所有参与者都认为呼吸功能的气体交换和呼吸、咳嗽和打喷嚏类别最为重要，并获得了 5 分（最重要）的最高评分。另外三类得到较高重要性评分的功能是：支持和家庭关系（平均=4.8），卫生服务、系统和政策（平均=4.7），情绪功能（平均=4.7）（表 16-1）。受试者对三类功能重要性评分最低的是：有偿工作（平均值≤1.1），劳务和就业服务、制度和政策（平均 1.1），志愿工作（平均=1.3）。

表 16-1 参与者的需求评估中各类功能重要性汇总（$N=162$）

	平均值	标准差
呼吸功能（气体交换）	5.0	0.0
呼吸功能（呼吸、咳嗽和打喷嚏）	5.0	0.0
支持和家庭关系	4.8	0.5
卫生服务、系统和政策	4.7	0.7
情感功能	4.7	0.7
步行功能	4.6	0.7
运动耐力	4.4	0.9
休闲娱乐	4.2	0.9
社区生活	4.2	0.9
与心血管及其他呼吸功能相关的感觉	3.3	1.3

续表

	平均值	标准差
与朋友的关系	3.3	1.2
家务	2.7	1.2
无报酬就业	1.3	0.9
劳动力和就业服务、制度和政策	1.1	0.5
有报酬就业	1.0	0.4

调查中针对每一类功能的第二个问题，是要求参与者判断功能受损的程度。问卷中这部分的问题模版是"呼吸功能的受损到了什么样的程度？"受试者对五类功能的评分最高，分别为：卫生服务、系统和政策（平均=4.5），呼吸功能（气体交换）（平均=4.2），其他呼吸功能（呼吸、咳嗽和打喷嚏）（平均=4.1），行走（平均=4.1），运动耐力（平均=3.9）（表 16-2）。获得最低评级的三类功能是：有偿就业（平均值≤1.1），劳务和就业服务、制度和政策（平均=1.1），志愿工作（平均=1.2）。

表 16-2 参与者的需求评估中各类功能受损程度汇总（N=162）

	平均值	标准差
卫生服务、系统和政策	4.5	0.9
呼吸功能（气体交换）	4.2	1.0
呼吸功能（呼吸等）	4.1	1.0
步行功能	4.1	0.9
运动耐力	3.9	0.9
情感功能	3.8	1.1
社区生活	3.7	1.0
休闲娱乐	3.3	1.1
支持和家庭关系	3.0	1.2
与朋友的关系	2.9	1.3
与心血管及其他呼吸功能相关的感觉	2.4	1.5
家务	2.3	1.3
无报酬就业	1.2	0.7
劳动力和就业服务、制度和政策	1.1	0.5
有报酬就业	1.0	0.4

调查中的第三个问题，要求参与者判断恢复或维持促进其健康所必需的每一类功能的重要性。例如，参与者被问道"你对于恢复/维持呼吸功能，以促进健康的需求是什么？"作为促进健康而需要恢复/维持的功能，参与者对五类评价最高的分别为：呼吸功能（气体交换）（平均=4.0），呼吸功能（呼吸、咳嗽和打喷嚏）（平均=4.0），卫生服务、系统和政策（平均=3.9），步行功能（平均=3.8），运动耐力（平均=3.8）（表 16-3）。获得最低评级的三类职能是：有偿就业（平均值≤1.1），劳动力和就业服务、制度和政策（平均=1.1），志愿工作（平均=1.2）。

表 16-3　参与者需求评估中恢复/维护健康功能的需求汇总（$N=162$）

	平均值	标准差
呼吸功能（气体交换）	4.0	1.1
呼吸功能（呼吸等）	4.0	1.1
卫生服务、系统和政策	3.9	1.3
步行功能	3.8	1.1
运动耐力	3.8	1.3
情感功能	3.6	1.2
社区生活	3.5	1.0
休闲娱乐	3.2	1.0
支持和家庭关系	2.9	1.2
与朋友的关系	2.7	1.2
与心血管及其他呼吸功能相关的感觉	2.4	1.5
家务	2.2	1.2
无报酬就业	1.2	0.5
劳务和就业服务、制度和政策	1.1	0.4
有偿就业	1.0	0.3

调查中的第四个问题，要求参与者判断对每一类功能恢复/维持的满意度。例如，参与者被问及“对于呼吸功能恢复/维持的满意度是多少？”满意度最高的五类功能是：支持和家庭关系（平均=4.5），卫生服务、系统和政策（平均=4.4），娱乐和休闲（平均=3.9），呼吸功能（呼吸）（平均=3.8），运动耐力（平均=3.8）（表 16-4）。获得最低评级的三类职能是：有偿就业（平均≤1.1），劳动力和就业服务、制度和政策（平均=1.1），志愿工作（平均=1.3）。

表 16-4　参与者需求评估中恢复/维持促进健康功能需求的满意度汇总（$N=162$）

	平均值	标准差
支持和家庭关系	4.5	0.8
卫生服务、系统和政策	4.4	0.9
休闲娱乐	3.9	1.0
呼吸功能（呼吸等）	3.8	0.8
运动耐力	3.8	0.9
呼吸功能（气体交换）	3.8	1.0
社区生活	3.8	1.0
步行功能	3.7	0.9
情感功能	3.7	1.0
与朋友的关系	3.0	1.3
家务	2.8	1.6
与心血管及其他呼吸功能相关的感觉	2.7	1.7
无报酬就业	1.3	1.0
劳动力和就业服务、制度和政策	1.1	0.6
有报酬就业	1.0	0.3

16.5 讨论

研究结果表明，参与者认为，呼吸功能是影响健康的最重要因素；呼吸功能主要受到尘肺病的影响。参与者对于恢复和维持这些呼吸功能，表达出最强烈需求，尽管如此，据参与者说这些需求已经得到了一定程度的满足。卫生服务、系统和政策类别，被认为是参与者关注的第二大问题，参与者分享了这方面的常见知识，包括 PCFB 的现行政策、PCFB 资助的康复服务以及公立医院和卫生服务。参与者还将卫生服务、系统和政策，视为影响他们健康的最重要因素之一（平均 3.9，满分 5 分），参与者认为这一因素对影响尘肺病治疗结果至关重要。参与者强烈期望保持目前的服务水平、系统和政策，以维持他们目前的健康状况，总体上，参与者对现有卫生服务、系统和政策感到满意。

尘肺病患者的呼吸功能与卫生服务、系统和政策（在本研究中，由 PCFB、三家医院和两个非政府组织提供）密切相关。导致这些结果的原因可能是患者的呼吸功能恶化，会消耗可用的健康和康复服务[14,15]，提供这些服务将有助于维持现状或至少减缓这种恶化[16]。我们的研究结果与探讨慢性阻塞性肺疾病（COPD）康复需求的研究结果相似，例如，欧洲和美国 COPD 患者康复照护最新进展显示，已采取更先进的康复计划，以满足患者的身体和情感需求[17-19]。这些最近的研究表明，对于 COPD 患者来说，仅关注症状管理并不是一种理想的康复方法；最佳康复计划，应考虑患者在其环境中的身体和情感功能，ICF 职业康复核心组合的使用，有助于掌握参与者对这一重要因果关系的看法，即身体功能和环境因素之间的关系[8]。结果还表明，参与者能够理解他们的需求（例如呼吸功能），包括如何以及在多大程度上能够满足这些需求，这些信息对于服务提供者进一步改进康复干预措施非常重要，以更好满足这些患者的需求。

参与者普遍认为支持和与家庭的关系非常重要。事实上，其重要性评级仅次于最高的呼吸功能（5 分中的 4.8 分）。值得注意的是，患者并不认为支持和与家庭的关系受到尘肺病的影响；因此，恢复和维持这些功能的需求并不强烈，更重要的是，他们觉得支持和与家庭的关系非常令人满意。我们的研究结果，在一定程度上与其他关于照顾者对 COPD 患者影响的研究一致；例如，与接受非配偶照护的患者相比，由配偶照护的 COPD 患者表现出更好的医疗依从性[20]。另一项研究发现，拥有更强家庭支持的 COPD 患者，表现出更强的自我照护行为[21]，从与家人的积极关系中获得的支持似乎对患者非常重要。这再次说明了使用 ICF 模型来解决可能影响残疾人潜在活动受限和参与限制的实用性；使用 ICF 类别构建的调查问卷，可以揭示影响患者在其生活环境中功能因素的重要性[22,23]。例如，支持和与家庭的关系，对于加强患者群体活动和参与度非常有价值；尘肺病患者康复服务的未来发展，可能会着重加强这一环境因素。

患者认为娱乐和休闲是健康的一个相对重要的因素（4.2 分，满分 5 分）。PCFB 提供的康复服务满足患者的娱乐和休闲需求，在 PCFB 的康复服务中提供娱乐和休闲活动有两个主要原因。首先，在册患者的年龄基本上超过了退休年龄（即 60 岁），2012 年，由 PCFB 资助的尘肺病患者平均年龄为 65 岁[11]；第二，这些患者属于职业病补偿计划范畴并且已经退休，患者参与 PCFB 的服务越多，他们的娱乐和休闲需求就越能得到满足。相比之下，患者并不认为生产劳动是影响他们健康的重要因素，生产劳动包括：有报酬和无报酬的就业，劳动力和就业服务、制度和政策，还有家务。事实上，在其他因素中，这类功能的评级最低，在恢复这类功能的需要方面也观察到了类似的趋势，这表明就业并不是患者的关注重点。相反，患者主要关注的是呼吸功能、身体和情感功能，这些与自身功能更相关，是他们满意的驱动力。我们的发现与其他研究中揭示的有些不一致，尽管他们的呼吸功能并没有因为就业或其他志愿工作而得到改善，但参与生产劳动已被证明可以提高 COPD 患者的生活质量[24]。在尘肺病和香港当地文化背景下，无报酬活动可能更适合患者考虑，这类活动的例子包括：社区志愿服务、家庭成员的儿童保育和非政府组织的志愿服务，适合相对年轻且呼吸/身体功能障碍较轻的患者。如果认为合适，这些结果可能有助于让服务提供者进一步增强这些患者的生产力角色。这些发现表明，不管患者是否有正式工作，或已超过工作年龄，将 ICF 模型应用到活动和参与领域都是有用的。

最后必须提出的是，步行功能、运动耐力和情绪功能的评分类似。总的来说，患者认为这类功能是影响他们健康的重要因素（3.4～3.7 分，满分 5 分）。这些功能被认为受到尘肺的中度影响；因此，恢复和维护这些功能的需求总体来说相当高，与呼吸功能类似，患者对这些功能的需求也得到了一定程度的满足。ICF 模型纳入身体功能表明，它是影响活动和参与的主要因素之一。在目前的研究中，结果表明环境因素对尘肺病患者的活动和参与的影响超过身体功能因素的影响。

16.6 总结

本章描述了一组尘肺病患者的需求满意度调查结果，这些患者曾体验过 PCFB 资助的康复服务。这些结果反过来可以阐明，在描述服务需求和反映这些患者的需求满意度方面，ICF 模型如何做到有意义和实用。研究结果显示，这些患者对 PCFB 目前提供的健康管理和康复服务感到满意，这有助于指导 PCFB 未来服务的发展。对于 ICF 模型，研究结果表明，活动和参与、身体功能以及环境因素之间存在密切关系。一般患者认为呼吸功能是他们最重要的需求，对于尘肺病等慢性肺病患者来说也是如此。更重要的是他们充分认识到，影响呼吸功能的最重要因素是环境因素，如卫生系统、服务、政策、支持以及与家庭的关系。进一步的研究，应该验证这些因素之间的因果关系，并探索 ICF 模型在不同患者群体需求评估中的更广泛应用。

致谢

感谢 PCFB 为完成需求调查提供资金和帮助。感谢参与本次调查的患者和实施本研究的 Elsie Ong 女士。

附录 16-1 尘肺病患者的需求评估

数据库

姓名：

年龄：

教育程度：

家庭主力劳动者（是/否）：

吸烟情况：

以前的职业：

与尘肺有关的职业持续时间：

尘肺病诊断年份：

伴发疾病（共病）：

开始赔偿的日期/年份：

严重程度（诊断时）：

严重程度[在最近的评估中（以及在什么时候）]：

职业病诊断后的工作年限：

雇佣关系结束（哪一年）：

需求评估问卷

以下是您可能会发现对您健康很重要的功能列表。对于每项功能，您都会被要求对其重要性以及受到损害的程度进行评分。然后会询问您对恢复/维护功能的需求，并提出满足需求的方法。

请尽你所知回答问题［注：同一组封闭式问题（a 至 d）和两个开放式问题适用于 15 个功能分类中的每一类］。

1. 呼吸功能（气体交换）

将空气吸入呼吸系统、空气和血液之间的气体交换以及呼出空气的功能。

a）呼吸功能对你的健康有多重要？

最不重要　　　　　　最重要

1　2　3　4　5

b）呼吸功能损伤的严重程度？

低　　　　　　高

1　2　3　4　5

c）你对于恢复/维持呼吸功能以促进健康的需求渴望有多大？

最低　　　　　　最高

1　2　3　4　5

d）恢复/维持呼吸功能的需求在多大程度上得到了满足？

一点也不　　　　　　非常

1　2　3　4　5

请写下如何满足这些需求的建议。

____

请说明康复服务中的哪些项目可以帮助您满足呼吸功能的需求。

____

2. 呼吸功能（呼吸、咳嗽和打喷嚏）

这些功能与呼吸、咳嗽、打喷嚏和打哈欠有关。

3. 运动耐力

与身体承受持续运动有关的功能，包括上肢、下肢以及躯干等运动。

4. 与心血管和呼吸功能相关的感觉

心率减慢、心悸和呼吸急促等感觉。

5. 步行功能

一步一步沿着一个平面走动，保持一只脚总是与地面接触，比如在散步、闲逛、向前、向后或侧向行走时。

6. 做家务

通过打扫房屋、洗衣服、使用家电、储存食物和处理垃圾（如扫地、拖地、清洗柜台墙壁和其他表面）来管理家庭；收集和处理生活垃圾；整理房间、壁橱和抽屉；收集、洗涤、烘干、折叠和熨烫衣物；清洁鞋类；使用扫帚、刷子和吸尘器；使用洗衣机、烘干机和熨斗。

7. 情感功能

与心理活动中的感觉和情感成分有关的特殊心理功能。

8. 社区生活

参与社会生活的各个方面，如参与慈善组织、服务俱乐部或专业社会组织。

9. 娱乐和休闲

参与任何形式的游戏、娱乐或休闲活动，如非正式或有组织的游戏和体育活动、健身、放松、娱乐或消遣节目，去画廊、博物馆、电影院或剧院；参加手工艺或爱好、阅读、演奏乐器；观光和休闲旅游。

10. 支持和家庭关系

因出生、婚姻等社会文化认可的具有亲属关系的个人，如配偶、伴侣、父母、兄弟姐妹、子女、养父母和祖父母。

11. 支持和朋友关系

在以信任和相互支持为特征的关系中保持密切和持续参与的个人。

12. 有报酬就业

作为全职或兼职、受雇于人或自谋职业的雇员，为获得报酬而在职业、行业、专业或其他就业形式中参与各项工作，如寻求就业并获得一份工作、完成本工作所要求的任务、按要求准时上班、管理其他工作人员或被其他人管理、独自或以集体形式完成所要求的任务。

13. 无报酬就业

作为全职或兼职的雇员，不要报酬而参与的各项工作，如组织工作活动、完成本工作所要求的任务、按要求准时上班、管理其他工作人员或被其他人管理、独自或以集体形式完成所要求的任务，如慈善工作、无偿为社区或宗教团体工作、无偿在家附近工作。

14. 卫生服务、体系和政策

预防和处理健康问题，提供卫生和康复的服务、体系和政策，以及促进健康生活方式的政策。

15. 劳动力和就业服务、体系政策

为失业人员或正在寻找工作的人找到合适工作，或支持有工作者晋升等相关的服务、体系和政策。

（范雪梅译；蒋波校）

参考文献

[1] Laney AS, Weissman DN. The classic pneumoconioses: new epidemiological and laboratory observations. Clin Chest Med. 2012; 33(4): 745-58.

[2] Wagner GR. Asbestosis and silicosis. Lancet. 1997; 349(9061): 1311-5.

[3] Ochmann U, Kotschy-Lang N, Raab W, Kellberger J, Nowak D, Jorres RA. Long-term efficacy of pulmonary rehabilitation in patients with occupational respiratory diseases. Respiration. 2012; 84(5): 396-405.

[4] World Health Organization. International classification of functioning, disability and health: ICF. Report. Geneva: World Health Organization; 2001.

[5] CF Research Branch. ICF core sets for vocational rehabilitation [homepage on the internet] [updated 3 May 2010]; cited Available from: http://www.icf-research-branch.org/icf-core-sets-projects/diverse-situations/icf-core-setsfor-vocational-rehabilitation.html

[6] Escorpizo R, Ekholm J, Gmunder HP, Cieza A, Kostanjsek N, Stucki G. Developing a Core Set to describe functioning in vocational rehabilitation using the international classification of functioning, disability,

and health (ICF). J Occup Rehabil. 2010; 20(4): 502-11.

[7] Escorpizo R, Reneman MF, Ekholm J, Fritz J, Krupa T, Marnetoft SU, et al. A conceptual definition of vocational rehabilitation based on the ICF: building a shared global model. J Occup Rehabil. 2011; 21(2): 126-33.

[8] Stucki G, Ewert T, Cieza A. Value and application of the ICF in rehabilitation medicine. Disabil Rehabil. 2002; 24(17): 932-8.

[9] Cieza A, Ewert T, Ustun TB, Chatterji S, Kostanjsek N, Stucki G. Development of ICF Core Sets for patients with chronic conditions. J Rehabil Med. 2004; 36(44 Suppl): 9-11.

[10] Chan CC, Tsang EW, Siu A, Kwok H, Cheng A. Independent review: current rehabilitation programs in Hong Kong funded by the PCFB. Report. Hong Kong: Pneumoconiosis Compensation Fund Board; 2013.

[11] Pneumoconiosis Compensation Fund Board 2012 Annual Report. Report. Hong Kong: Pneumoconiosis Compensation Fund Board; 2013.

[12] Food and Health Bureau. Primary care development in Hong Kong strategy document. Report. Hong Kong: Government of Hong Kong; 2010.

[13] Wallace PJ. Physician involvement in disease management as part of the CCM. Health Care Financ Rev. 2005; 27(1): 19-31.

[14] Spieth PM, Guldner A, de Abreu MG. Chronic obstructive pulmonary disease. Curr Opin Anaesthesiol. 2012; 25(1): 24-9.

[15] Macintyre NR. Chronic critical illness: the growing challenge to health care. Respir Care. 2012; 57(6): 1021-7.

[16] Corhay JL, Dang DN, Van Cauwenberge H, Louis R. Pulmonary rehabilitation and COPD: providing patients a good environment for optimizing therapy. Int J Chronic Obstr Pulm Dis. 2014; 9: 27-39.

[17] Norweg A, Collins EG. Evidence for cognitive-behavioral strategies improving dyspnea and related distress in COPD. Int J Chronic Obstr Pulm Dis. 2013; 8: 439-51.

[18] Troosters T, van der Molen T, Polkey M, Rabinovich RA, Vogiatzis I, Weisman I, et al. Improving physical activity in COPD: towards a new paradigm. Respir Res. 2013; 14: 115.

[19] Almeida P, Rodrigues F. Exercise training modalities and strategies to improve exercise performance in patients with respiratory disease. Rev Port Pneumol. 2014; 20(1): 36-41.

[20] Trivedi RB, Bryson CL, Udris E, Au DH. The influence of informal caregivers on adherence in COPD patients. Ann Behav Med. 2012; 44(1): 66-72.

[21] Kara KM, Alberto J. Family support, perceived self-efficacy and self-care behaviour of Turkish patients with chronic obstructive pulmonary disease. J Clin Nurs. 2007; 16(8): 1468-78.

[22] Simeonsson RJ, McMillen JS, Huntington GS. Secondary conditions in children with disabilities: spina bifida as a case example. Ment Retard Dev Disabil Res Rev. 2002; 8(3): 198-205.

[23] Heinemann AW, Magasi S, Hammel J, Carlozzi NE, Garcia SF, Hahn EA, et al. Environmental factors item development for persons with stroke, traumatic brain injury and spinal cord injury. Arch Phys Med Rehabil. 2013; 13: 1308-7.

[24] Orbon KH, Schermer TR, van der Gulden JW, Chavannes NH, Akkermans RP, Schayck OP, et al. Employment status and quality of life in patients with chronic obstructive pulmonary disease. Int Arch Occup Environ Health. 2005; 78(6): 467-74.

17

基于 ICF 的脊髓损伤患者职业康复过程管理

Stefan Staubli, Urban Schwegler, Klaus Schmitt, Bruno Trezzini

17.1 引言

目前,以世界卫生组织(WHO)的国际功能、残疾和健康分类(International Classification of Functioning, ICF)中的残疾与健康为代表、对健康和残疾进行诠释的生物-心理-社会模式,在康复界受到了特别的欢迎。然而,目前对在临床实践中 ICF 概念的实施是否被夸大,或对临床实践的指导具体是什么并不清楚[1]。ICF 为个人健康及与健康有关的功能分类提供了一个框架和标准,并没有为职业康复(VR)[2]提供一个理论或具体的指引,尽管如此,在就业安置中应用与基于生态和系统的职业康复理念兼容的 ICF 框架,已受到普遍重视[3]。

ICF 在 VR 管理中的广泛适用性和通用性已被业内广泛认可。Escorypizo 等人提出了基于 ICF 的 VR[4]定义:职业康复是在不同的环境、服务和活动中,向具有与健康有关的损伤、限制或工作功能受限的工作适龄个人提供的一种多专业循证方法,其主要目的是优化工作参与。

然而,正如该定义的作者所指出的那样,这个定义根据 VR 的具体情况需要额外的延伸。例如,脊髓损伤(SCI)患者的 VR 与创伤性脑损伤或精神障碍患者的 VR 面临的是不同的挑战。此外,在临床实践中,使用了多种更有针对性的重返工作模式[5],如支持就业方法结合"先安置,后培训"的策略。

根据 Gobelet 和 Franchignoni 的观点,以及比上述定义更具体的方式表述,职业康复的过程可以描述如下[6]:职业康复主要涉及职业评估、工作再培训、教育和咨询、工作指导和人体工程学辅助,以及心理-社会干预(包括职业定位和重返工作岗位的所有其他准备形式)。

此外,根据 Langman[7]的研究,在综合环境中进行竞争就业的职业康复过程可以分为四个主要阶段:①初始评估、入组和制定康复计划;②评估和评价;③安置前支持和工作发展;④安置、工作保留和病程结束。

特别是在瑞士,关于一般的 SCI 患者使用或首选 VR 服务类型和数量的文献非常有限。在一项关于美国 445 名 SCI 患者的研究中,三分之一的受访者接受了与工作相关的支持[8]。最常用的服务是关于工作机会或如何找到工作的咨询(19.8%的受访者),其次是对不同工作类型所进行的工作能力评估(15%);有趣的是 9%的受访者接受了对辅助设备的改进,而在所有受访者中表示需要这样改进的只有 13.9%的人。研究显示人们对帮助发展新的工作技能(24.2%)和帮助找工作(21.3%)的需求更大,然而此研究结果仅用于美国,在应用于其他国家时可能会受到一定程度的限制。

因此,本章的目的是阐述在瑞士截瘫中心(Swiss Paraplegic Centre, SPZ)进行的基于 ICF 康复管理的实践经验,SPZ 是一个专门针对脊髓损伤患者的康复专科医院。为此,我们特别选择了以职业康复为中心的案例。

职业康复是在不同的环境、服务和活动中，向具有与健康有关的损伤、限制或工作功能受限的工作适龄个人提供的一种多专业循证方法，其主要目的是优化工作参与。

17.2 组织和法律背景

17.2.1 瑞士截瘫中心

瑞士截瘫中心(SPZ)是瑞士最大的脊髓损伤康复专科医院。至 2012 年，该院配备了 140 张床位，全年有 924 例住院患者，累计住院日 49 446 天[9]。在最早期的 100 例康复患者中，有 44 位为截瘫患者，56 位为四肢瘫患者。在 2010 年和 2011 年间，导致脊髓损伤的病因，事故和疾病大致各占一半；而在 2012 年，66% 的脊髓损伤由事故造成。

SPZ 是瑞士截瘫基金会(Swiss Paraplegic Foundation，SPS)支持的综合服务网络的一部分，旨在帮助患者尽可能地恢复自主生活。该院包括急诊和住院康复治疗，此外门诊治疗也是 SPZ 的一部分，在脊髓损伤患者的长期照护中起着重要的作用。除了这种跨领域的“纵向整合”之外，SPZ 还遵循了康复过程[10] 中涉及的不同专业学科的“横向整合”，“横向整合”基于每周的 ICF 团队会议，由医生、物理治疗师、职业治疗师以及社会咨询师和职业康复专家共同参加、进行跨学科病例讨论。

在 2011 年和 2012 年，SPZ 对职业康复管理和治疗过程进行了系统分析，从而对医院的所有领域制定了详细的康复理念和流程。这一康复理念的基础是患者的临床路径管理，包括了从入院到出院复杂的康复过程。以往传统的康复理念指的是一个终身的、整体的过程，但现代的康复过程越来越多地以目标为导向开展患者管理；SPZ 应用以患者参与为重点的出院目标，表明了一个自上而下的康复理念[11]。出院目标类别的使用允许规划和选择确切的干预措施，依据多学科参与的康复过程，成功的治疗需要一个结构化和目标导向的方案，该过程中涉及的不同学科主要为共同确定的目标提供服务，并确保在定期安排的会议上讨论所有相关问题，但尽量避免冗余的议程。ICF 模式以患者参与为导向，作为各种出院目标类别定义的总体框架[10,11]。

瑞士截瘫中心(SPZ)是瑞士最大的针对脊髓损伤患者的专科康复医院。SPZ 遵循的康复理念是基于患者路径和以患者参与为重点的出院目标。ICF 的总体框架是确定出院目标类别。

17.2.2 瑞士截瘫中心的职业咨询研究所

职业咨询研究所(institute of vocational counseling，IBF)的工作任务是帮助脊髓损伤患者重返劳动力市场，在与患者协商确定与工作相关的目标后开展服务；2012 年，50 名 SCI 患者通过了瑞士伤残保险(Swiss Invalidity Insurance，SII)工作相关评估。IBF 团队由 10 名员工组成，其中 3 名职业顾问收集患者的社会关系和职业史，根据标准化的评估工具进行检测，并提供职业咨询。在初始康复期间，患者还会得到职业教师的专业支持。

IBF 为所有患者提供与工作相关的培训机会，无论其目标是在综合环境中实现竞争性就业(即“与养老金相关的”就业)，还是在首次康复出院后从事庇护性质的工作。同时还提供了有关具体工作活动的激励计划。

17.2.3 与瑞士伤残保险公司合作

瑞士伤残保险(SII)旨在将残疾人整合、保留和/或重新融入初级劳动力市场。为了实现这一目标，SII 对残疾人进行了与工作相关的评估,以及让残疾人参与重新回归工作的项目指导,如职业咨询、再培训或工作指导。SII 可以自行提供此类服务或将其委托给第三方,因此,SII 与不同的服务机构(如 IBF)职业咨询研究所签订了服务协议,这些协议决定了服务的类型、质量、补偿和协调情况,以确保其服务的实施合适、具有成本效益,并以目标为导向。不同的联邦法律、法规和行政条例构成了这些协议的法律基础。

从 SII 的角度来看,系统化个人职业康复项目的主要目标是为初级劳动力市场培训一个称职的劳动者,或确保残疾个人从职业培训或再培训中毕业,为其融入劳动力市场做好准备。一个完整职业康复程序主要包括 4 个方面:

(1) 降低抚恤金。

(2) 从教育培训中成功毕业。

(3) 初级劳动力市场中的竞争性就业。

(4) 具有成本效益的实施。

具体的目标依据每个不同的案例进行协商,当事人或患者选择 IBF 代表 SII 提供的 4 项服务中的 1 项签订服务协议,该服务协议由 SII 以固定费率进行补偿。这 4 项服务包括:

(1) 基本职业评估:在 80 小时内,通过多学科标准化评估工具评估基本工作相关能力,并确定工作潜力。

(2) 综合职业评估:根据从基本评估中获得的信息,当事人被分配到一个特定的与工作相关的评估项目中。在评估过程中,由职业顾问陪同、协助当事人做与工作相关的决策。

(3) 职业培训:根据基本和/或综合职业评估的结果,当事人接受特定工作相关技能和能力的培训。专业教师(即职业和成人教育工作者)的持续支持,有助于残疾人士以最佳方式逐步重返工作岗位。

(4) 工作指导:当事人和雇主在重返竞争性就业岗位,或参加初级劳动力市场职业培训之前和开始接受培训时,从职业培训专家那里获得密切的专业支持,可明显提高个人可持续地重返工作岗位的成功机会。

> SPZ 的职业咨询学院(IBF)与瑞士伤残保险公司(SII)密切合作,IBF 代表 SII 为脊髓损伤患者提供 4 项服务:基本职业评估、综合职业评估、职业培训和职业指导。

17.3 瑞士截瘫中心基于 ICF 的康复管理

17.3.1 目标设定、目标类别和 ICF

对于以目标为导向的康复管理,至关重要的是不仅要考虑医疗诊断,而且要从整体出发考虑健康和残疾的各个方面。康复的定义是对功能健康损伤和受限个体相关的多学科和跨学科的管理[12],最终目标是确保个人达到最大的功能水平,以最佳方式重新融入社会。ICF 可以促进这一康复理念的执行，ICF 不仅考虑到个体的健康状况,还综合考虑了身体功能和结构、活动和主动参与以及环境和个人因素的影响,这些层面可以通过使用 ICF 的共同语言来系统地加以阐述。

康复方面的干预目标和方案只能部分来自医学诊断。例如,一名年轻的 SCI 患者在发生事故后无法完成原有的工作,需要职业再培训;而老年的 SCI 患者则不同,在其身体条件有限的情况下需要的是生活自理或者进入养老院。因此,在相同诊断而个人状况不同的情况下,需要完全不同的干预目标和康复方案。

相比之下,ICF 类别的结构化整合可以制定精确的治疗路径,并按路径实施治疗。参与目标的制定和标准化,并考虑 ICF 的其他因素如个人因素,有助于临床实施基于诊断和功能的治疗路径。使用基于 ICF 评估和治疗的标准化方法制订的康复方案,比主要侧重于医疗诊断的方案更适合患者个人;同时,基于 ICF 的评估也促进了功能评定的透明度和可理解性,极大地改进了职业评估。

旨在衡量和提高个人参与的评估和治疗过程需要多学科参与,以确保整个康复团队联合干预规划、多边沟通和设定目标的完成,减少了患者住院的时间,提高了员工满意度以及康复的有效团队合作[13,14]。ICF 为目标设定和团队沟通提供了指南[15],提升了多学科康复过程的团队合作质量[16]。

使用基于 ICF 的评估和治疗的标准化方法制订的康复方案,比主要侧重于医疗诊断的方案更适合患者个体。ICF 为目标设定和团队沟通提供了一个路线图,并提高了多学科康复过程中团队合作的质量。

17.3.2 瑞士截瘫中心应用目标类别

为了选择适当的干预措施,以患者为中心的目标设定过程应侧重于制定目标,如重新融入工作或独立生活。目标类别是实现这种过程的合适途径,通常在参与级别上定义。

SPZ 采用了 20 个参与目标类别,包括“生活”(7 个类别)、“社会活动”(5 个类别)和“工作”(8 个类别)等三大领域,每个目标类别都基于 ICF 三大组成部分“活动和参与”、“身体功能和结构”和“环境因素”的标准设定。表 17-1 显示了“工作”领域的目标类别,以及不同 ICF 组成部分需要达到的标准,在出院时应达到的目标类别应在入院后的前几天内确定。参考 ICF 三个组成部分的标准,通过说明作为实现相应目标类别的先决条件一般需要满足的因素,促进了目标设定过程(表 17-1)。

表 17-1 SPZ 应用的参与“工作”领域的目标类别和标准

目标类别	活动和参加	身体功能和结构	环境因素
C1-有意义的日常工作安排	基本的社交和沟通技巧	每天至少 4 小时的正常心理和生理状况	日间结构化服务的可用性
	应对简单挑战的能力	在社交层面上可接受的大小便控制能力	全额养老金和资金保障
	足够的机动性		
	建立人际关系的能力		环境适应能力(建筑、组织、辅助设备)
C2-庇护性就业	获得技能的能力	每天至少 4 小时正常心理和生理状况	一名来自 SII 职业顾问的参与
	能够将注意力集中在工作活动上	社交层面可接受的大小便控制能力	应进行职业评估
	能够在支持下执行简单的任务		获得伴随的治疗干预
	定期执行任务的能力		环境适应能力(建筑、组织、辅助设备)
	足够的沟通技巧		外界对庇护性就业工作的接纳意愿
	足够的机动性		资金保障
	建立人际关系的能力		

续表

<table>
<tr><th>目标类别</th><th>活动和参加</th><th>身体功能和结构</th><th>环境因素</th></tr>
<tr><td rowspan="7">C3-为住院、半住院或门诊康复的教育或职业措施的准备</td><td>获得技能的能力</td><td>每天至少 4 小时正常心理和生理状况</td><td>来自 SII 和意外保险的职业顾问的参与</td></tr>
<tr><td>专注于工作活动的能力</td><td rowspan="6">社交层面可接受的大小便控制能力</td><td>应进行职业评估</td></tr>
<tr><td>能够在支持下执行简单的任务</td><td>获得伴随的治疗干预</td></tr>
<tr><td>定期执行任务的能力</td><td>环境适应能力</td></tr>
<tr><td>足够的沟通技巧</td><td>（建筑、组织设备、辅助设备）</td></tr>
<tr><td>足够的机动性</td><td rowspan="2">资金保障</td></tr>
<tr><td>建立人际关系的能力</td></tr>
<tr><td rowspan="7">C4-在原工作岗位上的职业调整/职业重新定位</td><td>能够在职业重新定位后，根据当前的工作概况，执行适应的工作任务</td><td>每天至少 4~8 小时的工作能力</td><td>来自 SII 和意外保险职业顾问的参与</td></tr>
<tr><td>学习和掌握技能的能力</td><td>与工作相关的运动功能和心理状态稳定</td><td>应进行职业评估</td></tr>
<tr><td>应用知识的能力</td><td rowspan="5">社交层面可接受的大小便控制能力</td><td>由雇主提供的充分保障条件</td></tr>
<tr><td>能够完成一般的工作任务和需求</td><td>获得伴随的治疗干预</td></tr>
<tr><td>沟通技巧</td><td>环境适应能力（建筑、组织、辅助设备）</td></tr>
<tr><td>足够的机动性</td><td rowspan="2">资金保障</td></tr>
<tr><td>建立人际关系的能力</td></tr>
<tr><td rowspan="7">C5-在新工作中的职业调整</td><td>能够根据当前的健康状况来执行相应的工作任务</td><td>每天至少 4~8 小时的工作能力</td><td>来自 SII 的职业顾问的参与，意外保险，和安置服务</td></tr>
<tr><td>学习和掌握技能的能力</td><td>与工作相关的运动与心理状态稳定</td><td>应进行职业评估</td></tr>
<tr><td>应用知识的能力</td><td>社交层面可接受的大小便控制能力</td><td>由雇主提供的充分保障条件</td></tr>
<tr><td>能够完成一般的工作任务和需求</td><td rowspan="4">足够的积极性</td><td>获得伴随的治疗干预</td></tr>
<tr><td>沟通技巧</td><td>适应工作</td></tr>
<tr><td>足够的机动性</td><td>环境的能力（体系结构、组织结构、辅助设备）</td></tr>
<tr><td>建立人际关系的能力</td><td>资金保障</td></tr>
<tr><td rowspan="3">C6-住院患者康复后的职业再培训</td><td>能够根据当前的健康状况进行职业再培训</td><td>每天至少 4~8 小时的工作能力</td><td>来自 SII 和意外保险职业顾问的参与</td></tr>
<tr><td>学习和掌握技能的能力</td><td>稳定的与工作相关的运动和心理功能</td><td>应进行职业评估</td></tr>
<tr><td>应用知识的能力</td><td>社交层面可接受的大小便控制能力</td><td>教育机构的生活和护理保障</td></tr>
</table>

续表

<table>
<tr><th>目标类别</th><th>活动和参加</th><th>身体功能和结构</th><th>环境因素</th></tr>
<tr><td rowspan="4">C6-住院患者康复后的职业再培训</td><td>能够完成一般的工作任务和需求</td><td rowspan="4">有足够的学习潜力和动机</td><td>获得伴随的治疗干预</td></tr>
<tr><td>沟通技巧</td><td>适应工作环境的能力(建筑、组织、辅助设备)</td></tr>
<tr><td>足够的机动能力</td><td rowspan="2">资金保障</td></tr>
<tr><td>建立人际关系的能力</td></tr>
<tr><td rowspan="7">C7-兼职工作(包括家务)或教育</td><td>能够根据当前的健康状况,在以前的工作中执行兼职工作</td><td>每天至少 4~8 小时的工作能力</td><td>来自 SII 和意外保险职业顾问的参与</td></tr>
<tr><td>学习和学习能力获得技能</td><td>与工作相关的运动和心理状态稳定</td><td>应进行职业评估</td></tr>
<tr><td>应用知识的能力</td><td rowspan="5">社交层面可接受的大小便控制能力</td><td>由雇主提供的充分的保障条件</td></tr>
<tr><td>能够完成一般的工作任务和需求</td><td>获得伴随的治疗干预</td></tr>
<tr><td>沟通技巧</td><td>适应工作环境的能力(建筑、组织、辅助设备)</td></tr>
<tr><td>足够的机动性</td><td rowspan="2">资金保障</td></tr>
<tr><td>建立人际关系的能力</td></tr>
<tr><td rowspan="7">C8-全职工作(包括家务)或教育</td><td rowspan="7">在活动和参与方面对前一份工作或教育的要求没有重大的限制</td><td>每天至少 4~8 小时的工作能力</td><td>来自 SII 和意外保险的职业顾问的参与</td></tr>
<tr><td>与工作相关的运动和心理状态稳定</td><td>应进行职业评估</td></tr>
<tr><td rowspan="5">社交层面可接受的大小便控制能力</td><td>由雇主提供的充分保障条件</td></tr>
<tr><td>由 SII 担保的资金变更</td></tr>
<tr><td>获得伴随的治疗干预</td></tr>
<tr><td>适应工作环境的能力(建筑、组织、辅助设备)</td></tr>
<tr><td>资金保障</td></tr>
</table>

目前在 ICF 分类体系中并没有包含个人因素,个人因素是指个人固有的方面,代表一个人的生活和生活中影响功能健康最重要的部分。年龄、职业、教育背景、工作态度等因素与工作参与和重返工作[17,18]密切相关,应在职业康复的目标设定过程中予以考虑,同时要考虑工作动机、工作满意度和对重返工作[19,20]的期望;最后,人格和应对策略也应作为职业评估[21,22]的重要环节。

以患者为中心的目标设定过程应侧重于参与目标,如重新融入工作、社会活动或独立生活。

17.3.3 康复中心的现代管理技术

欧洲越来越多的康复中心按照“核心路径”(也称为“患者路径”或“临床路径”)来制订患者康复计

划，并使用过程管理技术，以尽可能最有效的方式提高康复工作的质量和结果。业务流程是完成一项操作任务所需的一系列活动，例如对具有特定诊断和特定参与目标的患者进行的康复过程。对脊髓损伤患者的治疗方案不同于骨科患者的治疗方案，不是基于其功能部门（例如OT部门、PT部门等）的工作任务，而是依据其核心流程如脊髓损伤患者的康复来组织。总之，一个康复过程可以被理解为过程的永久结构化和持续的优化，患者路径（或临床路径）描述了康复专科医院的关键作业流程或工作流程。

2012年，通过发展“SPZ康复”概念，SPZ启动了基于流程的组织结构，通过基本的重组将员工聚集在一起，以更专心地关注患者，提高康复过程的效率。研究表明具有协调流程的结构化患者管理，可以提前实现目标率和提高患者满意度，减少了患者住院时间，防止了治疗瓶颈和资源利用不足的问题[14]。

以患者为中心治疗程序的实施可以显著改善患者的预后[23]。患者路径已被证明是一种有用的管理各种健康状况[24]的方法。然而，对于临床路径或患者路径还没有统一的定义，因为这很大程度上取决于特定康复背景[25]。本章将参照Roeder和Kttner的观念，确定患者路径是一个多学科诊疗计划，来阐述康复专科医院从入院到出院的治疗过程[24]。

患者路径描述了康复专科医院的关键作业流程或工作流程，包含入院和出院之间的多学科治疗计划和治疗过程。

SPZ患者路径（图17-1）基于ICF的综合性康复理念，其中包括有效性、可持续性、实用性和经济效率等标准。路径包括了整个住院和门诊服务的范围，并明确了从入院到出院的过程。需要多学科诊疗和过程的监管，以确保最佳的治疗过程与有效资源配置的临床路径，整合到一个具有指标和明确职责的流程管理系统中，包括关键流程、流程（即路径）、次流程和亚流程。每个流程都包括流程目标、关键目标确定、输入、输出和性能指标，为透明的质量管理体系提供了基础。患者路径是临床信息系统中控制和记录的关键要素，有利于结构化和以患者为中心的多学科交流，促进了标准化的康复服务，同时还是质量改进和基于流程成本分析的财务控制的基础。

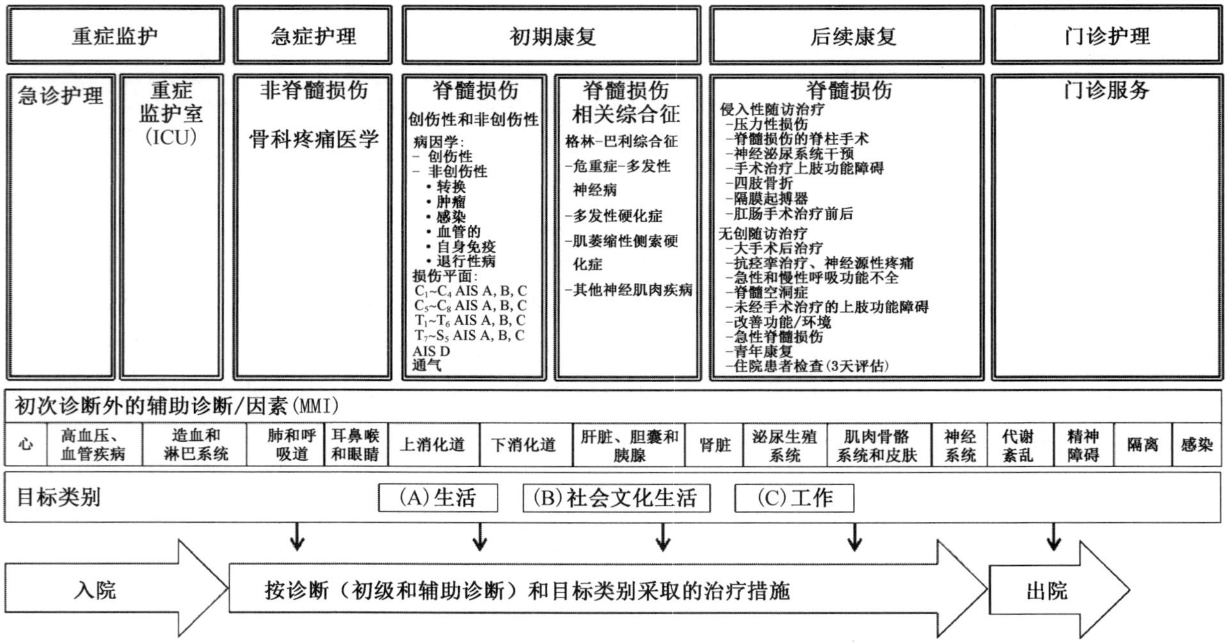

图17-1 5个SPZ患者路径简述

图 17-1 展示了 SPZ 的 5 个患者路径及其 3 个“次流程”：①入院。②按诊断(初级和二级诊断)和目标类别采取的治疗措施。③出院。

将次流程进一步分为“子流程”如“住房评估”、“工效学咨询”或“职业评估”，对于每个子流程，都有一个特定的“患者管理舱”，用来管理不同阶段的目标实现、适当评估和干预，以及主管科目。

多学科沟通在 SPZ 康复过程中起着关键作用，在这一方面，信息技术(information technology, IT)应用系统可以全面地为团队最初的特殊目的而工作，但是不同 IT 应用系统并存的现状，对康复团队的成员来说是一个巨大的挑战，团队成员要在未连接的信息技术应用程序系统中寻找必要信息的过程非常耗时。此外，未连接的信息系统不利于团队分享关于特定干预措施的跨学科知识，也难以确定共同的干预线索。记录具体的治疗措施及其进展对于跨学科团队合作方案很重要，有助于工作过程的结构化，进一步阐明康复过程中涉及的各专业学科间的链接点。

患者管理舱为建立一个总体的临床信息系统提供了基础，并使所有医疗、护理和治疗措施的工作流程可视化，它由一个基本模块组成，该模块在一组规则中工作，数字化的显示工作过程结构。该工具实现了可以访问所有应用程序层面的功能，可以作为临床实践中的导航和工作工具。此外，该工具还为用户提供了即时访问工作流程中设定的所有信息的机会，并可以双向记录治疗结果文档。

对 SPZ 康复过程中涉及的不同学科的调查显示，团队成员希望患者管理舱提供关于目前患者自我训练和其他专科训练中的状态信息，包括当前的调查发现(例如，咨询报告)、医疗处方(例如，术前或术后)、疗程(例如，全科或专科)和患者状态(例如，治疗状态或保险状况)；此外，还应提供相应的中间目标及其状态。

SPZ 患者路径依据基于 ICF 的全面和整合的康复概念，并被纳入一个具有指标和明确责任的过程管理系统。患者管理舱作为一个临床导航工具，成为建立一个总体的临床信息系统的基础，从而使所有医疗、护理和治疗措施中的工作流程可视化。

17.3.4 职业咨询研究所(IBF)的职业措施

在本节中，将以治疗过程中的“职业措施”作为具体例子，简要描述在 SPZ 康复中应用的患者管理舱的特点。图 17-2 是一个流程图，总体概述了 IBF 目前在 SPZ 按“职业措施”开展的治疗过程。横轴表示时间过程，纵轴表示职业康复过程中涉及的不同参与者。该过程从医生和参与跨学科 ICF 会议的人员决定需要采取职业措施开始，治疗过程的最佳协调防止了整体康复过程中的冗余。例如，明确地确定了治疗过程中的“职业措施”和“工作场所评估”如何互相依赖；此外，在多学科的环境中，定期调整目标类别和中间目标是必要的和有益的。

基于 ICF 的治疗流程，“职业措施”被细分为以下几阶段(见框注 17-1)：

(1) 初始阶段。

(2) 评估阶段。

(3) 评估和决策阶段。

(4) 目标和措施的多学科协调。

(5) 干预阶段。

(6) 目标评估。

(7) 出院阶段。

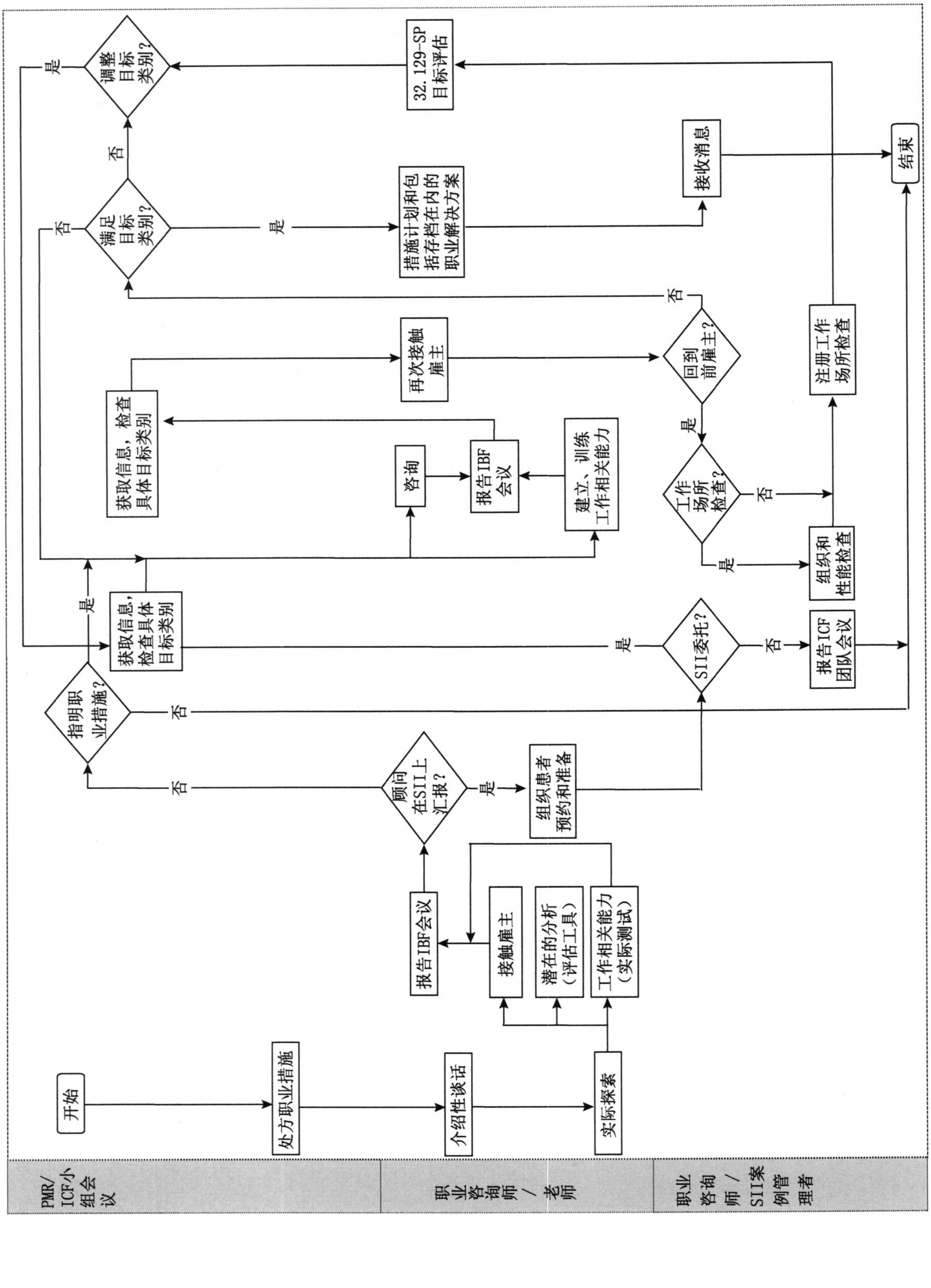

图 17-2 IBF 治疗过程中职业措施的患者管理"驾驶舱"流程图

框注 17-1 “职业措施”的阶段

(1) 初始阶段

这一阶段的重点是激励和建立信心，包括一个在 IBF 团队成员之间的介绍性演讲。在第一次会议中，患者向 IBF 团队介绍自己，对其职业史的记录是初始阶段的关键方面之一。基于这些信息，团队制定一个职业假设(例如，一个训练有素的熟练砖匠工，可能被重新培训成为绘图员)，这一假设决定了将在评估阶段进行的测试和评估类型。初始阶段还包括职业教师的实践探索，以检测患者对特定工作的兴趣和工作态度，并激励他们参与职业康复项目的积极性。

(2) 评估阶段

本阶段代表了职业评估过程，包括与工作相关的能力、技能和潜力评估。此外，联系雇主并收集有关原工作场所的环境因素和保险相关方面的信息。工作潜力分析可以考察患者工作相关的能力，涉及评估工具的应用，如表现测试、与工作相关的智力测试、兴趣测试、能力倾向测试或人格测试。对患者的行为和个人因素的监测对评估也起着至关重要的作用；此外，与工作相关的能力也通过专业职业教师的实践测试进行评估。评估阶段的主要任务是定义第一个职业假设的工作目标，IBF 开发了一个匹配工具，以确保患者的工作相关技能和兴趣与工作需求之间的最佳匹配。

(3) 评估和决策阶段

本阶段涉及确定与工作相关的具体出院目标，旨在出院后 12 周内得以实现。在这一阶段开始的第一个重要决定是该案例是否应提交给 SII 的职业顾问，以接受进一步评估的正式授权，然后再确定要达到的特定目标类别，如职业再训练。

(4) 目标和措施的多学科协调

这个阶段包括确定实现主要工作目标所需的措施和具体的中间目标，将具体步骤分配给在康复过程中涉及的相应学科。

(5) 干预阶段

在干预阶段，患者将得到职业顾问的支持，并接受工艺、信息学、商业职业和外语等 4 个专业中的 1 个或多个专业职业教师的工作培训。

(6) 目标评估

通过使用上述匹配工具来检测目标实现的情况，并确定患者目前具备的与工作相关的技能和个人能力是否可以完成既定目标(重返工作或学校)，目标是否已经满足个人的需求、或者需要调整，之前或未来的雇主或校长要考虑一些不利或者有利的环境因素；此外，职业治疗师还要对计划中的工作场所或学校进行检查和工效学咨询。

(7) 出院阶段

住院阶段最后的重点是出院程序。计划出院后的干预措施，并确定职业随访解决方案。在理想的情况下，住院患者的 VR 过程以实现最初定义的目标类别、计划和启动一个具体的职业后续解决方案，以及向 SII 提交最终报告而结束。自 2013 年 5 月起，SII 还可以将患者分配到 IBF 进行随访咨询，如通过工作辅导。

17.4 职业咨询研究院基于 ICF 的职业康复个案研究

以下案例与“职业措施”相关的治疗过程，根据 IBF 的 VR 过程的不同阶段进行安排。

A 先生在 36 岁时因一次山地自行车事故而导致脊髓损伤(四肢瘫痪)。根据治疗过程的“职业措施”,高年资主治医师指导 IBF 对 A 先生的职业状况进行筛查,基于 A 先生还年轻以及他之前的职业生涯,IBF 推荐了一个以参与为导向的职业康复目标。

17.4.1 初始阶段

患者与职业顾问的第一次会议涉及 IBF 团队成员的介绍和 IBF 提供的服务。以下是记录的职业史。

A 先生经过了 6 年小学、3 年初中的学习之后,完成了 4 年的木匠学徒生涯,这期间主要学会了建造木构房屋和屋顶建造,又继续在该培训公司里做了 12 年的木匠和装配工,并担任了副队长。此外,他还担任了切割机操作员,负责维护工厂和机器,以及做木工和门的组装。工作期间,他还参加了一个计算机课程,并完成了一个叉车课程。3 年前,他换了工作,加入了一家桑拿房制造公司,负责制作和安装保健设施,并负责其服务和维修,同时还完成了一个桑拿建筑课程。

A 先生已婚,有 3 个儿子,年龄分别为 3 岁、5 岁和 6 岁,本人描述其家庭环境良好。A 先生还积极参与其居住地的协会和社区生活,工作态度积极,非常注重成就。

17.4.2 评估阶段

17.4.2.1 潜力分析:职业顾问

在评估阶段,患者与职业顾问进行一系列会议讨论,并对功能表现以及个人和环境因素进行了不同的评估。职业顾问采用了以下评估工具:

(1) 多方面检查:基于职业能力倾向测试的计算机能力分析,包括关于成就动机和社会能力的人格测试。

(2) KV 兴趣测试:评估在商业领域继续教育的兴趣。

(3) 工人角色访谈:评估影响劳动力市场整合的社会心理和环境因素的结构化访谈。

(4) 标准渐进矩阵(standard progressive matrices, SPM, Raven):一种评估非语言智力、清晰和结构化思维能力的测试。

从康复过程开始,A 先生就是一个高度积极、独立、乐观的人,有良好的资源和应对策略。他在第一次会议上就表示,希望在完成职业康复后重返工作岗位。

在与 A 先生协商后,康复团队与 A 先生的雇主进行了接洽,以充分了解 A 先生受伤前工作场所的环境因素,雇主表示公司愿意积极为 A 先生重返工作岗位提供帮助。

17.4.2.2 工作相关能力评估:专职职业教师

通过不同的实际工作测试(基于电脑的任务),主管专职职业教师收集编辑了一份关于 A 先生的简介,主要是关于 A 先生的工作能力和基于前面提到的匹配工具而展现的潜力(表 17-2)。

表 17-2 应用匹配工具获取 A 先生的工作能力和潜力

类目定义	评估				意见
	0				=不存在(无,0~4%)
		1			=较差(不足,5%~24%)
			2		=中等(足够,25%~49%)
				3	=高(良好,50%~95%)

续表

类目定义	评估					意见
					4	=完整，全部（非常好，96%～100%）
团队行为/社交技能					X	令人愉快和非常合作
手工技能灵巧度					X	在使用机器和材料时的高度灵巧性
精细运动技能					X	在装配工作中的高精度
技术认识				X		很好的组合想法的能力
视觉和空间 知觉				X		在理解和解释图纸和图形方面没有任何问题
专注能力				X		能够专注工作 2 小时
学习能力 记忆力				X		能够快速掌握新的实践和手动功能
创意设计					X	成功地开发了自己的解决方案

17.4.3　评估和决策阶段

根据收集到的信息，对与工作相关的目标设定进行了评估，并向多学科康复团队提出了相应的建议，推荐的目标类别为住院患者康复后的 C6 职业再培训（表 17-1）。

17.4.4　目标和措施的多学科协调

在多学科的 ICF 小组会议上批准了与所推荐的工作相关的目标类别。根据预期的目标类别，制定了实现目标的措施，并分配给主管康复医学团队。

应 IBF 的要求，并根据多学科的评估，SII 要求 IBF 进行基本的职业评估，以具体审查与 A 先生工作有关的资源，并根据其残疾状况评估和确定适合他的职业。

17.4 5　干预阶段

17.4.5.1　技能培训

在 A 先生发生意外之前，他在使用电脑方面的经验很有限，只在学校的计算机课上学到了一些基础知识，在工作中或在家里很少使用计算机。

在职业康复的第一步，A 先生试着学习一个用于建筑行业构图、规划、图形设计和建模的 Auto CAD 2013 软件，期待自己能回到前雇主的负责规划和管理的工作岗位，这些任务对 A 先生虽没有任何额外的挑战，但他知道作为木匠，技术绘画是必须具备的基本技能。

通过使用 Auto CAD 2013 软件，A 先生学习了不同的构图方法，以及创建标准的平面图和不同的绘图布局，快速掌握了 Auto CAD 2013 软件的功能。他头脑敏捷、善于学习，对于工作深思熟虑，能按照指示独立工作，先尝试自己解决问题，在必要时也会寻求帮助；尽管他的身体状况有缺陷，但总是以一种专注而高效的方式在工作。

在整个康复过程中，A 先生从未缺席一门培训课程。他很有学习动力，也很喜欢工程制图，他友好、善良、愉快，与 IBF 团队成员和其他患者的人际交往备受称赞。

A 先生需要一个带有侧键和滚轮的 tetra 鼠标，以最佳地处理计算机 CAD 的不同功能。如果他继续接受进一步的教育，康复团队将推荐一个语音识别系统来优化他的写作速度。

17.4.5.2 额外的技能培训

鉴于新的工作领域和额外的办公室工作，A 先生接受了在商业领域计算机课程的重点培训，培训实现了以下目标：

(1) 激活并激发患者在新的工作领域的动力。

(2) 评估现有的知识。

(3) 计算机工作能力评估(侧重于手部功能)。

(4) 评估工作表现和专注的能力。

(5) 对可靠性和独立性的评估。

(6) 使用计算机工作的指导和培训。

每周 3~4 次课程，每次课程 45 分钟。A 先生接受了使用微软 Office 程序、互联网上工作、用标准德语写电子邮件和通信方面的培训；此外，他还准备了最新的简历。

17.4.6 目标评估

由于手功能受限，A 先生收到了一个触摸板(而不是鼠标)和两个键盘操纵杆。他的肩膀和手臂的活动能力都在正常的活动范围内，一段时间后，A 先生可以在没有触摸板和摇杆的情况下工作，相反只用了一个 tetra 鼠标，尽管是由食指、中指和拇指的按压来控制键盘，他还是取得了很好的工作速度。

在相对较短的时间内，A 先生学会使用微软 Word、Excel 和 Outlook 的基本知识，通过他自己测试和学会新的应用程序，进步很快，并学会了更多新的知识。

他所面临的最重大困难是用标准德语进行通信，由于患有阅读障碍，这在他进行的通信练习中(例如，在书写文稿和矫正文字时)可以观察到他确实犯了不少错误，然而由于他的机智和聪慧、愿意接受建议纠正，避免了在随后的练习中出现类似的错误。因为 A 先生的新工作可能需要经常写信，他继续学习拼写和书信方面的课程，以获得更多的信心。

A 先生踏实可靠，总是按时上课，积极地学习新知识，始终表现良好，能够专注于他的工作。此外，A 先生表现出高度的个人责任感和独立性。

当然，由于 A 先生的手部功能有限，他需要更多的时间来进行平常的工作活动；然而，他的工作效率很高，工作速度很快。

17.4.7 出院阶段

17.4.7.1 与雇主和学校的联系

在康复的过程中，很明显 A 先生回到他发生事故前工作的桑拿建造公司是不现实的。主要的障碍是这是一家订单量波动很大的小公司；此外，对其工作场所的检查显示，必要的建筑设施改进可能会造成高昂的成本。

正如 A 先生所期望的那样，他应该和曾经在那里做木匠的前雇主进行协商，协商会议的结果是 A 先生被邀请参加一个“工作见习日”，以了解更多关于项目经理的工作。这一天也是实验日，以了解 A 先生目前每天能够工作的时长和潜在的工作障碍，A 先生还有机会熟悉活动计划，并观察其他项目经理的工作。这一经历对 A 先生来说是有益的，他最终在另一家公司获得了担任绘图员和项目经理的实习机会。

17.4.7.2 对职业重新融入社会的建议

由于身体的限制，又因为 A 先生无法回到原来的工作岗位，他不得不根据自己的职业情况重新调整自己的方向。因为不能在原工作单位找到一份合适的工作,公司解雇了他。

在几个咨询会议中,通过讨论不同的潜在职业场景,A 先生对建筑业的喜爱始终是他重返工作岗位要考虑的一个主要因素。

进一步的试用工作也许能证明 A 先生可以胜任他以前的工作内容,试用工作还将检测 A 先生的功能储备。

17.4.7.3 职业再融合计划

A 先生达到了他的职业康复出院目标。IBF 建议制订一项回归社会计划,包括几个阶段:

(1) 2 个月后,A 先生将作为绘图员开始工作,仅用于治疗目的,每天工作 3 小时。

(2) 计划在 3 个月内与 IBF 举行会议,审查职业解决方案,并在必要时做出调整。

(3) 在接下来的几个月里,可以根据 A 先生的能力延长他的工作时间。

(4) A 先生将根据其工作场所的需要,咨询 SII 的职业顾问,参加其他与工作有关的课程。

17.5 总结

一个基于参与的具体目标类别并运用 ICF 框架的职业康复过程,对 SCI 患者在劳动力市场上再就业有很大帮助,ICF 全面阐述了职业康复中目标实现过程的关键方面和决定因素,如个人执行工作任务的能力、生理健康以及环境因素的影响。一个清晰记录功能及其决定因素的文档可以将个人的能力与特定的工作需求进行比较,并识别不匹配场景,从而成为职业康复干预的起点;VR 项目如工作安排或工作匹配,可以从这些文档中受益,因为干预可以用更有目标导向的方式计划和执行。一个基于 ICF 的匹配工具可以评估个人的目标实现状态,然而这些特定的 ICF 类别在这一匹配过程中并没有发挥突出的作用,因为目前还不能够解决特定的工作需求;因此,目标类别和匹配标准应从职业信息网络(O*NET)等职业信息系统中选择目标类别和匹配标准。

此外,ICF 没有对 VR 中特别重要的个人因素进行分类。教育和职业背景、工作态度和动机、自我潜能和个性特征等方面决定了一个成功的 VR,并最终能持续和永久地返回工作。因此,在对 SCI 患者进行 VR 时,个人因素应始终被考虑在内,在 ICF 中对特定背景下的个人因素进行适当的分类非常重要。

在 SPZ 中应用的多学科过程管理方法提供了一个透明、良好协调和高效的康复过程。为了跟踪康复的整个过程,SPZ 设计了一种康复管理工具"患者管理舱",这一工具改善了团队成员之间的沟通,并引导有效的多学科团队合作,进而促进了成功的康复。ICF 作为一个自上而下的康复过程和以目标导向的干预计划的结构型体系,其最终目标是促进患者参与和重新融入工作和社会生活,为患者康复后尽可能独立生活提供最佳基础。

学习问题

1. 提供一个基于 ICF 的职业康复定义。

答:职业康复是在不同的环境、服务和活动中,向具有与健康有关的损伤、限制或工作功能受限的工作年龄个人提供的一种多专业循证方法,其主要目的是优化工作参与。

2. 如何确定瑞士截瘫中心的康复理念? ICF 发挥了什么作用?

答:瑞士截瘫中心遵循一个康复理念:采用自上而下的方法,并基于患者路径和以参与为中心的出院目标。ICF模式以参与为重点，是出院目标类别定义的首要框架。

3. 患者路径是什么？

答：患者路径描述了康复专科医院的核心业务或工作流程，是指多学科计划，包含了入院和出院之间的治疗阶段。

4. 描述SPZ职业措施流程中的7个阶段及其最重要的元素。

答：

（1）初始阶段

1）开场发言。

2）记录职业病史。

3）职业假设的设定。

4）由专业职业教师进行的实践探索。

（2）评估阶段

1）联系前雇主。

2）收集有关以前的工作场所和环境的信息，包括与保险有关的方面。

3）职业评估：①潜力分析（与工作相关的能力、兴趣和能力）；②实践测试（与工作相关的能力）。

4）第一个假设工作目标的定义（基于人员与工作之间的匹配）。

（3）评估和决策阶段

1）定义与工作相关的出院目标。

2）决定是否将向SII提交案件。

（4）目标和措施的跨学科协调

1）确定实现主要工作目标的措施。

2）向相应的康复学科分配措施。

（5）干预阶段

1）职业咨询。

2）由专业职业教师进行的与工作相关的培训。

（6）目标评估

1）使用匹配工具检查目标实现情况。

2）就环境促进因素或障碍问题接触未来的雇主。

3）工作场所检查。

4）工效学咨询。

（7）出院阶段

1）出院后的措施规划。

2）确定职业后续解决方案。

3）计划后续的工作指导。

5. 在瑞士截瘫中心的患者管理舱的主要好处是什么？

答：患者管理舱作为一个临床导航工具，为总体临床信息系统提供基础，该系统使所有医疗、护理和治疗措施的工作流程可视化，改善了团队成员之间的沟通，并引导有效的多学科团队合作，进一步促进了成功的职业康复。

（柯昌能译；刘红星校）

参考文献

[1] Wiegand NM, Belting J, Fekete C, Gutenbrunner C, Reinhardt JD. All talk, no action?: the global diffusion and clinical implementation of the international classification of functioning, disability, and health. Am J Phys Med Rehabil. 2012; 91(7): 550-60.

[2] Schultz I, Stowell A, Feuerstein M, Gatchel R. Models of return to work for musculoskeletal disorders. J Occup Rehabil. 2007; 17(2): 327-52.

[3] Homa DB. Using the International Classification of Functioning, Disability and Health (ICF) in job placement. Work. 2007; 29(4): 277-86.

[4] Escorpizo R, Reneman MF, Ekholm J, Fritz J, Krupa T, Marnetoft S-U, et al. A conceptual definition of vocational rehabilitation based on the ICF: building a shared global model. J Occup Rehabil. 2011; 21(2): 126-33.

[5] Ross J. Occupational therapy and vocational rehabilitation. Chichester: Wiley; 2007.

[6] Gobelet C, Franchignoni F. Vocational rehabilitation. In: Gobelet C, Franchignoni F, editors. Vocational rehabilitation. Paris: Springer; 2006. p. 3-16.

[7] Langman C. Introduction to vocational rehabilitation. London: Routledge; 2012.

[8] Meade MA, Armstrong AJ, Barrett K, Ellenbogen PS, Jackson MN. Vocational rehabilitation services for individuals with spinal cord injury. J Vocat Rehabil. 2006; 25(1): 3-11.

[9] SPG. Annual report 2012 of the Swiss Paraplegic Group. Nottwil: Swiss Paraplegic Founda tion; 2013.

[10] SPZ. Concept "rehabilitation in the SPZ". Nottwil: Swiss Paraplegic Center; 2012.

[11] Fries W. Rehabilitation for participation: current state. In: Fries W, Lössl H, Wagenhäuser S, editors. Participating! New concepts of neurorehabilitation-for a successful return to work and everyday life. Stuttgart: Thieme; 2007. p. 1-6.

[12] Stucki G, Müller K, Bochdansky T, Schwarz H, Smolenski U. Is the ICIDH checklist suitable for classification of functional health in rehabilitation practice? -results of a workshop of the consensus conference of the three societies for physical medicine and rehabilitation of Germany, Austria and Switzerland. Phys Rehabil Kur Med. 2000; 10(3): 78-85.

[13] Adler SL, Bryk E, Cesta TG, McEachen I. Collaboration: the solution to multidisciplinary care planning. Orthop Nurs. 1995; 14(2): 21-9.

[14] Bakheit AM. Effective teamwork in rehabilitation. Int J Rehabil Res. 1996; 19(4): 301-6.

[15] Martinuzzi A, Salghetti A, Betto S, Russo E, Leonardi M, Raggi A, et al. The International Classification of Functioning Disability and Health, version for children and youth as a roadmap for projecting and programming rehabilitation in a neuropaediatric hospital unit. J Rehabil Med. 2010; 42(1): 49-55.

[16] Salghetti AM, Betto S, Russo E, Petacchi E, Pradal M, Martinuzzi A. Projecting and programming rehabilitation based on ICF-CY format in a neuropediatric hospital unit. Disabil Rehabil. 2009; 31 Suppl 1: S55-60.

[17] Slebus FG, Sluiter JK, Kuijer PP, Willems JH, Frings-Dresen MH. Work-ability evaluation: a piece of cake or a hard nut to crack? Disabil Rehabil. 2007; 29(16): 1295-300.

[18] Brouwer S, Reneman MF, Bultmann U, van der Klink JJ, Groothoff JW. A prospective study of return to work across health conditions: perceived work attitude, self-efficacy and perceived social support. J Occup Rehabil. 2010; 20(1): 104-12.

[19] Sjöberg L. Risk and willingness to work. Int J Risk Assess Manag. 2007; 7(2): 224-36.

[20] Finger ME, Escorpizo R, Glässel A, Gmünder HP, Lückenkemper M, Chan C, et al. ICF Core Set for vocational rehabilitation: results of an international consensus conference. Disabil Rehabil. 2012; 34(5): 429-38.

[21] Sjögren-Rönkä T, Ojanen MT, Leskinen EK, Tmustalampi S, Mälkiä EA. Physical and psychosocial prerequisites of functioning in relation to work ability and general subjective well-being among office workers. Scand J Work Environ Health. 2002; 28(3): 184-90.

[22] Schwegler U, Peter C, Trezzini B, Anner J, Geyh S. Toward transparent documentation in medical work capacity evaluations: identifying personal factors in medical reports on Swiss disability claimants with chronic widespread pain. Int J Rehabil Res. 2013; 36(4): 298-307.

[23] Salfeld R, Hehner S, Wichels R. Modern clinic management: concepts and solutions. Second, updated and extended edition. Berlin/Heidelberg: Springer; 2009.

[24] Roeder N, Küttner T. Clinical pathways in the light of cost effects in the context of the DRG system. Internist. 2006; 7: 684-9.

[25] Bartz M. Patient pathways-a tool for process optimization in the hospital. 1st ed. Saarbrücken: VDM-Verlag Dr. Müller; 2006.

18

残疾评估中的ICF应用:临床个案报告

Jörg Jeger, Bruno Trezzini, Urban Schwegler

18.1 残疾评估在伤残抚恤金资格认定中的重要意义

随着19世纪末各种社会保险计划的出台,医生又被赋予了一项新任务。在此之前,雇员与雇主之间仅受雇佣合同协议的约束,当雇员生病时,如何对其进行照护完全由雇主决定。私人组织和教会提供了一定程度的社会保障,国家并没有发挥重要作用,随着全面社会保险计划的推出,这种情况发生了根本性的变化。国家立法规定了出现哪些健康问题雇员可以申请保险福利,以及说明了保险福利的具体情况,此外,保险公司要求申请人提供其健康状况及其影响。但仅有对健康问题症状进行主观描述的主诉(如疼痛等)通常是不够的,还需要对其健康问题的严重程度进行客观的评估和评价(如由疾病或事故造成的损伤和功能受限),以便判断申请人是否有资格领取社会和私人保险福利。但雇主、保险公司和申请人通常没有能力对此情况做出结论,为此,需要医疗专家的帮助;在这种情况下,医生不仅要进行诊断或治疗,并且需要承担作为医学专家的额外任务。

这种新的角色定位往往会带来冲突[1,2],因为治疗师有优先考虑患者利益和福利的义务,而医学专家则必须以客观和中立的方式对待和审核申请人的情况。研究界和法学界一致认为,疾病持续的时间越长,后续的保险福利也越高,也更需要明确区分"治疗师"和"医学专家"的职能。在仅持续数日的急性疾病中,主治医生无疑可以证明暂时的工作残疾,但当涉及长期福利,尤其是涉及残疾抚恤金资格的认定时,由不参与治疗过程的外部医学专家来评价和评估申请人的情况是非常重要的。因此,在许多国家,领取抚恤金的资格评审要求有一套独立的医疗检查[3]。

法律体系希望医学专家能够中立和客观地评估申请人的情况,既独立于申请人的个人利益,也不受其客户(即保险公司、法院)利益的影响。申请人被平等对待的权利受法律保护;同时,法律体系还期望医学专家对类似的情况能得出类似的评估结果(即评价者间的高信度),这既适用于所做的诊断,也适用于对功能能力的评定。在实际情况下,不同专家对类似情况的评估差异很大,这违反了法律面前平等对待的要求,在器质性疾病的评定中,虽然评价者信度较低不是大问题,症状的轻重可以通过医疗仪器进行客观评测,比如:心肌梗死后可以通过超声心动图了解结构破坏的程度、通过运动试验来测定心血管功能。在此类情况下,对残疾索赔仲裁员和法律从业人员而言,申请人特定职业的功能能力评估过程透明且合理,很难成为被批评的对象。

相比之下,涉及精神障碍患者的残疾评估更具有挑战性。在全世界的残疾评估中,精神障碍是最常见的健康状况之一[4-6],但这类疾病几乎完全通过症状表现出来,而缺少可以量化的客观征象。

但是，如果没有可凭借客观方法测量的参数，我们怎样才能客观描述精神障碍患者的健康状况，以及如何透明地评估其功能能力呢？这对医学专家和残疾索赔仲裁员来说无疑是一个巨大的挑战。虽然可以使用《国际疾病分类》（*International Classification of Diseases*, ICD）第 10 版或《精神障碍诊断与统计手册》（*diagnostic and statistical manual of mental disorders*, DSM）第 5 版进行诊断，但诊断本身只能对申请人功能状态做出非常有限的推断。无论是躯体症状，还是精神症状都是如此；《国际功能、残疾和健康分类》（*International Classification of Functioning, Disability and Health*, ICF）可为描述功能和健康提供一套整体的生物-心理-社会分类模式，有助于说明健康状况导致的功能限制，因此，建议将 ICF 应用于一般的残疾评估[7,8]，特别是用于精神疾病评估中的功能记录[9,10]。

18.2 瑞士残疾评估程序的现状：优势与问题

目前国际上的社会保险制度可以追溯到两种不同的基本模式。第一种是 19 世纪 80 年代由 Otto von Bismarck 在德国引入的保险模式，其特点是由法律规定的保险和福利目录，资金来自投保公民的缴款。第二种是基于 William H. Beveridge 建议的保险模式，该模式在第二次世界大战后在英国实施，其特点是资金来自由税收资助的国家医疗服务体系。瑞士的社会保障体系遵循俾斯麦模式，目前包括 10 种不同的保险计划，以应对不同的收入损失风险[11,12]。下面的讨论主要集中在瑞士伤残保险（invalidity insurance, IV）系统，该系统负责让残疾人士重返工作岗位，并确定他们是否有资格领取伤残抚恤金。

IV 系统和瑞士意外保险基金（Swiss Accident Insurance Fund, SUVA），都拥有自己的社会医疗服务，在审核残疾索赔时，保险案例管理可以利用这些服务。必要时，还可以要求独立的医疗专家、诊所或专门的医疗评估中心出具医疗报告。MEDAS Zentralschweiz 是一家位于瑞士卢塞恩（Lucerne）由独立基金会运营的私人机构，受社会或私人保险公司和法院的委托，进行多学科评估。该业务受到与瑞士联邦社会保障局（Swiss Federal Office of Social Security）签订的服务合同的管辖，保证了评估的中立性和客观性。

> 最近，法律和医学文献以及非专业媒体，都对咨询式的功能能力评估质量提出了越来越多的批评，尤其在涉及精神障碍的评估。有人指出，这些评估过程不透明、难以理解，往往更多地取决于进行评估的专家，而不是申请人的真实状况[2,13,14]。

因此，MEDAS Zentralschweiz 开始寻找对患有精神障碍的申请人更透明、更可靠的评估工具，同时让残疾索赔仲裁员和法律从业者更容易理解评估结果。

18.3 Mini-ICF-APP 在精神障碍患者残疾评估中的经验

18.3.1 Linden 和 Baron 使用 Mini-ICF-APP 的经验

ICF 将重点从诊断（结构损伤）转到功能健康状态。因此，残疾评估应回答以下关键问题：

（1）哪些身体或精神功能受损？

（2）哪些功能受到限制？

（3）哪些功能没有受到明显限制？

（4）功能受限如何影响申请人的社会参与？

（5）背景性因素的影响是什么？

在申请人存在精神障碍的情况下，回答这些问题尤为重要，因为仅靠精神疾病的诊断几乎无法提供有关这些问题的信息。但残疾人士的社会参与在很大程度上取决于他们是否存在相关的功能受限，例如集中注意力的问题。因此，将 ICF 框架应用于精神疾病评定中作为残疾评估的一部分是明智的[15,16]。

在残疾评估中完全应用 ICF 分类法会非常烦琐且耗时，由于缺乏实用性，难以在临床实践中使用；近年来，为了使 ICF 适用于临床实践，人们开发了 ICF 核心组合[7,17-22]。ICF 核心组合是 ICF 所有类目的简短列表，与之相关的是某个特定的健康问题[23]或处于某种特定的健康或健康相关环境中[24]，这些类目描述了在特定健康状况下，需要特别考虑的各方面功能与环境因素。但目前发布的 ICF 核心组合，没有为如何正确应用所包括的类目提供说明。

由 Linden 和 Baron[25]开发的“活动受限及参与心理障碍的 Mini-ICF 评级”（Mini-ICF rating for limitations of activities and participation in psychological disorders，Mini-ICF-APP）是一种基于 ICF 的工具，对如何分析具体的能力受限并对其分级提供了明确的指导。Mini-ICF-APP 从 ICF 的“活动和参与”成分衍生而来，部分基于“Groningen 社会残疾附表Ⅱ”[25]。该工具已经过作者验证[27]，最近又根据英国和意大利的数据，发表了关于 Mini-ICF-APP 信度和效度的研究[28,29]。

使用 Mini-ICF-APP 可以对以下具体的能力和活动受限进行评估，并在 0 至 4 的范围内进行评分（0=无受限，1=轻度受限，2=中度受限，3=严重受限，4=完全受限）：

（1）遵守规则。

（2）计划和安排任务。

（3）灵活性。

（4）专业能力。

（5）判断和决策的能力。

（5）耐力。

（7）自信力。

（8）与他人接触。

（9）融入群体。

（10）亲密关系。

（11）非工作活动。

（12）自我照料。

（13）移动。

Mini-ICF-APP 的作者提供了详细的可靠定义，以阐明五个评级级别的明确含义；此外，2009 年出版的《Mini-ICF-APP 手册》[27]还包括一般的评分说明，以及对 13 种能力受限中每一类目的具体描述。它应能确保不同的用户以相同的方式来解读该评级，从而有助于提高评估者间的信度。

18.3.2 Mini-ICF-APP 应用于 MEDAS Zentralschweiz 的案例

以下的案例研究描述了 Mini-ICF-APP 评级如何作为残疾评估的一部分应用于精神疾病评估。

申请人是一名 50 岁的女性，是家中五个兄弟姐妹中最小的一位。7 岁那年，一场车祸使她失去了父亲。小学毕业后，她开始为一份肉食厂的销售工作接受培训，但由于考试焦虑，她没能完成培训；随后，她在多家公司担任数据打字员。24 年前，她开始在一家印刷品和复印品公司担任文员，多年来，她担任的工作职责越来越多，最终成为公司技术服务部的负责人；她是该部门唯一的女性，她的专业和社会能力受到了男性下属的称道和尊重，最终还成为公司管理层的一员。她在 25 岁时结婚但一直没有孩子，并在 28 年后以离婚告终。她的健康问题始于 5 年前，也就是她离婚 1 年后，短期内出现了需要接受各种治疗的多种躯体疾病。在本次评估的五年前，她被发现得了垂体腺瘤并接受了手术治疗，术后的激素替代疗法进行得十分艰难，并使她感到不安；手术两年之后，又发现了必须进行手术切除的大脑镰脑膜瘤；在本次评估的 1 年半之前，由于 $L_5 \sim S_1$ 节段退行性改变继发的椎管狭窄，又接受了脊椎融合术。从纯粹的技术角度来看，所有的手术都很成功，但在如此短的时间内，这些疾病的积累，使这位追求成就的女性变得虚弱不堪；她在几次长期病假后，不得不放弃行政职务，并将工作量减少到原来的 50%。接着又被分配到公司的另一个职位，最后完全无法工作。近一年多来，她不再工作，因此申请 IV 系统的抚恤金。在医学评估期间，她的主诉包括体力和精力不足、易怒、紧张、思维中断、健忘等，用她自己的话来说，觉得自己好像“筋疲力尽”，但检查只有残留的背部轻微不适症状；如果只考虑其躯体疾病，她仍被认为能合理地胜任之前的工作，但精神病学评定诊断其为严重神经衰弱症（ICD-10 F48.0），并伴非典型轻度抑郁症（ICD-10 F33.8）。

在应用 Mini-ICF-APP 时，精神科医生将检查中收集的信息转换为功能特征。使用 Mini-ICF-APP 的好处之一，是医学专家能够以不同的方式设计检查，也就是说，它让专家们能够以更有针对性的方式，将精神病学症状与活动和参与方面的受限或限制联系起来，从而拓宽了检查的范围。上述申请人的功能特征如下（图 18-1）：

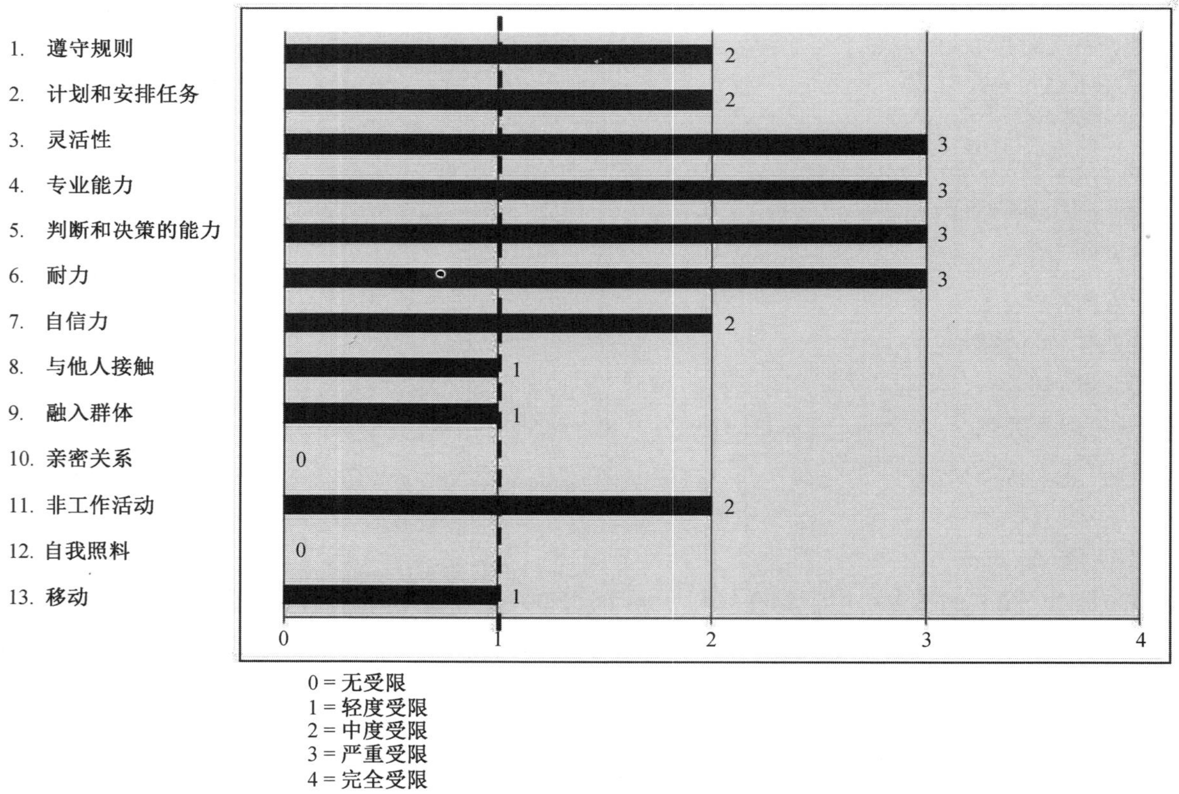

图 18-1 申请人被评估的功能特征

虚线表示，根据基本定义，评级为“1”级指到当前为止不会导致严重后果的能力受限。

（1）家庭中维持亲密关系的能力（项目 10）以及自我照料能力（项目 12），不受限制。

（2）与他人接触能力（项目 8）、融入群体能力（项目 9）和移动（项目 13），轻度受限。

(3) 遵守规章制度的能力(项目 1)、计划和安排任务能力(项目 2)、自信力(项目 7)和执行非工作活动的能力(项目 11),中度受限。

(4) 灵活性(项目 3)、专业能力(项目 4)、判断和决策能力(项目 5)和耐力(项目 6),严重受限。

(5) 不存在完全受限的能力。

根据其已确定的功能特征,精神科医生得出结论,申请人不能再胜任以前的行政领导工作。对于领导职位,自信力和根据情况灵活做出决策的能力非常重要;同样关键的是,领导者要表现出高度的忍耐力,并能在高度压力下运用自己的专业能力。在该申请人的案例中,这些能力在一定程度上限制了她恢复以前的工作。在考虑到确定的限制且不涉及对申请人心理抗压能力的特殊要求的适应性工作中,精神科医生认为申请人对合理可管理的工作能力为正常工作量的 40%。

在瑞士的法律体系中,要求医学专家在其报告的结束部分提供一项评估,说明根据申请人的健康状况和功能受限程度,可合理胜任正常工作量的百分比。必须强调的是,该百分比只是从医学专家角度而言的一种判断,而不是对申请人工作能力的正式确定;这种判断在很大程度上取决于专家的临床经验,无法直接从 Mini-ICF-APP 评级中得出,仍然属于"医术"的一部分,因此,受到不断的批评[30]。但是,Mini-ICF-APP 得出的功能特征提供了有用的信息,可以提高专家对申请人工作能力判断的透明度和可理解性;例如,残疾索赔裁决员需要确切了解申请人可胜任适当工作的百分比,以便确定最终的残疾程度,它决定了申请人有权获得的抚恤金金额。然后,残疾程度的计算是基于两种收入的比较,更具体地说,将申请人在适合工作(adapted job, AJ)中的潜在收入与其之前工作(former job, FJ)中的收入进行比较,即残疾程度=1-(AJ/FJ);因此,AJ 与 FJ 的比例越低,推断出的残疾程度越高。

18.3.3 申请人使用 Mini-ICF-APP 评估的样本

MEDAS Zentralschweiz 于 2010 年将 Mini-ICF-APP 用于精神病学评估,与此同时,Mini-ICF-APP 的应用也得到了《IV 精神病学评估指南》的推荐[9]。Mini-ICF-APP 工具是被逐步推出的,最初只有一位精神病学专家在使用,而从 2011 年 2 月起,在为 MEDAS Zentralschweiz 工作的 5 位精神病专家中,有 4 位一直在使用。在引入 Mini-ICF-APP 工具的同时,MEDAS Zentralschweiz 也启动了一项研究,将所有包含与工作相关精神障碍诊断的报告记录在数据库中,在 2010 年 2 月至 2013 年 5 月期间,该研究所共出具了 1 148 份多学科报告,其中 1 102 份报告涉及精神病学评估。然而,Mini-ICF-APP 仅用在可以诊断出精神障碍及评估了精神障碍对活动和参与的影响的案例,在 1 102 份精神病学报告中,有 446 份因为认为精神障碍不够严重而未使用此软件进行评估;另有 209 份报告确实涉及精神障碍,但相关的医疗专家尚未应用 Mini-ICF-APP 进行精神病评估;最后,在所述期间内,共有 447 名申请人接受了 Mini-ICF-APP 评级的评估,所有这些评估都包含在本数据分析中。

18.3.4 研究结果

在使用 Mini-ICF-APP 评估的 447 名申请人中,男性占 52.9%,女性为 47.1%;女性的平均年龄为 47.4 岁,男性为 50.1 岁;大多数申请人患有情感障碍或躯体障碍症状,事实上,大多数患者同时合并多个诊断。另一方面,样本中仅包括 8 份患有精神障碍的报告,这可能是由于严重致残类型的精神障碍通常只需通过精神病学评估,而不需要像 MEDAS Zentralschweiz 那样提供多学科评估。

13 项能力的评估,基于已公开发布的基准定义[27],评估报告的均值是基于 447 份精神病学评估报告计算得出,其中包括使用 Mini-ICF-APP 进行的评估。图 18-2 显示了所有评估中的功能特征的均值。

总的来说,灵活性(第 3 项)和耐力(第 6 项)被证明是最受限的能力。事实证明,灵活性和耐力受限,很容易导致精神障碍患者无法达到所需的工作表现水平,对于现代服务行业特别重要。此外,以下

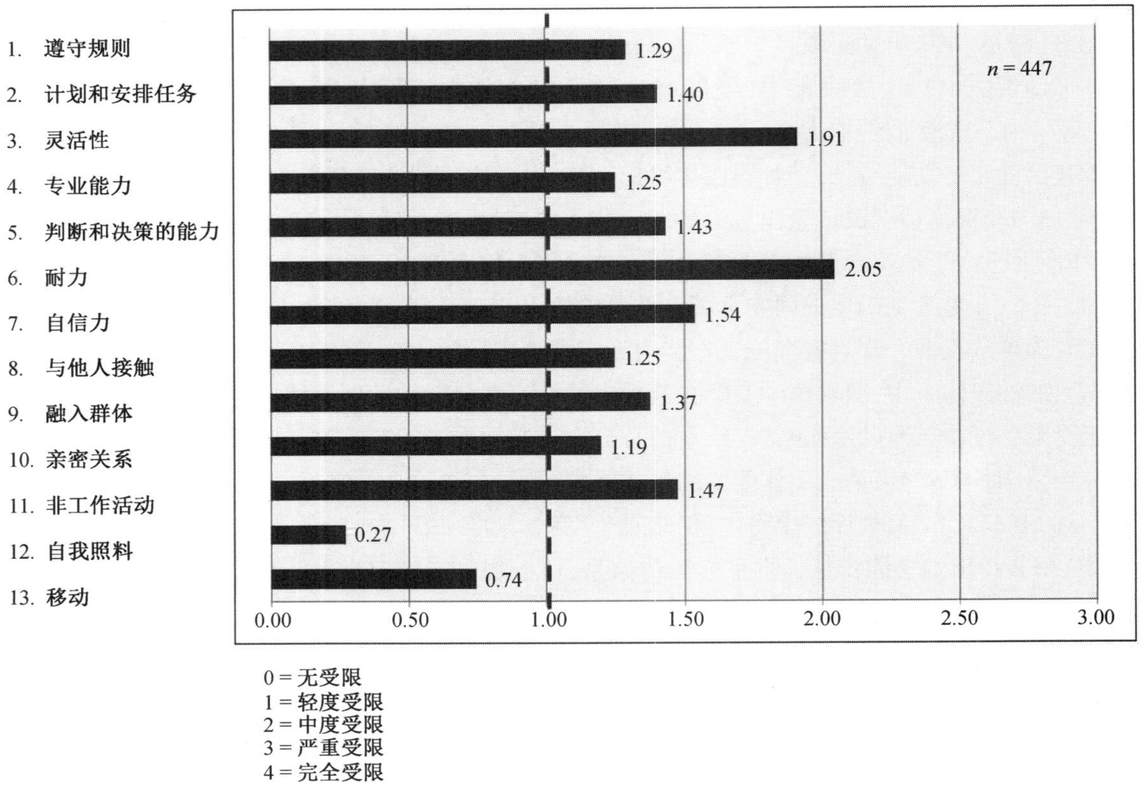

图 18-2 所有精神评估中使用 Mini-ICF-APP 的功能特征均值

能力的受限程度按照降序排列：自信力（第 7 项）、非工作活动的能力（第 11 项）、判断和决策能力（第 5 项）、计划和安排任务的能力（第 2 项）、融入群体的能力（第 9 项）、遵守规则的能力（第 1 项）、应用专业技能的能力（第 4 项）、与他人接触的能力（第 8 项）、家庭和亲密关系的能力（第 10 项）。自我照料（第 12 项）和机动能力（第 13 项）很少会受到很大程度的限制，除非是受大剂量精神药物影响的严重抑郁症申请人。

> 在瑞士，医学专家必须对申请抚恤金者的工作能力进行评估，并以正常工作量的百分比表示。如前所述，IV 系统需要此信息来计算残疾程度，并确定申请人有资格领取的残疾抚恤金的金额。

如假设的工作能力为 70%，表明医学专家认为，预计申请人在适当的工作中完成正常工作量的 70% 是合理的。但此类估计均表示为占标准的百分比，并且未指定置信区间，充满了许多不确定性，长期以来一直是医学评估受到指责的因素之一[30]。

因此，我们研究了在使用 Mini-ICF-APP 时，经证实具有较高工作能力的申请人的功能特征，是否确实与低工作能力的申请人的功能特征有明显不同。图 18-3 提供了这两组人的功能特征的比较。

图 18-3 显示了两个比较组之间存在明显差异。这表明医学专家以一致的方式应用了 Mini-ICF-APP 工具。但是，医疗专家从这些功能特征中得出的工作能力评级的有效性如何，仍然没有定论，因为目前还没有关于这些评级的“金标准”。

18.3.5 与 Linden 和 Baron 的数据比较

Linden 等人分析了参加心身康复计划的 213 例患者的数据[27]，在研究中区分了入院时能够工作的患者和无法工作的患者。图 18-4 说明了两组在 Mini-ICF-APP 功能特性均值方面的差异。

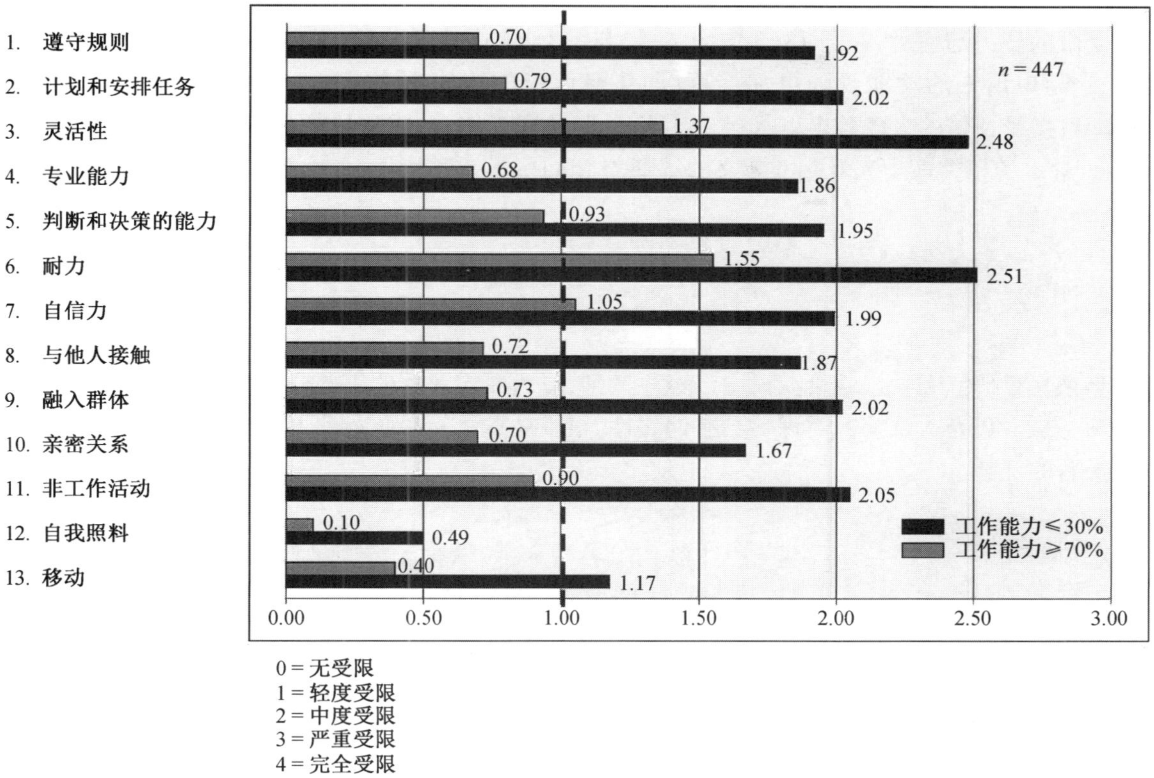

图 18-3 对适应工作具有高(≥70%)和低(≤30%)工作能力的申请人之间,Mini-ICF-APP 功能特征的差异

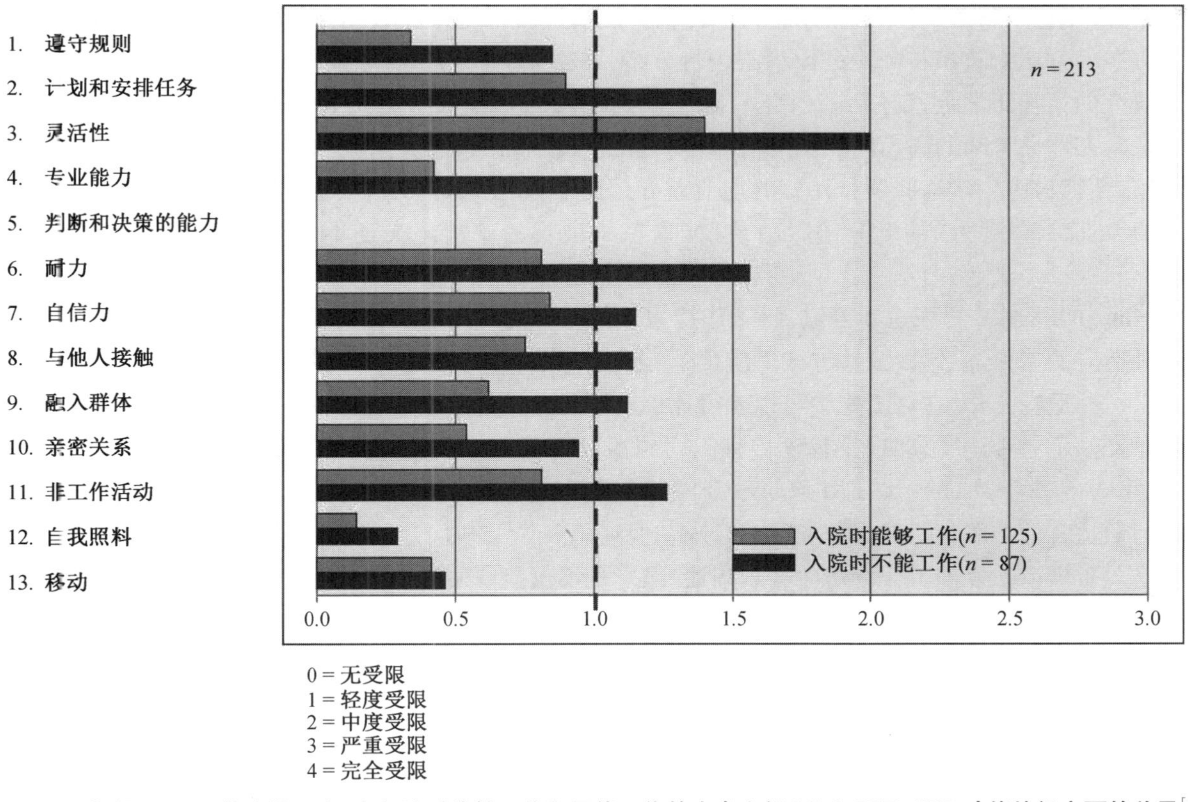

图 18-4 根据 Linden 等人的研究,在入院时能够工作和不能工作的患者之间 Mini-ICF-APP 功能特征方面的差异[27]

由于第 5 项(判断和决定的能力)是作者在后期才纳入 Mini-ICF-APP,这个项目未纳入此研究中。关于最受限的能力与活动,在图 18-3 中的结果,与图 18-4 中重现的 Linden 等人的结果非常一致,但总体而言,这组申请人的功能受限更加严重;即项目评级的均值更高。这可能是因为在 MEDAS Zentralschweiz,接受评估的大多数申请人已经有几个月没有工作,造成差异的另一个原因可能是 MEDAS Zentralschweiz 的精神病学家对基准定义的解释与 Linden 等人不同。

18.4 讨论

多年来文献研究和社会政策探讨中已经注意到,作为残疾评估的一部分,功能评定往往透明度低且随意性高;另外,还有人认为此类评估具有偶然性,很难被重复。在此背景下,在残疾评估中使用 ICF 框架具有显著的优势。

ICF 在诊断与工作能力评定之间架起了一座桥梁,使残疾索赔仲裁员能更容易了解医学专家是如何确定某一水平的工作能力,从而提高了残疾评估的透明度。

Mini-ICF-APP 是一种基于 ICF 的强大工具,提供了经过验证的基准定义,并且只需相对较少的培训即可直接用于临床实践。根据 MEDAS Zentralschweiz 的经验,通过开发人员发布的材料,很容易就能学会 Mini-ICF-APP 的操作;经过 20~30 份报告的培训,可以在 15~20 min 完成评级表。经证明,同行监督小组在交流经验和统一使用方法中非常有用。

通过引入 Mini-ICF-APP 进行残疾评估后,MEDAS Zentralschweiz 在瑞士开辟了新的研究领域。因此,在应用这个新工具的同时,还将每一份精神疾病报告都记录在数据库中并进行了一项研究:使用随机分布的方法对有精神障碍的申请人进行分组,并收集了大约 450 份报告。初步研究结果表明,4 位参加研究的精神病学专家对 Mini-ICF-APP 中 13 个项目中的 10 个项目的评分无明显的差异,这表明该方法具有评估者间的高信度。例外情况是“与他人接触的能力”、“家庭和亲密关系的能力”和“移动”这三项,精神科医生对这些项目评分的均值差异远高于其他 10 个项目(如,“家庭和亲密关系的能力”的 SD=0.32,而“耐力”的 SD=0.12);可能这三个项目的基准定义还不够精确,因此造成了解读的差异。

Mini-ICF-APP 要求医学专家,将工作能力评估与申请人以前工作的要求联系起来,并思考如何设计一种适应的工作,能够以最佳方式适应申请人的健康状况。此外,在精神病学评估中,原则上应该可以定义一种适应工作,在该工作中可以获得比以前职业更高的工作能力。到目前为止,大多数精神病学评估只提供了一种声明,即根据诊断申请人可以胜任工作量的 X%,却往往没有提到要从事的具体职业。MEDAS Zentralschweiz 采用 Mini-ICF-APP 进行精神病学评估后,促使医学专家将申请人以前的工作与最适合他们医疗状况的职业区分开来。但这需要相关利益方(即保险公司、法院)向医学专家提供一份关于申请人以前工作场所的客观描述,最好是不仅能说明这项工作对身体的要求,还包括从事该工作所需的心理能力。可遗憾的是,这种全面的描述仍然只是偶然,而不是常规。

18.5 总结

诊断本身几乎不能够就疾病对申请人在工作场所的功能影响得出任何结论[31],无论躯体疾病,还是精神疾病都是如此。

相比之下,ICF 不关注诊断,而是关注对功能受限的描述。就这方面而言,与仅以诊断为导向的评估相比,ICF 的应用让残疾评估受益匪浅。但 ICF 作为一种记录工具,并不能解决残疾评估中的所有问题,ICF 既不描述疾病的过程,也不能解释活动受限与损伤或环境因素之间的因果关系。此外,ICF 没有提供评估工作能力的直接方法,工作能力评估仍然需要医学专家的判断,因此也取决于专家的主观感觉。Mini-ICF-APP 指导医学专家在评估中应特别关注哪些能力受限,并说明应如何对其进行评估,通过 Mini-ICF-APP 等操作化工具将 ICF 应用于残疾评估中,可以提高工作能力评估在评估者之间的信度。但这只是一个假设,未来的研究仍然要对 ICF 在残疾评估中的价值进行实践检验。

(刘红星译;柯昌能校)

参考文献

[1] Strasburger LH, Gutheil TG, Brodsky A. On wearing two hats: role conflict in serving as both psychotherapist and expert witness. Am J Psychiatry. 1997; 154(4): 448-56. Epub 1997/04/01.

[2] Jeger J, Murer E. Medizinische Begutachtung: Vorschläge zur Lösung des Unabhängigkeitsproblems und zur Qualitätssteigerung [Socio-medical assessment-suggestions for resolving the issue of independency and improving quality]. In: Murer E, editor. Möglichkeiten und Grenzen der medizinischen Begutachtung [Opportunities and limitations of socio-medical assessments]. Bern: Stämpfli; 2010. p. 247-74.

[3] de Boer WEL, Besseling JJM, Willems JHBM. Organisation of disability evaluation in 15 countries. Prat et Organ des Soins. 2007; 38(3): 205-17.

[4] World Health Organization. The global burden of disease: 2004 update. Geneva: WHO Press; 2008.

[5] World Health Organization. Global health risks: mortality and burden of disease attributable to selected major risks. Geneva: WHO Press; 2009.

[6] Schmid B, Buri M. Statistiken zur sozialen Sicherheit: IV-Statistik 2011 [Social security statistics-SII-Statistic 2011]. Bern: Bundesamt für Sozialversicherungen (BSV); 2012.

[7] Brage S, Donceel P, Falez F. Development of ICF core set for disability evaluation in social security. Disabil Rehabil. 2008; 30(18): 1392-6.

[8] Deutsche Rentenversicherung Bund, editor. Sozialmedizinische Begutachtung für die gesetzliche Rentenversicherung [Socio-medical assessment for the statutory pension insurance]. Berlin: Springer; 2011.

[9] Schweizerische Gesellschaft für Psychiatrie und Psychotherapie, editor. Qualitätsleitlinien für psychiatrische Gutachten in der Eidgenössischen Invalidenversicherung [Quality guidelines for psychiatric evaluations in the Swiss Invalidity Insurance]. Bern; 2012.

[10] Schwegler U, Peter C, Trezzini B. Toward standardized documentation in psychiatric evaluation of medical work capacity: identifying aspects of functioning and contextual factors in psychiatric reports on Swiss disability claimants with CWP. BMC Public Health. Under review.

[11] Portwich P. The Swiss social insurance system: social security and grass-roots democracy. Int Soc Secur Rev. 2011; 64(1): 95-110.

[12] SSA, ISSA. Social security programs throughout the world: Europe, 2012. Washington, DC/Geneva: Social Security Administration; International Social Security Association; 2012. 18 Applying the ICF in Disability Evaluation: A Report Based on Clinical Experience 409

[13] Dickmann JRM, Broocks A. Das psychiatrische Gutachten im Rentenverfahren-wie reliabel? [Psychiatric

expert opinion in case of early retirement-how reliable?]. Fortschr Neurol Psychiatr. 2007; 75(7): 397-401. Epub 10. 10. 2006.

[14] Pizala H. Evaluation psychiatrischer Gutachten [Evaluation of psychiatric expertises]. [PhD thesis]. University of Basel; 2011.

[15] Sanderson K, Nicholson J, Graves N, Tilse E, Oldenburg B. Mental health in the workplace: using the ICF to model the prospective associations between symptoms, activities, participation and environmental factors. Disabil Rehabil. 2008; 30(17): 1289-97. Epub 2008/07/09.

[16] Baron S, Linden M. The role of the "International Classification of Functioning, Disability and Health, ICF" in the description and classification of mental disorders. Eur Arch Psychiatry Clin Neurosci. 2008; 258 Suppl 5: 81-5.

[17] Cieza A, Chatterji S, Andersen C, Cantista P, Herceg M, Melvin J, et al. ICF Core Sets for depression. J Rehabil Med. 2004; 36(44 Suppl): 128-34. Epub 2004/09/17.

[18] Stucki G, Cieza A, Geyh S, Battistella L, Lloyd J, Symmons D, et al. ICF Core Sets for rheumatoid arthritis. J Rehabil Med. 2004; 36(44 Suppl): 87-93.

[19] Cieza A, Stucki G, Weigl M, Kullmann L, Stoll T, Kamen L, et al. ICF Core Sets for chronic widespread pain. J Rehabil Med. 2004; 36(44 Suppl): 63-8.

[20] Stucki A, Daansen P, Fuessl M, Cieza A, Huber E, Atkinson R, et al. ICF Core Sets for obesity. J Rehabil Med. 2004; 36(44 Suppl): 107-13. Epub 2004/09/17.

[21] Schwarzkopf SR, Ewert T, Dreinhofer KE, Cieza A, Stucki G. Towards an ICF Core Set for chronic musculoskeletal conditions: commonalities across ICF Core Sets for osteoarthritis, rheumatoid arthritis, osteoporosis, low back pain and chronic widespread pain. Clin Rheumatol. 2008; 27(11): 1355-61. Epub 2008/06/04.

[22] Finger ME, Escorpizo R, Glässel A, Gmünder HP, Lückenkemper M, Chan C, et al. ICF Core Set for vocational rehabilitation: results of an international consensus conference. Disabil Rehabil. 2012; 34(5): 429-38.

[23] Biering-Sorensen F, Scheuringer M, Baumberger M, Charlifue SW, Post MW, Montero F, et al. Developing core sets for persons with spinal cord injuries based on the International Classification of Functioning, Disability and Health as a way to specify functioning. Spinal Cord. 2006; 44(9): 541-6. Epub 2006/09/07.

[24] Grill E, Ewert T, Chatterji S, Kostanjsek N, Stucki G. ICF Core Sets development for the acute hospital and early post-acute rehabilitation facilities. Disabil Rehabil. 2005; 27(7-8): 361-6. Epub 2005/07/26.

[25] Linden M, Baron S. Das 'Mini-ICF-Rating für psychische Störungen (Mini-ICF-P)'. Ein Kurzinstrument zur Beurteilung von Fähigkeitsstörungen bei psychischen Erkrankungen [The 'Mini-ICF-Rating for Mental Disorders (Mini-ICF-P)'-a short instrument for the assessment of disabilities in mental disorders]. Rehabilitation. 2005; 44(3): 144-51.

[26] Wiersma D, DeJong A, Ormel J. The Groningen Social Disabilities Schedule: development, relationship with I. C. I. D. H., and psychometric properties. Int J Rehabil Res. 1988; 11(3): 213-24.

[27] Linden M, Baron S, Muschalla B. Mini-ICF-APP: Mini-ICF-Rating für Aktivitäts-und Partizipationsstörungen bei psychischen Erkrankungen [The Mini-ICF-APP: Mini-ICF-Rating for activity and participation disorders in mental disorders]. Bern: Huber; 2009.

[28] Molodynski A, Linden M, Juckel G, Yeeles K, Anderson C, Vazquez-Montes M, et al. The reliability, validity, and applicability of an English language version of the Mini-ICFAPP. Soc Psychiatry Psychiatr Ep-

idemiol. 2013; 48(8): 1347-54.

[29] Balestrieri M, Isola M, Bonn R, Tam T, Vio A, Linden M, et al. Validation of the Italian version of Mini-ICF-APP, a short instrument for rating activity and participation restrictions in psychiatric disorders. Epidemiol Psychiatr Sci. 2013; 22(01): 81-91.

[30] Jeger J. Sicherheit und Unsicherheit in medizinischen Gutachten [Certainty and uncertainty in socio-medical reports]. In: Riemer-Kafka G, Rumo-Jungo A, editors. Soziale Sicherheit-Soziale Unsicherheit [Social security-social insecurity]. Bern: Stämpfli Verlag; 2010. p. 319-48.

[31] Waddell G. Preventing incapacity in people with musculoskeletal disorders. Br Med Bull. 2006; 77-78: 55-69.

第三部分
基于 ICF 功能评定

19

选择 ICF 功能评定核心组合进行残疾评估、分配重返工作计划和伤残抚恤金

Urban Schwegler, Melissa Selb, Reuben Escorpizo, Gerold Stucki

19.1 引言

19.1.1 残疾评估面临的挑战

残疾评估对于决定残疾人(此后的申请人)的抚恤金资格或可否被分配到适当的重返工作(return to work, RTW)计划中至关重要。为了提供公平的资格确定过程,残疾评估应该在执行评估任务的医学专家之间具有效度和信度的可比性[1]。此外,还应以公开易懂的方式记录评估过程[2],并全面描述工作中的功能限制,是否以及如何受到申请人健康状况和/或环境因素的影响。

然而,最近出现的批评指出,残疾评估的透明度低,可比性差[1,3,4]。目前的评估报告往往缺乏标准化,侧重于确定申请人的健康状况,而不是记录其工作表现能力[5]。相比之下,现代医学思维将残疾定义为复杂的生物-心理-社会因素相互作用的结果,而不仅仅是健康状况的结果[6]。此外,残疾评估中的关键信息通常涉及功能和残疾,功能评定作为核心要素,为工作残疾的评估提供了有用信息[7]。因此,残疾评估报告应遵循全面的生物-心理-社会框架,并包括对申请人的功能进行适当评估,以此作为透明和全面资格认定的基础。为了确保评估的可比性,应以标准化的方式记录此类功能评定。

> 目前的残疾评估因透明度低和标准化差而受到批评。

19.1.2 ICF:残疾评估标准

"国际功能、残疾和健康分类"(International Classification of Functioning, Disability and Health, ICF)[6]是报告功能和残疾的国际标准。ICF 的生物-心理-社会框架,将功能定义为身体功能和结构、活动和参与以及环境和个人因素之间的相互作用,以说明工作残疾是如何受到损伤或环境因素的影响[8],从而有助于在残疾评估中公开清晰地报告功能评定。此外,ICF 分类学为功能评定的标准化记录提供了一个全系列的类目和通用语,并且由于其在评分员间的高信度而使得残疾评估具有可比性[9]。

> ICF 有利于残疾评估中功能评定的透明化和形成标准化报告。

19.1.3 ICF 核心组合：残疾评估实用列表

ICF 的分类结构包括 1 424 个 ICF 类目，在日常实践中使用起来很麻烦。因此，引入了 ICF 核心组合（以下简称 ICF-CS），ICF-CS 是通过既定科学过程[10]开发的 ICF 类目简短列表，反映了描述具有特定健康状况[11]或特定健康或健康相关环境[12]的人的生活经历的最相关的类目。综合版 ICF-CS 涵盖了申请人可能遇到的广泛的典型问题，而简版 ICF-CS 则包含了描述个人与功能和残疾相关生活经历的最少数量的类目。到目前为止，已经开发了 34 个 ICF-CS[13]，其中包括针对具体情况的职业康复（VR）的 ICF-CS[10]。VR 简版 ICF-CS 包括 13 个 ICF 类目，而综合版包含 90 个 ICF 类目。

另外，还使用不同方法开发了其他一些 ICF 类目。最小通用组合和残疾组合均基于一项心理测量学研究，该研究使用了 2004 年至 2010 年间进行的 ICF-CS 研究、1998 年德国国家健康访谈和检查调查（German National Health Interview and Examination Survey, GHS）以及 2007/2008 年度美国国家健康和营养检查调查（United States National Health and Nutrition Examination Survey, NHANES）的数据。在临床研究（ICF-CS 研究）和一般人群（GHS 和/或 NHANES 调查）中，其最小通用组合均为相关的 7 个 ICF 类目，并且在使用任何 ICF-CS 时，应始终将其作为最低标准[13,14]；最小通用组合包含在一个称为“残疾组合”的较大组合之中，残疾组合有 32 个类目，包含最小通用组合的 7 个类目和仅与临床人群相关的 25 个类目（ICF-CS 研究）[14]，残疾组合应常规应用于基于 ICF 报告的临床环境中。另外，欧盟医疗保险和社会保障（European Union of Medicine in Assurance and Social Security, EUMASS）根据正式的投票程序，开发了一个用于社会保障评估的通用 ICF-CS 组合[15]，这一组合包括 20 个 ICF 类目。

由于 ICF-CS 以一种全面、系统的方式描述了一个人的生活经历，因此可以将其作为所记录内容的实用标准，用于残疾评估的功能评定。考虑到医学专家的时间资源有限，以及与评估相关的高昂成本，残疾评估应该高效而实用，这一点非常重要[16]。

到目前为止，只有少数人尝试关注 ICF-CS 在残疾评估中的适用性[9,17,18]。最近，在瑞士进行的一项研究表明，针对慢性广泛性疼痛（chronic widespread pain, CWP）、下背痛（low back pain, LBP）和主要合并症（即抑郁症和肥胖症）的 ICF-CS，能够在 CWP 和 LBP 残疾申请人的医疗报告中，反映出与功能和环境因素相关的方面[9]。因此，在残疾评估中指导和构建多学科功能评定，以及在应记录的内容上增强透明度和标准化方面，ICF-CS 显示出所具有的潜力。

虽然最小通用组合，包括了在临床和一般人群中最重要的类目，但残疾组合仅针对了临床人群中最相关的类目。VR 的 ICF 核心组合和 EUMASS 作为特定背景相关 ICF 类别组合，是为了进行重返工作计划背景下的功能评定和社会保障评估。

ICF 核心组合可作为残疾评估中，记录功能评定内容的实用标准。

19.1.4 在残疾评估中应用 ICF 的挑战

将 ICF 应用于残疾评估似乎很有希望，然而，在将 ICF 作为残疾评估的一部分应用于功能评定时，却不得不应对一些挑战。如果要准确描述功能相关的方面，在使用 ICF 分类方法时，需补充特定背景的信息，例如，对于涉及 CWP 和 LBP 的残疾评估，发现 ICF 分类学在解决疼痛评估和工作活动的特定方面缺乏准确性[19]。此外，ICF 尚未提供的个人因素分类，是 ICF 概念框架的一部分，被认为是促进残疾评估透明化的一个重要方面，同时也是重返工作计划的预测因素[20,21]。

此外，除了功能评定之外，残疾评估还面临着重要的程序和决策方面的挑战，因此超出了 ICF 分类范围[7]。在目前的残疾评估系统中，通常鼓励医学专家，首先全面了解申请人的功能和功能受限情况，随后要求在不考虑环境因素影响的情况下，仅根据损伤造成的限制对工作残疾做出总体判断。这种功能评定，不能确定损伤、环境因素和功能限制之间的因果关系；此外，残疾会随时间动态发展，因此需要了解申请人的社会医疗史和预后，不能仅通过一次功能评定来判断，需要在不同的时间点进行一系列功能评定[6]；最后，功能评定只能部分反映损伤、活动限制和工作受限之间的一致性。

尽管存在上述挑战，ICF 似乎呼应了现代医学专家的观点，即将功能视作一个生物-心理-社会概念。因此，功能评定中将 ICF 作为残疾评估的一部分，有助于全面描述工作残疾，并支持系统化及标准化地报告功能能力[7,9]。

在决定使用 ICF 和 ICF-CS 进行残疾评估的功能评定时，需要一些指导，以选择合适的 ICF-CS 或 ICF 类别组合，并在适当情况下与其他 ICF-CS 结合使用。尽管有一本手册提出了一种为临床和康复环境选择单个和组合 ICF-CS 的策略[13]，但仍然需要一个针对性的策略，为功能评定（特别是在残疾评估中）选择最合适的 ICF 类别组合。

虽然残疾评估中面临的一些程序和决策挑战超出了 ICF 的范围，但 ICF 仍有助于全面和标准化的描述工作残疾和功能能力。

19.1.5　目的

本章的目的，是说明在残疾评估的背景下，选择 ICF 类目进行功能评定，以分配 RTW 计划和/或认定伤残抚恤金资格。

19.1.6　具体目标

具体目标是：①提出三个功能评定的场景，其中 ICF 可用于残疾评估；②描述和比较每个场景的合适 ICF 类目，并为其选择提供依据；③通过案例演示，在这些场景中选择和组合不同 ICF 类目的过程。

19.2　残疾评估中的功能评定情景

19.2.1　情景 A：分配 RTW 计划

情景 A 是针对一种特定的结果，申请人已申请参加一个 RTW 计划，并且/或者他或她的功能已经达到重返工作的水平[22]。此时，功能评定的目的，在于说明申请人应被分配的 RTW 计划类型。

19.2.2　情景 B：伤残抚恤金资格认定

情景 B 也针对一种特定的结果，申请人已申请伤残抚恤金。功能能力评定的诊断和/或结果（即在环境影响保持不变的标准条件下，评估申请人的功能)，是评价申请人工作残疾的基础；反过来，工作残疾又是决定其是否获得伤残抚恤金的(法律)依据。因此，功能评定应全面描述申请人工作残疾及其影响因素，以确保进行公开可信的资格认定[9]。

19.2.3 情景 C：交互式决策过程

在这种情况下，残疾评估的结果不能预先确定。情景 C 代表了一个交互式决策过程，在该过程中，RTW 计划、或伤残抚恤金、或两者的结合都被考虑。关于申请人的工作情况，有两种情况需要进一步澄清：①不清楚申请人是否应该被分配到 RTW 计划，或直接获得伤残抚恤金；或者②不清楚申请人是否应该在决定其抚恤金资格之前首先被分配到 RTW 计划[23,24]。

残疾评估可以针对不同类型的情景：分配合适的重返工作计划、认定伤残抚恤金资格或这两者之间的交互决策过程。

19.3 情景与 ICF 组合选择

在以下的章节中，将通过概述在 VR 简版 ICF-CS、残疾组合和 EUMASS 组合之内的 ICF 类目，并分析 ICF 类目在这些组合之间的重复部分，进而描述和比较适用于上述三种情景的 ICF 类目。然后，我们将提供选择其中一个或多个集合作为情景默认集合的参数，并提倡将其与特定条件下的 ICF-CS 相组合。

19.3.1 描述和比较 ICF 组合

表 19-1 列出了所分析的 ICF 组合中包含的类目数量，以及在不同 ICF 组成部分中的分布：身体功能、身体结构、活动和参与以及环境因素。VR 简版 ICF-CS 包括 13 个类目，残疾组合和 EUMASS 组合分别包含 32 个和 20 个 ICF 类目(表 19-1)。

表 19-1 所分析的不同 ICF 组合中包含的 ICF 类目数量

	VR 简版 ICF-CS	残疾组合	EUMASS 组合
身体功能	3	8	5
活动与参与	6	14	15
环境因素	4	10	—
总计	13	32	20

表 19-2 概述了被分析的三个 ICF 组合中包含的 ICF 类目，而图 19-1 显示了三个组合之间的重叠。这三个组合的比较表明，只有两个类目包含在所有组合中(b455 运动耐受功能，d240 控制应激和其他心理需求)，表明这些 ICF 组合关注了工作残疾的不同方面。

VR 简版 ICF-CS、残疾组合和 EUMASS 组合，都关注了工作残疾的不同方面。

表 19-2 概述包含在 VR 简版 ICF-CS、残疾组合和 EUMASS 组合中的 ICF 类目（G=最小通用组合的类目）

		VR 简版 ICF-CS	残疾组合	EUMASS 组合
b130	**能量和驱力功能（G）**	**X**	**X**	
b134	睡眠功能		X	
b152	**情感功能（G）**		**X**	
b164	高水平认知功能	X		X
b280	**痛觉（G）**		**X**	**X**
b455	运动耐受功能	X	X	X
b640	性功能		X	
b710	关节活动功能		X	X
b730	肌肉力量功能		X	X
d110	看			X
d115	听			X
d155	掌握技能	X		X
d177	做出决策			X
d220	从事多项任务			X
d230	**进行日常事务（G）**		**X**	
d240	控制应激和其他心理需求	X	X	X
d399	交流，未特指			X
d410	改变身体的基本姿势			X
d415	保持一种身体姿势			X
d430	举起和搬运物体			X
d440	手的灵活使用			X
d445	手和手臂的使用			X
d450	**步行（G）**		**X**	**X**
d455	**到处移动（G）**		**X**	
d470	利用交通工具		X	X
d510	盥洗自身		X	
d540	穿着		X	
d570	照顾个人健康		X	
d640	做家务		X	
d660	帮助他人		X	
d710	基本人际交往		X	
d720	复杂人际交往	X		X
d770	亲密关系		X	
d845	得到、保留和/或终止一份工作	X		

续表

		VR 简版 ICF-CS	残疾组合	EUMASS 组合
d850	**有报酬的就业(G)**	**X**	**X**	
d855	无报酬的就业	X		
d920	娱乐和休闲		X	
e110	个人消费用的用品或物质		X	
e120	个人室内外移动和运输用的用品和技术		X	
e135	就业用的用品和技术		X	
e150	公共建筑物用的设计、建设及建筑用品和技术		X	
e155	私人建筑物用的设计、建设及建筑用品和技术		X	
e225	气候		X	
e310	直系亲属家庭	X	X	
e320	朋友		X	
e330	处于权威地位的人	X		
e450	卫生专业人员的个人态度		X	
e580	卫生的服务、体系和政策	X	X	
e590	劳动和就业的服务、体系和政策	X		

所分析的三个ICF组合之间的所有重叠

b455 运动耐受功能
d240 控制应激和其他心理需求

VR简版ICF-CS和残疾组合之间的重叠

b130 能量和驱力功能
d850 有报酬就业
e310 直系亲属家庭
e580 卫生的服务、体系和政策

VR简版ICF-CS和EUMASS的重叠

b164 高水平认知功能
d155 掌握技能
d720 复杂人际交往

残疾组合和EUMASS的重叠

b280 痛觉
b710 关节活动功能
b730 肌肉力量功能
d450 步行
d470 利用交通工具

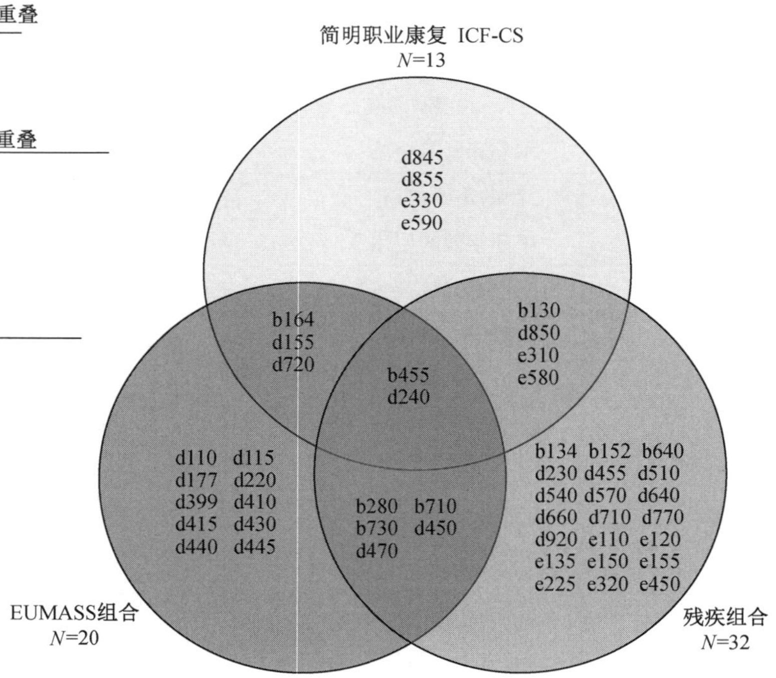

图 19-1 对三个组合中重叠类目的分析

注:描述只在三个组合中的一个组合中出现的类目编码,分析见表 21-2。

19.3.2 情景 A：分配 RTW 计划

VR 的 ICF-CS 提供了一个框架，用于描述正在或打算参加 RTW 计划的个人的功能，以及解决 RTW 结果和与重返工作相关的多个因素[10]。因此，建议在这种情况下使用 VR 简版 ICF-CS 作为功能评定的默认参数。此外，还建议应用残疾组合作为默认参数，因为其类目代表临床环境中报告的标准。残疾组合包括最小通用组合的 7 个 ICF 类目，在使用任何 ICF-CS 时，应始终将其作为最低标准[13,14]。

为了说明申请人健康状况对工作残疾的影响，建议增加针对具体情况的简版 ICF-CS 的类目。根据申请人的具体问题，选择性增加 VR 综合版 ICF-CS 类目、针对具体情况的综合版 ICF-CS 类目或未包含在 ICF-CS 中的 ICF 类目，以完成申请人的功能概况。

EUMASS 组合是为确定抚恤金资格而非 RTW 背景而开发的[15,25]，未被选用于场景 A。此外，它不包含可直接影响干预计划和申请人参加合适 RTW 计划有关的环境因素，如劳动或卫生政策服务以及国家提供的服务。与 EUMASS 组合相比，VR 简版 ICF-CS 包括环境因素 e310 直系亲属家庭；e330 处于权威地位的人；e580 卫生的服务、体系和政策；以及 e590 劳动和就业的服务、体系和政策。

建议将 VR 简版 ICF 核心组合和残疾组合，与针对特定情况的简版 ICF 核心相结合，作为分配重返工作计划进行的残疾评估默认参数。

19.3.3 情景 B：伤残抚恤金资格的认定

对于情景 B，建议将 EUMASS 组合作为默认工具，因为它提供了专门为正确评估长期福利权利而选择的类目[15]。此外，还建议使用残疾组合，它可以应用于各种临床环境，包括伤残抚恤金资格的认定。EUMASS 组合和残疾组合之间的重叠程度适中（EUMASS 组合中有 7 个类目也包括在残疾组合中）。当分析残疾组合中缺少的 EUMASS 组合中的类目时，如 d430 举起和搬运物品或 d440 精巧手的使用，很明显 EUMASS 组合更关注与工作和移动相关的方面。然而，由于缺少环境因素，仅使用 EUMASS 组合不足以清晰地记录工作残疾。残疾评估指南建议医学专家，应先全面了解包括环境因素在内的申请人的功能，再从工作残疾的整体判断中剔除环境影响[7]；因此，为了在这种情况下进行公正的报告，还应反映环境因素，尽管环境影响造成的功能限制，通常不会赋予个人伤残抚恤金资格。

建议在情景 B 中，也使用针对具体情况的简版 ICF-CS。同样，根据具体情况，可以选择性地增加相应的综合版 ICF-CS 类目或 ICF-CS 中未包含的 ICF 类目。

情景 B 没有选择 VR 简要 ICF-CS 版，是因为它侧重于 RTW 计划，而不是伤残抚恤金资格的认定。这反映了一个事实，即 VR 简版 ICF-CS 中只有 5 个类目与 EUMASS 组合重叠。

建议将 EUMASS 组合、残疾组合及针对具体情况的简版 ICF 核心组合相结合，作为进行残疾评估的默认参数，用于认定伤残抚恤金资格。

19.3.4 情景 C：交互式决策过程

对于情景 C，我们建议将 VR 简版 ICF-CS、残疾组合和 EUMASS 组合共同作为默认参数。尽管 EUMASS 组合既不全面也不适合 RTW 环境下的功能评定，但仍然建议在这种情况下使用，因为它是专门为认定伤残抚恤金资格而开发的功能评定。同样在情景 C 中，应考虑针对具体情况的简版 ICF-CS，并在适当的情况下选择 VR 综合版 ICF-CS 和针对具体情况的综合版 ICF-CS 中的类目,以对申请人的功能进行合适的描述。联合使用 VR 简版 ICF-CS 和另外两个 ICF 组合,有望对这个涉及两个决策方向的情景进行更全面的评估,这与 Escorpizo 和 Stucki[25] 的观点一致,他们认为鉴于在许多案例中,与重返工作相关的残疾评估和残抚恤金的资格认定应该连续统一,将 ICF-CS 用于 VR 和 EUMASS 组合结合使用可能是有益的。

表 19-3 概述了建议在残疾评估中进行功能评定时,在不同情景中建议使用的 ICF 组合。

表 19-3 残疾评估中功能评定不同场景的 ICF 建议组合的概述

	待评估类目的最低数量*	默认参数	推荐	选项 1（要从中添加的单个类目）	选项 2（要从中添加的单个类目）	选项 3（要从中添加的单个类目）
(A)分配重返工作岗位的计划	39	VR 简版 ICF-CS 残疾组合(包括最小通用组合)	针对具体情况的简版 ICF 核心组合	VR 综合版 ICF 核心组合	针对具体情况的综合版 ICF 核心组合	全部 ICF 分类学
(B)认定伤残抚恤金资格	45	EUMASS 组合 残疾组合(包括最小通用组合)	针对具体情况的简版 ICF 核心组合	—	针对具体情况的综合版 ICF 核心组合	全部 ICF 分类学
(C)交互过程	49	VR 简版 ICF-CS EUMASS 组合 残疾组合(包括最小通用组合)	针对具体情况的简版 ICF 核心组合	VR 综合版 ICF 核心组合	针对具体情况的综合版 ICF 核心组合	全部 ICF 分类学

注：* 已考虑默认 ICF 组合之间的重复。

建议联合使用 VR 简版 ICF 核心组合,即将残疾组合、EUMASS 组合与针对具体情况的简版 ICF 核心组合联合使用,作为残疾评估的默认工具,用于认定伤残抚恤金资格。

19.4 用实例分析阐明情景

下面的实例,演示了为上述每种情景选择和合并不同 ICF 类目的方法,具体说明案例中应用的 ICF 类目。方括号中的解释表明,某一类别是否属于默认组合(default sets, DS)中的一部分,还是针对具体情况的简版 ICF-CS(brief condition-specific, BCS)的一部分,或者该类目是来自综合版 ICF-CS 或整个 ICF 分类学的一个可选项(optional choice, OC)。该实例涉及 3 位分别患有脊髓损伤(spinal cord injury, SCI)、慢性广泛性疼痛(chronic widespread pain, CWP)和强直性脊柱炎(ankylosing spondylitis, AS)的患者。之所以选择 CWP 和 AS,是因为它们对受影响的人来说是一个重大负担,并导致高昂的残疾保险费用[26,27]。疼痛是 CWP 和 AS 中的普遍存在的症状,其对工作能力的影响很难客观描述,并且与复杂的生物心理社会交互作用相关[28],因此,一个基于生物-心理-社会方法的合适功能评定对于 CWP 和 AS 患者透明的残疾评估尤为重要。在 RTW 背景下,SCI 被选为生物心理社会评定的一个恰当的案例,以强调环境因素与职业康复的相关性。此外,SCI 通常会严重影响申请人的社会活动和就业,导致重大的社会和经济损失[29]。

19.4.1 情景 A：将 SCI 申请人分配到 RTW 计划

J. Meyer，男，35 岁，信息技术专家，完全性 SCI，腰部以下的运动和感觉功能异常，他目前正在参加一项多学科的住院康复计划。目前能够坐着轮椅四处活动（d465 使用设备到处移动[BCS]，e120 个人室内外移动和运输用的用品和技术[DS，BCS]），可以完全控制自己的上半身，并在日常生活活动中恢复了独立性，如洗漱（d510 盥洗自身[DS]）和穿着（d540[DS]）。膀胱管理（d530 如厕[BCS]）是通过间歇导尿（e115 个人日常生活的用品和技术[BCS]）进行调节，每天 4~5 次，每次约 15 min，每隔一天早上服用促进排便功能（b525 排便功能[BCS]）的药物（e110 个人消费用的用品或物质[BCS]）。康复专科医院的职业康复部门在 J. Meyer 入院 2 周后，就开始与他讨论重返工作岗位的可能性，J. Meyer 和职业康复专家一致认为，他应该寻求回到受伤前的一家中型生物医学公司继续从事 IT 网络后台服务工作。其工作的大部分时间是坐在办公桌前（d415 保持一种身体姿势[OC]），为公司员工在电话和电脑上（d350 交谈[OC]；d360 使用交流设备与技术[OC]）遇到的 IT 问题寻找解决方案（d175 解决问题[OC]）；他定期到公司内部的其他办公室，安装电脑和其他小型设备（d430 举起和搬运物体[OC]），他的工作场所是轮椅，电梯和门很容易打开和关闭（e150 公共建筑物用的设计、建设及建筑用品和技术[DS，BCS]）。

为了全面了解 J. Meyer 的 RTW 情况，并优化 RTW 计划的分配，我们基于 VR 简版 ICF-CS 和残疾组合（包括 6 个重复的类目）中的 39 个类目，以及 SCI 简版 ICF-CS 的 33 个类目[31]编制了一份分类简介[30]。这份简介中包含的 57 个类目（VR 简版 ICF-CS、残疾组合和 SCI 简版 ICF-CS 中有 15 个重复的类目），每一个都被分配到由医生、作业治疗师、物理治疗师和职业康复专家组成的多学科康复团队的相应学科，有些类目由一个以上的学科进行评定。J. Meyer 还被要求描述其与“活动和参与”及“环境因素”选定类目有关的功能。康复团队首先讨论了完整的分类简介，由职业康复专家牵头讨论 RTW 建议。再与 J. Meyer 一起讨论，最终制定了一个为期 6 个月的 RTW 计划，其中包括让 J. Meyer 的雇主参与 RTW 过程（e330 出于权威地位的人[DS]），由作业治疗师进行工作场所评估，由职业康复专家进行在职指导（e355 卫生专业人员[BCS]），以及为 J. Meyer 的轮椅提供适应性配件，使他能够将笔记本电脑和小型设备带到办公室（e135 就业用的用品和技术[DS]）。让 J. Meyer 的雇主参与进来，可以重新安排 J. Meyer 的工作时间表，以便他有必要的休息时间来进行膀胱管理，并且调整 J. Meyer 的工作内容，以便他只需要安装笔记本电脑而不是台式机。

19.4.2 情景 B：认定 CWP 申请人伤残抚恤金的资格

K. Smith，女，45 岁，销售主管，她开始感觉到肌肉疼痛（b280 痛觉）和僵硬（b780 与肌肉和运动功能有关的感觉[OC]），首先是颈部和肩部，然后是身体的其他几个部位；几个月后，K. Smith 开始在白天感到极度疲劳（b130 能量和驱力功能[DS，BCS]，b455 运动耐受功能[DS，BCS]）。尽管症状恶化，但她仍继续工作，直到情况严重到她不得不向家庭医生寻求医疗建议，家庭医生将她转介给风湿病专家（e355 卫生专业人员[BCS]）。风湿病专家诊断她患有纤维肌痛，并为她开具了能够减轻疼痛和日间疲劳的药物（e1101 药品[BCS]），还向她提供了一份介绍扳机点自我治疗的信息表，即通过按压身体上的痛点来缓解症状的治疗方法。经过一个星期的病假和处方治疗（d570 照顾个人的健康[DS]）后，K. Smith 得以重返工作岗位。然而，2 个月后，症状复发并加重，尽管进行了各种各样的治疗，K. Smith 还是持续出现症状，不得不经常待在家里。因此，她的工作表现受到影响，也受到了上司越来越多的批评（e430 处于权威地位个人的态度[OC]），他暗示她在装病。结果，K. Smith 开始变得抑郁，这进一步加剧了她的疲劳。幸运的是，K. Smith 的丈夫和姐姐在精神上给予了支持（e310 直系亲属家庭[DS，BCS]），同时也在家务中有所帮助（d640 做家务[DS，BCS]）。然而，在长时间的病假，以及疼痛诊所门诊接受了4周治疗失败之后，K. Smith决定申请伤残抚恤金，她觉得自己无法继续从事目前的工作或任何其他工作。

申请人所在的地区社会保障办公室，最近实施了一个基于ICF的标准化残疾评估系统，用于认定申请人的抚恤金资格，该系统通过基于功能的评估，纠正了残疾评估的损伤倾向；这一系统使用一个功能概况，将残疾组合和EUMASS组合合并为45个类目（包括7个重复类目）。考虑到申请人的健康状况，还参考了CWP简版ICF-CS。在K. Smith的例子中，CWP简版ICF-CS的24个类目中，有9个不在其功能简介中的类目得以加入，因此总共有54个类目需要评定。然后，将该功能简介发送给接受过培训的风湿病专家，以使用该功能评定系统进行残疾评估，评估得出的结论是，K. Smith完全可以进行工作，没有发现任何结构性障碍可以明确她的症状，并认为她的功能限制是由环境因素造成，例如与同事和主管的关系，以及平衡工作需求和健康问题之间的困难；此外，医学专家还建议对K. Smith进行一次精神评估，以明确她的精神健康状况，然后再对她是否有资格领取伤残抚恤金做出最终决定。

19.4.3 情景C：AS申请人的交互式决策过程

B. Jones，男，29岁，木匠，经多年误诊后被诊断为AS。B. Jones的健康问题，包括逐渐加重的疼痛（b280痛觉）、下背部和臀部的僵硬（b780与肌肉和运动功能有关的感觉[BCS]）、疲劳（b130能量和驱力功能[DS，BCS]，b455运动耐受功能[DS，BCS]）、对光敏感导致的眼睛发红（b210视功能[OC]）和眼睛疼痛（b280痛觉[DS，BCS]），以及呼吸困难（b460与心血管和呼吸功能相关的感觉[OC]）。在确诊之前的两年里，B. Jones断断续续地从自家的家具制造企业请病假。B. Jones接受了一个为期3周的强化住院康复治疗，在康复的第一周，他咨询了康复计划医生和社会工作者，商讨了从事另一种职业以及领取残疾津贴的可能性，即使是部分或指定期限。B. Jones不想因为因病缺勤加重家族企业的负担，一直在参加网页设计和Photoshop的继续教育课程，目的是为他的家族企业开发一个更专业的网站和宣传册；他很喜欢这些课程，并发现自己在这方面有一些天赋，然而，随着症状的恶化，他停止了上课。

由于康复机构还为当地的社会保障办公室进行残疾评估，因此社会工作者能够协调使用标准化表格对B. Jones的职业潜力和残疾状况进行评估。该表格由49项ICF类目组成，这些类目来自VR简版ICF-CS、残疾组合和EUMASS组合（重复类目计为1项）；此外，增加了在三个默认ICF组合中未包含的AS简版ICF-CS的6个类目，使得需要评估的ICF类目总共达到55个。物理治疗师、康复医师和社会工作者（同时担任职业专家），被分配到特定的类目进行评定并填写表格，在某些情况下，多个团队成员评定相同的类目，B. Jones还被要求描述自己的功能。在这个过程中的一个挑战，是正确地量化各种不同的类目，因为ICF目前没有为如何评测其类目提供合适的操作方法。最后，社会工作者将结果汇总发送给社会保障部门指定的医疗专家，专家考虑了康复计划的结果，并进行了额外的评估，最终将B. Jones分配到关于网络和平面设计及职业咨询方面的职业培训计划，B. Jones在参加RTW计划期间被认定有资格领取部分伤残抚恤金。

19.5 讨论

我们举例说明在不同的残疾评估情景中选择和组合ICF类目进行功能评定。如果残疾评估仅针对RTW计划的分配，功能评定应使用VR简版ICF-CS、残疾组合和与申请人健康状况对应的简版ICF-CS。这些类别可以根据VR综合版ICF-CS、申请人健康状况的综合ICF-CS或与具体案件特别相关的其他ICF类别进行扩充。这些ICF组合提供了申请人与工作有关的功能和环境因素影响的全面情况，从而使他或她得以参加适当的 RTW 计划。此外，功能评定的信息有助于规划以申请人工作环境为重点的职业康复干预措施，如工作安排或工作场所住宿。

在认定伤残抚恤金的资格时，功能评定应联合使用 EUMASS 组合和残疾组合；由于 EUMASS 组合只包含有限数量的类目，并且没有纳入环境因素，因此它应当与可适用于所有临床环境的残疾组合联合使用。与针对具体疾病的 ICF-CS 一起，这两个组合的结合可以对功能能力进行全面评定；这种全面的评定以及对影响申请人工作功能的环境因素的适当记录，对于实现公开和易于理解的资格认定至关重要[32]。关于认定抚恤金资格的残疾评估指南提倡，医学专家首先制定一份关于申请人全面功能的草图，再从对他们工作残疾的总体判断中排除环境因素的影响[7]。

在交互式决策过程中，并不清楚申请人是应该被分配到 RTW 计划、还是领取伤残抚恤金，功能评定应从 VR 简版 ICF-CS 以及残疾组合和 EUMASS 组合中选择类目，同时还可以考虑从针对职业康复和对应申请人健康状况的 ICF-CS 中的选取类目。评定应全面描述申请人的功能限制和能力情况，以及影响其工作相关功能的环境因素。对环境因素是否影响，以及如何关联到申请人的功能限制进行正确记录，可以让伤残抚恤金的资格认定更易理解；如果限制来自环境而非健康状况，相同的记录有助于选择适当的 RTW 计划，如工作安排或工作场所住宿。

由于残疾评估成本高且时间资源有限，在残疾评估中的背景下，进行的功能评定应切实可行[16]。因此，在每个情景中，将类目数量有限的 ICF 组合，如残疾组合、VR 简版 ICF-CS 和/或 EUMASS 组合，作为最低标准和默认参数是合理的；正如在最近的一项研究中所建议的那样，可以通过增加与特定案例或背景相关的 ICF 类目来补充评定[9]。

患有慢性病的残疾申请人通常受到不止一个健康问题的困扰，往往也会出现合并症。例如，研究表明，CWP 患者经常伴随情感精神障碍，如抑郁症[33]。在这种情况下，主要疾病的简版 ICF-CS，可以与合并症的简版 ICF-CS（如果有的话）联合使用，以反映与合并症相关的问题。Escorpizo 和 Stucki 认为，在涉及多种健康状况的复杂情况下，合并适当的 ICF 组合，有利于更好地收集数据和提高评估效率[25]。此外，一项研究说明了在存在并发症的残疾评估中，使用 ICF-CS 的重要性，该研究建议对 CWP 患者联合使用 CWP、LBP、抑郁症 ICF-CS，对 LBP 患者联合使用 LBP、CWP、肥胖症 ICF-CS[9]。此外，该研究还研究了应如何在康复环境中，针对主要病症和合并症正确地联用 ICF-CS[13]。

对于需要精确的功能评定，ICF 分类法可能无法提供足够的类目，来准确描述与特定健康状况相关的具体问题。在这种情况下，可能需要对 ICF 的类目，进行具体的案例或背景说明，如上述研究中的解释和介绍[19,34]。首先，案例说明有助于选择一个级别更准确的 ICF 类目，即第三或第四级别的类目，如果这还不够，可以引入类目清单，以更准确的方式描述功能或环境因素的特定方面。那些与功能没有直接关系的方面，不在 ICF 的范围之内，如遗传方面，也可以通过引入类目清单来说明[19]。

ICF 分类学虽然是 ICF 框架的一部分，但并没有为个人因素提供分类，这一事实在参考文献[35]和[36]中受到讨论和批评。个人因素对于残疾评估和重返工作岗位至关重要，因为教育和专业背景、工作动机或对重返工作岗位的期望等方面会强烈影响工作参与度[10,20,37]。在认定抚恤金资格的残疾评估中，个人因素的标准化记录可以提高公开可信度，以说明功能限制是否可能由健康状况（如抑郁症状）或个人因素（如缺乏工作动力）造成[21]。尽管作者认为，在残疾评估中提及个人方面的问题，如申请人的国籍，是一个伦理问题[38]，但个人因素仍然与公开的资格认定有关。在功能评定中明确记录这些内容，将有利于申请人对不正当的决定，提出正式反对。尽管 ICF 中缺乏个人因素的分类，但在功能评定中可以使用为残疾评估[39]专门制定的，和/或其适用性在此特定环境中已得到测试的个人因素类别[21,40]。

出于可行性的考虑，在残疾评估中，应用数量限制的 ICF 核心组合似乎很有用。

> 职业背景和工作动机等个人因素的报告，对于公开透明化的残疾评估至关重要。虽然 ICF 分类学未对这些方面进行分类，但应在评估中明确记录。

19.5.1 实践意义

本章建议在残疾评估的不同情景中，选择 ICF 组合进行功能评定。可以根据建议联合使用这些组合，以全面了解申请人的功能情况，作为 RTW 计划的适当推荐和认定伤残抚恤金资格的基础。在残疾评估中使用 ICF 有助于形成透明、公平、可比较的评定报告和资格认定，并使参与评估过程的各方均能理解。基于 ICF 的全面功能评定记录，可以明确重返工作岗位干预措施的起点，并有助于规划职业康复的具体干预措施。

然而，尽管出于透明度的原因，全面功能评定似乎很重要，但让医学专家评估和记录一长串复杂的 ICF 类目并不可行，尤其是在认定伤残抚恤金的资格和交互式决策方面。因此，为确保评定的可行性，在残疾评估过程中，被建议的各类目应该再细分，并分配给最相关的医学专业学科[19]。

在残疾评估中，使用 ICF-CS 进行功能评定的建议方法提供了以下方面的指导：说明应将哪些 ICF 类目作为最低标准（简版及针对具体情况的 ICF-CS）进行评估，以及哪些 ICF 类目应从一个集合中获取（综合版 ICF-CS，特定 ICF 类目）。这有助于在报告内容方面，实现功能评定的标准化。然而，ICF 并没有为其类目提供适当的可操作性，ICF-CS 也没有提供如何对 ICF 类目进行评级的信息，这一问题应在今后的研究中加以解决，也许可以通过为 ICF 类目分配现有的评测工具进行处理。

对于如何在残疾评估中选择和合并 ICF 类目的建议，目前还是处于概念性的阶段。尽管用于 VR 的 ICF-CS 在 RTW 环境中[41]、EUMASS 组合在认定抚恤金的残疾评估的环境中，都已得到检验[18]，但仍需要实证研究来实际检测和验证以上的发现。

最后，抚恤金申请人独特的个人经历，不能仅用一个标准来解决；因此，除了建议使用预先确定的 ICF 类目的标准化方法外，还应始终考虑申请人的个人经历，以正确评估他或她在工作中的功能和能力。

> 为残疾评估的不同情景，选择 ICF 核心组合的建议，有助于在报告内容方面实现功能评定的标准化。然而，由于 ICF 核心组合，目前没有为其类目提供适当的操作方法和评测工具，经验证的现有评测工具应与 ICF 类别相关联。

19.5.2 总结

在本章中，我们举例说明了在残疾评估的不同情景下，选择和合并用于功能评定的 ICF 类目组合。在适当的组合中，ICF 组合有利于功能评定报告的标准化和透明化，并有助于增强职业康复干预措施的计划性，提高伤残抚恤金资格认定的公平性。然而，除了这种标准化记录之外，还必须考虑申请人独特的生活经历，以全面解决申请人的工作残疾问题。

学习问题

1. 当前残疾评估的主要挑战是什么？

答：公开透明度低，可比性差，标准化程度不足。

2. 在残疾评估方面,哪些程序和决策方面的挑战超出了功能评定的范围,也超出了 ICF 的范围?

答:描述损伤、环境因素和功能限制之间的因果关系;记录残疾随时间的动态发展;报告损伤、活动限制和工作受限之间的一致性。

3. 三种主要的残疾评估情景是什么?

答:分配合适的重返工作计划;认定抚恤金资格;重返工作岗位和认定伤残抚恤金之间的交互式决策过程。

4. 在残疾评估的不同情景中,哪些 ICF 核心组合可作为默认参数建议使用?

答:"分配重返工作计划"情景:VR 简版 ICF-CS、残疾组合、针对具体情况的 ICF-CS;"认定伤残抚恤金资格"情景:EUMASS 组合、残疾组合、针对具体情况的 ICF-CS;"交互式决策"情景:VR 简版 ICF-CS、残疾组合、EUMASS 组合、针对具体情况的 ICF-CS。

5. 在残疾评估中使用 ICF 核心组合进行功能评定的主要优势是什么?

答:公开、可理解的功能评定报告;功能评定报告的标准化,以确保残疾评估的可比性;确保功能评定在残疾评估中的实用性;公平认定伤残抚恤金资格和重返工作岗位计划的依据。

(秦合伟译;王龙虎校)

参考文献

[1] Rudbeck M, Fonager K. Agreement between medical expert assessments in social medicine. Scand J Public Health. 2011; 39(7): 766-72.

[2] Meershoek A, Krumeich A, Vos R. Judging without criteria? Sickness certification in Dutch disability schemes. Sociol Health Illn. 2007; 29(4): 497-514.

[3] Horan TA, Daniels SM, Feldman SS. The prospective role of personal health records in streamlining and accelerating the disability determination process. Disabil Health J. 2009; 2(3): 153-7.

[4] de Boer WE, Rijkenberg AM, Donceel P. Guidelines for assessment of work disability: an international survey. Gesundheitswesen. 2011; 73(6): e103-10.

[5] APPLICA, CESEP, European Centre. Study of compilation of disability: statistical data from the administrative registers of the member states. Brussels: APPLICA, CESEP, European Centre; 2007.

[6] World Health Organization. International classification of functioning, disability and health (ICF). Geneva: World Health Organization; 2001.

[7] Anner J, Schwegler U, Kunz R, Trezzini B, de Boer W. Evaluation of work disability and the international classification of functioning, disability and health: what to expect and what not. BMC Public Health. 2012; 12: 470.

[8] Sanderson K, Nicholson J, Graves N, Tilse E, Oldenburg B. Mental health in the workplace: using the ICF to model the prospective associations between symptoms, activities, participation and environmental factors. Disabil Rehabil. 2008; 30(17): 1289-97.

[9] Schwegler U, Anner J, Boldt C, Glässel A, Lay V, De Boer WEL, et al. Aspects of functioning and environmental factors in medical work capacity evaluations of persons with chronic widespread pain and low back pain can be represented by a combination of applicable ICF Core Sets. BMC Public Health. 2012; 12(1): 1088.

[10] Finger ME, Escorpizo R, Glässel A, Gmünder HP, Lückenkemper M, Chan C, et al. ICF Core Set for vo-

cational rehabilitation: results of an international consensus conference. Disabil Rehabil. 2012; 34(5): 429-38.

[11] Biering-Sörensen F, Scheuringer M, Baumberger M, Charlifue SW, Post MW, Montero F, et al. Developing core sets for persons with spinal cord injuries based on the International Classification of Functioning, Disability and Health as a way to specify functioning. Spinal Cord. 2006; 44(9): 541-6.

[12] Grill E, Ewert T, Chatterji S, Kostanjsek N, Stucki G. ICF Core Sets development for the acute hospital and early post-acute rehabilitation facilities. Disabil Rehabil. 2005; 27(7-8): 361-6.

[13] Bickenbach J, Cieza A, Rauch A, Stucki G, editors. ICF Core Sets: manual for clinical practice. Göttingen: Hogrefe; 2012.

[14] Cieza A, Oberhauser C, Bickenbach J, Chatterji S, Stucki G. Towards a Minimal Generic Set of domains of functioning and health. BMC Public Health. 2014; 14: 218.

[15] Brage S, Donceel P, Falez F. Development of ICF core set for disability evaluation in social security. Disabil Rehabil. 2008; 30(18): 1392-6.

[16] Gouttebarge V, Wind H, Kuijer PP, Sluiter JK, Frings-Dresen MH. How to assess physical work-ability with functional capacity evaluation methods in a more specific and efficient way? Work. 2010; 37(1): 111-5.

[17] Schult ML, Ekholm J. Agreement of a work-capacity assessment with the World Health Organisation International Classification of Functioning, Disability and Health pain sets and back-to-work predictors. Int J Rehabil Res. 2006; 29(3): 183-93.

[18] Anner J, Brage S, Donceel P, Falez F, Freudenstein R, Oancea C, et al. Validation of the EUMASS Core Set for medical evaluation of work disability. Disabil Rehabil. 2013; 35(25): 2147-56.

[19] Schwegler U, Anner J, Glässel A, Brach M, de Boer WE, Cieza A, et al. Towards comprehensive and transparent reporting: context-specific additions to the ICF taxonomy for medical evaluations of work capacity involving claimants with chronic widespread pain and low back pain. In revision. BMC Health Serv Res. 2014.

[20] Slebus FG, Sluiter JK, Kuijer PP, Willems JH, Frings-Dresen MH. Work-ability evaluation: a piece of cake or a hard nut to crack? Disabil Rehabil. 2007; 29(16): 1295-300.

[21] Schwegler U, Peter C, Trezzini B, Anner J, Geyh S. Towards transparent documentation in medical work capacity evaluations: identifying personal factors in medical reports on Swiss disability claimants with chronic widespread pain. Int J Rehabil Res. 2013; 36(4): 298-307.

[22] Chamberlain MA, Fialka Moser V, Schüldt Ekholm K, O'Connor RJ, Herceg M, Ekholm J. Vocational rehabilitation: an educational review. J Rehabil Med. 2009; 41(11): 856-69.

[23] Stover M, Pape K, Johnsen R, Fleten N, Sund ER, Claussen B, et al. Rehabilitation time before disability pension. BMC Health Serv Res. 2012; 12: 375.

[24] Gensby U, Labriola M, Irvin E, Amick 3rd BC, Lund T. A classification of components of workplace disability management programs: results from a systematic review. J Occup Rehabil. 2014; 24(2): 220-41.

[25] Escorpizo R, Stucki G. Disability evaluation, social security, and the international classification of functioning, disability and health: the time is now. J Occup Environ Med. 2013; 55 (6): 644-51.

[26] Boonen A. Socioeconomic consequences of ankylosing spondylitis. Clin Exp Rheumatol. 2002; 20(6 Suppl 28): S23-6.

[27] Schmidt J, Schwebach RG. Preliminary trial on the effectiveness of early intervention manual therapy in reducing costs of presenteeism due to musculoskeletal pain. J Health Prod. 2007; 2(1): 26-32.

[28] Gatchel RJ, Peng YB, Peters ML, Fuchs PN, Turk DC. The biopsychosocial approach to chronic pain: sci-

entific advances and future directions. Psychol Bull. 2007; 133(4): 581-624.

[29] Franceschini M, Pagliacci MC, Russo T, Felzani G, Aito S, Marini C. Occurrence and predictors of employment after traumatic spinal cord injury: the GISEM Study. Spinal Cord. 2012; 50: 238-42.

[30] Rauch A, Cieza A, Stucki G. How to apply the International Classification of Functioning, Disability and Health (ICF) for rehabilitation management in clinical practice. Eur J Phys Rehabil Med. 2008; 44(3): 329-42.

[31] Cieza A, Kirchberger I, Biering-Sörensen F, Baumberger M, Charlifue S, Post MW, et al. ICF Core Sets for individuals with spinal cord injury in the long-term context. Spinal Cord. 2010; 48(4): 305-12.

[32] Jahiel RI, Scherer MJ. Initial steps towards a theory and praxis of person-environment interaction in disability. Disabil Rehabil. 2010; 32(17): 1467-74.

[33] Bair MJ, Robinson RL, Katon W, Kroenke K. Depression and pain comorbidity: a literature review. Arch Intern Med. 2003; 163(20): 2433-45.

[34] Cieza A, Boldt C, Ballert CS, Eriks-Hoogland I, Bickenbach JE, Stucki G. Setting up a cohort study on functioning: deciding what to measure. Am J Phys Med Rehabil. 2011; 90(11 Suppl 2): S17-28.

[35] Duchan JF. Where is the person in the ICF? Adv Speech-Lang Pathol. 2004; 6(1): 63-5.

[36] Geyh S, Peter C, Müller R, Bickenbach JE, Kostanjsek N, Üstün BT, et al. The personal factors of the international classification of functioning, disability and health in the literature: a systematic review and content analysis. Disabil Rehabil. 2011; 33(13-14): 1089-102.

[37] Sjöberg L. Risk and willingness to work. Int J Risk Assess Manag. 2007; 7(2): 224-36.

[38] Bickenbach JE, Chatterji S, Badley EM, Üstün TB. Models of disablement, universalism and the international classification of impairments, disabilities and handicaps. Soc Sci Med. 1999; 48(9): 1173-87.

[39] Grotkamp SL, Cibis WM, Nüchtern EAM, von Mittelstaedt G, Seger WKF. Personal factors in the international classification of functioning, disability and health: prospective evidence. Aust J Rehabil Couns. 2012; 18(1): 1-24.

[40] Geyh S, Cieza A, Bickenbach JE, Stucki G. ICF personal factors preparatory outline. [Internal manuscript]. In press; 2009.

[41] Saltychev M, Kinnunen A, Laimi K. Vocational rehabilitation evaluation and the International Classification of Functioning, Disability, and Health (ICF). J Occup Rehabil. 2013; 23(1): 106-14.

20

以 ICF 为参考的患者报告问卷调查:使用职业康复 ICF 核心组合的说明

Sabrina Kohler, Miriam Lückenkemper, Monika E. Finger, Reuben Escorpizo

20.1 引言

工作残疾是一个重要且日益严重的公共卫生负担。在过去的几十年里,就业率波动,而在经济合作与发展组织(Organization for Economic Cooperation and Development, OECD)的许多国家,残疾索赔率仍然很高,甚至有所上升[1]。据估计,OECD 国家仅在伤残抚恤金上的平均支出就占国内生产总值的 1.2%。此外,在 2007 年 OECD 的工作年龄人口中约有 6% 领取了伤残抚恤金[2]。工作残疾在很大程度上是发达国家和发展中国家面临的一个问题,并随着劳动力老龄化和慢性病患病率增加而增加。

工作生产制造行业经历的生产力的损失,对工作利益相关者和医疗系统的财务影响可能是巨大的。例如,在美国由慢性病导致的全国劳动生产率损失每年估计为 2 340 亿美元[3]。工作残疾也会对家庭护理员产生影响,特别在财务、就业与心理压力方面。最后对于工人来说,所报告的抑郁症、信心丧失、应对能力不足、收入损失和生活各方面满意度损失的比率更高。对于工作残疾人员,工作是一种"正常化"体验,促使个人参与社会、提升自尊和生活质量、获得经济报酬[4]。

解决工作残疾的一个关键过程是职业康复(vocational rehabilitation, VR),与工作或作业康复(occupational rehabilitation)含义相同,可交替使用[5]。已发现重返工作岗位的策略有助于减轻慢性健康状况和相关工作残疾的负担[6],因此强调 VR 的重要性、提高在 VR 的背景下护理质量的期望,对于促进工作残疾者早日、持续重返工作至关重要。

VR 可以简单地定义为向参与者提供的优化工作参与的方法[7],适用于在心理、肌肉骨骼、神经健康状况和环境中出现各种健康问题的患者,多种多样的疾病和个人背景给选择可使用评定工具或问卷带来了挑战[8-10]。作为评估和质量报告的一部分,VR 中的医疗保健评定急需改进,尤其在过去十年中,对功能的理解已经从传统的生物医学转变到生物心理社会模式,需要一个通用的概念模型和参考框架,来建立一个检查患者结局的平台。

世界卫生组织(WHO)制定的国际功能、残疾和健康分类(ICF)[11]是描述 VR 中个人功能的统一框架[5,7]。VR 是康复和职业医学的一个多领域专业,ICF 可以利用其综合领域涵盖 VR 的许多方面[5,7];此外,ICF 作为一种通用分类,可应用于各种文化和卫生系统[5]。

作为一个概念模型,ICF 中的功能和残疾是各组成部分之间相互作用的结果:身体功能("b"),身体结构（“s”），活动和参与（“d”）和背景性因素，即环境因素（“e”）和个人因素（图 20-1）。作为一个分类系统，ICF 可以作为评估 VR 服务的广度和复杂性的基础，以字母数字编码的 ICF 分类形式提供功能和残疾领域的综合列表，这些类目以分层方式排列[11]。下面是这个分类的图解：

ICF 成分	d 活动和参与
章节	d8 主要生活领域
第二级分类	d850 有报酬就业
第三级分类	d8500 自主创业
	d8501 兼职工作
	d8502 全职工作

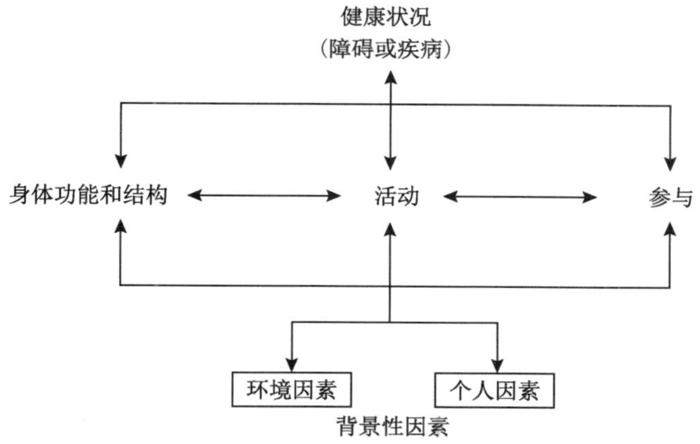

图 20-1　国际功能、残疾和健康分类（ICF）[11]

ICF 有 1 424 个类目，难以查询，因此专门为职业康复开发了一个简短而全面的 ICF 核心组合（或领域）[12]。ICF 核心组合是 ICF 类目的简明列表，综合版很长，包含 90 个类目（完整列表，请查阅 http://www.icf-research-branch.org），用于多学科评估；而由 13 个 ICF 类目（表 20-1）组成的 VR 简要 ICF-CS 版是基于 VR 背景下的临床研究或单学科临床问题报告的最小数据集（即功能域列表），用于描述疾病对功能的影响[13]。简要版本可以作为一个统一的数据集，确定了 VR 患者遇到的基本问题，应对这些问题进行评定、测量和评估。

> ICF 核心组合在本质上提供了“测量的内容”，例如，“如何”测量，使用标准问卷进行 ICF 分类等。

作为职业康复 ICF 核心组合开发过程的一部分，一项系统回顾将结果（包括问卷）与 ICF 联系起来[14]，并将问卷项目中发现的结构链接到最合适的 ICF 类目。本章将重点介绍患者自测问卷（patient-reported questionnaires，PRQ）。此类问卷通常用于医学和 VR[14] 的各个领域，在测量结构或潜在变量时尤其有用。通过应用提供的评估 ICF 核心组合领域的问卷列表，现在 VR 从业者可以将 ICF 核心组合的使用整合到日常临床实践中。

本章的目的是简述 PRQs，该问卷与职业康复 ICF 核心组合简要版的 13 个 ICF 类目相关联。

表 20-1 职业康复简要核心组合中 ICF 类目的名称和定义(总计=13 个类目)[12]

ICF 编码	名称	定　义
d115	获得技能	在综合行动或任务中培养基本的和复杂的能力,从而开始并持续获得技能,例如操纵工具或玩象棋之类的游戏
d240	控制应激和其他心理需求	执行简单或复杂且协调的行动,管理和控制执行任务所需的心理需求,这些任务要求承担重大责任,涉及压力、分心或危机,例如在交通繁忙时驾驶车辆或照顾许多儿童
d720	复杂人际交往	以与环境和社会相适应的方式维持和管理与他人的互动,例如调节情绪和冲动,控制言语和身体攻击,在社会互动中独立行事,并按照社会规则和惯例行事
d845	得到、从事或结束工作	寻找、发现和选择就业;被录用并接受聘用;通过工作、行业、职业或专业维持和提升;以适当的方式离职
d850	有报酬就业	作为雇员、全职或兼职或自营职业者,从事职业、行业、专业或其他形式的有偿工作的所有方面,如求职和找工作、完成工作要求的任务、按要求按时参加工作、监督其他工人或被监督并单独或集体执行要求的任务
d855	无报酬就业	从事所有不提供报酬的工作,全职或兼职,包括有组织的工作活动,完成工作要求的任务,按时参加工作,监督其他工人或被监督并独自或在团体中完成所需的任务,例如志愿者工作、慈善工作、为社区或宗教团体无偿工作以及在家中无偿工作
e310	直系亲属	通过出生、婚姻或其他被文化承认为直系亲属关系的个人,例如配偶、伴侣、父母、兄弟姐妹、子女、寄养父母、养父母和祖父母
e330	处于权威地位的人	对他人负有决策责任并根据其在社会中的社会、经济、文化或宗教角色具有社会定义的影响或权力的个人,例如教师、雇主、主管、宗教领袖、替代决策者、监护人或受托人
e580	卫生服务,制度和政策	预防和治疗健康问题、提供医疗康复和促进健康生活方式的服务、制度和政策
e590	劳动和就业服务、制度和政策	为失业者或不同工作的人寻找合适工作,或支持已就业且寻求晋升的个人相关的服务、制度和政策
b130	能量和驱力功能	生理和心理机制的一般心理功能是使个体以持续的方式朝着满足特定需求和总体目标的方向发展
b164	高级认知功能	尤其是依赖于大脑额叶的特定心理功能,包括复杂的目标导向行为,如决策、抽象思维、计划和执行计划、心理适应性以及决定哪些行为在什么情况下是合适的;通常被称为执行功能
b455	运动耐受功能	与呼吸和心血管能力有关的功能需要持久的体能

本章可以指导临床医生和研究人员选择使用何种 PRQ 标准,用于操作 VR 中的 ICF。

20.2 方法

20.2.1 原始研究概述

目前的研究基于之前的系统文献综述(原始研究),将方法和问卷调查中发现的概念与具体情况联系起来去明确 ICF 的类目[14]。该综述使用了以下搜索词和关键字:“职业康复”“重返工作岗位”“职业康复中心”“工作康复中心”“重新就业”“雇佣康复中心”和“雇佣重返”,涉及以下多个数据库:CINAHL、PsycINFO、Medline、Global Health、Vocation 和 Career Collection。

20.2.2　问卷项目数据库

在 Excel 电子表格中创建一个数据库（Microsoft Corporation 2007, Redmond WA），显示了每个问卷的项目，这些项目已链接到 VR 简要 ICF 核心组合中的 ICF 类目。表 20-1 给出了各 ICF 类目的定义。只有标准的患者报告问卷中的项目与 VR 简要核心组合有关。

20.2.3　问卷调查

制定与 VR ICF 核心组合中包含的每个 ICF 类目相对应的 PRQs 清单。

20.3　结果

20.3.1　项目数据库

在系统综述的基础上，选择了 229 篇文章。从中确定了 650 项措施（154 项为问卷调查和临床试验）[14]。在这些措施中，有 68 份 PRQs。

创建一个数据库，显示调查问卷涉及 VR 简要 ICF 核心组合中 ICF 类目的所有项目，涵盖从心理健康到身体健康的各个领域的一系列调查问卷。表 20-2 显示了每个 PRQ 的首字母缩略词和相应的全名。表 20-3 包含 PRQs 列表，其中发现了特定 ICF 类目的概念。在 68 份 PRQs 中，共有 855 个项目与 VR 简要 ICF 核心组合的 ICF 类目相关联。

表 20-2　PRQs 的首字母缩略词和名称

缩略语	问卷名称
4DSQ	四维症状问卷[15]
ADS	活动不适量表[16]
ASI	成瘾严重指数[17]
BDI	贝克抑郁量表[18]
BIPQ	简易疾病感知问卷[19]
BORRTI	贝尔对象关系与现实测试量表[20]
BQ	贝克问卷（含工作、运动和休闲时间指数）[21]
CAN-E	坎伯威尔需求评估问卷欧洲简版[22]
CES-D	20 项流行病学研究中心抑郁量表[23]
COPM	加拿大职业绩效衡量标准[24]
CSQ-8	客户满意度问卷-8[25]
CWPP	工作性格档案[26]
DASS	抑郁、焦虑和压力量表[27]
DMQ	荷兰肌肉骨骼疾患调查表[28]
EQ-5D	欧洲生活质量量表[29]

续表

缩略语	问卷名称
ES	赋权量表[30]
FQOLS	弗拉纳根生活质量量表[31]
GAS	目标达成量表[32]
GRWA	分级降低工作能力量表[33]
GSES	一般自我效能感量表[34]
HADS	医院焦虑和抑郁量表[35]
HAQ-II	修订的帮助联盟问卷[36]
HAT-QOL	Holmes 生存质量量表[37]
HDRS	汉密尔顿抑郁量表[38]
HS	希望量表[39]
HSCL	霍普金斯症状检查表[40]
ISEL	人际支持评估表[41]
JCQ	工作内容问卷[42]
JSQ	库珀工作压力问卷[43]
LBOS	下背部结果评分[44]
LOT-R	生活定向测试修订[45]
LSI	生活技能清单[46]
MHLC	多维健康心理控制源量表(表格 A)[47]
MWHLCs	改良的沃尔斯顿健康控制点[48]
MSQ	明尼苏达州满意度量表[49]
MZDI	改良 Zung 氏抑郁量表[50]
ODQ	Oswestry 腰痛失能问卷表[51]
OMPQ	Orebro 骨骼肌肉疼痛问卷[52]
OSQOL	生活质量量表[53]
PANSS	阳性与阴性症状量表[54]
PAR-Q	体力活动准备问卷-2002年修订版[55]
PCS	疼痛灾难化量表[56]
PDI	疼痛残疾指数[57]
PDQ	疼痛残疾问卷[58]
PSEQ	疼痛自我效能感问卷[59]
QD	上肢功能障碍评分[60]
QOLQ	生活质量问卷[61]
RDQ	罗兰·莫里斯残疾 24 问卷[62]

续表

缩略语	问卷名称
ROMI	药物影响量表评分[63]
RPQ	里弗米德脑震荡综合征症状问卷评分量表[64]
SAS-SR	社会适应量表-自我报告版[65]
SCISCE	寻求竞争性就业的变革阶段面试[66]
SERS	自尊量表[67]
SF-36	36 项简表健康调查[68]
SF-12	健康调查 12 条简表[69]
SHC	主观健康投诉量表[70]
SOC	心理一致感量表-29[71]
STAXI	状态-特质愤怒量表[72]
URICA	罗德岛大学变化评估量表[73]
VBBA	恢复需要量表(荷兰语)[74]
WAI	工作能力指数[75]
WAIV	工作联盟清单[76]
WAPGAR	改良工作 APGAR 量表[77]
WCQ	应对方式问卷[78]
WEJS	工作经验和判断量表[79]
WHO-DAS	WHO 残疾评估表[80]
WHO-QOL	WHO 生存质量测量-BREF[81]
WLQ-16	16 项工作限制调查问卷[82]

注：一些 PRQs 受版权保护，需要获得许可才能使用。务必与个别开发人员核实。

表 20-3 为职业康复简要 ICF 核心组合中每一 ICF 类目制定 PRQs

ICF 类目编码	第一列包含 ICF 概念的 PRQs	
d155	加拿大职业绩效衡量标准	生活质量评分量表
	工作性格档案	自尊量表
	荷兰肌肉骨骼疾患调查表	工作经验和判断量表
d240	荷兰肌肉骨骼疾患调查表	状态-特质愤怒表达量表
	人际支持评估表	工作经验和判断量表
	库珀工作压力问卷	工作经验和判断量表
	Orebro 骨骼肌肉疼痛问卷	应对方式问卷
d720	贝尔对象关系与现实测试量表	阳性与阴性症状量表
	工作性格档案	自尊量表
	生活技能清单	状态-特质愤怒表达量表

续表

ICF 类目编码	第一列包含 ICF 概念的 PRQs	
d845	加拿大职业绩效衡量标准	多维健康心理控制源量表
	荷兰肌肉骨骼疾患调查表	Orebro 骨骼肌肉疼痛问卷
	Holmes 生存质量量表	社会适应量表-自我报告版
	人际支持评估表	寻求竞争性就业的变革阶段面试
	生活技能清单	工作能力指数调查表
	明尼苏达州满意度量表	
d850	活动不适量表	工作经验和判断量表
	成瘾严重指数	工作性格档案
	贝克抑郁量表	Orebro 骨骼肌肉疼痛问卷
	贝克问卷(含工作、运动和休闲时间指数)	疼痛残疾问卷
	加拿大职业绩效衡量标准	疼痛自我效能感问卷
	荷兰肌肉骨骼疾患调查表	上肢功能障碍评分
	欧洲生活质量量表	生活质量问卷
	弗拉纳根生活质量量表	寻求竞争性就业的变革阶段面试
	分级降低工作能力量表	健康调查 12 条简表
	Holmes 生存质量量表	36 项简表健康调查
	工作内容问卷	工作能力指数调查表
	库珀工作压力问卷	改良工作 APGAR 量表
	下背部结果评分	WHO 生存质量测量- BREF
	生活技能清单	16 项工作限制调查问卷
		恢复需要量表(荷兰语)
	多维健康心理控制源量表	
	明尼苏达州满意度量表	
d855	贝克抑郁量表	工作内容问卷
	贝克问卷(含工作、运动和休闲时间指数)	KAS
	加拿大职业绩效衡量标准	疼痛残疾指数
	荷兰肌肉骨骼疾患调查表	疼痛自我效能感问卷
	弗拉纳根生活质量量表	上肢功能障碍评分
	分级降低工作能力量表	罗兰・莫里斯残疾 24 问卷
	Holmes 生存质量量表	工作能力指数调查表
e310	成瘾严重指数	多维健康心理控制源量表
	坎伯威尔需求评估问卷欧洲简版	阳性与阴性症状量表
	荷兰肌肉骨骼疾患调查表	疼痛残疾问卷
	Holmes 生存质量量表	疼痛自我效能感问卷
	人际支持评估表	WHO 残疾评估表
	KAS	

续表

ICF 类目编码	第一列包含 ICF 概念的 PRQs	
e330	工作性格档案	Orebro 骨骼肌肉疼痛问卷
	荷兰肌肉骨骼疾患调查表	体力活动准备问卷-2002 年修订版
	工作内容问卷	改良工作 APGAR 量表
	生活技能清单	工作经验和判断量表
	明尼苏达州满意度量表	
e580	成瘾严重指数	生活技能清单
	简易疾病感知问卷	多维健康心理控制源量表(表格 A)
	坎伯威尔需求评估问卷欧洲简版	Oswestry 腰痛失能问卷表
	客户满意度问卷-8	药物影响量表评分
	荷兰肌肉骨骼疾患调查表	罗德岛大学改变评估量表
	目标达成量表	工作能力指数调查表
	修订的帮助联盟问卷	工作联盟清单
	人际支持评估表	WHO 生存质量测量-BREF
	库珀工作压力问卷	
e590	成瘾严重指数	库珀工作压力问卷
	荷兰肌肉骨骼疾患调查表	生活技能清单
	工作内容问卷	恢复需要量表(荷兰语)
b130	四维症状问卷	生活质量问卷
	贝克抑郁量表	生活质量量表
	贝克问卷(含工作、运动和休闲时间指数)	阳性与阴性症状量表
	抑郁、焦虑和压力量表	罗兰・莫里斯残疾 24 问卷
	坎伯威尔需求评估问卷欧洲简版	药物影响量表评分
	20 项流行病学研究中心抑郁量表	里弗米德脑震荡综合征症状问卷评分量表
	荷兰肌肉骨骼疾患调查表	寻求竞争性就业的变革阶段面试
	弗拉纳根生活质量量表	健康调查 12 条简表
	功能大体评定量表	36 项简表健康调查
	一般自我效能感量表	主观健康投诉量表
	医院焦虑和抑郁量表	罗德岛大学改变评估量表
	Holmes 生存质量量表	恢复需要量表(荷兰语)
	汉密尔顿抑郁量表	应对方式问卷
	希望量表	工作经验和判断量表
	霍普金斯症状检查表	世界卫生组织生存质量测量-BREF
	生活定向测试修订	

续表

ICF 类目编码	第一列包含 ICF 概念的 PRQs	
b164	贝尔对象关系与现实测试量表	明尼苏达州满意度量表
	工作性格档案	阳性与阴性症状量表
	荷兰肌肉骨骼疾患调查表	疼痛灾难化量表
	赋权量表	心理一致感量表-29
	汉密尔顿抑郁量表	罗德岛大学改变评估量表
	希望量表	应对方式问卷
	KAS	工作经验和判断量表
	生活技能清单	
b455	贝克问卷(含工作、运动和休闲时间指数)	生活质量量表
	荷兰肌肉骨骼疾患调查表	里弗米德脑震荡综合征症状问卷评分量表
	改良 ZUNG 氏抑郁量表	工作经验和判断量表

20.4 讨论

有效的 VR 对减轻日益加重的工作残疾负担至关重要。同时,VR 是一个复杂的过程,需要考虑和检查的领域非常广泛。ICF 提供了一个综合语言和参考框架,可以在 VR 实践中加以利用。为了提高从业人员对 ICF 的利用率,开发的 ICF 核心组合是整个 ICF 分类中与特定的健康状况或环境相关的 ICF 类目的简短摘录;为了获取工作残疾背景下的功能,开发了职业康复 ICF 核心组合。然而,ICF 核心组合只包含类目,虽然说明了需要评估哪些功能领域,但是没有规定如何评估这些类目。因此,迫切需要确定可用于评估 ICF 类目的措施,以协助繁忙的 VR 医护人员将 ICF 应用到日常实践中。

本章包含一份 PRQs 列表,与 VR 简要 ICF 核心组合中的 ICF 类目相对应,并涵盖了这些类目。该列表可用以指导 VR 从业者选择适当的问卷,以便在日常实践中实施 ICF,并通过使用 PRQs 对发现有问题的领域进行改进干预措施。

根据其内容选择正确的问卷并不像表面看得那么简单,有许多问题首先需要解决:用户是否应该管理或应用整个 PRQ,尽管 PRQ 中的许多项目可能无关紧要?或者用户在 PRQ 中只使用一个相应的类目,这样做合适吗?取出某些项目后,PRQ 的可靠性会如何变化?如果整个 PRQ 用于测量一个 ICF 核心组合类目,这是否意味着应该使用几个不同的可能广泛的 PRQs 来处理其他 ICF 类目?

从实用主义的角度来看,职业康复从业者最终决定选择 PRQs,以为了获取所需要的内容。然而,这必须是一个明智的决定,需考虑到 PRQ 中所包含的概念,尤其是优先考虑具体的 ICF 类目和效率。

考虑到门诊的时间有限,要尽可能少地使用 PRQs 来获取 ICF 职业康复核心组合中的大部分(如果不是全部的话)类目。

从实际意义上讲,可以从 PRQ 中选择获得 ICF 类目的项目,虽然这在研究中或在患者组层面汇集数据时不可行。例如，对于 ICF 职业康复核心组合的 13 个 ICF 类目，可以从一个 PRQ 中获得一个项目，由于某些项目可能与多个 ICF 类目相关，这时只使用一个项目就可以处理多个 ICF 类目。效率对在时间有限的职业康复评估中非常必要，在考虑残疾测量精度的情况下，解决效率问题的一种方法是通过计算机自适应测试，这样临床医生可以对残疾进行精确的评估，而患者只回答较少的问题。

PRQs 列表显示了一系列各种各样的问卷，所有这些问卷都在一定程度上评估了 VR 的功能。PRQs 正被广泛应用于 VR 实践中，调查问卷评估了心理健康、肌肉骨骼疾病、一般健康和疼痛等常见领域的疾病，强调了 VR 在研究和实践领域的广度。因此，重视全面稳定的结果测量对于促进充分和适当重返工作的过程至关重要，随着人们越来越关注健康方面的疗效判定指标，也越来越需要改进医疗措施，包括在 VR 中使用的医疗措施。

以上的研究也有一些局限性，首先是没有使用职业康复 ICF 核心组合的综合版本，该版本提供了一个全面的领域列表，涵盖了接受职业康复的个人在功能方面遇到的所有问题；这时由于综合版本的 ICF 有 90 个类目，将产生一长串调查问卷，并再次失去可行性；此外是由于概念的重叠，一些 PRQs 可能有类似的项目，并与某些 ICF 类目相似。其次，除了 ICF 核心组合已经提供的表面和内容效度外，没有审查 PRQs 的心理测量特性，提供的 PRQs 列表将进一步受益于了解信度属性如重测信度和内部一致性，以及效度的其他方面如结构效度和预测效度；作为工作结果的回报，同样重要的是要知道 PRQ 对个体状态改变的反应或敏感程度，并能够回答患者是否真正恢复、恶化或保持不变。第三，虽然第二级 ICF 类目应该足以供一般使用，但仍有各种类目（第三或第四级）没有被用作研究 PRQs 的基础；有时可能很难断言 PRQ 的项目可测量特定的类目，因为可能只测量了类目中的某些概念，特别是那些衡量第三级类目的项目被汇总为第二级类目。

值得注意的是，ICF 类目 d850 有报酬就业（$n=31$）和 d855 无报酬就业（$n=14$）共有 11 个 PRQs，这显示了付费和非付费工作相关活动之间的重叠，以及在 VR[14] 中关注这两者的重要性。另一个有趣的问题是，关于"生活质量"（QOL）的 PRQs 数量相对较高，为什么会出现这么多、却似乎是为了衡量相同的结构调查问卷。本研究没有对为什么会出现这种情况加以全面描述，但是提示了尽管生活质量（QOL）在医疗保健从业者中是一个常用的术语，其重要性已被广泛承认，但 QOL 的确切含义并没有得到很好的定义已是共识[83]。

20.5 总结

本研究的结果可为 VR 的医疗从业人员将 ICF 融入日常实践提供指导，通过将 ICF 与 PRQs 联合使用，可以更好地理解基于全面的生物心理社会框架和 VR 知情护理来评定和评估患者的需求。

世界卫生组织的 ICF 职业康复核心组合提供了职业康复患者的"衡量方法"，但没有具体说明"如何"衡量。本章可作为临床医生在职业康复中选择使用哪些 PRQs 来实施 ICF 的指南以适合工作目的和环境。

（王龙虎译；秦合伟校）

参考文献

[1] Benítez-Silva H, Disney R, Jiménez-Martín S. Disability, capacity for work and the business cycle: an international perspective. Econ Policy. 2010; 25: 483-536.

[2] Organisation for Economic Co-operation and Development Directorate for Employment, Labour and Social Affairs. Sickness, disability and work: keeping on track in the economic downturn (background paper). Stockholm: High-Level Forum; 2009.

[3] Hoffman C, Rice D, Sung HY. Persons with chronic conditions: their prevalence and costs. JAMA. 1996; 276: 1473-9.

[4] Lehman AF. Vocational rehabilitation in schizophrenia. Schizophr Bull. 1995; 21: 645-56.

[5] Escorpizo R, Ekholm J, Gmuender HP, Cieza A, Kostanjsek N, Stucki G. Developing a core set to describe functioning in vocational rehabilitation using the international classification of functioning, disability, and health (ICF). J Occup Rehabil. 2010; 20: 502-11.

[6] Clayton S, Barr B, Nylen L, Burström B, Thielen K, Diderichsen F, Dahl E, Whitehead M. Effectiveness of return-to-work interventions for disabled people: a systematic review of government initiatives focused on changing the behaviour of employers. Eur J Public Health. 2012; 22(3): 434-9.

[7] Escorpizo R, Reneman MF, Ekholm J, et al. A conceptual definition of vocational rehabilitation based on the ICF: building a shared global model. J Occup Rehabil. 2011; 21: 126-33.

[8] Patten SB, Williams JV, Wang J. Mental disorders in a population sample with musculoskeletal disorders. BMC Musculoskelet Disord. 2006; 7: 37.

[9] Wang J, Adair CE, Patten SB. Mental health and related disability among workers: a population-based study. Am J Ind Med. 2006; 49: 514-22.

[10] World Health Organization. The burden of musculoskeletal conditions at the start of the new millenium. Geneva: WHO Technical Report Series 919; 2003.

[11] World Health Organization. International classification of functioning, disability and health. Geneva: World Health Organization; 2001.

[12] Finger ME, Escorpizo R, Glassel A, et al. ICF core set for vocational rehabilitation: results of an international consensus conference. Disabil Rehabil. 2012; 34: 429-38.

[13] Cieza A, Stucki G. The international classification of functioning disability and health: its development process and content validity. Eur J Phys Rehabil Med. 2008; 44: 303-13.

[14] Escorpizo R, Finger ME, Glassel A, Gradinger F, Luckenkemper M, Cieza A. A systematic review of functioning in vocational rehabilitation using the international classification of functioning, disability and health. J Occup Rehabil. 2011; 21: 134-46.

[15] Terluin B, Van Rhenen W, Schaufeli W, De Haan M. The four-dimensional symptom questionnaire (4DSQ): measuring distress and other mental health problems in a working population. Work Stress. 2004; 18: 187-207.

[16] Turner JA, Robinson J, McCreary CP. Chronic low back pain: predicting response to nonsurgical treatment. Arch Phys Med Rehabil. 1983; 64: 560-3.

[17] McLellan AT, Luborsky L, O'Brien CP, Woody GE. An improved diagnostic instrument for substance abuse patients: the addiction severity index. J Nerv Ment Dis. 1980; 168: 26-33.

[18] Beck AT, Steer R, Brown G. Manual for the beck depression inventory-II. San Antonio: Psychological Corporation; 1996.

[19] Broadbent E, Petrie KJ, Main J, Weinman J. The brief illness perception questionnaire. J Psychosom Res. 2006; 60: 631-7. doi:10.1016/j.jpsychores.2005.10.020.

[20] Bell MD. Bell Object Relations and Reality Testing Inventory (BORRTI) manual. Los Angeles: Western

Psychological Services; 1995.

[21] Baecke JA, Burema J, Frijters JE. A short questionnaire for the measurement of habitual physical activity in epidemiological studies. Am J Clin Nutr. 1982; 36: 936-42.

[22] Phelan M, Slade M, Thornicroft G, et al. The Camberwell assessment of need: the validity and reliability of an instrument to assess the needs of people with severe mental illness. Br J Psychiatry. 1995; 167: 589-95.

[23] Radloff LS. The CES-D scale: a self report depression scale for research in the general population. Appl Psychol Meas. 1977; 1: 385-401.

[24] Law M, Polatajko H, Pollock N, McColl MA, Carswell A, Baptiste S. Pilot testing of the Canadian occupational performance measure: clinical and measurement issues. Can J Occup Ther. 1994; 61: 191-7.

[25] Attkisson CC, Zwick R. The client satisfaction questionnaire. Psychometric properties and correlations with service utilization and psychotherapy outcome. Eval Program Plann. 1982; 5: 233-7.

[26] Law CK, Siu AM, Lee JL, Lee SW. Prediction of work rehabilitation placements using the Chinese work personality profile. Psychiatr Rehabil J. 2006; 30: 120-8.

[27] Lovibond SH, Lovibond PF. Manual for the depression anxiety stress scales. 2nd ed. Sydney: Psychology Foundation; 1995.

[28] Hildebrandt VH, Bongers PM, van Dijk FJ, Kemper HC, Dul J. Dutch musculoskeletal questionnaire: description and basic qualities. Ergonomics. 2001; 44: 1038-55.

[29] The EuroQol group. EuroQol—a new facility for the measurement of health-related quality of life. Health Policy. 1990; 16(3): 199-208.

[30] Bulsara C, Styles I, Ward AM, Bulsara M. The psychometrics of developing the patient empowerment scale. J Psychosoc Oncol. 2006; 24: 1-16.

[31] Burckhardt CS, Anderson KL. The quality of life scale (QOLS): reliability, validity, and utilization. Health Qual Life Outcomes. 2003; 1: 60.

[32] Kiresuk TJ, Smith A, Cardillo JE, editors. Goal attainment scaling: applications, theory, and measurement. Hillsdale: Lawrence Erlbaum Associates; 1994.

[33] Haldorsen EM, Indahl A, Ursin H. Patients with low back pain not returning to work. A 12-month follow-up study. Spine (Phila Pa 1976). 1998; 23: 1202-7; discussion 1208.

[34] Schwarzer R, Jerusalem M. Generalized self-efficacy scale. In: Weinman J, Wright S, Johnston M, editors. Measures in health psychology: a user's portfolio, Causal and control beliefs. Windsor: NFER-NELSON; 1995. p.35-7.

[35] Zigmond AS, Snaith RP. The hospital anxiety and depression scale. Acta Psychiatr Scand. 1983; 67: 361-70.

[36] Luborsky L, Barber JP, Siqueland L, et al. The revised helping alliance questionnaire (HAq-11) psychometric properties. J Psychother Pract Res. 1996; 5: 260-71.

[37] Holmes WC, Shea JA. A new HIV/AIDS-targeted quality of life (HAT-QoL) instrument: development, reliability, and validity. Med Care. 1998; 36: 138-54.

[38] Hamilton M. A rating scale for depression. J Neurol Neurosurg Psychiatry. 1960; 23: 56-62.

[39] Snyder CR, Sympson SC, Ybasco FC, Borders TF, Babyak MA, Higgins RL. Development and validation of the state Hope scale. J Pers Soc Psychol. 1996; 70: 321-35.

[40] Derogatis LR, Lipman RS, Rickels K, Uhlenhuth EH, Covi L. The Hopkins symptom checklist (HSCL): a self-report symptom inventory. Behav Sci. 1974; 19: 1-15.

[41] Barrera M, Irvin NS, Ramsay TB. Preliminary development of a scale of social support: studies on college students. Am J Community Psychol. 1981; 9: 435-47.

[42] Karasek R, Brisson C, Kawakami N, Houtman I, Bongers P, Amick B. The job content questionnaire (JCQ): an instrument for internationally comparative assessments of psychosocial job characteristics. J Occup Health Psychol. 1998; 3: 322-55.

[43] Cooper CL, Rout U, Faragher B. Mental health, job satisfaction, and job stress among general practitioners. BMJ. 1989; 298: 366-70.

[44] Greenough CG, Fraser RD. Assessment of outcome in patients with low-back pain. Spine (Phila Pa 1976). 1992; 17: 36-41.

[45] Scheier MF, Carver CS, Bridges MW. Distinguishing optimism from neuroticism (and trait anxiety, self-mastery, and self-esteem): a reevaluation of the life orientation test. J Pers Soc Psychol. 1994; 67: 1063-78.

[46] Brigance AH. Brigance diagnostic life skills inventory. North Billerica: Curriculum Associates, Inc.; 1994.

[47] Wallston KA, Wallston BS, DeVellis R. Development of the multidimensional health locus of control (MHLC) scales. Health Educ Monogr. 1978; 6: 160-70.

[48] Murphy GC, Young AE, Vo KM. Using locus of control to predict the return-to-work achievements of back-injured occupational rehabilitation clients. Aust J Rehabil Couns. 1995; 1: 83-92.

[49] Weiss DJ, Dawis RV, England GW, Lofquist LH. Manual for the Minnesota satisfaction questionnaire, Minnesota studies in vocational rehabilitation, vol. 22. Minneapolis: University of Minnesota, Industrial Relations Center; 1967.

[50] Main C, Wood P, Hillis S, et al. The distress and risk assessment method. A simple patient classification to identify distress and evaluate the risk of poor outcome. Spine. 1992; 17: 42-52.

[51] Fairbank JC, Couper J, Davies JB, O'Brien JP. The Oswestry low back pain disability questionnaire. Physiotherapy. 1980; 66: 271-3.

[52] Linton SJ, Boersma K. Early identification of patients at risk of developing a persistent back problem: the predictive validity of the Örebro musculoskeletal pain questionnaire. Clin J Pain. 2003; 19: 80-6.

[53] Le Pen C, Levy E, Loos F, Banzet MN, Basdevant A. "Specific" scale compared with "generic" scale: a double measurement of the quality of life in a French community sample of obese subjects. J Epidemiol Community Health. 1998; 52: 445-50.

[54] Kay SR, Fiszbein A, Opler LA. The positive and negative syndrome scale (PANSS) for schizophrenia. Schizophr Bull. 1987; 13: 261-76.

[55] Thomas S, Reading J, Shephard RJ. Revision of the physical activity readiness questionnaire (PAR-Q). Can J Sport Sci. 1992; 17: 338-45.

[56] Sullivan MJL, Bishop S, Pivik J. The pain catastrophizing scale: development and validation. Psychol Assess. 1995; 7: 524-32.

[57] Tait RC, Chibnall JT, Krause S. The pain disability index: psychometric properties. Pain. 1990; 40: 171-82.

[58] Anagnostis C, Gatchel RJ, Mayer TG. The pain disability questionnaire: a new psychometrically sound measure for chronic musculoskeletal disorders. Spine (Phila Pa 1976). 2004; 29: 2290-302.

[59] Tonkin L. The pain self-efficacy questionnaire. Aust J Physiother. 2008; 54: 77.

[60] Beaton DE, Wright JG, Katz JN, Upper Extremity Collaborative Group. Development of the Quick DASH: comparison of three item-reduction approaches. J Bone Joint Surg Am. 2005; 87: 1038-46.

[61] Boixadós M, Pousada M, Bueno J, Valiente L. Quality of life questionnaire: psychometric properties and relationships to healthy behavioral patterns. Open Psychol J. 2009; 2: 49–57.

[62] Roland MO, Morris RW. A study of the natural history of back pain. Part 1: development of a reliable and sensitive measure of disability in low back pain. Spine. 1983; 8(2): 141–4.

[63] Weiden P, Rapkin B, Mott T, et al. Rating of medication influences (ROMI) scale in schizophrenia. Schizophr Bull. 1994; 20: 297–310.

[64] King NS, Crawford S, Wenden FJ, Moss NE, Wade DT. The Rivermead post concussion symptoms questionnaire: a measure of symptoms commonly experienced after head injury and its reliability. J Neurol. 1995; 242: 587–92.

[65] Zweig RA, Turkel E. The social adjustment scale-self-report: psychometric properties for older adults. Psychol Rep. 2007; 101: 920–6.

[66] Corrigan PW, McCracken SG, Holmes EP. Motivational interviews as goal assessment for persons with psychiatric disability. Community Ment Health J. 2001; 37: 113–22.

[67] Nugent WR, Thomas JW. Validation of a clinical measure of self-esteem. Res Soc Work Pract. 1993; 3: 191–207.

[68] Ware JE. SF–36 health survey. Manual and interpretation guide. Boston: The Health Institute, New England Medical Center; 1997.

[69] Ware JE. SF–12; how to score the SF–12 physical and mental health summary scales. Boston: The Health Institute, New England Medical Center; 1995.

[70] Eriksen HR, Ihlebaek C, Ursin H. A scoring system for subjective health complaints (SHC). Scand J Public Health. 1999; 27: 63–72.

[71] Antonovsky A. The structure and properties of the sense of coherence scale. Soc Sci Med. 1993; 36: 725–33.

[72] Spielberger CD, Gorsuch RL, Lushene RE. The state-trait anxiety inventory: test manual. Palo Alto: Consulting Psychologist Press; 1970.

[73] DiClemente CC, Hughes SO. Stages of change profiles in outpatient alcoholism treatment. J Subst Abuse. 1990; 2: 217–35.

[74] van Veldhoven M, Broersen S. Measurement quality and validity of the "need for recovery scale". Occup Environ Med. 2003; 60: i3–9.

[75] Tuomi K, Eskelinen L, Toikkanen J, Jarvinen E, Ilmarinen J, Klockars M. Work load and individual factors affecting work ability among aging municipal employees. Scand J Work Environ Health. 1991; 17: 128–34.

[76] Horvath AO, Greenberg LS. The development and validation of the working alliance inventory. J Couns Psychol. 1989; 36: 223–33.

[77] Bigos SJ, Battie MC, Spengler DM, et al. A prospective study of work perceptions and psychosocial factors affecting the report of back injury. Spine (Phila Pa 1976). 1991; 16: 1–6.

[78] Folkman S, Lazarus RS, editors. Manual for the ways of coping questionnaire. Palo Alto: Consulting Psychologists Press; 1988.

[79] Van Veldhoven M. Psychosociale arbeidsbelasting en werkstress [Psychosocial job demands and work stress]. Ph. D. thesis. The Netherlands: University of Groningen; 1996.

[80] World Health Organization. Measuring health and disability-manual for WHO disability assessment schedule

(WHODAS 2.0); 2010.

[81] Skevington SM, Lotfy M, O'Connell KA, WHOQOL Group. The world health organization's WHOQOL-BREF quality of life assessment: psychometric properties and results of the international field trial. A report from the WHOQOL group. Qual Life Res. 2004; 13: 299-310.

[82] Beaton DE, Kennedy CA. Beyond return to work: testing a measure of at-work disability in workers with musculoskeletal pain. Qual Life Res. 2005; 14: 1869-79.

[83] Carr AJ, Thompson PW, Kirwan JR. Quality of life measures. Br J Rheumatol. 1996; 35: 275-81.

21

临床医生报告结果量表：多中心随访经验、职业康复和残疾评估中常用评估概述

Ingemar F Petersson，Birgitta Grahn，Kjerstin Stigmar

21.1 引言

2001 年，为了更加全面地描述与健康相关的个体功能，ICF 作为一个概念框架被提出。ICF 是对 ICD-10[1] 中医学诊断编码的补充，并且关注从积极的和消极的两方面去描述功能。ICF 框架描述了两个主要方面：健康状况和环境因素。这两方面内容又被分成了不同成分。健康状况包括身体结构与功能、活动与参与两个成分。环境因素被分成了环境因素和个人因素。并且，为了更具体地描述，不同成分又被分成了不同领域。每个领域再分成不同的类目。

在 ICF 中，残疾被定义为身体结构和功能的受限，以及活动和参与能力局限；环境因素被描述为促进因素或阻碍因素。不仅可以使用 ICF 框架系统去描述这些不同成分、领域或类目间的相互影响，而且通过使用 ICF 中的限定词，说明一个问题的严重性，包括结构或功能受限、活动和参与局限，以及环境在多大程度上是一个促进因素或阻碍因素。

21.2 ICF 在职业康复与工作残疾评估中的相关性

职业康复和工作残疾评估，在医疗保健的各个领域都具有相关性。在某些领域，医疗条件对个人的健康和工作能力有明显的影响。在医疗措施成功之前，患者病情太重，关于工作的讨论显得无关紧要；而在其他领域，职业康复和残疾评估在康复早期阶段，就需要从一开始就介入，包括初级卫生保健机构的服务、疼痛康复，以及职业健康服务。

> 职业康复的目标是通过恢复个体的功能、活动和参与，并结合工作环境进行必要的调整，最终使个人重新回到工作生活中。

这不仅适用于目前的工作，也可以适用于同一雇主、另一雇主或职业康复专家调整的工作或不同工作任务。个人能力可有不同表现，但实际工作表现在很大程度上取决于背景性因素，即环境因素和个人因素。从一个广泛的角度来看，在 ICF 中，环境因素可以被视为可利用的机会，涵盖了身体、心理、社会

的工作需求和工作组织和工作环境的需求。与医疗康复相比,环境因素在职业康复中是绝对必要的,必须和医疗状况一样受到重视;而其他因素,如个人因素也很重要,在预测工作能力和病假时很重要,因此在职业康复或工作残疾评估中也必须考虑。这就强调了使用 ICF 所有成分的重要性。在这里,ICF 不是通常意义上的理论模型,而是被看作在进行职业康复和工作残疾评估时,确保覆盖所有相关方面的基础;其中,一些实际问题将在本章中进一步讨论。

职业康复和残疾评估领域的另一个重要的方面是,不仅要注意功能损伤、活动受限和参与限制,还要关注个人与工作有关的资源。ICF 提供了一个机会,来说明一个领域在多大程度上受到积极的和消极的影响。

职业康复的重要概念,是工作能力和重返工作(return to work, RTW)计划。个人可以拥有特殊工作能力,例如,要求在特定工作职位,完成特定工作任务;一般工作能力,是指有能力从事一般的工作。工作能力的概念在不同的背景下进行了讨论,如医学、社会保险和哲学背景。不管这些讨论如何,大多数研究人员都同意,工作能力是一个关系概念,涵盖了广泛的范围,可以在 ICF 的所有方面进行分类。

工作效率是与工作能力密切相关的一个概念。从雇主的角度来看,这个概念至关重要。员工可能有一定的工作能力,但实际上在工作中的表现,又是另外一回事。在研究中,“缺勤”和“假性出勤”有时被用来衡量结果,缺勤,是由于某种原因而不能上班,常由于健康状况不佳;假性出勤,在上班工作,但表现欠佳,可能是由于健康状况不佳。

重返工作,经常在康复和病假一段时间后被讨论。RTW 或不能 RTW,这也是研究的重要结果,通常也是截然对立的两个结果,必须确定并描述是否包括兼职 RTW,以及涉及的时间问题。RTW 显然很重要,但获得可持续性的工作能力更有必要。

总之,ICF 为描述和/或说明与工作环境相关的个人能力,提供了一个广泛的概念框架。此外,还可以描述在工作残疾中发挥重要作用的个人因素。

21.3 临床医生报告结果量表:CROMs

在医疗和康复的所有领域,评估不同干预措施的实施结果非常重要。对评估进行分类的一种方法,是将评估分为患者自评量表(patient-reported outcome measures, PROMs)和临床医生报告结果量表(clinician-reported outcome measures, CROMs)。PROMs 主要包括问卷调查中的自我报告。

> CROMs 的定义是由医疗专家报告的结果量表,涵盖了多种方法,包括观察法、行为测试和评估。

更完善的 CROMs,更加昂贵和耗时。

在处理职业康复和残疾评估结果时,必须评估个人能力和工作环境,包括不同的工作需求。PROMs 和 CROMs 都涉及个人能力和工作环境方面的问题。

本章,我们将重点介绍适用于临床康复,特别是职业康复和残疾评估的 CROMs。目的是尽可能接近真实的临床环境。此外,还将关注病假研究中最常见的一个群体病假—肌肉骨骼疾病(musculoskeletal disorders, MSD)患者 CROMs 的效度;也将举例说明如何在 MSD 和心理障碍一般临床实践中,使用基于 ICF 的 CROMs,以促进康复服务的质量和效果。

21.3.1 CROMs:功能

为了在特殊的环境中完成某项活动,可能需要具备不同的功能。但是,同样重要的是,要强调个体功能受限可以通过工作环境的支持得到补偿。功能评定有时与工作残疾评估相关,但评估工具通常涵盖功能和活动两部分,针对不同功能的测试可以在诊所进行,并需要不同的评估工具。功能等级分为0~4级,对应于没有功能受限-完全功能受限,并给出一些功能测试的案例。

21.3.1.1 功能能力评估

功能能力评估(functional capacity evaluations, FCE)不是具体的、经过验证的测试,而是可用于残疾评估测试的统称[2]。这些测试可能与特殊的工作、特殊的疾病有关,也可能是与一般的工作和疾病相关。FCE可以是评估心理功能,也可以是生理功能,或者两者兼而有之。

FCE的一部分是传统的有氧能力测试[3],需要一辆自行车,一个秒表,一个脉搏监测仪,还有一个血压计。最近的一项研究显示,有氧能力与工作能力密切相关[4]。有氧能力由ICF类目b455运动耐受功能表示。

21.3.1.2 握力

手工处理材料,在许多不同的职业和工作任务都很常见。握力属于ICF类目“b730肌肉力量功能”,有不同的方法测量握力,需要一些仪器设备。Jamar测力仪可用于测量最大握力[5],风湿病学经常使用GRIPPIT设备[6]。测试的方法是要求患者尽可能用力地按压测力仪,每只手进行两次测试,明确优势手。Jamar测力仪和GRIPPIT这两种设备不能互换使用,因为它们具有不同的性能[7]。

21.3.2 CROMs:活动和参与

需要特别注意是,对于ICF的活动和参与部分,限定词给了在不同水平进行评估的机会,主要涉及两个水平:工作表现和工作能力,可进一步描述有辅助的工作能力和无辅助的工作表现。工作表现与实际工作环境有关,也与特殊工作能力有关。工作能力是在标准工作环境中,无论有无辅助下的最高可能的功能水平。这些方面与职业康复密切相关。首先,必须确定个人的活动和参与的分类,是否与普通或一般工作相关。这在病假和医疗保险问题上尤其重要。其次,重要的是要考虑到与工作场所的调整相关活动和参与能力,因为它们可以提高个人的工作能力。

以下是一些测试的示例。尽管这些测试结果可能在其他类似的工作环境以及不同的工作要求下会有不同,但是在临床上是标准化的,很容易实现。

21.3.2.1 6分钟步行试验

6分钟步行试验[8]通常用于康复计划的随访,也用于残疾评估,属于ICF类目“d450行走”。该测试很容易进行,只需要30米的步行距离和一个秒表;标记一条30米长的轨迹,嘱患者在6分钟内尽量走远,允许患者休息或改变行走速度。6分钟步行试验可作为预测下背痛(LBP)患者工作能力的预后[9]。

21.3.2.2 PILE测试

渐进等惯性提举评估(progressive isoinertial lifting evaluation, PILE),有颈椎和腰椎版本[10],是在标准环境下进行的标准化提举测试。在ICF中,属于类目“d430提举和搬运”。测试需要一个每层间有标准化高度的书架,一个秒表,砝码和一个脉搏监视器。患者被要求以一定的速度将重物从一层提举到另一层,每20秒提举4次,并增加额外的重量。患者决定什么时候停止测试,以及使用哪种提举方式。测试者负责检查患者的脉搏,确保重量不会太重。不同的国家有不同的重量限制。试验结果为试验完成时的最大提举重量和脉搏。

21.3.2.3 参与方式

在职业康复方面,建议采用患者共同参与的方式,但仍需进一步开发该领域的研究方法[11]。通过采用患者的经验、爱好和感知，评估的结果可以变得更加有效。这也与 ICF 中参与部分的内容有关，例如，患者参与其个人残疾评估和职业康复。

需要使用不同的工具和方法，包括参与性方法。如：患者特异性功能量表[12]。这个工具为患者和卫生专业人员提供了一个结构化模型，用以讨论在日常生活或工作中哪些活动会有困难，量表包括身体的、精神的和社会的限制。

21.3.3 CROMs：环境因素

如上所述，环境因素在职业康复和残疾评估中非常重要，康复的目的是帮助个人重获所需的能力，以实现 RTW。能力描述，必须与身体、精神和社会工作需求相关，仅仅评估个人能力，无法了解个人在特定环境或特定工作任务中的实际表现；环境描述，必须与功能、活动和参与一样严格。

在 ICF 中的环境层面，并未明确针对工作环境，而是针对一般环境因素。环境因素可以发挥阻碍作用或促进作用，分级从“无阻碍”到“完全阻碍”，或者从“无促进”到“完全促进”。

21.3.3.1 快速暴露检查

快速暴露检查（quick exposure check，QCE）是 PROMs 和 CROMs 结合的一个示例。这是一种通用的观察法，观察在工作场所的工作表现。由于该工具还包括功能和活动，因此并没有就环境方面对其进行严格定义。观察的目的是捕捉大家熟知的工作残疾危险因素。该工具包括对背部、颈部、肩部和手臂、手腕和手部（CROMs）的不同位置的观察，以及员工对提举重量、工作任务的时间消耗、单手力量、视觉需求、驾驶车辆、振动工具、工作节奏和压力（PROMs）等方面的感受。测试结果是各项与暴露水平相关的暴露分数的总和[13]。

21.3.3.2 工作特征评定（assessment of work characteristics，AWC）

这个工具是在作业疗法[14]中发展出来的，基于人类作业模型[15]。其目的是研究工作环境对个人的技能不同要求在多大程度上表现出来，包括对动作、过程、交流和互动技巧等方面的要求。

21.3.4 CROMS：个人因素

在 ICF 中，个人因素被描述，但没有被归类。这些因素不被视为健康的一部分，而是被看作有助于健康体验的背景性因素。个人因素必须在全球文化背景下看待，不同族裔群体和公民之间可能有所不同，可能对职业康复的结果和工作残疾的评估产生重大影响，因此，需要关注它们并对其进行描述，虽然没有被定义，但与被归类到功能领域个人因素密切相关。

21.3.4.1 年龄

年龄是影响职业康复结果的主要因素之一，在残疾评估和康复计划过程中必须加以考虑。从早期的研究中，我们了解到年龄是 RTW 的一个预测因子，也影响工作能力[16]。首先，年龄需要考虑社会文化方面的因素，比如退休年龄，不同的文化和背景中会有不同；退休年龄因国家和职业类型而异。如果一个人已经到了一定的年龄，并接近退休，RTW 就不太可能成功。这可能与个人以及他或她在工作中的经历有关，也可能与工作场所是否雇用年龄较大的雇员有关。

在人的一生中，个体的身体功能通常会逐步下降。心肺功能从 25 至 65 岁会明显下降，肌肉力量几乎同等程度减弱。心肺功能是工作能力的一个重要方面，在某些职业中，体力对个人完成工作任务的能力起着重要作用，虽然这些方面受到年龄的影响，但在 ICF 中被归类为功能受限。由于年龄是一个不受影响的因素，但是必须认识到，年龄相关因素在一定程度上可以受到影响。CROMs 中的心肺因素被用于身体表现领域，例如体能测试和不同的力量测试等，这些测试需要特殊的设备，而且往往更加昂贵和费时。

21.3.4.2 性别

性别不应该影响康复计划,但重要的是要认识到性别对病假的影响。在欧洲国家,病假的女性多于男性,而 RTW 的预后因素在女性和男性中有不同的描述[17]。例如,在瑞典南部的医疗保健系统中,在疾病登记过程和残疾评估中,性别问题受到了特别关注,因为女性被问及的问题与男子不同,她们得到的诊断也不同,而且在一般情况下,她们在疾病登记表上的名单也更多。

21.3.4.3 生活方式

生活方式因素对个人健康和幸福体验很重要。ICF 没有提供生活方式因素的分类系统,但描述这些因素仍然很重要,有助于职业康复计划和残疾评估结果。影响工作能力的重要因素是吸烟习惯、体力活动[16]、滥用药物和饮食习惯[16]。在这个领域,似乎没有普遍接受的 CROMs。

21.3.4.4 教育和职业

教育程度与个人的健康体验密切相关。从全局的角度来看,教育程度也与工作能力有关[18],还有其他方面的教育,包括患者疾病和健康状况的宣教。教育需求评估工具(educational needs assessment tool, ENAT)是风湿病康复常用的 PROM[19]。这个领域也没有普遍接受的 CROMs。

21.3.4.5 健康素养

近年来,健康素养已经成为个人健康的一个重要方面。为了能够承担责任和做出适当的健康决策,并遵循康复指导,了解有关健康和医疗保健的信息至关重要。在康复计划随访中,PROMs 经常被使用。为了对问卷的结果做出恰当的解释,在使用 PROMs 时,健康素养特别重要并且需要特别关注。在使用 CROMs 时,健康素养也起到重要作用,但不如在使用 PROMs 时那么明显。

21.3.4.6 应对策略、心理控制源、动机、自我效能

近年来,识别一个人的应对策略、心理控制源、动机和自我效能变得越来越重要。康复研究表明,这些因素对康复方案的结果和实施计划起着非常重要的作用。在动机和意愿方面,对 ICF 的反对意见已经有所增加。批评主要涉及这样一个事实,即个人表现是否良好,在很大程度上取决于个人的实际表现意愿。认识到这一事实,并使用个人因素进行描述,可以确保这些方面得到适当的涵盖。

有几份调查问卷,大多数是自我报告的形式,旨在确定残疾人的应对策略。在许多研究中,自我效能能够预测 RTW[20,21],而且在患病名单人群中也较低[22]。据我们所知,自我效能感方面没有可用的 CROMs。

21.4 医疗条件下与 ICF 有关的 CROMs

对于大多数处于工作年龄的患者来说,只要医疗条件可以,他们都希望重返工作岗位。约三分之一的短期和长期工作残疾与 MSDs 有关[23]。对于大多数 MSDs 来说,不论是在纯粹的临床环境还是在职业康复环境中,都有将功能评定的结果与 ICF 联系起来的传统。

本节将从实践和临床角度重点介绍临床医生报告的结果(CROMs),非正式概述环境和个人因素、活动和参与的作用,还将提供可用于不同医疗条件的测试量表的建议。

临床医生报告的问卷,已在许多医疗领域被用于职业康复评估。在大多数国家,MSDs 是导致工作残疾的主要原因,因此,这方面的评估经验比其他疾病诊断组更丰富。其中一些例子来自对包括风湿性疾病在内的 MSDs 不同康复方案的评估。

21.4.1 类风湿关节炎中 CROMs 应用

在过去的十年里,已经有几次尝试将 ICF 纳入类风湿关节炎(rheumatoid arthritis, RA)患者的评估

中。ICF 已被证明在 RA 的临床环境和临床试用中是有用和有效的[24]。目前应用最广泛的 CROM 是功能损害信号测试(signals of functional impairment, SOFI),其中包括对 RA 患者功能信息的标准化观察,已在一些临床研究使用[25]。

对 RA 患者进行临床医生报告/观察结果测量方面的尝试已多有报告。包括复杂的日常活动的评估,如行走和爬楼梯[26]。还包括体育和娱乐活动,或者要求更高的日常活动,如跑步或跳跃。除此之外,还对下肢残疾的 RA 患者进行了一些测试,以观察随着时间的推移发生的变化[27]。

更常用的下肢测试包括:

(1) 定时行走。

(2) 定时爬楼梯。

(3) 定时坐站。

更常用的上肢测试包括[28]:

(1) GRIPPIT(手的力量)。

(2) 肩部,前臂和手部测试。

(3) 功能损伤信号测试(SOFI)。

上肢和下肢的综合测试包括:

(1) SOFI。

(2) 有氧能力测试也可以被视为 RA 患者的一个 CROM[28]。

在 RA 患者的功能评定中最常用的结果评估是 PROM 评估,即斯坦福健康评估问卷(Stanford Health Assessment Questionnaire, HAQ)[29]。在最近的十年里,它也被广泛应用于其他风湿性疾病。只有少数研究试图将 RA 患者的 PROM 与 CROMs 联系起来,为了便于临床研究,需要根据评估和描述的内容,分别与 ICF 联系起来[28]。

21.4.2 强直性脊柱炎(AS)中 CROMs 应用

AS 功能评定中最常用的结果测量方法是 Bath 强直性脊柱炎指数中的 PROM 评估,例如 BASDAI(疾病活动)、BASFI(功能)、BASG-1 和 BASG-2(全球健康)[30]。然而,Bath 指数还包括一个 CROM,即 Bath 强直性脊柱炎计量指数(Bath Anky-losing Spondylitis Metrology Index, BASMI),评估脊柱轴向运动范围。主要用于 RA 的 CROMs 也用于 AS,例如:

上肢测试包括[28]:

(1) GRIPPIT(手的力量)。

(2) 肩部,前臂和手部测试。

(3) SOFI。

用于上肢和下肢的综合测试:

(1) SOFI[28]。

(2) 有氧能力测试也可以被视为一个 CROM[31]。

21.4.3 骨关节炎(OA)中 CROMs 应用

膝关节 OA 功能评定中,最常用的 PROM 结果测量方法,是安大略省和麦克马斯特大学骨关节炎指数(Western Ontario and McMaster Universities Osteoarthritis Index, WOMAC)。该指数已经被延伸到与运动和膝关节相关的生活质量测量中,包括膝关节损伤和骨关节炎结果评分(knee injury and osteoarthritis outcomes score, KOOS)[32]和髋关节残疾和骨关节炎结果评分(hip disability and osteoarthritis outcomes score, HOOS)。在临床试验中,AUSCAN 用来评估手功能。

在最近的十年中,已经有一些尝试将 ICF 纳入 OA 患者的评估[33]。OA 患者使用 CROMs 评估已有报告,包括复杂的日常活动,如步行和攀爬[33]。OA 患者的 CROMs 评估还包括体育和娱乐活动,或者更高要求的日常活动,如跑步或跳跃[33]。此外,一些测试已用于下肢残疾的 OA 患者,以观察随着时间的推移发生的变化[33]。

膝关节疼痛和膝关节 OA 的更常用检查包括:

(1) 单腿抬高测试(*)。

(2) 单腿跳远测试。

(3) 膝关节弯曲力量(*)。

(4) 脚趾抬高(*)。

(5) 侧向抬高。

(6) 膝关节弯曲/30 秒(*)。

(7) 关节位置觉。

那些更侧重于临床应用的测试用(*)标记。这些测试在职业康复环境中没有得到充分的评估。

21.4.4 下背痛(LBP)中 CROMs 应用

在 LBP 的残疾评估中,评估患者是否有发展为长期残疾的风险非常重要。Örebro 肌肉骨骼疼痛筛查问卷(Örebro Musculoskeletal Pain Screening Questionnaire, ÖMPSQ)有完整版和简短版,这些 PROMs 工具被广泛使用。由于长期残疾发展的风险评估非常重要,因此开发了新的评估工具,以便为临床实践提供有效、可靠、可行的工具;英国开发了一项新的评估工具,即启动-返回筛选工具[34],还使用了其他的 PROMs 方法,如工作能力指数(work ability index, WAI)和工作能力指数-单项问卷。

职业健康服务管理 LBP 的实践指南已于 2013 年制定[35]。指南是由一群职业健康专家和研究人员开发,提出了一个方法论和一些可靠的测试,易于在临床实践中使用和实施。

PROMs 和 CROMs 都被推荐。与 LBP 残疾评估和职业康复相关的 CROMs 有:

(1) 6 分钟步行试验。

(2) 有氧能力评估。

(3) PILE 测试。

(4) 患者特异性功能量表。

(5) 快速暴露检查。

这些测试已分别在第 21.3.1、第 21.3.2、第 21.3.3 和第 21.3.4 节中描述。

根据 ICF 原则对不同的评估工具进行分类时,可以使用 ICF 的相关规则。这些规则提供了在领域或类目水平上进行分组的机会,本章中列举了一个 CROMs 的表格(表 21-1),CROMs 与 ICF 的不同成分相对应。

表 21-1 不同 ICF 成分关联的 CROMs 概述

结构和功能	活动和参与	环境因素	个人因素
功能能力评估(FCE)	6 分钟步行试验	快速暴露检查(QEC)	
有氧能力测试	PILE 测试	工作特征评估(AWC)	
握力	定时行走		
肩部,前臂和手部测试	定时爬楼梯		
功能损伤信号测试(SOFI)	定时坐站		
	患者特异性功能量表(PSFS)		

21.5 在临床随访中应用ICF:来自瑞典国家康复计划中的示例

在瑞典,2009年推出了一项国家康复计划,以发展基于初级卫生保健的职业康复,提高病假患者或有长期病假风险患者的工作能力。这是一项由政府发起的全国性倡议,由财政全部资助[36],该计划针对MSD和/或轻度至中度精神疾病患者,这两个群体在瑞典的疾病补偿计划中占据主导地位。该计划为MSD患者和进行认知行为治疗的精神疾病患者提供多模式康复,完全侧重于初级医疗保健中以职业为导向的干预措施。

在瑞典南部,在康复计划开始之前进行了全面的准备工作,以便能够对结果、质量保证、基准标记和研究进行随访。其目的还在于确保ICF涵盖与患者相关的不同方面。为此,使用了一种新的观察方法作为CROM。并且很重要的是,其结果易于评估和报告。随访包括CROMs和PROMs。由医疗专家(OT治疗师、护士、心理学家、PT治疗师或医生)进行功能评定,功能受限分为5个等级,从无限制(1)至完全限制(5)。医疗专家还应该说明功能受限是否通过客观评估的确认,并对功能情况做出预测。

对于MSD患者,选择三个功能类目:"b280痛觉"、"b710关节活动能力"和"b455运动耐受功能"。这些类目选自慢性广泛性疼痛ICF综合核心组合[37]。对于精神疾病患者,类目是选自抑郁症ICF综合核心组合[38]:"b134睡眠功能"和"b164高级认知功能"。此外,"d240控制应激和其他心理需求"也包括在内,因为精神障碍患者经常有压力相关性问题。

对MSD和精神疾病患者的随访包括涵盖功能、活动和参与的PROMs。此外,EuroQOL五维度问卷(the EuroQOL five dimensions questionnaire, EQ-5D)用于评估与健康有关的生活质量变化,并用于健康经济评估。这个工具包括几个功能和活动类目[39],患者被要求评价他们对自己工作能力的看法。

21.5.1 疼痛康复功能评定的随访研究报告

在国家康复计划多模式康复的科学报告中,纳入了406名患者[40],报告了若干结果。在康复开始时和康复介入后,分别由医疗专业人员运用CROMs对患者进行功能评定。在分析中,根据康复计划前一年的病假和/或伤残抚恤金记录,患者被分为三组:无病假,部分病假和完全病假。在所有三组中,所有功能(疼痛,关节活动能力,运动耐力)从开始到康复介入后都得到了改善。

开始时,康复前一年没有病假和/或伤残抚恤金的患者组与康复前完全病假的患者组之间,b280痛觉存在显著差异。康复介入后,没有病假组和部分病假组之间以及没有病假组和全病假组之间疼痛程度有差异。在康复前没有病假的患者中,大部分患者的b280和b710关节活动能力均有所改善。

在b455运动耐受功能方面,两组在改善方面无差异,尽管两组在康复开始时和康复后均有差异。

在评估b710关节活动能力时,关节功能改善方式存在差异,但在康复开始和康复后也存在差异。

在瑞典国家康复计划的随访评估中选择的功能类目易于评估,并提供了对患者功能的广泛描述。因为,它们是从慢性广泛性疼痛ICF综合核心组合中选出的,并被认为是相关和有效的。

21.5.2 精神疾病康复功能评定的随访研究报告

在一份关于精神病患者国家康复计划结果的报告中,对ICF功能类目进行了基线评估和完成康复后的评估[41],这些功能应用CROMs进行评估。把在康复初期无病假的患者与有病假的患者进行比较,两组患者的"b134睡眠功能"均有改善,但病假组和无病假组患者的改善情况没有差异。"b164高级认知功能水平"在两组中也有显著改善,并且在比较两组时发现了差异。基线评估中无病假组进步更多。当评估"d240控制应激和其他心理需求"时,两组都有所改善,但两组之间比较没有差异。在精神障碍患者中，从抑郁症的ICF综合核心组合中选择的这三个不同的功能类目很容易评估。

21.6　总结和建议

> 无论使用何种类型的评估量表(CROMs和/或PROMs)，都有必要将这些量表与ICF相关联。这在职业康复和工作残疾评估中尤其重要，因为环境因素和个人因素可能发挥非常重要的作用。

总之，必须确保在干预措施随访计划过程中，已经涵盖了ICF的不同成分。

在瑞典国家康复计划中，我们从基于ICF综合核心组合的不同功能类目评估中，获得了宝贵的经验。这些类目可行且便利，正如第21.5.1节所描述，它们对初级医疗临床实践中的变化和差异很敏感。尽管如此，对其可靠性以及作为长期预后因素的价值，仍然需要进一步评估。

（王勇军译；杨坚校）

参考文献

[1] World Health Organization. International statistical classification of diseases and related health problems, 10th Revision 2010. Available at：http://www.who.int/classifications/icd/en/

[2] Pransky GS, Dempsey LG. Practical aspects of functional capacity evaluations. J Occup Rehabil. 2004；14：217-29.

[3] Åstrand P-O, Rodahl K, Dahl HA, Strømme SB. Textbook of work physiology：physiological of bases of exercise. Champaign：Human Kinetics；2003.

[4] Strijk JE, Proper KI, van Tralen MM, Wijngaard P, van Mechelen W, van der Beek AJ. The role of work ability in the relationship between aerobic capacity and sick leave：a mediation analysis. Occup Environ Med. 2011；68：753-8.

[5] Mathiowetz V, Weber K, Volland G, Kashman N. Reliability and validity of grip and pinch strength evaluations. J Hand Surg Am. 1984；9(2)：222-9.

[6] Nordenskiöld UM, Grimby G. Grip force in patients with rheumatoid arthritis and fibromyalgia and in healthy subjects. A study with the Grippit instrument. Scand J Rheumatol. 1993；22(1)：14-9.

[7] Massy-Westropp N, Health M, Rankin W, Aern M, Krishnan J, Hearn TC. Measuring grip strength in normal adults：reference ranges and a comparison of electronic and hydraulic instruments. J Hand Surg. 2004；29(3)：514-9.

[8] American Thoracic Society. ATS statement：guidelines for the six-minute-walk-test. Am J Respir Crit Care Med. 2003；166：111-7.

[9] Nordeman L, Gunnarsson R, Mannerkorpi K. Prognostic factors for work ability in women with chronic low back pain consulting primary health care；a 2-year prospective longitudinal cohort study. Clin J Pain. 2014；23(1)：65-72.

[10] Haldorsen EM, Kronholm K, Skouen JS, Ursin H. Predictors for outcome of a multi-modal cognitive behavioural treatment program for low back pain patients-a 12-month follow-up study. Eur J Pain. 1998；2：293-307.

[11] Rivilis I, van Eerd D, Cullen K, Cole DC, Irvin E, Tyson J, Mahood Q. Effectiveness of participatory ergonomic interventions on health outcomes: a systematic review. Appl Ergon. 2008; 39(3): 342-58.

[12] Gross DP, Battie MC, Asante AK. The Patient-Specific Functional Scale: validity in worker's compensation claimants. Arch Phys Med Rehabil. 2008; 89: 1294-9.

[13] Reference guide to Quick Exposure Check. Cited: 14 Apr 2014. Available at: http://www.lni.wa.gov/Safety/Topics/Ergonomics/pdfs/QECReferenceGuide.pdf

[14] Sandqvist JL, Gullberg MT, Henriksson CM, Gerdle BU. Content validity and utility of the Assessment of Work Performance (AWP). Work. 2008; 30(4): 441-50.

[15] Kielhofner G. A model of human occupations. 5th ed. Baltimore: Lippincott Williams & Wilkins; 2008.

[16] Van Den Berg TI, Elders LA, De Zwart BC, Burdorf A. The effects of work-related and individual factors on the Work Ability Index: a systematic review. Occup Environ Med. 2009; 66: 211-20.

[17] Lidwall U, Bergendorff S, Voss M, Marklund S. Long term sickness absence: changes in risk factors and the population at risk. Int J Occup Med Environ Health. 2009; 22(2): 157-68.

[18] Bevan S, McGee R, Quadrello T. Fit for work? Musculoskeletal disorders in Sweden. The work foundation. 2009. www.fitforworkeurope.eu

[19] Ndosi M, Bremander A, Hamnes B, Horton M, Kukkurainen ML, Machado P, Marques A, Meesters J, Stamm TA, Tennant A, de la Torre-Aboki J, Vliet Vlieland TP, Zangi HA, Hill J. Validation of the educational needs assessment tool as a generic instrument for rheumatic diseases in seven European countries. Ann Rheum Dis. 2013. Aug 6. [Epub ahead of print].

[20] Brouwer S, Franche RL, Hogg-Johnson S, Lee H, Krause N, Shaw WS. Return-to-work self-efficacy: development and validation of a scale in claimants with musculoskeletal disorders. J Occup Rehabil. 2011; 21: 234-58.

[21] Richard S, Dionne CE, Nouwen A. Self-efficacy and health locus of control: relationship to occupational disability among workers with back pain. J Occup Rehabil. 2011; 21: 421-30.

[22] Labriola M, Lund T, Christiensen KB, Albertsen K, Bultmann U, Jensen JN, Villadsen E. Does self-efficacy predict return-to-work after sickness absence? A prospective study among 930 employees with sickness absence for three weeks or more. Work. 2007; 29: 233-8.

[23] Hubertsson J, Englund M, Hallgårde U, Lidwall U, Löfvendahl S, Petersson IF. Sick leave patterns in common musculoskeletal disorders-a study of doctor prescribed sick leave. BMC Musculoskeletal; May 24, 2014; 15: 176.

[24] Uhlig T, Moe R, Reinsberg S, Kvien TK, Cieza A, Stucki G. Responsiveness of the International Classification of Functioning, Disability and Health (ICF) Core Set for rheumatoid arthritis. Ann Rheum Dis. 2009; 68(6): 879-84. doi:10.1136/ard.2008.088708. Epub 2008 Jul 14.

[25] Eberhardt KB, Svensson B, Moritz U. Functional assessment of early rheumatoid arthritis. Br J Rheumatol. 1988; 27(5): 364-71.

[26] Bremander AB, Petersson IF, Roos EM. Validation of the Rheumatoid and Arthritis Outcome Score (RAOS) for the lower extremity. Health Qual Life Outcomes. 2003; 1(1): 55.

[27] Eurenius E, Stenström CH. Physical activity, physical fitness, and general health perception among individuals with rheumatoid arthritis. Arthritis Rheum. 2005; 53(1): 48-55.

[28] Hagel S, Lindqvist E, Petersson IF, Nilsson JÅ, Bremander A. Validation of outcome measurement instruments used in a multidisciplinary rehabilitation intervention for patients with chronic inflammatory arthritis-

linkage to the International Classification of Functioning, Disability and Health (ICF), construct validity and responsiveness to change. J Rehabil Med. 2011; 43(5): 411-9.

[29] Fries J. The hierarchy of quality-of-life assessment, the Health Assessment Questionnaire (HAQ), and issues mandating development of a toxicity index. Control Clin Trials. 1991; 12(4 Suppl): 106S-17.

[30] Haglund E, Bergman S, Petersson IF, Jacobsson L, Strömbeck B, Bremander A. Differences in physical activity patterns in patients with spondyloarthritis. Arthritis Care Res (Hoboken). 2013; 65: 492

[31] Hagel S, Lindqvist E, Bremander A, Petersson IF. Team-based rehabilitation improves long-term aerobic capacity and health-related quality of life in patients with chronic inflammatory arthritis. Disabil Rehabil. 2010; 32(20): 1686-96.

[32] Paradowski PT, Bergman S, Sundén-Lundius A, Lohmander LS, Roos EM. Knee complaints vary with age and gender in the adult population. Population-based reference data for the Knee injury and Osteoarthritis Outcome Score (KOOS). BMC Musculoskelet Disord. 2006; 7: 38.

[33] Bremander AB, Dahl LL, Roos EM. Validity and reliability of functional performance tests in meniscectomized patients with or without knee osteoarthritis. Scand J Med Sci Sports. 2007; 17(2): 120-7.

[34] Hill JC, et al. Comparison of stratified primary care management for low back pain with current best practice (STarT Back): a randomised controlled trial. Lancet. 2011; 378(9802): 1560-71.

[35] Jensen I, Wåhlin C, Dahlgren M, Hjalmársson L, Ziemelis S, Blomquist P, Hagström R, Berndtsson A, Nordrup E, Ivarsson Walther R, McKeogh M, Carlstedt-Duke B, Stigmar K, Rahm L, Eden L. Riktlinjer vid ländryggsbesvär. En sammanställning från Företagshälsans riktlinjegrupp 1/2013. Cited: 2 Apr 2014. Available at: http://www. foretagshalsor. se/sites/default/files/fsf/Filer/riktlinjer_vid_landryggsbesvar_utgava_2. pdf (in Swedish).

[36] Rehabiliteringsgarantin-En rapport från Inspektionen för socialförsäkringen. Rapport 2012: 17, Stockholm. 2012; 17: 10-11 (Summary in English). www. inspsf. se

[37] WHO. Comprehensive ICF core set for chronic wide-spread pain. Cited: 11 Mar 2014. Available at: http://www. icf-research-branch. org/download/finish/8-musculoskeletal-conditions/169-comprehensive-icf-core-sets-for-chronic-widespread-pain

[38] WHO. Comprehensive ICF core set for depression. Cited: 4 Mar 2014. Available at: http://www. icf-research branch. org/images/stories/ICF% 20Core% 20Sets% 20Download/Comprehensive _ and _ Brief _ ICF _ Core_Sets_Depression. pdf

[39] Cieza A, Stucki G. Content comparison of health-related quality of life (HRQOL) instruments based on the international classification of functioning, disability and health (ICF). Qual Life Res. 2005; 14(5): 12225-37.

[40] Stigmar KE, Petersson IF, Jöud A, Grahn B. Promoting work ability in a structured national rehabilitation program in patients with musculoskeletal disorders: outcomes and predictors in a prospective cohort study. BMC Musculoskelet Disord. 2013; 14: 57.

[41] Busch H, Bonnevier H, Hagberg J, Lohela Karlsson M, Bodin L, Norlund A, Jensen I. En nationell utvärdering av rehabiliteringsgarantins effekter på sjukfrånvaro och hälsa. Slutrapport dell. Enheten för interventions-och implementeringsforskning, Institutet för miljömedicin (IMM), Karolinska Institutet. Stockholm 2011 (in Swedish).

22

基于 ICF 的重返工作康复工具:促进跨专业交流和综合记录

Melissa Selb, Andrea Glässel, Reuben Escorpizo

22.1 引言

与社区融合相关的康复最重要的总体目标之一,就是重返工作岗位,这与更好地健康预后有关[1-3]。在脊髓损伤(SCI)患者中,就业与更高的生活满意度、更高水平的活动和健康相关联[1-4]。就业和教育是决定 SCI 患者生活质量预后的两个主要因素[5-7]。

职业康复计划,在使有健康问题的人重返工作及鼓励保留就业方面发挥着关键作用。Escorepizo 及其同事将职业康复定义为在不同的环境、服务和活动中,向具有与健康有关的损伤、限制或工作能力受限的工作适龄个人提供的一种多专业循证方法,其主要目的是优化工作参与[8]。在较早期的一篇论文中,Selander 将职业康复描述为"与医疗、心理、社会和职业有关的活动,旨在为具有工作经历的患病或受伤人员,重建其工作能力和重返就业市场的先决条件"[9]。

职业康复计划,包括职业重新融合,通过为患者提供社区生活所需的技能和资源,加强 SCI 患者的生活适应能力[1,2]。针对 SCI 患者的职业康复计划涉及一般的职业探索、评估、咨询、培训、就业安置和交通选择、便利性,并在受伤后克服基础设施和经济障碍,获得有薪酬的就业[5]。受益于这些专门的职业康复计划,SCI 患者的功能独立性和就业状况得到了改善[10]。

> 职业康复通过优化个人重新融入职业和社区生活所需的技能和资源,帮助有健康问题的人重返工作岗位并继续工作。

许多因素与成功的职业康复或重返工作计划有关[11,12]。为了解决职业康复中的多种因素,需要一种跨专业的方法,使有健康问题的人能够实现并维持职业融合或重返社会(例如,在竞争性就业中)所需的最佳功能,从而促进参与生活的其他方面[13]。

SCI 是患者在结构和功能、活动和参与以及环境因素(障碍)等方面,面临着大量与健康相关的问题的一个案例[14],而跨专业干预对于获得最佳职业康复预后非常重要[15]。因此,全面描述患者的功能状态是一个合理的、以患者为导向的职业康复管理的基本要素。在职业康复过程中,患者的角色对于成功地重新融入工作非常重要,而跨专业团队对患者期望的准确评定则是规划职业干预的基础[12,16]。

> 跨专业的治疗模式及对患者功能状态的全面描述,对以患者为导向的职业康复管理的成功与否至关重要。

22.1.1　国际功能、残疾和健康分类(ICF)

如第 2 章所述,国际功能、残疾和健康分类(ICF)是世界卫生组织(WHO)为描述“功能和残疾”而制定的概念框架和参考分类[17]。ICF 将功能领域划分为 1 424 个类目,并将这些 ICF 组件按身体功能和身体结构、活动和参与以及环境因素进一步分层组织。ICF 未将个人因素进行分类。这些组件又进一步划分为章节,如神经肌肉骨骼和运动相关功能(第 7 章,“身体功能下”)、与运动相关的结构(第 7 章,“身体结构下”)、活动(第 4 章,“活动和参与下”)以及辅具和技术(第 1 章,“环境因素下”)。ICF 类目在每个章节又分为不同的级别,从第二级到第四级,类别的定义变得更加详细。

ICF 框架为康复专家提供一种标准化语言,来描述功能和残疾领域范围,从而使不同专业间、及不同场景下建立共识成为可能[17]。

ICF 通过为康复专家提供一个通用框架,以共享有关患者功能的信息,促进跨专业合作。

22.1.2　ICF 核心组合

ICF 在日常实践中的实施,对康复专家可能是一种挑战[18,19]。ICF 被推荐作为一种实用框架,用于协助沟通和构建康复计划、明确团队角色(即团队中的“谁做什么”)、避免干预措施的重复及帮助临床推理[20]。开发的 ICF 核心组合,是为了便于在日常实践中实际可行地使用 ICF[21,22]。ICF 核心组合是指 ICF 分类的简表,用于描述与个人相关的特定健康问题(如 SCI)或健康相关背景或环境因素(如职业康复)[23]。ICF 核心组合按照既定的、基于循证依据的科学过程[24]开发,包括 4 项准备研究:即系统文献综述、定性研究(焦点小组和/或半结构化个人访谈)、基于网络的专家调查和多中心实证研究。在国际共识会议上,专家(即健康和其他领域的专业人士)及利益相关者依据这 4 项研究的结果,以及对特定健康问题或健康相关因素的知识和经验,决定将哪些 ICF 分类纳入 ICF 核心组合。

ICF 职业康复核心组合的综合和简要,解决了参加职业康复规划人员所遇到的最相关的问题,而不论是何种健康问题及参与何种职业康复场景[23]。综合组合,通常是为跨学科和多学科场景而设计;简要组合,则作为单学科临床会诊的实用工具,构成最小数据组合[23-26]。

22.1.3　ICF 在职业康复中的应用

ICF 的多功能性,特别是 ICF 核心组合的形式,在如何将其应用于职业康复方面,表现得尤为明显。2010 年,制定了由 90 个 ICF 类别组成的综合 ICF 职业康复核心组合,又在其中选择了 13 个 ICF 类别作为简要 ICF 职业康复核心,这些 ICF 核心组合可以作为措施指导,帮助临床医生和研究人员为因疾病、损伤或健康相关事件而导致工作参与受限的、处于就业年龄的人群实施最佳康复计划[23];例如,简要的 13 个分类为开发工作康复问卷(work rehabilitation questionnaire, WORQ)提供了起点,这是一份评定和评估职业功能的调查问卷(详见第 23 章)。在职业康复中应用 ICF 和 ICF 核心组合的另一个例子,是使用与“康复周期”,即“Rehab-Cycle”模型相对应的以 ICF 为基础的记录工具[27-29]。

ICF 在职业康复方面的效率与作用,通过综合版和简要版 ICF 职业康复核心组合得以强化,与之最相关的 ICF 类别简表,可以指导患者的评估和康复规划。

22.1.4 以 ICF 为基础的记录工具

康复周期或“Rehab-Cycle”将 ICF 整合到跨专业康复管理方法中，可以帮助康复专家从问题的识别到干预的计划中，构建和协调他们的任务。这个重复过程包括 4 个关键要素：评定、分配、干预和评估。对于每一个要素，开发以 ICF 为基础的记录工具，都应将 ICF 核心组合考虑在内；这些工具旨在方便康复治疗服务的记录和计划，包括 ICF 评定表、ICF 分类概要、ICF 干预表和 ICF 评估表现（图 22-1）[18,27]，也可在线获取（www.icf-casestudies.org）[30]。

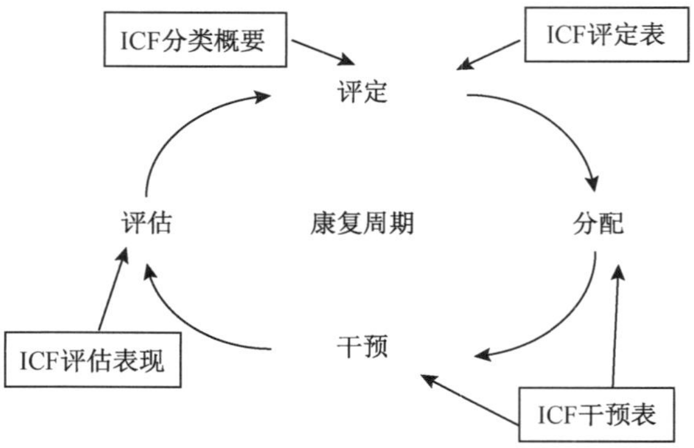

图 22-1 将 ICF 工具整合到康复周期[17,29]

ICF 评定表可以帮助康复专家理解患者的功能并确定康复需求，概述了患者的功能状态，包括患者和康复专家的意见[31]。将患者对个人功能问题的看法纳入考虑，丰富了康复专家所提供的信息，可以在之后用来指导干预计划[32]，见表 22-1。

表 22-1 ICF 评定表

	身体功能/结构	活动和参与	
患者	我在动腿时有些疼痛	不用胳膊支撑我无法坐着	我过去经常骑摩托车，打高尔夫
	我有痉挛，尤其是在移动自己的时候	使用轮椅移动正在改善，但我仍然难以克服障碍	我想做些运动
	我仍患真菌性皮肤感染	我现在可以给我的下肢穿衣服了	我喜欢与我的朋友见面（至少一周一次）
	我可以很好地控制我的膀胱和排便	我能处理好我的用药和治疗计划	我想回家过周末
	我的身体平衡有问题		我想再次工作但是我无法想象整日待在电脑前工作
			我愿意学一个新的专业技能
	身体功能/结构	**活动和参与**	
健康专家	单个肌肉力量（手臂）	改变身体的基本姿势	有报酬的就业
	身体下半部分肌肉力量	保持坐姿	
	躯干肌肉力量	在不同的地方移动	
	手臂的支撑功能	使用设备到处移动	
	各部位的皮肤结构——有风险	驾驶机动车辆	
		皮肤护理	
		调节排尿	
		调节排便	

续表

	环境因素	个人因素	
健康专家与患者	轮椅不太合适	26 岁,男性	能够应对健康问题
	汽车未针对轮椅改装	与朋友同住一套公寓	对于再次行走有坚强的意志
	意外保险来支付医疗服务	曾作为家用电子产品销售人员的接受培训,但在事故发生前曾担任搬运工	愿意学习一个新的专业技能
	父母支持他	非常积极地阐明职业未来	
	朋友们支持他		
	健康专家		

ICF 分类概要,有助于识别由患者和康复专家确定的与共同目标相关的干预目标,是康复团队制订干预计划的主要信息来源,通常以合适的 ICF 核心组合设置,并结合 ICF 限定值对各个 ICF 类别进行评级。ICF 限定值用于通过估计难度级别,来评估每个 ICF 分类的问题程度(“0”=没有问题;“1”=轻度问题;“2”=中度问题;“3”=严重问题;“4”=完全问题)。环境因素既可以被评为障碍因素,也可以被评为有利因素,在某些情况下,一种环境因素既可以被评为障碍因素,也可以被评为有利因素[17],例如,配偶可以通过提供必要的护理成为有利因素,但如果这种护理变得过于保护并阻止患者变得更加独立,也可以成为障碍因素。虽然 ICF 中未对个人因素进行分类,但是在康复过程[33,34]方面对患者的功能有影响,包括职业康复[35];因此,个人因素被评定为对患者的功能有积极、中立或消极的影响(表 22-2)。

为了促进职业康复跨专业团队内干预措施、角色和资源的协调,ICF 干预表全面概述了所有干预目标(由 ICF 分类表示)、干预措施,并分配给处理每个干预目标的相应康复专家,可以为一个干预目标分配一名及以上的康复专家。ICF 干预表还展示了每个目标的预期目标(目标值),见表 22-3。

ICF 评估表现,基于 ICF 核心组合分类,说明对患者功能的评定和再次评定的结果,展示长期和短期目标,并反映患者在特定 ICF 分类中所遇问题的困难程度,在干预前(初值)和干预后(最终值)可使用 ICF 限定值对其评级。为确定干预后是否实现了目标,还需定义目标值(表 22-2、表 22-3 和表 22-4)。

表 22-2 ICF 分类概要档案

职业康复的目标定义和实现		评估(创伤后 5 个月)										
目标达成度						0	1	2	3	4		
患者目标:重返职业,从事有薪酬的工作												0
长期目标(LTG):新就业前景的评估与决策												0
短期目标 1(STG1):特定就业教育或培训												1
短期目标 2(STG2):新工作环境下的职业压力测试												1
ICF 分类		**ICF 限定值(初值)**									**目标关系**	**预期目标值**
ICF 编码	**ICF 标题**	**+4**	**+3**	**+2**	**+1**	**0**	**1**	**2**	**3**	**4**		
b130	能量和驱力功能										STG1/2	1
b280	痛感										STG1/2	0
b455	运动耐受功能										STG1/2	0
b730*	肌肉力量功能										STG1/2	1

续表

ICF 分类		ICF 限定值(初值)									目标关系	预期目标值
ICF 编码	ICF 标题	+4	+3	+2	+1	0	1	2	3	4		
b810*	皮肤的保护功能										STG1/2	0
d155	掌握技能										STG1/2	2
d177*	做出决策										STG1/2	2
d240	控制应激和其他心理需求										LTG	1
d410*	改变身体的基本姿势										STG1/2	1
d415*	保持一种身体姿势										STG1/2	2
d430*	举起和搬运物体										STG1/2	1
d465*	利用设备到处移动										STG1/2	1
d475*	驾驶										STG1/2	2
d720	复杂人际关系										—	—
d825*	职业训练										LTG	1
d840*	学徒										STG1/2	1
d845	得到、保持或终止一份工作										LTG	2
d850	有报酬的就业										LTG	0
d855	无报酬的就业										—	—
e115*	个人日常生活中的用品和技术										STG1/2	+4
e120*	个人室内外移动和运输用的用品和技术										STG1/2	+2
e310	直系亲属家庭										STG1/2	+3
e330	处于权威地位的人										STG1/2	+3
e580	卫生的服务、体系和政策										—	—
e590	劳动和就业服务、体系和政策										LTG	+4

个人因素的影响					
	积极的	中性的	消极的		
PF 应对健康问题				STG 1/2	积极的
PF 积极阐述职业状况				LTG, STG 1	积极的
PF 愿意学习新的专业技能				LTG, STG 1	积极的

* ICF 分类为从职业康复 ICF 综合核心组合的补充说明。在“身体功能”“身体结构”“活动和参与”方面，ICF 限定值的范围从 0(没有问题)至 4(完全问题)；在环境因素方面，ICF 限定值的范围从 4(完全障碍因素)到+4(完全积极因素)；在个人因素方面，ICF 限定值对患者功能的影响标记为：积极，中性或消极。

表 22-3 ICF 干预表

	干预目标		干预措施	Psych	OT	SW	Voc trainer	Phys	PT	Nurse	初值	目标值
身体功能	b130	能量和驱力功能	心理治疗	X							2	1
	b280[a]	痛感	药物治疗					X			3	0
			手法治疗						X			
	b455	运动耐受功能	运动训练						X		3	0
	b730[a]	肌肉力量功能	设备训练						X		3	1
	b810[a]	皮肤的保护功能	指导皮肤管理							X	1	0
活动和参与	d155	掌握技能	技能训练		X		X				3	2
	d177[a]	做出决策	咨询服务	X		X					4	2
	d240	控制应激和其他心理需求	咨询服务	X							3	1
	d410[a]	改变身体的基本姿势	身体姿势训练		X				X	X	3	1
	d415[a]	保持一种身体姿势	反应训练						X		3	2
	d430[a]	举起和搬运物体	设备训练						X		3	1
	d465[a]	使用设备到处移动	轮椅训练						X		3	1
			"Swiss trac®"使用指导		X							
	d475[a]	驾驶	改装设备的咨询		X						4	2
			驾驶课		X							
	d825[a]	职业训练	职业培训		X		X				2	1
	d840[a]	学徒	咨询/指导				X				3	1
	d845	得到、保持或终止一份工作	咨询/指导				X				4	2
	d850	有报酬的就业	职业测试和培训，辅导/与前雇主联络	X		X	X				4	0
环境因素	e115[a]	个人日常生活中的用品和技术	辅助设备的选择		X		X				2	+4
	e120[a]	个人室内外移动和运输用的用品和技术	轮椅的选择		X						2	+2
	e310	直系亲属家庭	咨询/指导	X				X		X	+2	+3
	e330	处于权威地位的人	指导/与前雇主联络			X	X				+2	+3
	e590	劳动和就业服务、体系和政策	咨询			X	X				+2	+4

个人因素的影响

		干预目标	干预	责任专家	初值			目标值		
					积极的	中性的	消极的	积极的	中性的	消极的
个人因素	PF	应对健康问题	心理治疗	Psych	X			X		
	PF	积极阐明职业状况	咨询/指导	Voc trainer，Psych	X			X		
	PF	有意愿学习新的职业	咨询/指导 技能培训	Voc trainer，OT	X			X		

a 从 ICF 职业康复综合核心组合中添加的 ICF 分类。

缩写：OT 作业治疗师、Phys 物理医师、PT 物理治疗师、Psych 心理学家、SW 社会工作者、Voc trainer 职业培训师、EF 环境因素、PF 个人因素。

表 22-4 ICF 评估表现包括初步评估

职业康复的目标定义和实现			评估(创伤后 5 个月)										评定(创伤后 7 个月)									
目标达成度							0	1	2	3	4						0	1	2	3	4	
患者目标:重返职业,从事有报酬的工作												0										—
长期目标:新就业前景的评估与决策												0										√√
短期目标 1:特定就业教育或培训												1										√√
短期目标 2:新工作环境下的职业压力测试												1										√√
ICF 分类			ICF 限定值									预期目标值	ICF 限定值									实现目标值
ICF 编码	ICF 标题	干预	+4	+3	+2	+1	0	1	2	3	4		+4	+3	+2	+1	0	1	2	3	4	
	长期目标																					
d240	控制应激和其他心理需求	咨询										1										√√
d825*	职业训练	职业测试 & 训练										1										√√
d845	获得、保留和终止工作	咨询/操作指南										2										—
d850	有薪酬的就业	职业训练,指导/																				
		与前雇主的联络										0										—
e590	劳工和就业服务、制度和政策	咨询										+4										√
	短期目标 1/2																					
b130	能量和驱力功能	心理治疗										1										√√
b280	痛感	药物治疗/手法治疗										0										√
b455	运动耐受功能	运动疗法										0										√√
b730*	肌肉力量功能	器械训练										1										√
b810*	皮肤的保护功能	指导皮肤管理										0										√√
d155	掌握技能	技能训练										2										√√
d177*	做出决策	咨询										2										√√
d410*	改变身体的基本姿势	身体姿势训练										1										√√
d415*	保持一种身体姿势	反应训练										2										√√
d465*	使用设备到处移动	轮椅训练/"Swiss trac®"使用指导										1										√√
d475*	驾驶	改装设备的咨询/驾驶课										2										√√
d840*	学徒	咨询服务/指导										1										√√
e115*	个人日常生活中的用品和技术	辅助设备的选择										+4										√
e120*	个人室内外移动和运输用的用品和技术	轮椅的选择										+2										√√
e310	直系亲属家庭	咨询服务/指导										+3										√√
e330	处于权威地位的人	训练/与前雇主的联络										+3										√√

个人因素的影响														
目标设定和职业康复实现			评估(创伤 5 个月后)						评估(创伤 7 个月后)					
			初始值			期望目标值			最终值			达成目标值		
			Pos.	Neutr	Neg	Pos.	Neutr	Neg	Pos.	Neutr	Neg	Pos.	Neutr	Neg
PF	应对健康问题	心理治疗												
PF	积极阐述职业状况	咨询/指导												
PF	有意愿学习新的专业技能	咨询/指导,技能培训												

* 从综合版 ICF 职业康复核心组合中添加的 ICF 分类。

在“身体功能”“身体结构”“活动和参与”方面,ICF 限定值的范围从 0(没有问题)至 4(全有问题);在环境因素方面,ICF 限定值的范围从 4(完全障碍因素)至+4(完全积极因素);在个人因素方面,ICF 限定值对患者功能的影响标记为:积极的,中性的或消极的。

下面这位 SCI 患者的案例,说明了基于 ICF 的工具在职业康复计划中的应用[30,36]。

22.2 案例

22.2.1 个案病史

Martin 是一名 26 岁的男性,因一次摩托车事故而遭受创伤性 SCI。创伤位于第 7 胸椎,被诊断为完全性截瘫。在受伤之前,Martin 是一名搬运工,最初是作为家用电子产品销售员接受的培训。他和一个朋友住在郊区的一套公寓里,闲暇时骑摩托车、打高尔夫、与朋友和家人社交。事故发生后,接受脊柱手术固定,Martin 出院到 SCI 康复中心的急性损伤后早期康复病房,开始了跨专业的康复计划。几个月后,Martin 在自我照护、呼吸和括约肌管理以及活动能力方面取得了一定程度的独立性,这在脊髓独立性量表(spinal cord independence measure, SCIM)评分的提高中得以反映[37,38]。事故发生 4 个月后,Martin 的职业状况仍然不确定,显然,他将无法回到事故前的搬运工工作,康复后活动的规划开始时,Martin 表达了他的担忧[30,36]:

> “对未来的不安全感是我目前最大的问题,也影响了我最重要的目标。当我想到要离开康复中心时,有太多不清楚的事情——我的工作,我的生活状况。这对我来说是一个真正的压力”。

22.2.2 评定

患者以前工作的性质,无论是需要脑力还是体力活动,以及他获得的资源,不仅有助于确定职业康复计划的类型和持续时间,而且有助于确定患者重返工作岗位的目标,能否通过住院或门诊护理计划实现。康复周期的第一步,通常是进入 SCI 康复中心后不久,使用 ICF 评定表进行的初次评定;在 Martin 的案例中,如表 22-1,ICF 评定表在入住 SCI 康复中心 4 个月后才完成,重点是职业康复的相关信息。表 22-1 显示了 Martin 按照 ICF 成分-身体功能和结构、活动和参与所做的描述。同样地,跨专业职业康复团队(作业治疗师、物理治疗师、护士、职业顾问、医生)中康复(“健康”)专家的综合投入,也根据相同的 ICF 成分构建。表 22-1 还显示了 Martin 的职业康复团队提供的有关环境和个人因素的信息,其中还包括相关社会工作者和心理学家的评定,并反映了 Martin 关于环境和个人因素的陈述。

康复周期评定阶段的第二步,是使用 ICF 分类概要获得全面的功能概要。对于 Martin 来说,ICF 评定表中的信息以及临床检查和测量结果,将被转换为简要 ICF 职业康复核心组合中的相应 ICF 分类,以及综合版 ICF 核心组合中的其他分类。当简要 ICF 核心组合的 ICF 分类不能完全反映评定结果时,将添加综合版 ICF 核心组合的分类,例如,在应用面向患者的"加拿大作业表现量表"(Canadian Occupational Performance Measure, COPM)[39,40]时,用于评估肌肉功能受损的分类类目"d430 提举和搬运物体"(通过徒手肌力测试[41]和手功能 Jamar 测力计[42]进行检查),被确定可能会对 Martin 的职业结果产生影响。d430 分类类目被添加到 ICF 分类概要的列表中,因为 d430 包含在简要 ICF 职业康复核心组合中。为了完成功能概要,负责的团队成员随后使用 ICF 限定值对每个 ICF 分类进行评级。

根据基于评定做出的预后,职业康复团队与 Martin 一起确定了几个目标。Martin 表示他的主要目标是独立工作和生活,预计在康复计划结束时实现的长期目标(long-term goal, LTG)是对新就业前景的评估和决策。此外,职业康复团队确定了两个短期目标(short-term goals, STGs):STG1 侧重于特定就业教育,STG2 侧重于在新的工作环境中进行一些职业压力测试。然后,这 3 个长目标、短目标都与 Martin 在所列 ICF 分类中的功能状态相关,考虑到功能概要以及确定的目标,在他的职业康复计划中,Martin 和他的职业康复团队为每个 ICF 分类确定了干预后的目标值或 ICF 限定值,作为参照。针对职业康复简要 ICF 核心组合的 3 个分类:"d720 复杂人际交往"、"d855 无报酬的就业"和"e580 卫生服务、体系和政策",没有确定目标值,其被视作与职业康复过程无关、或相关性很低,因此在 Martin 的职业康复过程中没有被特别列入。

22.2.3 任务分配和干预

康复周期的下一个阶段是任务分配阶段,在此期间,任务和责任分配给康复团队成员。为了促进这一过程,创建了 ICF 干预表。表 22-3 中的 ICF 干预表概述了 Martin 的干预计划,以及职业康复团队各成员的相应职责;ICF 干预表的使用,使干预计划的重复部分变得容易识别。ICF 干预表还包括入院后 5 个月的评定评分(初值),和在 Martin 的 ICF 分类资料中确定的目标值。

STG1 的继续教育包括一个单独调整的职业康复计划,其中还包括职业咨询和评测"e590 劳动和就业服务、体系和政策",旨在确定兴趣和可转移技能,并加强 Martin 就重返工作岗位做出具体决定的能力。通过 STG2,职业顾问和作业治疗师进行的各种职业压力测试让 Martin 接触不同的工作环境,以测试他的身体、技术、智力和沟通技能,并探讨他的职业兴趣。

作业治疗师和物理治疗师的强化培训,使 Martin 能够更有效地推动轮椅,如 ICFd"465 利用设备到处移动"所述,这是进入工作场所的先决条件。

为了解决干预目标"d475 驾驶",这项活动将便于 Martin 进入未来的工作场所;在作业治疗师的监督下,指派一名认证讲师,使用改装的车辆提供驾驶课程。

在作业治疗师和职业顾问的合作下,建议开展各种活动(例如打字课程和计算机培训),在"d155 获取技能"方面帮助 Martin。尽管不喜欢使用计算机,但他过去在这些课程中的经验,有助于提升 Martin 的自我激励和自信,并明确他特别感兴趣的领域。职业顾问和社会工作者与 Martin 的前雇主(即"ICF e330 处于权威地位的人")合作,在工作场所提供指导,并讨论重返工作岗位可能的安排:"d825 职业训练"、"d845 得到、保持或终止一份工作",以及"d850 有报酬的就业",包括与保险公司协商财务支持。此外,心理咨询侧重于加强他与身边人们的互动,如他的家人("e310 直系亲属家庭")。

22.2.4 评估

为了确定 Martin 功能水平的变化,从 SCI 康复中心出院之前,根据干预目标对他的功能状态进行了重新评定。使用限定值表再次对这些结果进行评分，并输入 ICF 评估表现，见表 22-4。

Martin 为一种新职业测试了不同的选择。他对新就业前景（长期目标）的决定，与他在个性化培训计划（短期目标 1）期间确定自己的兴趣、可转移的技能和实践经验密切相关。这些干预措施有助于扩展技能，比如使用电脑或改善功能：通过独立操作轮椅，使得更好地进入未来工作场所。在职业康复项目结束时，Martin 决定从事职业教练这一新职业，并实现了他的长期目标。职业咨询不仅为职业康复过程管理提供了必要的支持，还帮助 Martin 整理了职业康复过程中获得的所有信息和经验，用以对他的职业未来做出决定。

在个人因素层面，心理学家认为 Martin 的优势在于有抱负和强大的应对能力，这对“d240 控制应激和其他心理需求”有积极影响。根据心理学家的说法，Martin 对自己未来的坚定兴趣，以及他的强烈动机“b130 能量和驱力功能”，使他能够实现个人和职业目标；有一个明确的工作前景，对建立他的自尊和生活满意度很重要。凭借 Martin 在住院康复期间的决心和积极态度，跨专业团队成功地帮助他接受并适应了自己的处境。

22.3 对日常使用的影响

对于可能因健康问题而无法参加工作的人来说，职业康复是其实现目标的关键过程。本文已经阐明了 SCI 的复杂影响和多种问题，以及对重返工作岗位带来的挑战。由于其复杂性，需要多方面专家的参与，以促进职业康复的有效开展。在 Martin 案例中，将 ICF 作为参考框架，以更好地反映及应对职业康复和 SCI 的复杂性。

22.3.1 综合评定和干预计划的结构

这个参加职业康复的 SCI 案例，显示了在基于康复周期的系统和全面方法的基础上，如何将以患者为导向、以综合版 ICF 为基础的记录工具融入职业康复计划中；ICF 可用于系统地组织对患者的评估，并确定适当的医疗[18]。

此外，本章所述的过程支持，使用现有标准措施评定 ICF 分类。例如，以患者为导向的既定措施 COPM，可与 ICF 兼容并对其补充[39,40,43,44]。

尽管每个以 ICF 为基础的记录工具，都涉及康复周期的各个方面，但其中一个记录工具提供的信息，有助于完善另一个工具的记录。例如，ICF 分类概要（一个工具）上设定的功能概要和目标，需要由 ICF 干预表（另一个工具）上显示的干预措施和团队角色来决定。同样，如果没有 ICF 分类概要中的初值（或 ICF 限定值分级），职业康复团队将无法确定患者是否实现了设定的目标。

ICF 评定表提供了患者功能变化的简要说明，从而有助于进一步地干预规划和决策，以实现最佳职业重组的最终目标。识别患者相关的问题和因素，对于制定残疾人问题解决策略非常重要，可用于指导干预手段和明确康复目标，从而改善功能[32]。

同时运用全部 4 个记录工具，是应用于“康复周期”最完善，最全面的方法；但是，根据记录的目的和时间的限制，可考虑只使用部分记录工具，例如，ICF 干预表和 ICF 评估表现。ICF 评估表现已经包含了来自 ICF 评定表和 ICF 分类概要[30]的基本信息，而 ICF 干预表则展示了分配给不同团队成员的干预方法和目标。

22.3.2 多学科和跨专业沟通

在以患者为导向的管理中，ICF 的概念框架，有助于促进和指导患者的沟通和护理，明确团队成员的角色，并有助于临床推理[20,45]。在本案例中，以 ICF 为基础的记录工具鼓励跨专业交流，要求所涉及的康复专家根据特定学科的评定（ICF 评定表）确定相关的功能领域，以决定每个 ICF 分类的相互评级，并设定共同目标（ICF 分类概要），确定适当的干预措施并分配实施干预措施的各自职责（ICF 干预表），并讨论和总结目标实现（ICF 评估表现）。在评定、干预计划和重新评估中，使用 ICF 分类组合，可为涉及其中的各专业的康复专家提供了通用语言。

此外，基于 ICF 的工具，有助于团队中康复专家之间方便地交流病例文件和信息。具体而言，ICF 干预表作为跨专业职业康复团队的一个总览，可明确展示干预目标的责任者，包括那些由多个责任者共同承担的目标。例如，对于“d465 利用设备到处移动”，物理治疗师负责轮椅培训，而作业治疗师负责指导患者使用“Swiss Trac®”——一种连接到轮椅并将其放置到各种表面的装置[46]。ICF 干预表，也有助于避免不必要的资源冗余、或由于沟通失误而造成的服务缺失；案例和信息交换的总体公开程度，使康复过程更易于管理[30]。

当然，在职业康复等跨专业环境中，应用 ICF 可能会很耗时，因为所有团队成员都必须学习 ICF 框架和分类系统，然后在患者管理中应用 ICF；这是一些实施 ICF 的神经康复专科医院的常见经验[47]，尽管可能很耗时，但仍应鼓励在康复管理或职业康复中实施 ICF。一个在线开放获取工具可用于学习 ICF[19,48]，它可以提供一种快速获取 ICF 框架和分类基本知识的方法，只有当使用这些工具使管理和记录流程更有效时，基于 ICF 的文档记录工具才能对日常实践产生吸引力[19]。

Escorpizo 等人提出花费的额外时间，也可能使成员认识到基于 ICF 的文档和评估的附加价值，这反过来将有利于跨专业团队内的协作[19]。

基于康复周期的 ICF 记录工具如：评定表、分类概要、干预表和评估表现，可以通过明确团队角色和责任，评估康复目标是否实现，帮助构建全面的评估和康复规划，促进跨专业沟通，避免重复干预。

22.3.3 ICF 用于培训康复专家

实施 ICF 和基于 ICF 的工具，除了可以在上述的康复管理（特别是职业康复）中得益，还可以用于向不同健康专业的学生教授康复过程的结构和各个步骤[49]。对于学生或初学者来说，通常很难理解跨专业康复环境中复杂的工作步骤；在康复周期的每个阶段，应用基于 ICF 的工具，可以帮助学生更好地理解这个过程。此外，基于 ICF 的工具，可以通过提醒学生提出以下问题，来支持学生加强他们的临床决策技能，如：哪些方面的功能与我的患者相关？哪些评定工具可以充分衡量这些相关方面？我可以独自解决哪些功能方面的问题，哪些需要我的主管或同事的帮助？设定什么样的治疗目标可以解决这些功能方面的问题？除了我，跨专业团队中的哪些人应该致力于这些目标？我的治疗成功与否？我是否需要在商定的治疗目标上做更多工作？最后，哪些治疗技术和策略被证明对实现这些目标最有效？

基于循环康复的 ICF 文件工具，可以整合到康复专家的培训中，以帮助解释跨专业康复过程的工作步骤，并提醒使用者在做出临床决策时应该考虑什么。

已经有一些跨专业的培训计划，将基于 ICF 的工具整合到其教育策略中，用于在 ICF 和康复管理中教授物理、作业和言语治疗师，例如德国希尔德斯海姆应用科学与艺术大学（University of Applied Sciences and Arts HAWK Hildesheim, Germany）[50-52]。

22.3.4 在职业康复中使用基于 ICF 的工具面临的挑战

使用 ICF 限定值对患者的功能进行评级,如 ICF 分类概要和 ICF 评估表现中所示,通常可以提供有关 ICF 分类中反映的问题严重性的综合信息。然而,由于关于如何使用 ICF 限定值对 ICF 分类进行评级的标准指南尚未建立,因此,可能会导致低于预期的可靠性和精确度[53,54]。另一个令人困惑的因素是,ICF 核心组合只定义了"评定什么,而不是如何评定"[19]。在绘制测量图和制定 ICF 类别评级的稳健量表方面,进一步的研究将有助于更好地评定患者的功能状态。

ICF 核心组合不是评定工具,只定义了评定什么,而不是如何评定。

22.3.5 使用基于 ICF 的工具的现实生活体验

本章描述的基于 ICF 的工具,已在现实生活中证明了实用性。一个例子是冰岛的职业康复基金或 VIRK[55,56]。VIRK 开发了一个评定工具,该工具基于 ICF 分类概要和简要 ICF 干预表。评估工具包含 EUMASS 组合[57]中的 20 个分类和整个 ICF 中的另外 10 个 ICF 分类,用于衡量个人的工作能力。VIRK 的职业康复服务机构以及冰岛的其他专家,都使用这种评定工具,冰岛的经验有望成为在职业康复中更广泛使用 ICF 工具的典型。

22.4 总结

本案例研究说明了以 ICF 为基础的记录工具、ICF 评定表、ICF 分类概要、ICF 干预表和 ICF 评估表现,如何按照康复周期的框架,用于跨专业职业康复管理,特别是在促进跨专业沟通、确保完整与透明。这些工具可以很容易地与现有的标准措施相结合,并纳入日常实践中,以利于患者的护理。尽管如此,仍需进一步研究以优化临床实用性和可行性。在这些挑战中,使用本章介绍的基于 ICF 的工具是一个合理的开端,文献中的应用,证明了 ICF 有助于在职业康复环境中提供有效护理,并最终改善残疾人的工作或就业结果。

致谢

作者要感谢患者和位于瑞士诺特维尔的瑞士截瘫中心的康复团队,以及原始出版物的合著者 Alexandra Rauch、Karl Emmenegger 和 Miriam Lückenkemper 的宝贵支持。

伦理认定

该案例研究,由瑞士卢塞恩州伦理委员会批准,项目编号为 628/30,2006 年 10 月 30 日,并根据《赫尔辛基宣言》进行。

学习问题

1. 什么是 ICF 核心组合?

答:ICF 核心组合是 ICF 分类的简要列表,这些分类被认为可用于描述具有特定健康问题的个人或与其健康相关的背景或环境。

2. 周期康复的关键要素及其相应的基于 ICF 的文件工具是什么？

答：周期康复的关键要素是评定、分配、干预和评估。虽然 ICF 评定表和 ICF 分类概要可以促进评定阶段，但 ICF 干预表可以用于分配和干预阶段，ICF 评估表现用于评估阶段。

3. ICF 评定表、ICF 分类概要、ICF 干预表和 ICF 评估表现的目的是什么？

答：ICF 评定表概述了患者的功能状态，由患者和康复专家共同参与。ICF 分类概要通过定义长期和短期目标，概述患者在选择 ICF 分类中的功能状态，有助于明确干预目标；ICF 干预表用于制订干预计划，可提供所有干预目标（由 ICF 分类表示）、干预措施以及为解决每个干预目标而指定的相应康复专家的全面概述；ICF 评估表现可根据 ICF 分类概要和对患者功能的复查结果，表明干预后患者和康复团队设定的共同目标是否实现。

（杨坚译；王勇军校）

参考文献

[1] Krause JS. Employment after spinal cord injury. Arch Phys Med Rehabil. 1992; 73(2): 163-9.

[2] Krause JS. Spinal cord injury and its rehabilitation. Curr Opin Neurol Neurosurg. 1992; 5(5): 669-72.

[3] Schonherr MC, Groothoff JW, Mulder GA, Eisma WH. Participation and satisfaction after spinal cord injury: results of a vocational and leisure outcome study. Spinal Cord. 2005; 43(4): 241-8.

[4] Scelza WM, Kirshblum SC, Wuermser LA, Ho CH, Priebe MM, Chiodo AE. Spinal cord injury medicine. 4. Community reintegration after spinal cord injury. Arch Phys Med Rehabil. 2007; 88(3 Suppl 1): S71-5.

[5] Gobelet C, Franchignoni F. Vocational rehabilitation. Paris: Springer; 2006.

[6] Krause JS, Sternberg M, Maides J, Lottes S. Employment after spinal cord injury: differences related to geographic region, gender, and race. Arch Phys Med Rehabil. 1998; 79(6): 615-24.

[7] Krause JS, Anson CA. Adjustment after spinal cord injury: relationship to participate in employment or education activities. Rehabil Couns Bull. 1997; 40: 202-14.

[8] Escorpizo R, Reneman MF, Ekholm J, Fritz J, Krupa T, Marnetoft SU, et al. A conceptual definition of vocational rehabilitation based on the ICF: building a shared global model. J Occup Rehabil. 2011; 21(2): 126-33. 490M. Selb et al.

[9] Selander J. Unemployed sick-leavers and vocational rehabilitation-a person-level study based on a national social insurance material. Stockholm: Karolinska Institutet, Department of Rehabilitation Medicine; 1999.

[10] Wang RY, Yang YR, Yen LL, Lieu FK. Functional ability, perceived exertion and employment of the individuals with spinal cord lesion in Taiwan. Spinal Cord. 2002; 40(2): 69-76.

[11] Sheikh K, Mattingly S. Employment rehabilitation: outcome and prediction. Am J Ind Med. 1984; 5(5): 383-93.

[12] Schonherr MC, Groothoff JW, Mulder GA, Schoppen T, Eisma WH. Vocational reintegration following spinal cord injury: expectations, participation and interventions. Spinal Cord. 2004; 42(3): 177-84.

[13] D'Amour D, Ferrada-Videla M, San Martin Rodriguez L, Beaulieu MD. The conceptual basis for interprofessional collaboration: core concepts and theoretical frameworks. J Interprof Care. 2005; 19 Suppl 1: 116-31.

[14] Biering-Sorensen F, Scheuringer M, Baumberger M, Charlifue SW, Post MW, Montero F, et al. Developing core sets for persons with spinal cord injuries based on the International Classification of Functioning,

Disability and Health as a way to specify functioning. Spinal Cord. 2006; 44(9): 541-6.

[15] Kirshblum SC, Priebe MM, Ho CH, Scelza WM, Chiodo AE, Wuermser LA. Spinal cord injury medicine. 3. Rehabilitation phase after acute spinal cord injury. Arch Phys Med Rehabil. 2007; 88(3 Suppl 1): S62-70.

[16] Selander J, Marnetoft SU, Bergroth A, Ekholm J. Return to work following vocational rehabilitation for neck, back and shoulder problems: risk factors reviewed. Disabil Rehabil. 2002; 24(14): 704-12.

[17] World Health Organization. International Classification of Functioning, Disability and Health: ICF. Geneva: World Health Organization; 2001.

[18] Rauch A, Cieza A, Stucki G. How to apply the International Classification of Functioning, Disability and Health (ICF) for rehabilitation management in clinical practice. Eur J Phys Rehabil Med. 2008; 44(3): 329-42.

[19] Escorpizo R, Stucki G, Cieza A, Davis K, Stumbo T, Riddle DL. Creating an interface between the International Classification of Functioning, Disability and Health and physical therapist practice. Phys Ther. 2010; 90(7): 1053-63.

[20] Tempest S, McIntyre A. Using the ICF to clarify team roles and demonstrate clinical reasoning in stroke rehabilitation. Disabil Rehabil. 2006; 28(10): 663-7.

[21] Üstün TB, Chatterji S, Kostanjsek N. Comments from WHO for the Journal of Rehabilitation Medicine Special Supplement on ICF Core Sets. J Rehabil Med. 2004; Suppl. 44: 7-8.

[22] Stucki G, Cieza A, Ewert T, Kostanjsek N, Chatterji S, Üstün TB. Application of the International Classification of Functioning, Disability and Health (ICF) in clinical practice. Disabil Rehabil. 2002; 24(5): 281-2.

[23] Finger ME, Escorpizo R, Glässel A, Gmunder HP, Lückenkemper M, Chan C, et al. ICF Core Set for vocational rehabilitation: results of an international consensus conference. Disabil Rehabil. 2012; 34(5): 429-38.

[24] Selb M, Escorpizo R, Kostanjsek N, Stucki G, Üstün B, Cieza A. A guide on how to develop an international classification of functioning, disability and health core set. Eur J Phys Rehabil Med. 2014; in press.

[25] Cieza A, Ewert T, Üstün TB, Chatterji S, Kostanjsek N, Stucki G. Development of ICF Core Sets for patients with chronic conditions. J Rehabil Med. 2004; Suppl. 44: 9-11.

[26] Stucki G, Kostanjsek N, Üstün TB, Cieza A. ICF-based classification and measurement of functioning. Eur J Phys Rehabil Med. 2008; 44(3): 315-28.

[27] Steiner WA, Ryser L, Huber E, Uebelhart D, Aeschlimann A, Stucki G. Use of the ICF model as a clinical problem-solving tool in physical therapy and rehabilitation medicine. Phys Ther. 2002; 82(11): 1098-107.

[28] Stucki G, Sangha O. Principles of rehabilitation. In: Klippel John DP, editor. Rheumatology. 2nd ed. London: Mosby Elsevier; 1997. p. 1-11.

[29] Stucki G, Kroeling P. Principles of rehabilitation. In: Hochberg S, Smolen JS, Weinblatt ME, Weisman MH, editors. Rheumatology. 3rd ed. Edinburgh: Mosby Elsevier; 2003. p. 517-30.

[30] Swiss Paraplegic Research. Implementation of the International Classification of Functioning, Disability and Health (ICF) in rehabilitation practice. ICF case studies. 2007 [cited 2013 Accessed Sept. 2013.]; Available from: http://www.icf-casestudies.org

[31] Rauch A, Escorpizo R, Riddle DL, Eriks-Hoogland I, Stucki G, Cieza A. Using a case report of a patient with spinal cord injury to illustrate the application of the International Classification of Functioning, Disability and Health during multidisciplinary patient management. Phys Ther. 2010; 90(7): 1039-52.

[32] Rothstein JM, Echternach JL, Riddle DL. The Hypothesis-Oriented Algorithm for Clinicians II (HOAC II): a guide for patient management. Phys Ther. 2003; 83(5): 455-70.
[33] Geyh S, Peter C, Müller R, Stucki G, Cieza A. Translating topics in SCI psychology into the International Classification of Functioning, Disability and Health. Top Spinal Cord Inj Rehabil. 2011; 16(3): 104-30.
[34] Geyh S, Peter C, Müller R, Bickenbach JE, Kostanjsek N, Üstün TB, et al. The personal factors of the International Classification of Functioning, Disability and Health in the literature-a systematic review and content analysis. Disabil Rehabil. 2011; 33(13-14): 1089-102.
[35] Chamberlain MA, Fialka Moser V, Schuldt Ekholm K, O'Connor RJ, Herceg M, Ekholm J. Vocational rehabilitation: an educational review. J Rehabil Med. 2009; 41(11): 856-69.
[36] Glässel A, Rauch A, Selb M, Emmenegger K, Lückenkemper M, Escorpizo R. A case study on the application of International Classification of Functioning, Disability and Health (ICF)-based tools for vocational rehabilitation in spinal cord injury. Work. 2012; 41(4): 465-74.
[37] Catz A, Itzkovich M, Agranov E, Ring H, Tamir A. SCIM—spinal cord independence measure: a new disability scale for patients with spinal cord lesions. Spinal Cord. 1997; 35(12): 850-6.
[38] Catz A, Itzkovich M, Steinberg F, Philo O, Ring H, Ronen J, et al. The Catz-Itzkovich SCIM: a revised version of the Spinal Cord Independence Measure. Disabil Rehabil. 2001; 23(6): 263-8.
[39] Law M, Baptiste S, McColl M, Opzoomer A, Polatajko H, Pollock N. The Canadian occupational performance measure: an outcome measure for occupational therapy. Can J Occup Ther. 1990; 57(2): 82-7.
[40] Baptiste S, Law M, Pollock N, Polatajko H, McColl MA, Carswell A. The Canadian occupational performance measure. World Federation of Occupational Therapy Bulletin. 1993; 28: 47-51.
[41] Kendall H, McCreary E, Provence P. Muscles, testing and function. Baltimore: Williams & Wilkins; 1993.
[42] Sisto SA, Dyson-Hudson T. Dynamometry testing in spinal cord injury. J Rehabil Res Dev. 2007; 44(1): 123-36.
[43] Bodiam C. The use of the Canadian Occupational Performance Measure for the assessment of outcome on a neurorehabilitation unit. Br J Occup Ther. 1999; 62(3): 123-6.
[44] Stamm TA, Cieza A, Machold KP, Smolen JS, Stucki G. Content comparison of occupationbased instruments in adult rheumatology and musculoskeletal rehabilitation based on the International Classification of Functioning, Disability and Health. Arthritis Rheum. 2004; 51(6): 917-24.
[45] Jette AM, Haley SM. Contemporary measurement techniques for rehabilitation outcomes assessment. J Rehabil Med. 2005; 37(6): 339-45.
[46] ATEC Ingenieurbüro AG. Webpage of Swiss Trac. 2009 [September 2013]; Available from: http://www.swisstrac.ch/en/swisstrac.html
[47] Rentsch HP, Bucher P, Dommen Nyffeler I, Wolf C, Hefti H, Fluri E, et al. The implementation of the "International Classification of Functioning, Disability and Health" (ICF) in dailypractice of neurorehabilitation: an interdisciplinary project at the Kantonsspital of Lucerne. Switzerland Disabil Rehabil. 2003; 25(8): 411-21.
[48] World Health Organization (WHO). ICF eLearning tool. 2008 [cited 2013 September 2013]; Available from: http://p.ideaday.de/104.2/icf/en/index.html 492 M. Selb et al.
[49] Jones LE. Introducing the ICF: the development of an online resource to support learning, teaching and curriculum design. Physiotherapy. 2011; 97(1): 55-8.

[50] REHADAT Informationssystem zur beruflichen Rehabilitation BfReV, Deutsche Vereinigung für Rehabilitation, Deutsche Rentenversicherung Bund. Rehabilitation Scientists in Germany (In German: Rehabilitationswissenschaftlerinnen und Rehabilitationswissenschaftler in Deutschland). 2013 Contract No.: Internet version.

[51] Borgetto B, Max S. Optimization of communication and cooperation in rehabilitation through an ICF-supported interdisciplinary documentation system (ICF-DokuSys) (In German: Optimierung der Kommunikation und Kooperation in der Rehabilitation durch ein ICF-gestütztes interdisziplinäres Dokumentations-System (ICF-DokuSys)). 7. ICF-Anwenderkonferenz der DGRW; Münster, Germany 2009.

[52] University of Applied Sciences and Arts HAWK (Hochschule für angewandte Wissenschaft und Kunst) Hildesheim/Holzminden/Göttingen FoSWaH. Module handbook for occupational therapy, speech and language therapy, physical therapy. Module description: Multiprofessional knowledge and skills (In German: Modulhandbuch Bachelor-Studiengang Ergotherapie, Logopädie, Physiotherapie. Modulbeschreibung: Multiprofessionelle Kompetenzen). 2 Sept 2010.

[53] Uhlig T, Lillemo S, Moe RH, Stamm T, Cieza A, Boonen A, et al. Reliability of the ICF Core Set for rheumatoid arthritis. Ann Rheum Dis. 2007; 66(8): 1078-84.

[54] Starrost K, Geyh S, Trautwein A, Grunow J, Ceballos-Baumann A, Prosiegel M, et al. Interrater reliability of the extended ICF core set for stroke applied by physical therapists. Phys Ther. 2008; 88(7): 841-51.

[55] Konráðsdóttir A. The Icelandic model-new rehabilitation scheme using ICF. Rehabiliteringsforum Danmark-2nd Nordic conference on work-oriented rehabilitation; Grenå, Denmark 2012.

[56] Fund VVR. VIRK-Vocational Rehabilitation Fund: summary from the annual report for 2011-2012.

[57] Brage S, Donceel P, Falez F. Development of ICF core set for disability evaluation in social security. Disabil Rehabil. 2008; 30(18): 1392-6.

23

基于 ICF 的职业康复功能评定问卷的开发和测试:工作康复问卷

Monika Elisabeth Finger, Robert De Bie, Dennis Nowak, Reuben Escorpizo

23.1 引言

世界范围内,每个国家对于确定患者工作或职业康复需求、提供充分的支持及获得职业康复干预的途径都存在着很大的差异[1],这些差异主要来源于残疾及保险政策和介入的差异、文化差异和对残疾人态度的差异[2]。2008 年,经济合作与发展组织(Organization for Economic Cooperation and Development, OECD)国家约 6%的适龄工作人口接受了残疾的福利[3],其中,一部分人毫无疑问无法工作,但许多人却可以在适当的帮助下工作,并且他们想要工作[1]。如此众多的劳动年龄人口不从事经济活动,不仅是人力资源的重大浪费,支付的残疾福利金也持续增加了社会保障系统的财政负担;另外,残疾也是导致收入微薄的一个主要原因。

20 世纪 80 年代以来,越来越多的证据表明,支持工人留在工作场所、或在遭受伤害或疾病后尽早重返工作岗位,对降低残疾风险及程度非常重要[4,5]。这导致人们越来越关注不同层面的职业康复和重返工作过程:宏观层面的残疾政策和经济,中间层面的医疗卫生和就业服务提供人员、费用支付者和工作职位提供者,微观层面的提供职业康复干预的卫生专业人员[6]。但是,在实际工作中,在某些特定层面上,很少应用一些通用的标准来确认、评估及监测工作相关的能力和问题;缺少对功能通用的理解,不仅会阻碍特定层面的信息交换,例如处于相同层面的卫生专业人员和职业咨询工作者之间或服务提供者和支付者之间,还会阻碍不同层面之间的有效沟通[7-9]。

随着健康意识的不断提高,就业服务专业人员支持患者尽快融入或重新融入工作岗位,就业干预措施及职业康复计划得以广泛开展。这些计划的主要目的是满足特定的身体健康状况或环境的需求[10-12]。此外,在其他康复领域,已经采用或开发了广泛的特定环境或健康状况的评估工具,以满足工作干预的需要,例如用于评估与健康相关生活质量的 SF-36[13]、用于评估抑郁症的贝克抑郁量表(Beck Depression Inventory)[14]以及用于量化下腰背痛残疾的 Oswestry 腰痛残疾问卷(Oswestry Low Back Pain Disability Questionnaire)[15]。

尽管在特定健康领域的疾病,或症状特异性评估和结局测量的应用越来越多,但是在评估及记录问题和能力方面,仍然缺乏标准化的评估工具。在职业康复过程中,这种差异化可能会导致专业人员和机构之间的误解和裁员。此外,对于患者及所有专业人员,在日常生活、家庭或工作场所的功能能力和局限性进行全面描述,是成功识别高度需要职业康复的患者的重要组成部分。

国际功能、残疾和健康分类(ICF)提供了一个参考框架,以标准化的方式描述和测量健康背景下的人类功能[16]。在最近的研究中,ICF 已被证明是职业康复背景下的有效框架[17-20],因此,为开发标准化工具以评估和记录整个重返工作过程中的功能变化提供了合适的基础。

> ICF 提供了一个通用的参考框架和语言,来描述、评估和记录职业康复中的人类功能,因此可以为开发标准化评估工具提供合适的基础。

23.2 ICF 和 ICF 职业康复核心组合

2001 年 5 月,世界卫生大会批准了 ICF,将其作为一个参考框架和语言,用于描述和衡量个体的功能及残疾状况,因为他们的身体结构、活动和参与能力可能因为健康状况的原因而导致损伤或受限[16,21]。该分类旨在供健康和残疾领域的卫生专业人员、患者和其他利益相关者使用,不受环境、文化和背景的影响[21],该分类包含 1 424 个类目。自世界卫生组织批准以来,已经进行了若干研究,支持在工作或职业康复领域中使用 ICF。

为了提高 ICF 在临床实践中的可用性,WHO 与 ICF 研究处合作,精心挑选 ICF 类目,开发了简短列表,即所谓的 ICF 核心组合,以涵盖健康状况或特定环境中最具影响力的功能特性。遵循明确清晰的方法学[22],ICF 核心组合的开发包含了一系列结构化的流程和四项准备研究:文献系统回顾、专家调查、横断面研究和患者焦点小组或访谈的定性研究。来自 WHO 所有区域的专家经过多阶段共识,选择及最终确定纳入 ICF 核心组合的 ICF 类目。

在另一个过程中,在基于统计的基础上,开发了一个"通用组合"。通用组合是一个包含 7 个 ICF 类目的列表,描述了在任何健康状况和环境下,个人所具有的核心功能[23]。

2010 年,职业康复 ICF 核心组合作为第一个特定环境的 ICF 核心组合被开发,其目的是为用户提供相关 ICF 类目清单,这些类目可用于描述和记录正在接受职业康复的个人功能状况。职业康复核心组合包括 90 个 ICF 类目的综合列表和 13 个 ICF 类目的简要列表[17]。

职业康复简要 ICF 核心组合,以通用组合的七个类目为补充,代表了在职业康复中应评估或报告领域的最小数量。另一方面,职业康复 ICF 综合核心组合被视为一个领域集合,可以从中选择其他类目来构建一个更适合特定医疗环境、计划甚至个体化需求的列表(表 23-1)。

表 23-1 职业康复的 ICF 核心组合和通用组合类目

ICF 编码	ICF 文本	类目来源	
		简要组合	通用组合
b130	能量和驱力功能	✓	✓
b152	情绪功能		✓
b164	高水平认知功能	✓	
b280	痛觉		✓
b455	运动耐受功能	✓	
d155	掌握技能	✓	
d230	进行日常事务		✓

续表

ICF 编码	ICF 文本	类目来源	
		简要组合	通用组合
d240	控制应激和其他心理需求	✓	
d450	步行		✓
d455	到处移动		✓
d720	复杂人际交往	✓	
d845	获得、保持和终止一份工作	✓	
d850	有报酬的就业	✓	✓
d855	无报酬的就业	✓	
e310	直系亲属家庭	✓	
e330	处于权威地位的人	✓	
e580	卫生服务、体系和政策	✓	
e590	劳动和就业服务、体系和政策	✓	

开发用于职业康复的 ICF 核心组合，是 ICF 在临床职业康复实践中的首次尝试。但是，如何在日常实践中使用，仍是一个挑战。

ICF 的类目基本上表明了在评估功能时要评估的内容[24]。通过使用“WHO ICF 限定词”，人们还可以评估功能问题的严重程度。然而，WHO ICF 限定词缺乏可靠性和敏感性，以及缺乏关于如何评估 ICF 类目的指南，这对解释干预后所发生的改变带来了困难[25,26]。在临床实践中，使用 ICF 类目的另一个挑战，是其广泛的定义和非专业特异性的语言。使用 ICF 分类时，需要对利益相关者进行一定程度的培训，这一点不应被低估或忽视。尽管越来越多的专业人士在设计新的干预计划或评估工具时依赖 ICF，但 ICF 的实施仍然不统一，且具有环境特异性[27-29]。为了减少 ICF 在职业康复使用中的困难，以及基于 ICF 工具易于所有相关专业人员和患者进行管理和解释，需要改善跨学科之间的交流及不同职业康复机构间对于功能能力和问题的普遍理解[30-32]。

ICF 核心组合是基于证据的 ICF 简短类目清单，选择了涵盖健康状况或特定健康环境的最相关功能特性。ICF 核心组合的目的在于提高 ICF 在临床实践中的可用性。

23.3 开发基于 ICF 的工作康复问卷(WORQ)

在对目前用于职业康复的工具进行调查后，我们发现没有一种工具可以捕捉与职业康复相关的功能领域信息，因为它们具有不同的健康状况和重返工作(RTW)的环境。临床医生和研究人员都表达了对这种工具的需求，因此开发了工作康复问卷(work rehabilitation questionnaire, WORQ)。

设计有效的测量工具的关键在于准确地知道需要测量的内容，测量工具的设计和使用需要基于既定的目的[33,34]。

新测量工具的目的如下：WORQ 应该是一种工具，能够：

(1) 基于 ICF，评估参与职业康复的个体的工作功能。

（2）在任何职业康复机构，易于被任何的专业人员和患者使用及理解。

（3）使用时不受任何健康状况的影响。

（4）可以在重返工作过程中的任何时间点进行操作管理。

基于以上这些条件，工具的使用必须不受任何特定的专业技能或临床测试的影响。它将成为一种通用的工具，可以快速全面地了解个体在重返工作过程中所遇到的功能问题。因此，我们决定设计一份由患者评分并由评估员管理的问卷。

WORQ 的第一个版本分三个阶段开发：

（1）首先，确定了以 ICF 类目为代表的职业康复背景下功能评定的相关领域。

（2）用英文将那些被选定的 ICF 类目问题进行表述。确定了有响应的选项的范围。对 WORQ 进行认知层面上的测试。

（3）最后，对 WORQ 进行跨文化翻译，从英语翻译成德语。

23.3.1 开发 WORQ 的第一个阶段：识别功能领域

首先，基于职业康复综合 ICF 核心组合选择了 WORQ 中代表的领域，因为该核心组合代表了与评估职业康复功能相关的最全面和一致的领域列表。但是，如果将综合 ICF 核心组合的 90 个类目全部使用，将会产生一个非常长的问卷，很多的问题可能仅与一小部分的职业康复患者相关，这样的问卷在临床实践中使用是完全不切实际的；因此，选择基于职业康复工具简要 ICF 核心组合的 13 个类目，该核心组合包含类目的数量最少，这些类目对于描述功能和环境中的代表性受限范围至关重要。由于此选项不足以创建令人满意的职业康复患者的功能概况，我们决定也从综合 ICF 核心组合中选择额外的类目；此选择主要基于两个主要的信息来源，分别是职业康复综合 ICF 核心组合的统计分析结果和文献回顾结果。

使用统计学方法对整个职业康复综合 ICF 核心组合进行探索性 Rasch 分析[35,36]。使用了之前研究中的 152 名参与者的数据[19]。

请参阅附录 23-1：Rasch 模型。

基于这个探索性的 Rasch 分析，来自“身体功能、活动和参与”的 28 个 ICF 类目被添加到简要 ICF 核心组合的类目中。由于问卷的范围主要是通过提供功能概况来评估功能，因此没有进一步增加环境相关的因素。通过以下标准选择了 28 个类目：直接选择了 13 个符合 Rasch 模型且与其他类目没有局部依存性的类别；添加了另外 7 个适合 Rasch 模型、并且可以去除与其他类目的局部依赖性的类别。基于专家共识的研究给予了工作残疾背景下的“活动和参与”更高的权重，因此，选择的规则是，当“功能”中的一个类目显示出与“活动和参与”中的一个类目存在局部依存性时，则选择这个“活动和参与”类目[17]。其他被增加的 8 个类别则需要做进一步的测试，如果 ①两个类目（“身体功能”或“活动和参与”）来自同一个成分，显示局依赖性；②类目适合（item fit）显示不偏好某一类目；③无法根据文献证据做出有意义的临床决定。最后，除了统计选择的 28 个类目外，还添加了另外三个类目，“b280 痛觉”、“b730 肌肉力量功能”和“d430 举起和搬运物体”。尽管这些类目不符合 Rasch 模型，但仍然被纳入在内，因为根据文献和临床专家意见，对于全面了解职业康复中的功能很重要[37,38]。

这个过程最终确定为 44 个 ICF 类目：13 个属于职业康复简要 ICF 核心组合，28 个来自统计测试（Rasch 分析）结果，3 个来自文献。其中 4 个类目来自 ICF“环境因素”，15 个来自“身体功能”，25 个来自“活动和参与”。

基于上述选择过程，可以假设 WORQ 代表了一个多维度的测量。因此，使用第一版 WORQ[39] 的项目总分，来对受试者或组别进行比较是不合适的。

23.3.2 开发 WORQ 的第二阶段：制定问卷

在制定问题时，必须考虑到问卷的好坏取决于它所包含的问题。研究表明，受访者在回答问题时经历了四个步骤。首先，他们必须理解和解释问题。第二，他们必须在记忆中搜索相关信息。第三，整合所有信息。最后，他们将判断转化为响应，即必须根据所提供的问题，选择其中的一个选项[34,39]

23.3.2.1 问卷的措辞

考虑到以上的这些因素，在编写 WORQ 时使用通俗易懂、简单和熟悉的词语来提高 WORQ 问题的可理解性。此外，措辞参考了两个已经在用的 ICF 问卷，这些工具是 WHO 残疾评估表 2.0（WHO Disability Assessment Schedule 2.0，WHODAS 2.0）[40]和世界健康调查工具（World Health Survey Instrument，WHS）[41]。

请参阅附录 23-2：WHODAS 2.0 和 WHS。

为了让患者了解 WORQ 的内容和益处，问卷以简短的介绍文本开头，测试人员应该向被评估者宣读。问卷构建了两部分，第一部分包含 17 个社会人口学和与工作相关的问题，本部分旨在获取个人的基本数据，例如年龄、性别和身份信息，以及与工作相关因素的概况。简要 ICF 核心组合中所包含的 4 个环境类目信息即："e310 直系亲属家庭""e330 处于权威地位的人""e580 卫生服务、体系和政策""e590 劳动和就业服务、体系和政策"，都包含在本部分中。此外，还规划了替代问题，来评估描述职业教育或工作情况的活动和参与的 6 个类目即："d825 职业培训""d830 高等教育""d840 学徒制（工作准备）""d845 获得、保持和终止一份工作""d850 有报酬的就业""d855 无报酬的就业"，这些类目使用替代问题进行评估，以了解被评估者当前的工作或职业康复情况，而不是评估在这些活动中遇到的问题的数量。我们没有评估被评估者在培训、教育或工作中面临的问题数量，因为在问题的初步测试中的结果表明，问题的数量更多的是与工作类型、工作环境或职业干预相关，不能提供被评估者功能上的可靠信息。

WORQ 的第二部分包含评估功能的问题。首先，提出了一个主干问题："总的来说，在过去的一周里，你在多大程度上遇到了问题……"选择了 1 周的时间作为回忆期，是因为这段时间足够长，可以让被评估者能够体验活动或功能中的问题；但也足够短，这样可以作为指标衡量平均持续 4~6 周的康复计划的变化。

总共有 36 个问题，代表了 34 个类目，用于评估职业康复背景下的功能状况。被评估者自评其中的 34 个问题，剩余的两个问题[35,36]分别评估了 ICF 类目"b117 智力功能"和"b126 气质和人格功能"，这两个问题由评估者进行评分，主要是因为问题难度会给被测试者带来挑战。

根据多个来源对问题词语的应用进行了修正。如果在 WHODAS 2.0 和世界卫生调查工具（WHS）这两个 WHO 问卷中没有找到合适的问题，WORQ 问题则根据 ICF 类目的原始文本[16]，以及之前与 ICF 相关的一篇系统评价文章所确定的测量工具中的问题来制定（表 23-2）。

23.3.2.2 问卷评分的评级

WORQ 第二部分的回答选项，选择了一个从 0 到 100（VAS-100）的视觉模拟量表，0（没问题）和 100（完全有问题），来对功能性问题进行评分[42,43]。选择该量表是为了获得可用于观察被评估者内部变化的分数，并且可以通过将其转换为 ICF 限定词来轻松显示为功能概况。一个易于理解的量表也很重要，因为评估者要能对他们的问题进行自由评级。尽管 VAS 被广泛用作多类目量表的回答选项，但必须考虑到的一点就是 VAS 本身没有真正的测量单位，因此它只是一个定序数据[44]。作为非连续性数据，VAS 评分应始终应用定序数据相关的统计方法进行分析[45]。

表 23-2　WORQ-SR 项目的选择标准和措辞

被测量的 ICF 类别	如何纳入	措辞基于	在 WORQ 问题编号中提到
第一部分:社会人口学和背景信息			
d850 有报酬的就业	VR 简要核心组合	ICF 文本:类别的定义	问题编号 4
d825 职业培训	基于统计数据	ICF 文本:类别的定义	问题编号 4
d830 高等教育	基于统计数据	ICF 文本:类别的定义	问题编号 4
d840 学徒制(工作准备)	基于统计数据	ICF 文本:类别的定义	问题编号 4
d845 获得、保持和终止一份工作	VR 简要核心组合	ICF 文本:类别的定义	问题编号 6
e590 劳动和就业服务、体系和政策	VR 简要核心组合	ICF 文本:类别的定义	问题编号 10
e580 卫生服务、体系和政策	VR 简要核心组合	ICF 文本:类别的定义	问题编号 12
e590 劳动和就业的服务、体系和政策	VR 简要核心组合	ICF 文本:类别的定义	问题编号 14
e310 直系亲属家庭	VR 简要核心组合	ICF 文本:类别的定义	问题编号 15
e330 处于权威地位的人	VR 简要核心组合	ICF 文本:类别的定义	问题编号 16
第二部分:功能			
b117 智力功能	基于统计数据	ICF 文本:类别的定义	问题编号 6
b126 气质和人格功能	基于统计数据	ICF 文本:类别的定义	问题编号 7
b126 气质和人格功能	基于统计数据	ICF 文本:类别的定义	问题编号 8
b130 能量和驱力功能	VR 简要核心组合	WHS 问题编号 Q2081	问题编号 1
b134 睡眠功能	基于统计数据	WHS 问题编号 Q2080	问题编号 2
b144 记忆功能	基于统计数据	WHODAS 2.0 问题编号 D1.2	问题编号 3
b152 情绪功能	基于统计数据	WHS 问题编号 Q2090	问题编号 4
b152 情绪功能	基于统计数据	WHS 问题编号 Q2091	问题编号 5
b160 思维功能	基于统计数据	ICF 文本:类别的定义	问题编号 9
b164 高水平认知功能	VR 简要核心组合	WHODAS 2.0 问题编号 D1.3	问题编号 10
b230 听功能	基于统计数据	ICF 文本:类别的定义	问题编号 11
b235 前庭功能	基于统计数据	ICF 文本:类别的定义	问题编号 12
b280 痛觉	通用 ICF 组合	WHS 问题编号 Q2030	问题编号 13
b455 运动耐受功能	VR 简要核心组合	ICF 文本:类别的定义	问题编号 14
b730 肌肉力量功能	临床重要性	ICF 文本:类别的定义	问题编号 15
b810 皮肤的保护功能	基于统计数据	ICF 文本:类别的定义	问题编号 16
d155 掌握技能	VR 简要核心组合	WHODAS 2.0 问题编号 S3	问题编号 17
d160 集中注意力	基于统计数据	ICF 文本:类别的定义	问题编号 18
d166 阅读	基于统计数据	ICF 文本:类别的定义	问题编号 19
d177 做出决策	基于统计数据	ICF 文本:类别的定义	问题编号 20
d210 从事单项任务	基于统计数据	ICF 文本:类别的定义	问题编号 21
d230 进行日常事务	基于统计数据	ICF 文本:类别的定义	问题编号 22

续表

被测量的 ICF 类别	如何纳入	措辞基于	在 WORQ 问题编号中提到
d240 控制应激和其他心理需求	VR 简要核心组合	ICF 文本:类别的定义	问题编号 23
d315 交流-接收-非言语信息	基于统计数据	ICF 文本:类别的定义	问题编号 24
d350 交谈	基于统计数据	WHODAS 2.0 问题编号 D1.6	问题编号 25
d360 使用交流设备和技术	基于统计数据	ICF 文本:类别的定义	问题编号 26
d430 举起和搬运物体	临床重要性	ICF 文本:类别的定义	问题编号 27
d430 举起和搬运物体	临床重要性	ICF 文本:类别的定义	问题编号 28
d440 手的灵活使用	基于统计数据	ICF 文本:类别的定义	问题编号 29
d450 步行	表达患者的需求和通用 ICF 组合	ICF 文本:类别的定义	问题编号 30
d450 步行	表达患者的需求和通用 ICF 组合	WHODAS 2.0 问题编号 S7	问题编号 31
d455	基于统计数据	ICF 文本:类别的定义	问题编号 32
d470	基于统计数据	ICF 文本:类别的定义	问题编号 33
d475	基于统计数据	ICF 文本:类别的定义	问题编号 34
d540	基于统计数据	WHODAS 2.0 问题编号 S9	问题编号 35
d570	基于统计数据	ICF 文本:类别的定义	问题编号 36
d720	VR 简要核心组合	ICF 文本:类别的定义	问题编号 37
d870	基于统计数据	ICF 文本:类别的定义	问题编号 38
d210	基于统计数据	WHS 问题编号 Q2071	问题编号 39
d210	基于统计数据	WHS 问题编号 Q2072	问题编号 40

缩略词:WHS=世界健康调查,WHODAS 2.0=WHO 残疾评估表 2.0。

23.3.2.3 WORQ 的认知测试

在完成了问卷草稿版本的措辞表达后,下一步的重要工作就是从小部分但有代表性的潜在受试者样本中获得反馈。该测试的目的是要确定问题的相关性、语句中潜在的不确定性以及在获得答复时可能存在问题的程度。此外,需要确定受试者可能会被某个问题冒犯,或者受试者误解了问题所问的内容[34]。

三名卫生专业人员和两名非临床医生仔细审查 WORQ 的草案版本。像被评估者一样,五名参与者首先完成 WORQ 的问题。另外,他们还填写了一份调查问卷,涉及问题的可理解性、回答选项的适用性以及问卷长度的适当性。根据他们的回答,对第 4、第 5 和第 9 题的措辞稍作修改。他们认为,问卷的长度令人满意,并且回答选项充分全面、易于理解。此外,发现这些问题涵盖了职业康复需要考虑的所有基本功能层面的内容。

23.3.3 WORQ 开发的第三阶段:WORQ 的跨文化翻译

由于 WORQ 最初是用英语开发的,如果计划在讲德语的人群中测试其心理测量学,必须将问卷从英语翻译成德语。

人们普遍认为,如果要跨文化使用测量方法,不仅类目必须在语言上翻译得很好,而且还必须在文化上进行调整,以保持问卷内容的有效性,因为文化差异可能导致在评估短语、问题及所包含的示例上的差异。例如,在欧洲,通常用握手的方式欢迎一个人;在世界其他地方,初次见面时会互相鞠躬或拥抱访客;有手部问题的人可能会避免与陌生人握手,这种行为可能被视为不遵守社会规则,在某种文化背景中可能会妨碍建立新的关系,但在另一种文化中却不然。

为了确保 WORQ 翻译的质量,根据 Beaton[46] 的建议进行了跨文化调整。在我们的案例中,WORQ 英文版本是未来所有以英语作为源语言的问卷发展的来源与基础。

第一步,WORQ 被翻译成德语。两名母语为德语和瑞士德语的双语翻译人员彼此独立工作,对问卷进行了从英语到德语的正向翻译。第一位翻译熟悉 WORQ 概念,并具有物理治疗背景;第二位翻译不熟悉 WORQ 概念,具有心理学和传播学背景。在一次小组会议上,新加入一名了解德国文化状况和瑞士德语部分的双语人士,一起对所翻译的版本进行了比较和分析;对问卷中不同的措辞进行了讨论,直到对最终的翻译达成了共识。三位未参与 WORQ 开发的德语非临床医生测试了德语版本,根据他们的意见,第一个德文版 WORQ 最终定稿。

两名双语翻译人员又独立地将第一个德文版本的 WORQ 反向翻译成英文。第一位翻译是一位以英语为母语的人,他熟悉 WORQ 的概念;第二位翻译是一位以德语为母语的人,一名经过认证的英语翻译,她不熟悉 WORQ 的概念。他们都没有参与过之前的问卷开发。反向翻译的评估及讨论通过小组的形式进行,小组成员包括四名翻译人员、一名问卷开发人员和一名在测量工具跨文化翻译方面经验丰富的研究心理学家组成;他们通过集体讨论达成共识,对 WORQ 措辞上的差异进行确认、讨论和解决,最终获得了德语和英语的第一版 WORQ。

工作康复问卷(WORQ)为开发基于 ICF 的职业康复功能评定工具提供了一个示例,且不受潜在的健康状况和整个重返工作过程的影响。

23.4 WORQ 的可用性和心理测量

在瑞士的康复中心进行了德语版 WORQ 可用性和心理测量学(重测信度、内部一致性和结构效度)的评估,该中心提供各种类型的职业康复服务,例如与工作相关的身体或认知训练、技能培训、工作场所评估和适应,以及改变职业的支持。

心理测量研究参与者的纳入标准,是为了尽可能多地收集不同受试者的健康状况和康复状态,以测试 WORQ 是否能够测量到他们的主要功能问题。因为健康状况原因而介入职业康复干预或计划的工作年龄患者(年龄为 18~65 岁)符合入选条件。此外,他们必须理解及能够书写德语才能回答问卷,并且必须能够签署书面的知情同意书。

我们向职业康复部门的健康和就业专业人员、职业治疗师、职业顾问和工作再融入的专家介绍 WORQ 及其研究方案。九名自愿作为访谈员参与研究的专业人员接受了进一步的培训以管理 WORQ,如有需要,在受试者回答额外的问卷时给予支持。

部门秘书按照指引联系所有在入院时符合纳入标准的受试者。在给予书面知情同意书后,受试者需要填写一份个案记录表,其中包含社会人口统计学和工作特定信息以及有关他们的健康、功能和疼痛的信息。此外,个案记录表还包含其他四份用于评估结构效度的问卷:EuroQoL-5D-单一指数(EuroQol-5D-single index, EQ-5D)[47]、医疗结局研究简表 36(Short Form 36, SF-36)[13]、贝克抑郁量表Ⅱ

(Beck's Depression Inventory Ⅱ, BDI Ⅱ)[14]和世界卫生组织生活质量问卷(World Health Organization Quality of Life Questionnaires, WHOQoL)[48]。

最后,在患有肌肉骨骼和神经系统疾病的受试者样本($n=74$)中测试了 WORQ[49](表 23-3)。

表 23-3 受访者的特征

特征	第一次采访	第二次采访
	$n=74\%$	$n=52\%$
年龄,平均值(±SD),年	37.68(12.7)	36.75(12.4)
男性	62(83.8)	45(86.5)
高中以上学历	43(58.1)	32(61.5)
工作经历,中位数(±IQR),年	16.0(5~28)	17.0(5~27)
已婚	28(37.8)	19(36.5)
职业康复的类型		
与工作有关的身体训练/干预	46(62.2)	33(63.5)
与工作有关的认知训练/干预	54(73.0)	38(73.1)
重返同一雇主的工作岗位	29(39.2)	19(36.5)
另谋职业	16(21.6)	12(23.1)
障碍类型		
神经系统的	34(45.9)	24(46.2)
肌肉骨骼的	33(44.6)	24(46.2)
内科的/精神疾病的	9(9.5)	4(7.7)
并发症(SCQ)		
0 并发症	16(21.6)	11(21.2)
1 并发症	26(35.1)	18(34.6)
≥2 并发症	32(43.2)	23(44.2)
病假时间,中位数(IQR),月	10.0(4.0~22.25)	8(4.0~21.25)

缩略词:±SD 标准差,IQR 四分位数区间,SCQ 自填合并症问卷[50]。

交回个案记录表后,负责的专业人员进行了第一次 WORQ 面谈,并商定了第二次面谈的日期。研究中心的一名研究人员(物理治疗师)在与受试者第一次接触时进行了第二次访谈。

23.4.1 可用性

在进行第二次 WORQ 访谈后,研究人员要求前 25 名受试者及 9 名进行过第一次访谈的专业人员评论 WORQ 的可用性。9 位专业人士中有 8 位(89%)和 25 位客户中的 23 位(92%)将问卷措辞的理解程度评为“不难”。两名受试者认为这些问题有时候过于笼统,例如关于力量或提举能力的问题。一位工作再融入的专家认为,不得不重复“总的来说,在过去的一周里,你在多大程度上遇到了问题……”这个词干问题,当向受试者朗读问题时,既费力又麻烦。VAS 的回答选项被 6 名专业人士(67%)和 21 名客户(84%)评为“良好”。在第一次访谈中,所有受试者都将问卷的长度和实施 WORQ 所需的 26 分钟(SD±11.55)评为“好”,但两名职业顾问和一名工作再融入专家(33%)认为太长。此外,三位专业人士(33%)发现很难在关于智力和器质功能的问题 35 和 36 中对受试者进行评分。这与第二次采访的评分者的感受相符,因为缺乏信息而无法对问题 35 和 36 进行评分。

在可用性方面,WORQ 最受受试者欢迎,因为他们认为问卷让他们能够反映日常功能的问题,并能够表运他们认为是成功重返工作障碍的全部问题。尽管专业人士重视通过 WORQ 获得的信息,但据报告,平均 26 分钟的 WORQ 实施时间,是将 WORQ 整合到日常实践中的主要障碍。

23.4 2 可靠性

由于第二位访谈员无法管理问题 35 和 36,因此仅对 WORQ 第二部分的 34 个类目进行了重测信度分析。因为数据不符合正态分布且分数基于 VAS 评级获得[51,52],因此使用了 Spearman 相关性分析。重测一致性为 0. 789,通过 Cronbach's alpha 来衡量 WORQ 的内部一致性,它是测量类目之间同质性的总体系数;系数值的范围从 0(无内部一致性)到 1(非常好的内部一致性),其中大于 0. 8 的值被认为是可以接受的[53]。对第一次采访的所有 74 名受试者的数据进行的计算显示,全部 36 项的 Cronbach's alpha 为 0. 883,删除第 35 和第 36 项时的 Cronbach's alpha 为 0. 887。在查看类目之间的平均相关性时,36 个类目中只有 23 个显示出至少 0. 3 的相关拟合。有一个类目,第 32 题"……有足够的钱来支付你的生活费用吗?"与类目间相关性呈-0. 132 的负相关。这些分析支持了选择过程中的假设,即 WORQ 衡量的职业康复功能包含多个基本概念;WORQ 可用于记录个人在职业康复中的功能概况,并可作为基于个人的结果测量[54],此时,比较不同群体个体的总分可能不太合适。

23.4 3 效度

WORQ 的效度从三个方面进行探讨:内容效度、表面效度和效标效度。职业康复背景下 WORQ 的内容效度为假设,因为问卷中的类目是在精心设计的职业康复 ICF 核心集选择过程中得出。ICF 核心组合是根据患者、临床医生、专家和文献的整合而严格开发,独立于健康状况或职业康复环境,可被视为评估和描述与职业康复功能相关因素的参考标准。

为了评估表面效度,当使用 WORQ 进行评估时,参加的相关专业人士和受试者都会被问到,他们认为职业康复中个人功能概况有多大程度的完整性。专业人士评价 WORQ 是一个关注功能的综合工具,但是,他们遗漏了其他的背景性因素,包括工作场所描述等环境因素,以及应对策略等个人因素。另一方面,受试者对 WORQ 的涵盖范围表示赞同及认可,他们认为问卷允许他们以广泛的方式来反映他们的日常功能问题,而不仅仅限于他们的主要损伤或直接受疾病影响的身体部位。受试者认为 WORQ 不仅可以解决他们的身体机能问题,还可以解决心理或社会问题和需求。三名患者(12%)提到,遗漏了与"步行"相关的项目,尽管问题 26 要求"……爬行、攀爬和跑步等四处走动有多大问题?"

为了检验评估效标效度,使用 Spearman 相关性,将 WORQ 与 EuroQoL 单一指数、BDI Ⅱ、SF-36 和 WHOQoL 进行比较。有趣的是,WORQ 和 SF-36(评估总体健康状况)之间的相关系数相当低(-0. 353),而 WORQ、WHOQoL 和 EuroQoL(评估当前健康状况)评估的生活质量之间的相关性中等(分别为-0. 439 和-0. 419)。这些发现似乎认同对 SF-36、EuroQoL 和 WHOQOL 衡量的总体健康和生活质量的感知,仅仅代表了与工作功能部分相关的概念,因此这些量表应进行独立评估。在 WORQ 和评估抑郁症的 BDI Ⅱ之间,发现了最高的相关系数(0. 548)。心理功能,尤其是与悲伤、忧虑或抑郁相关的情绪功能,可能在职业康复中的自我感知功能中发挥重要作用。没有精神病诊断的职业康复患者的心理功能的影响,可能会被低估。这些假设也得到以下事实的支持:我们的研究人群中没有一个受试者将精神疾病报告为主要健康状况,但样本中超过 75% 的受试者报告了至少一种合并症,并表示对于未来,他们曾经经历过抑郁或焦虑的时期——这一发现与文献报告[55]相一致。

在住院患者研究人群中,WORQ 显示出良好的表面效度。但是问题仍然存在,这些发现是否可以泛化到其他人群中，尤其是门诊环境中的患者。因此，必须在进一步的研究中证明 WORQ 在其他人群和其他环境中的效度。尽管如此，WORQ 的开发目的是独立于职业康复环境，在整个重返工作过程中进行使用。对住院患者出院后进行门诊随访的初步结果说明这是有此可能的。

23.5 WORQ 的进一步发展

基于可用性访谈和心理测量数据的结果，研究组决定进一步开发 WORQ 以扩大其在临床实践中的可用性。研究组确定了三个主要发展领域：首先，设计一个自评报告版本的 WORQ 以满足专业人员的时间需求；第二，建立对 WORQ 变化的敏感性及其对恢复工作状态的预测效度；第三，进一步研究 WORQ 第二部分的规模并研究其维度及开发单一维度的子评估。这样的子评估将使我们能够更深入地研究功能模式，并比较个人、健康状况和职业康复环境的分数。

WORQ 自我报告版本（WORQ Self-Reported Version，WORQ-SR）

为了将 WORQ 评估者实施的版本 1（WORQ-IA1）转换为自评报告的版本，我们仔细查看了介绍性文本和问题。介绍性文字被改编为直接针对受试者，类目 35 和 36 主要收集 ICF 类目“b117 智力功能”和“b126 气质和人格功能”，这两个类目由评估者实施版本中的专业人员评分，必须重新制定为自评格式。该挑战是为了确保职业康复背景下的基本 ICF 类目的概念仍然能够得到正确评估。现在关于智力功能的问题是：“总的来说，在过去的一周里，你在多大程度上遇到了问题……易怒？”关于气质和人格功能方面的问题被分为两个问题为：“总的来说，在过去的一周里，你在多大程度上遇到了这样的问题……你的脾气？”和“……你的自信。”

为了获得更具体的信息，正如受试者在可用性访谈中所建议的那样，WORQ-IA 关于提举和运送物体的问题 4 被分为两个，现在的文字描写为：“总体而言，过去一周，您在多大程度上遇到了问题和……提举和运送重达 5 公斤的物体？”“……提举和运送重量超过 5 公斤的物体？”这种区别是基于职业分类大典中体力需求，将 5 公斤（10 磅）定义为久坐工作的先决条件[56]。根据新开发的通用 ICF 组合和受试者的建议，还增加了两个评估 ICF 类别“d450 步行”的问题。最后，根据专家共识，增加了两个评估受试者因健康状况而面临的时间负担的问题：“总的来说，在过去的一周里，你花了多长时间……早上起床准备（洗漱、穿衣、吃早餐）离开家？”“……为了您的健康，在整个一周内做所有必要的事情，例如参加治疗、看病或锻炼？”可以在 www. myworq. org 网站下免费访问 WORQ-SR 和 WORQ-IA 的当前版本。

目前正在进行一项纵向研究，以评估进一步的心理测量学指标并确定 WORQ 的潜在概念。因此，探索性因子分析或 Rasch 分析的统计方法将用于评估和测试已经确定的子量表。

23.6 WORQ 在临床实践中的使用：通用 VS 条件或症状特异工具

如第 25. 3 节中内容所述，有必要明确测量工具的用途，以便在实际应用测量时评估和获得准确的信息。WORQ 旨在评估和记录职业康复背景下的功能，独立于健康状况或环境[49]。这意味着 WORQ 被设计为一种通用型工具，可用于职业康复的广泛领域。它可以被视为一种在中间层面使用的工具，为服务提供者和付款人提供信息，以及在微观层面上作为筛选工具和结果测量工具，以识别与患者相关的问题领域并监控其随着时间的推移而产生的变化。由于 WORQ 从患者的角度反映了功能问题的严重性，它能以任何专业人士或患者以及雇主或付款人都可以理解的方式来量化整体功能负担。因此，像 WORQ 这样的工具可以增强跨学科的理解并简化整个职业康复过程中的沟通[32]。将来，如果规模问题得到解决，WORQ 还可以提供有关职业康复功能的基本数据，以比较不同健康状况或患者的功能模式。

另一方面，在确定最相关的功能问题后，采用“特定疾病”方法量化或分析单一疾病的特定功能内容，例如 Oswestry 腰痛残疾问卷；或用“特定症状”的方法，如眩晕中的旋转测试，可能都是必不可少的。从这种工具获得的信息比来自通用测量的信息更详细，因此对于专业人员指导他们的临床推理过程和治疗选择非常重要。这种针对特定症状或疾病的工具或测试通常需要特定的专家来实施和分析，因此需要特定的专业团队。

总之，需要记住的是，必须为既定的目的执行测量，并且必须相应地选择适当的工具。通用和特定条件的工具都对应于各自不同的目标，它们之间应被视为互相补充的关系[57]。

23.7 环境和个人因素在职业康复功能问题评估中的作用

ICF 的生物-心理-社会模式为功能和残疾的概念提出了新的看法，因为功能被定义为一个涵盖所有“身体功能、活动和参与”的总称。同样地，残疾是损伤、活动限制和参与局限的总称[16]，一个人的功能和残疾被视为健康状况与背景性因素（即环境因素和个人因素）之间的动态相互作用。

23.7.1 环境因素的作用

环境因素代表一个人生活的物理、社会和态度环境，可以作为促进因素或障碍因素与功能产生相互作用；它们的影响可能因人而异，在临床实践中，通常必须为患者单独确定。在职业康复方面，近年来开展了越来越多的研究，以确定与职业康复相关的环境因素，并具体解读其对功能和重返工作岗位的影响。例如，在最近的一篇综述中，Streibelt 等人[58]将劳动力市场状况、家庭和工作场所的社会支持和社会态度，确定为最相关的环境因素[59]。此外，具体的工作要求[60]、主治医生的个案管理以及保险公司的行政行为[61]，也被确定为相关因素。确定环境障碍是消除它们的第一步，因此可能是促进和维持重返工作的重要步骤。

在查看 WORQ-IA 和 WORQ-SR 时，我们意识到在这两个版本中，受试者都被要求对他们在上周的功能问题进行评分。这个词干问题的措辞明确地要求考虑环境的影响，可以进一步看到，被视为与职业康复相关的环境因素，如家庭、雇主和社会制度的支持，以及与患者实际和未来工作直接相关的因素，都记录在第一部分的内容中。在分析和解释患者在第二部分评级的功能问题时，可能需要了解以上这些因素，因为环境可能以不同的方式影响患者的评分，在主干问题中，要求患者对上周遇到的问题进行评分。根据患者的环境，对某些能力或活动的要求可能会有所不同，例如，康复中心的住院患者在开车问题上可能只会遇到一些小问题，因为每周只需要一到两次驾驶汽车外出购物；但是，出院后，患者必须每天两次在交通拥堵的情况下开车超过 40 分钟才能上班和回家，这将导致在驾驶功能上产生严重的问题。

23.7.2 个人因素的作用

个人因素是个人生活的特殊背景，包括社会人口因素，例如性别、种族、年龄和公民身份，还可能包括与健康相关的因素，例如合并症、健康状况和生活方式；以及行为因素和特征，例如习惯、教养、应对方式、社会背景、教育、职业、过去和现在的经历以及整体行为模式。所有这些都可能与功能相互作用，从而改变任何水平的残疾。个人因素尚未归入 ICF，因为社会和文化差异很大[16]。

在职业康复中，个人因素被确定为重返工作结果的主要预测因子和修正因子。年龄、性别、公民身份和种族被确定为重返工作岗位的预测因子；年龄较大、女性和单身与重返工作呈负相关。工作满意度低、社交网络差、无能为力感、无法控制职业康复过程、无法控制医学检查与干预的次数和内容、个人认为 6 个月内能否重返工作岗位，以上这些因素都与工作结局密切相关[61,62]。

除了一些社会人口因素，WORQ 本身并不评估个人因素，但是，强调患者功能的全面性，向患者传达了将他们视为一个完整个体的信息。这种理解可以使专业人士和支付方的代表能够以更加同理心的方式处理客户的个人信仰和行为模式，作为对患者进行个性化和支持性指导的基础[61,63]。

总之，环境因素和个人因素，不断地与患者的功能相互作用。环境因素的具体影响或人的个体特征必须单独确定，因此，环境因素和个人因素应该同功能信息一起管理。增强跨专业之间的交流及环境之间的可比性，同时构建文档，改善干预及康复管理，以上方法对于未来开发用于职业康复的环境和个人因素的通用工具可能都是有益的。

环境因素和个人因素总是不断与功能相互作用。因此，环境因素和个人因素应与功能信息一起管理，并在分析功能问题时予以考虑。

附录 23-1 统计——Rasch 模型

Rasch 模型检查用于测试的 ICF 类目是否测量相同的结构，例如，工作背景下的功能状况。

在单一维度的 Rasch 模型中，测量相同基本结构的不同难度级别的功能预计会区分出患者之间不同的功能水平，例如“步行、四处走动和使用交通工具”作为结构方面的“职业康复中的移动性”。这种关系被称为数据和模型之间的类目匹配。

Rasch 模型的另一个假设是不存在局部依存关系，测试中的类目不应相互接近。

确定模型拟合的经典显著性水平（$\alpha \leqslant 0.05$）通常经过 Bonferroni 校正，以降低第一类错误的概率。局部依存性的强度通常以 Spearman 相关性表示，并设置为 $r=0.3$。

当打算对类目的分数求和时，问卷必须测量相同的结构。Rasch 分析可用于检查该评分和求和的合理程度。

附录 23-2 世界卫生组织残疾评估表 2.0（WHODAS 2.0）和世界健康调查工具（WHS）

WHODAS 2.0

从概念上讲，WHODAS 2.0 是由 WHO 开发的，在临床环境及普通人群中，作为一种通用的工具，产生跨文化的个人残疾水平的标准化信息。它基于 ICF 而设计，可用于所有疾病，包括精神、神经和成瘾障碍。

WHODAS 2.0 涵盖六个领域：

1. 认知——理解和沟通。
2. 移动——移动和出行。
3. 个人卫生——卫生、穿衣、饮食和独处。
4. 相处——与他人互动。

5. 生活活动——家庭责任、休闲、工作和学习。
6. 参与——参加社区活动。

世界健康调查工具

世界健康调查工具（WHS）是作为自评量表开发的,经过测试并翻译成多种语言,用于世界健康调查。这是由 WHO 发起的,旨在通过使用有效、可靠及可比的住户调查工具,加强国家监测关键健康指标和卫生系统的能力。它被设计为一个真实的数据收集平台,用于获取有关人口和卫生系统的健康信息。它于 2002—2004 年首次与 70 个国家合作实施。WHS 包含九个部分:

1. 社会人口学特征。
2. 健康状况描述。
3. 健康状况评估。
4. 风险因素。
5. 死亡率。
6. 覆盖面。
7. 卫生系统响应。
8. 健康目标和社会资本。
9. 调研员观察。

学习问题

1. 为什么 ICF 开发标准化工具为评估和记录个人在职业康复中的功能提供了合适的基础?

答:ICF 由 WHO 开发,是描述和衡量因健康状况而出现功能障碍的个人功能和残疾的参考框架和语言,并已被证明是职业康复的有效框架。由于职业康复涉及多个利益相关者和不同的医疗卫生和工作环境,因此 ICF 提供的对功能的通用理解和共同语言可以增强患者、专业人员和跨环境之间的有效沟通,从而促进有效地重返工作岗位。

2. 在开发像 WORQ 这样的新评估工具时,第一步也是最重要的一步是什么?

答:第一步,开发新工具时,要明确其目的。因此,必须回答几个主要问题:

(1) 应该测量什么样的具体结构:设计 WORQ 根据参与职业康复的个人的 ICF 来测量功能。

(2) 在何种情况下应使用相应的工具:设计 WORQ 用于任何职业康复环境,贯穿整个重返工作过程。

(3) 谁应该使用该工具:设计 WORQ 由任何医疗卫生或职业专业人员实施,并由职业康复患者回答。

(4) 工具应在哪些人群或健康状况下使用:设计 WORQ 在独立于任何健康状况下使用。

3. 在评估职业康复患者时,为什么要同时管理环境因素和个人因素以及功能信息?

答:环境因素和个人因素不断与患者的功能相互作用,但特定环境因素或个体特征的影响可能因患者而异,因此必须单独确定。获取有关环境和个人因素的信息将增加功能数据的可比性,并可能让跨专业人员更好地了解患者的需求。

（徐艳文译;卢讯文校）

参考文献

[1] OECD High-Level Forum. Sickness, disability and work; keeping on track in the economic downturn. Background paper, Stockholm; 14-15 May 2009. www.oecd.org/dataoecd/42/15/42699911.pdf. Accessed 1 Aug 2013.

[2] De Boer WE, Besseling JJ, Willems JH. Organisation of disability evaluation in 15 countries. Prat et Organ des Soins. 2007; 38(3): 205-17.

[3] OECD, editor. Sickness, disability and work: breaking the barriers. Paris: OECD; 2010.

[4] Suva (Swiss accident insurance), editor. Medizinische Mitteilungen, Nr. 79. Luzern: Suva; 2008.

[5] Marnetoft SU, Selander J, Bergroth A, Ekholm J. Factors associated with successful vocational rehabilitation in a Swedish rural area. J Rehabil Med. 2001; 33(2): 71-8.

[6] Kapiriri L, Norheim FO, Martin DK. Priority setting at the micro-, meso-and macro-levels in Canada. Norway and Uganda. Health Policy. 2007; 82(1): 78-94.

[7] Coutu MF, Legare F, Durand MJ, Corbiere M, Stacey D, Loisel P, et al. Fostering shared decision making by occupational therapists and workers involved in accidents resulting in persistent musculoskeletal disorders: a study protocol. Implement Sci. 2011; 6: 22-5908-6-22.

[8] van der Weide WE, Verbeek JH, van Dijk FJ, Doef J. An audit of occupational health care for employees with low-back pain. Occup Med (Lond). 1997; 47(5): 294-300.

[9] Brunarski D, Shaw L, Doupe L. Moving toward virtual interdisciplinary teams and a multistakeholder approach in community-based return-to-work care. Work. 2008; 30(3): 329-36.

[10] Guzman J, Esmail R, Karjalainen K, Malmivaara A, Irvin E, Bombardier C. Multidisciplinary bio-psychosocial rehabilitation for chronic low back pain. Cochrane Database Syst Rev. 2002; 1(1): CD000963.

[11] Hoving JL, Broekhuizen ML, Frings-Dresen MH. Return to work of breast cancer survivors: a systematic review of intervention studies. BMC Cancer. 2009; 9: 117

[12] Kissinger DB. Traumatic brain injury and employment outcomes: integration of the working alliance model. Work. 2008; 31(3): 309-17.

[13] Ware JE. SF-36 health survey. Manual and interpretation guide. Boston: The Health Institute, New England Medical Center; 1997.

[14] Beck AT, Steer R, Brown G. Manual for the Beck depression inventory-II. San Antonio: Psychological Corporation; 1996.

[15] Fairbank JC, Couper J, Davies JB, O'Brien JP. The Oswestry low back pain disability questionnaire. Physiotherapy. 1980; 66(8): 271-3.

[16] World Health Organization. International classification of functioning, disability and health. Geneva: World Health Organization; 2001.

[17] Finger ME, Escorpizo R, Glassel A, Gmunder HP, Luckenkemper M, Chan C, et al. ICF Core Set for vocational rehabilitation: results of an international consensus conference. Disabil Rehabil. 2012; 34(5): 429-38.

[18] Escorpizo R, Finger ME, Glassel A, Cieza A. An international expert survey on functioning in vocational rehabilitation using the international classification of functioning, disability and health. J Occup Rehabil. 2011; 21(2): 147-55.

[19] Finger ME, Glassel A, Erhart P, Gradinger F, Klipstein A, Rivier G, et al. Identification of relevant ICF categories in vocational rehabilitation: a cross sectional study evaluating the clinical perspective. J Occup

Rehabil. 2011; 21(2): 156-66.

[20] Saltychev M, Kinnunen A, Laimi K. Vocational rehabilitation evaluation and the International Classification of Functioning, Disability, and Health (ICF). J Occup Rehabil. 2013; 23(1): 106-14.

[21] World Health Organization (WHO), editor. How to use ICF: a practical manual for using the International Classification of Functioning, Disability and Health. Exposure draft for comment. Geneva: World Health Organization; 2013.

[22] Selb M, Escorpizo R, Kostanjsek N, Stucki G, Üstün B, Cieza A. A guide on how to develop an International Classification of Functioning, Disability and Health Core Set. Eur J Phys Rehabil Med. 2014. [Epub ahead of print] April 1.

[23] Cieza A, Oberhauser C, Bickenbach J, Chatterji S, Stucki G. Towards a minimal generic set of domains of functioning and health. Eur J Phys Rehabil Med. 2014; 14(1): 218.

[24] Stucki G, Cieza A, Ewert T, Kostanjsek N, Chatterji S, Ustun TB. Application of the International Classification of Functioning, Disability and Health (ICF) in clinical practice. Disabil Rehabil. 2002; 24(5): 281-2.

[25] Okochi J, Utsunomiya S, Takahashi T. Health measurement using the ICF: test-retest reliability study of ICF codes and qualifiers in geriatric care. Health Qual Life Outcomes. 2005; 3: 46.

[26] Jette AM, Norweg A, Haley SM. Achieving meaningful measurements of ICF concepts. Disabil Rehabil. 2008; 30(12-13): 963-9.

[27] Rentsch HP, Bucher P, Dommen Nyffeler I, Wolf C, Hefti H, Fluri E, et al. The implementation of the 'International Classification of Functioning, Disability and Health' (ICF) in daily practice of neurorehabilitation: an interdisciplinary project at the Kantonsspital of Lucerne. Switz Disabil Rehabil. 2003; 25(8): 411-21.

[28] Hollenweger J. Developing applications of the ICF in education systems: addressing issues of knowledge creation, management and transfer. Disabil Rehabil. 2013; 35(13): 1087-91.

[29] Jacob T. The implementation of the ICF among Israeli rehabilitation centers-the case of physical therapy. Physiother Theory Pract. 2013; 29(7): 536-46.

[30] Glassel A, Rauch A, Selb M, Emmenegger K, Luckenkemper M, Escorpizo R. A case study on the application of International Classification of Functioning, Disability and Health (ICF)-based tools for vocational rehabilitation in spinal cord injury. Work. 2012; 41(4): 465-74.

[31] Rauch A, Cieza A, Stucki G. How to apply the International Classification of Functioning, Disability and Health (ICF) for rehabilitation management in clinical practice. Eur J Phys Rehabil Med. 2008; 44(3): 329-42.

[32] Finger M, Selb M, Escorpizo R. Using ICF in physiotherapy in multidisciplinary vocational rehabilitation: a case study of low back pain. Physiother Res Int. 2014. [Epub ahead of print] April 15.

[33] Finch E, Brooks D, Stratford PW, Mayo NE. Physical rehabilitation outcome measures: a guide to enhanced clinical decision making. 2nd ed. Hamilton: BC Decker; 2002.

[34] Krosnick JA, Presser S. Question and questionnaire design. In: Marsden PV, Wright JD, editors. Handbook of survey research. 2nd ed. Bingley: Emerald Group Publishing Limited; 2010. p. 263-313.

[35] Linacre J. Sample size and item calibration stability. Rasch Meas Trans. 1994; 7: 328.

[36] Linacre JM. Sample size and item calibration [or person measure] stability. Available at: www.rasch.org/rmt/rmt74m.htm. Accessed 28 Mar 2013.

[37] Lydell M, Grahn B, Mansson J, Baigi A, Marklund B. Predictive factors of sustained return to work for persons with musculoskeletal disorders who participated in rehabilitation. Work. 2009; 33(3): 317-28.
[38] Soer R, van der Schans CP, Geertzen JH, Groothoff JW, Brouwer S, Dijkstra PU, et al. Normative values for a functional capacity evaluation. Arch Phys Med Rehabil. 2009; 90(10): 1785-94.
[39] Leung W. How to design a questionnaire. Stud Br Med J. 2001; 9: 187-9.
[40] Üstün TB, Kostanjsek N, Chatterji S, Rehm J, editors. Measuring health and disability: manual for WHO Disability Assessment Schedule (WHODAS 2.0). Geneva: World Health Organization; 2010.
[41] World Health Organization. World Health Survey instruments and related documents: long version: individual questionnaire. Available at: http://www.who.int/healthinfo/survey/whslonghouseholdhigh.pdf. Accessed 25 Jan 2012.
[42] Wewers ME, Lowe NK. A critical review of visual analogue scales in the measurement of clinical phenomena. Res Nurs Health. 1990; 13(4): 227-36.
[43] Hjermstad MJ, Fayers PM, Haugen DF, Caraceni A, Hanks GW, Loge JH, et al. Studies comparing Numerical Rating Scales, Verbal Rating Scales, and Visual Analogue Scales for assessment of pain intensity in adults: a systematic literature review. J Pain Symptom Manag. 2011; 41(6): 1073-93.
[44] Forrest M, Andersen B. Ordinal scale and statistics in medical research. Br Med J (Clin Res Ed). 1986; 292(6519): 537-8.
[45] Kersten P, Kucukdeveci AA, Tennant A. The use of the Visual Analogue Scale (VAS) in rehabilitation outcomes. J Rehabil Med. 2012; 44(7): 609-10.
[46] Beaton DE, Bombardier C, Guillemin F, Ferraz MB. Guidelines for the process of crosscultural adaptation of self-report measures. Spine (Phila Pa 1976). 2000; 25(24): 3186-91.
[47] The EuroQol Group. EuroQol-a new facility for the measurement of health-related quality of life. Health Policy. 1990; 16(3): 199-208.
[48] The WHOQOL Group. Development of the WHOQoL: rationale and current status. Int J Ment Health. 1994; 23: 24-56.
[49] Finger M, Escorpizo R, Bostan C, De Bie R. Work Rehabilitation Questionnaire (WORQ): development and preliminary psychometric evidence of an ICF-based questionnaire for vocational rehabilitation. J Occup Rehabil. 2013; 24(3): 498-510.
[50] Sangha O, Stucki G, Liang MH, Fossel AH, Katz JN. The Self-Administered Comorbidity Questionnaire: a new method to assess comorbidity for clinical and health services research. Arthritis Rheum. 2003; 49(2): 156-63.
[51] Field A. Discovering statistics using SPSS. 3rd ed. London: Sage; 2009.
[52] Hinkle D, Wiersma W, Jurs S, editors. Applied statistics for the behavioral sciences. 5th ed. Boston: Houghton Mifflin; 2003.
[53] George D, Mallery P. SPSS for Windows step by step: a simple guide and reference. 11.0 update. 4th ed. Boston: Allyn and Bacon; 2003.
[54] Bickenbach J, Cieza A, Selb M, Emmenegger K, Lückenkemper M, Escorpizo R, editors. ICF core sets: manual for clinical practice. 1st ed. Göttingen: Hogrefe; 2012.
[55] Linder J, Ekholm KS, Jansen G, Lundh G, Ekholm J. Long-term sick leavers with difficulty in resuming work: comparisons between psychiatric-somatic comorbidity and monodiagnosis. Int J Rehabil Res. 2009; 32(1): 20-35.

[56] Official Social Security Website, USA. Code of federal regulations § 404. 1567. Physical exertiooon requirements. Available at: http://www. ssa. gov/OP_Home/cfr20/404/404-1567. htm. Accessed 20 Jan 2014.

[57] Le Pen C, Levy E, Loos F, Banzet MN, Basdevant A. "Specific" scale compared with "generic" scale: a double measurement of the quality of life in a French community sample of obese subjects. J Epidemiol Community Health. 1998; 52(7): 445-50.

[58] Streibelt M, Egner U. A systematic review of the predictors of return to work following vocational retraining. Rehabilitation (Stuttg). 2013; 52(2): 111-8.

[59] Bergström G, Hagberg J, Busch H, Jensen I, Björklund C. Prediction of sickness absenteeism, disability pension and sickness presenteeism among employees with back pain. J Occup Rehabil. 2013. doi:10. 1007/s10926-013-9454-9.

[60] Zoer I, de Graaf L, Kuijer PP, Prinzie P, Hoozemans MJ, Frings-Dresen MH. Matching work capacities and demands at job placement in employees with disabilities. Work. 2012; 42(2): 205-14.

[61] Vocational Rehabilitation Task Group, Industrial Injuries Advisory Council, Waddell G, Burton AK, Kendall NA. Vocational rehabilitation-what works, for whom, and when? 1st ed. London: TSO (The Stationery Office); 2008.

[62] Iles RA, Davidson M, Taylor NF. Psychosocial predictors of failure to return to work in non-chronic non-specific low back pain: a systematic review. Occup Environ Med. 2008; 65(8): 507-17.

[63] Nicholas MK, Linton SJ, Watson PJ, Main CJ, "Decade of the Flags" Working Group. Early identification and management of psychological risk factors ("yellow flags") in patients with low back pain: a reappraisal. Phys Ther. 2011; 91(5): 737-53.

24

工作康复问卷 WORQ 的应用:跨专业职业康复机构评估创伤性脑损伤患者功能的个案报告

Melissa Selb, Monika Elisabeth Finger, Reuben Escorpizo

24.1 创伤性脑损伤对个人职业状况的影响

无论损伤的性质或功能恢复水平如何,创伤性脑损伤(traumatic brain injury, TBI)都会影响受伤者生活经历的各个方面,包括参与工作。考虑到大多数创伤性脑损伤患者仍处于工作年龄,患者仍然有很多年的时间来继续发展职业的潜力。在第 10 章中 Leonardi 等人提道:"有研究表明创伤性脑损伤后患者的就业率较低;最近的研究结果也显示,受伤后重返工作(return-to-work, RTW)率约为 40%,许多被纳入研究的人无法回到以前的工作岗位或者成功地长期维持工作[1]"。因此,回答这个问题是很重要的:哪些因素会增加或减少参与工作的潜力?

尽管很难能够准确预测创伤性脑损伤患者重返工作岗位的预后指标[2],但有一些因素可能有助于增加重返工作的潜力,自我意识、伤前工作状况、受教育程度、功能状态和职业康复参与程度是其中最显著的因素[2,3]。正确的自我认识似乎与创伤性脑损伤后能更积极地维持长期就业状态有关,特别在个体对干预态度积极(治疗或康复)且目标设定合适时[2,4,5];除了自我认识外,受过高等教育或者受伤前曾经从事技术或专业工作的人更有可能重返工作,与发生创伤性脑损伤前未就业的人相比,受伤前正在就业的人有更高的复工率[2,3]。与前面提到的因素相比,康复出院时评估的功能状态,如"身体残疾、认知障碍、独立性、社会心理适应和社区适应",可能是 TBI 患者复工率结果的更可靠和一致的预测因子[3,5]。此外,人们也支持心理功能的预后估值,如概念形成、分散和选择性注意、思维灵活性、心理规划和计划;最后一点也很重要的是参与职业康复(VR)或利用康复服务可能会改善职业结果[2,3]。Shames 等人还强调,职业康复工作人员、当事人/患者,以及与雇主之间的协调,对于成功重返工作至关重要[2,4]。

虽然认识到有助于提高创伤性脑损伤患者职业潜力的个人因素很有估值,但了解它们之间复杂的相互作用同样重要,甚至更加重要。了解这些影响因素之间的动态相互作用,有助于规划和执行相应的策略和干预措施。

国际功能、残疾和健康分类(International Classification of Functioning, Disability and Health, ICF)的生物-心理-社会模式反映了健康状况(如创伤性脑损伤)、身体功能和结构、活动和参与以及环境和个人因素之间的动态相互作用[6]。

ICF 有助于更好地理解影响患者职业潜力各因素之间复杂的相互作用。

24.2 工作康复问卷或 WORQ

自 2001 年 5 月获得世界卫生大会批准以来,ICF 已成为一项国际公认的标准,用来描述因身体功能和结构受损而导致个人的功能、开展活动的限制,以及由于健康状况而对参与职业、社会和社区生活的限制。为了使 ICF 在日常临床实践中更实用,基于循证科学、多方法的过程开发了 ICF 核心组合(ICF-CS)或 ICF 分类的短列表[7-9],该过程包括四项研究:系统文献综述、专家调查、横断面研究、可以包括焦点小组和个人访谈的定性研究,所有这些研究都为在专家会议期间进行的反复讨论、共识和决策过程提供了证据,据此专家们决定将最终选择的 ICF 类别分为两种 ICF 核心组合,即综合版和简要版。

2010 年,职业康复的综合版和简要版 ICF 核心分类组合被开发出来[7],这些 ICF 类别相关的短列表可用于描述和记录参与职业康复项目的个体功能,不仅提供了"用于研究职业康复结果与职业康复相关的多种因素的功能区块",还充当了开发一个基于 ICF 工具的基石,用来评估不同环境下职业康复连续的功能。职业康复简要版的 13 类核心组合共同组成了工作康复问卷(Work Rehabilitation Questionnaire, WORQ)的研发基础[10-13],WORQ 还包含了来自反映了 31 个类别问题的综合版组合和 d450 步行问题(因为这个类别是通用版的一部分)[14,15]。关于 WORQ 的详细描述,详见第 23 章。

WORQ 由两部分组成,第一部分为社会人口统计和工作相关问题,第二部分采用了视觉模拟量表,范围从 0 至 100(VAS-100),起止点为 0(无问题)和 100(完全限制)。WORQ 旨在以两种形式进行患者报告:访谈形式和自我报告,适用于任何提供职业康复的场景;在本章中使用了自我报告形式的版本(WORQ-SR)。这两种形式的 WORQ 在第 23 章中有更详细的描述。

为了便于对职业康复结果和与职业康复相关的多种因素的探索,以职业康复的简要版和综合版的 ICF 核心组合作为开发 WORQ 的基础。

24.3 个案报告

这个假设的案例来源于临床工作经验,仅是为了展示在 TBI 病例的跨专业场景中同时应用 WORQ-SR 与 ICF-CS 的情况。

Tom,男,28 岁,未婚,7 个月前遭遇了一场车祸:在等红灯时被后车追尾,导致脑部受伤。尽管事故发生时的震动很大,但当时他似乎没有受伤。事故发生后一周,他因为恶心、反复出现严重的头痛、一些注意力障碍和周期性的空间定向障碍而去就医,全科医生将他转介给神经科医生。虽然两次核磁共振成像没有显示明确的脑损伤,但这位对治疗创伤性脑损伤患者有较丰富经验的神经科专家,根据 Tom 的持续症状诊断他为轻度创伤性脑损伤(ICD-10:S06.0 脑震荡)[16];此外,其他症状例如记忆问题、疲劳以及日益明显的易怒情绪也在病情确诊前出现,神经科医生让 Tom 接受了为期 3 个月的康复治疗。

事故发生前,Tom 一直在一家大型国际家具和家居装饰连锁店担任仓库管理员,同时负责一些人事工作,其主要工作任务包括:使用指定的计算机程序处理货运,使用叉车卸货、堆放和储存货物,监督仓库学徒/学员,以及协助客户在自取仓库中找到产品。在从事全职工作之前,Tom 已经完成了 2 年大学的工商管理课程学习,在大学假期期间他就经常在这家连锁店工作并担任初级的仓库工人。由于

Tom 是一个“稳定的”临时工，且工作勤奋，技能学习速度很快，由此承担了越来越多额外的任务；在仓库工作了两年之后，他接受了这份全职的仓库管理员工作，并终止了大学学业。事故发生时，Tom 已经在这家连锁店全职工作了 5 年；事故发生后，只工作了几天。确诊后，神经科医生让 Tom 休病假，直到康复期结束。

24.4 设置重返工作计划

受伤后一个月，Tom 被送进一家综合性的康复机构治疗，其中还包括一个重返工作计划。由于设有脑损伤单元的康复机构离 Tom 的家很远，他不得不住院治疗。脑损伤康复团队包括医生、护士、物理治疗师、作业治疗师、言语治疗师、呼吸治疗师、神经心理学专家、行为心理学专家、精神科专家、社会工作者和营养师。由康复机构内负责重返工作计划的工作人员，例如作为职业康复专家的职业咨询师或职业治疗师，与脑损伤团队以及机构内的其他部门密切合作，制定的康复计划主要目标如下：①社区融合，包括重返工作岗位；②改善身体、认知和行为功能。

一般在康复的前 2 周，患者会接受一系列评估，以确定患者身体功能的基线水平，主管的职业康复专家还与脑损伤团队合作对每位患者进行评估。在 2 周结束时，包括职业康复专家在内的康复小组开会讨论评估结果，并确定一个以目标为导向的康复/干预计划，并与患者（如果合适的话，也可以与患者家属）一起讨论和决定。本章将重点介绍重返工作项目，但是由于针对每个患者的重返工作项目，融合了职业康复工作人员与脑损伤团队工作人员的评估和干预手段，这些项目也会包括脑损伤团队的诊断和康复内容。

24.5 使用 WORQ-SR 和简要 ICF-CS 评估 TBI 的功能

24.5.1 收集信息

职业康复专家要求患者先完成 WORQ-SR[11,12]，即部分初步的评估，主管职业康复专家再与患者简要讨论结果。与患者讨论评估结果可以让职业康复专家有机会再次确认患者是否理解问题及能否准确回答问题，并根据需要收集额外的信息，这些信息可能是基于脑损伤团队工作人员进行的与工作相关的评估结果。

由于 WORQ-SR 并不仅限于健康状况，还建议收集更多的信息以掌握与创伤性脑损伤相关的、影响到个人工作潜力的各方面因素，这些信息可以从脑损伤团队使用的 TBI 简要版 ICF-CS[8]评估结果中得到。创伤性脑损伤的简要版 ICF-CS 包括 23 个 ICF 类别，无论创伤性脑损伤的严重程度或性质如何，只提供了发生创伤性脑损伤后用于描述患者功能的最低国际标准。表 24-1 为用于 TBI 的 ICF-CS，和其他 ICF-CS 一样，其本身并不是一种测量工具，但是可以指引应该进行的功能测量，并使用 ICF 限定值[6]对 ICF-CS 每个类别中个人的功能水平进行评级，从而建立功能数据文件。通用限定值的范围从 0 至 4，0＝没有问题（受限），1＝轻度问题（受限），2＝中度问题（受限），3＝重度问题（受限），4＝完全问题（受限）。ICF 限定值的详细解释见本书的第 2 章。

> 为了在获得个人全面功能概况的同时，了解其特定的健康状况，WORQ 可以与特定健康状况的 ICF-CS 联合使用。

表 24-1 WORQ 中包含的 ICF 类别简述和创伤性脑损伤简要版 ICF 核心组合（TBI 的 ICF 核心组合）

		WORQ	TBI ICF-CS 简要版
身体功能（*N*=18）		*N*=15	*N*=8
b110	意识功能		X
b117	智力功能	X	
b126	气质和人格功能	X	
b130	**能量和驱力功能（G）**	X	X
b134	睡眠功能	X	
b140	注意力功能		X
b144	**记忆功能**	X	X
b152	**情感功能（G）**	X	X
b160	思维功能	X	
b164	**高水平认知功能**	X	X
b210	视功能	X	
b230	听功能	X	
b235	前庭功能	X	
b280	**痛觉（G）**	X	X
b455	运动耐受功能	X	
b730	肌肉力量功能	X	
b760	随意运动控制功能		X
b810	皮肤的保护功能	X	
身体结构（*N*=1）		*N*=0	*N*=1
s110	脑的结构		X
活动和参与（*N*=29）		*N*=26	*N*=9
d155	掌握技能	X	
d160	集中注意力	X	
d166	阅读	X	
d177	做出决策	X	
d210	从事单项任务	X	
d230	**进行日常事务（G）**	X	X
d240	控制应激和其他心理需求	X	
d315	交流-接收-非言语信息	X	
d350	**交谈**	X	X
d360	使用交流设备与技术	X	
d430	举起和搬运物体	X	
d440	手的灵活使用	X	
d450	**步行（G）**	X	X

续表

		WORQ	TBI ICF-CS 简要版
d455	到处移动(G)	X	
d470	利用交通工具	X	
d475	驾驶	X	
d5	自理		X
d540	穿着	X	
d570	照顾个人的健康	X	
d720	**复杂人际交往**	X	X
d760	家庭人际关系		X
d825	职业训练	X	
d830	高等教育	X	
d840	学徒制(工作准备)	X	
d845	**得到、保持或终止一份工作**	X	X
d850	有报酬的就业(G)	X	
d855	无报酬的就业	X	
d870	经济自给	X	
d920	娱乐和休闲		X
环境因素(N=8)		N=4	N=6
e115	个人日常生活的用品和技术		X
e120	个人室内外移动和运输用的普通用品和技术		X
e310	直系亲属家庭	X	X
e320	朋友		X
e330	处于权威地位的人	X	
e570	社会保障的服务、体系和政策		X
e580	卫生的服务、体系和政策	X	X
e590	劳动和就业的服务、体系和政策	X	

注:粗体显示的 ICF 类别是包含在 WORQ 和简要版 ICF-CS 中的类别;(G)= 类别是通用版的一部分。

24.5.2 用于 TBI 的 WORQ 电子版和简要版 ICF-CS

为了简化和加快 WORQ-SR 的完成速度,电子版本可以通过 www. myworq. org 网站获得[12]。电子版允许用户为特定患者完成 WORQ-SR,并且可以生成功能配置文件。由于安全数据库不支持网站 www. myworq. org,因此输入的数据必须保存在用户自己的计算机上,这些数据可以被重新下载并进行额外的评估,例如,在职业康复干预后进行重新评估。理想情况下,能够提供职业康复的综合性机构应有一套电子文档系统,允许所有跨专业的团队成员包括职业康复专家,可以访问患者的医疗、治疗和职业康复文档,例如 WORQ-SR;这种电子文档系统将被纳入本章的假设案例中。除了电子版本的 WORQ-SR,还有一个基于 ICF 的电子文档表格,允许用户选择 TBI 的简要 ICF-CS,或与其他 ICF-CS 结合,为指定的人创建一个功能配置文件,可在 www. icf-core-sets. org 上找到基于 ICF 的电子文档表格[13]。与 WORQ-SR 的电子版一样,在基于 ICF 的电子文档表格中输入的数据,必须另外保存在用户自己的计算机上并重新下载以进行额外评估。

WORQ 的电子版本可在 www. myworq. org 上获得,基于 ICF 的电子文档表格可在 www. icf-core-sets. org 上获得,可以简化和加快编辑关于功能状态的文档。

24.5.3 基于 WORQ-SR 和简要 ICF-CS 创建 TBI 的功能概况

Tom 完成 WORQ-SR 后,职业康复专家与他会面并讨论结果。有关已完成的 WORQ-SR,见图 24-1。

◆◆
◆ WORQ

WORQ 工作康复问卷

自填版

日期:01/05/2013

姓名:Tom ×××
身份证号码:1234

WORQ 问卷主要用于了解有工作需求或职业康复需求的人,因为健康状况造成了多大程度的功能障碍或困难。WORQ 第一部分会询问个人的基本资料。第二部分会询问您有关整体生活状况。当您在回答第二部分时,请回顾您过去一个星期的情况,即平均而言,您过去一周遇到多大程度的困难。

第一部分:基本资料

1. 年龄:28 岁　　2. 性别:□女 ☑男
3. 婚姻状况:☑未婚 □已婚 □分居 □离婚 □丧偶 □同居
4. 下列哪个描述最符合您目前的就业状况?或者,如果现在没有工作,哪个描述最符合您上一份工作的状况?
   ☑受雇 □自雇(如自己开店) □无薪酬的工作,如义工
   □学生或实习生 □家庭主妇/主夫 □已退休 □不适用
5. 下列哪个描述最符合您目前的工作状况?
   a. 如果您目前正在工作,是 □全职 □兼职(无全职工作) □经过调整或较轻松的工作
   如果您目前没有在工作,您是 ☑因健康原因而未工作
   □因参加职业康复而未工作
   □因其他原因而未工作:请说明______
   b. 如果您目前没有在工作,您的上一份工作是什么时候结束的? 日期为:2013 年 03 月 15 日
6. 有关您所进行的工作康复或职业康复计划,您目前参与的是:(可多选)
   □参加职业训练活动,如:学习某项工作的知识与技能,包含技能培训局的服务/课程
   □参加预备工作相关的课程,如:试工或实习
   ☑参加能确保或保持您目前工作能力的课程
   □寻找新的工作或职务
7. 您的最高学历:□文盲 □小学 □中学 □大专 ☑本科 □硕士或以上
8. 请问您目前的工作或职业是什么?或者,如果您目前没有工作,您上一份的工作或职业是什么(职位名称)? 负责人事的仓库职员
9. 您目前(或是过去)工作是属于哪种行业?(如纸箱制造、道路养护、零售鞋店、中学、奶牛场、市政府) 零售
10. 您目前(或过去)的工作内容是什么?(例如,驾驶、操作机器、写信、接听电话) 处理到货,使用 SAP 系统,卸货和存储货物,驾驶叉车,负责仓库培训,协助客户找货
11. 如果有计划改变工作,未来您会寻找何种行业类别的工作?
   ______ ☑不适用
12. 您目前是否有进行医疗或康复治疗?(如看医生、治疗师等)
   ☑是 □否 □不适用
   如果是,请说明 在脑损伤单元——医生、作业治疗师、物理治疗师、神经心理学家、心理学家
13. 您目前的活动能力是否受到限制?[如:无法拿起或搬运较重的物品(大于 5 kg)] ☑是,请说明哪个部位及状况 记忆很短(通常几分钟后就会忘记)。有时会迷路,不确定我要去哪里。很快就会感到疲惫,很容易感到沮丧——这些问题在我事故之前从来没有发生过,我已经不是我自己。

□否 □不适用

14. 您目前是否有接受工作训练或职业训练等服务？（请列出全部）
☑是，服务内容：认知训练、记忆训练，没有直接的职业介入（如：身体功能训练、认知训练、个案管理、工作训练、工作重整、工作评估等）
□否 □不适用

15. 根据您目前的情形，您是否从家人那里得到了您所需要的支援？
☑是，得到了哪些支援：在康复之前，我妈妈开车送我去约会和购物，因为我不记得该怎么去我要去的地方。她和爸爸也给我精神上的支持，我的女朋友和我每天早晚都会聊天，她激励我，给我希望。
□否 □不适用

16. 若您目前仍在职，您是否从上司或雇主那里得到需要的支援？
☑是，请说明您得到了哪种支援：我的老板，也是我的朋友，说康复后，如果一切都没问题，我可以回到我原来的工作岗位，他说我在事故后改变了一点，原来我是一个容易共事的人，现在我变得易怒。
□否 □不适用

17. 除了您目前工作或职业康复计划外，您有从其他的渠道获得任何的支援去寻找适合您的工作，或是不同类型的工作吗？
□有，请说明您得到了哪种支援：
□无 ☑不适用

第二部分 WORQ 主要部分

请评估您过去一星期遇到多大程度的困难。请从 0~100 的数值中选择最能反映您情况的分数，0 分代表完全没有困难，100 分代表非常困难。分数越高代表遇到的困难越大，分数越低代表困难越小。您可以查看以下 0~100 分的标尺来帮助您回答。如果您觉得某个问题不符合您的情况，可以选择最右边“不适用”的选项。请您尽可能回答所有问题，并且依据“您没有他人协助”或“不使用辅助器具”时的功能与活动情况来回答。

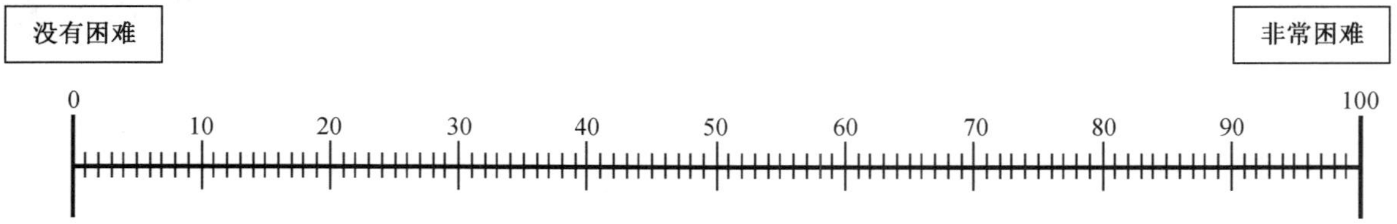

评估过去一星期，您做以下这些事情有多大的困难？	0~100	不适用
1. 日间感到休息不足及无精打采？	80	□
2. 您有睡眠问题吗？如入睡困难，夜间频繁醒来或早上很早醒？	80	□
3. 您能记得做重要的事情吗？	70	□
4. 您会因为伤心或心情低落，导致您无法持续每天例行活动吗？	20	□
5. 您会因为担心或焦虑，导致您无法持续每天例行活动吗？	20	□
6. 您很容易感到烦躁吗？	70	□
7. 您有情绪问题吗？	70	□
8. 您有自信上的问题吗？	82	□
9. 您是否有思虑不清的问题？	85	□
10. 在日常生活中，您分析及解决问题会有困难吗？	40	□
11. 您有听力的问题吗？	0	□
12. 您维持姿势或做动作时平衡的能力有问题吗？	0	□
13. 您身体有（持续）疼痛的问题吗？	80	□
14. 从事身体活动的时候，您的耐力有问题吗？	80	□
15. 您的肌肉力量有问题吗？	0	□

续表

评估过去一星期，您做以下这些事情有多大的困难？	0~100	不适用
16. 你有皮肤的问题吗？（如破皮、溃疡、压力性损伤、皮肤变薄等）	0	☐
17. 您学习新事物有问题吗？（如学习新游戏、学习如何使用电脑、使用新工具等）	0	☐
18. 您有办法集中注意力吗？	75	☐
19. 您有阅读困难吗？	40	☐
20. 您做决定有困难吗？	25	☐
21. 您在开始与完成一件事情有困难吗？如整理床铺或清理您的桌子与工作场所？	0	☐
22. 您执行日常生活例行活动有困难吗？	70	☐
23. 您处理压力、危机或冲突有困难吗？	70	☐
24. 您对于了解他人肢体语言、暗示或手势有困难吗？	0	☐
25. 您对于开启并持续一段对话有困难吗？	0	☐
26. 您使用沟通设备有困难吗？如电话、手机或电脑？	65	☐
27. 您在拿起或搬运 5 kg 以下的物品有困难吗？	0	☐
28. 您在拿起或搬运 5 kg 以上的物品有困难吗？	0	☐
29. 您手部精细动作有困难吗？如利用手、手指或拇指拿取物品、捡起物品、操作与放开物品	0	☐
30. 您行走一段短的距离有困难吗？（小于 1 千米）	0	☐
31. 您行走一段长的距离有困难吗？（大于 1 千米）	0	☐
32. 您移动有困难吗？（包括爬行、攀爬、跑步）	0	☐
33. 您搭乘公共交通工具有困难吗？	0	☐
34. 您驾驶车辆或其他交通工具有困难吗？	20	☐
35. 您自己穿衣服有困难吗？	0	☐
36. 您在照顾自己的健康上，有困难吗？例如维持均衡饮食、足够的体能活动，并在有需要的时候去就医。	0	☐
37. 您平常在与人相处上有困难吗？	25	☐
38. 您的钱支付您的生活有困难吗？	0	☐

您是否有佩戴眼镜或隐形眼镜？☐是☑否

评估过去一星期，您做以下这些事情有多大的困难？	0~100	不适用
39. 您有办法看到及辨识大约距离像手臂长度远的物品吗？	0	☐
40. 您看到且认出对面街道的人有困难吗？（约 20 米远）	0	☐

在过去的一周，在以下活动您大约花多少时间？	需要时长（小时）	不适用
41. 从早上起床到一切准备完成（梳洗、穿衣、吃早餐）直到出门。	1	☐
42. 平均一周而言，为了保持您的健康，您在以下这些事项花多少时间，如参加治疗、接受医疗咨询、运动。	35	☐

问卷到此结束，感谢您的参与！

图 24-1　工作康复问卷

Tom 和职业康复专家之间的讨论使他们能够澄清一些与 WORQ-SR 相关题目的理解问题。例如，Tom 理解第 13 个问题“你有当前的限制吗?”是要求他列出在评估时遇到的功能问题，然而这个问题其实是指医生或其他卫生专业人员根据患者当前的健康状况和康复过程提供的限制患者活动的建议，因此 Tom 将自己的回答改为“不”限制。此外，职业康复专家也有机会收集关于 Tom 创伤前后工作情况的更多信息，包括他与主管和同事的关系，对工作喜欢和不喜欢的地方，以及工作任务的详细信息。Tom 还清楚地表示，他的康复目标是将他的功能恢复到 TBI 前，全职从事原来工作的水平。对此职业康复专家告知 Tom，在职业咨询和指导的帮助下，可以有多种选择促进他返回工作岗位。本书第五章和第八章分别介绍了职业咨询和就业安置的内容。

WORQ 可以通过提供机会来讨论当事人/患者完成 WORQ 的体验及结果，从而支持当事人/患者与健康专业人士的交流。

根据 Tom 对 WORQ 的回答，以及在双方讨论中收集的其他信息，包括他表达的长期和短期目标，还有从脑损伤团队的评估报告中提取的工作相关信息，职业康复专家专门为 Tom 创建了一个功能概要档案。

使用 www. icf-core-sets. org 网站上基于 ICF 的电子文档表格生成的功能概要档案，是第 22 章中描述的分类概况的简化版本。除了使用户能够根据从各种来源例如病历、患者填写的问卷(如 WORQ)、临床体检报告、临床/诊断化验等收集的信息对患者的功能进行评分外，分类概况还要求使用者说明长期和短期目标，将评级与这些目标联系起来，并为每个 ICF 类别确定目标分级。

Tom 的案例主要使用 WORQ 和 TBI 的简要版 ICF-CS 来定义其类别，在组合的 56 个 ICF 类别中，增加了应对健康状况和积极重返工作岗位的内容，可以用来说明在 Tom 与职业康复专家会面以及心理学家的评估报告中发现的对重返工作岗位有影响的个人因素(表 24-2)。

表 24-2 功能概要档案

职业康复的目标定义		评估情况(受伤后 1 个半月)										
						0	1	2	3	4		
长期目标(LTG):返回受伤前雇主提供的工作岗位												0
短期目标 1(STG1):制定策略以更好地处理压力并以建设性的方式做出反应												1
短期目标 2(STG2):学习策略/技术以更好地组织思想并弥补记忆问题												1
ICF 类别		ICF 限定值♣(一级)									目标关系	预期的目标值
ICF 编码	ICF 标题	+4	+3	+2	+1	0	1	2	3	4		
b110	意识功能*										—	—
b117	智力功能										—	—
b126	气质和人格功能										STG1/2	1
b130	能量和驱力功能										LTG, STG1	1
b134	睡眠功能										LTG, STG1/2	1
b140	注意力功能*										STG2	1
b144	记忆功能										STG2	1

续表

ICF 类别		ICF 限定值♣（一级）									目标关系	预期的目标值
ICF 编码	ICF 标题	+4	+3	+2	+1	0	1	2	3	4		
b152	情感功能										LTG	0
b160	思维功能										STG2	1
b164	高水平认知功能										STG2	1
b210	视功能										—	—
b230	听功能										—	—
b235	前庭功能										—	—
b280	痛觉										LTG，STG1/2	1
b455	运动耐受功能										LTG，STG1	1
b730	肌肉力量功能										—	—
b760	随意运动控制功能*										—	—
b810	皮肤的保护功能										—	—
s110	脑的结构*					8					—	—
d155	掌握技能										—	—
d160	集中注意力										STG2	1
d166	阅读										LTG	1
d177	做出决策										LTG	1
d210	从事单项任务										—	—
d230	进行日常事务										LTG	0
d240	控制应激和其他心理需求										LTG，STG1	0
d315	交流-接收-非言语信息										—	—
d350	交谈										—	—
d360	使用交流设备与技术										LTG，STG2	1
d430	举起和搬运物体										—	—
d440	手的灵活使用										—	—
d450	步行										—	—
d455	到处移动										—	—
d470	利用交通工具										—	—
d475	驾驶										LTG	0
d5	自理*										—	—
d540	穿着										—	—
d570	照顾个人的健康										—	—
d720	复杂人际交往										LTG，STG1	0
d760	家庭人际关系*										—	—
d825	职业训练					9					—	—
d830	高等教育					9					—	—
d840	学徒制（工作准备）					9					—	—
d845	得到、保持或终止一份工作					9					—	—
d850	有报酬的就业					9					—	—
d855	无报酬的就业					9					—	—
d870	经济自给										—	—

续表

ICF 类别		ICF 限定值♣(一级)									目标关系	预期的目标值
ICF 编码	ICF 标题	+4	+3	+2	+1	0	1	2	3	4		
d920	娱乐和休闲*										没有目标	没有目标
e115	个人日常生活的用品和技术*										STG2	+4
e120	个人室内外移动和运输用的普通用品和技术*					9					—	—
e310	直系亲属家庭										LTG,STG1	+4
e320	朋友*										LTG,STG1	+4
e330	处于权威地位的人										LTG,STG1	+4
e570	社会保障的服务、体系和政策*										STG2	+4
e580	卫生的服务、体系和政策										没有目标	没有目标
e590	劳动和就业的服务、体系和政策					9					—	—
	个人因素的影响											
		积极			中性			消极				
个人因素	应对健康状况										STG1/2	积极
个人因素	有重返工作的动力										LTG	积极

*从创伤性脑损伤的简要ICF核心组合中添加的未包括在WORQ中的ICF类别。

注:ICF限定值在身体功能、身体结构、活动和参与方面的描述可以分为从0(没有问题)至4(完全问题),在环境因素方面的分类可分为从4(完全障碍因素)到+4(完全有利因素)。在个人因素中,对患者的功能描述有积极、中性或消极影响。

其中几个类别被评为8分"未指定"或9分"不适用"。例如,来自TBI简要版ICF-CS类别中的s110脑结构,被评为ICF限定值8"未指定",因为脑损伤团队的诊断报告没有指出其脑部有明确的病变。教育和就业类别[d825职业培训、d830高等教育、d840学徒制(工作准备)、d845获得、保持或终止工作、d850有酬的就业和d855无报酬的就业]被评为9"不适用",因为Tom在评估时并不涉及任何这些教育/就业相关情况。此外,如第23章所描述的,WORQ的开发者希望这些类别能够提供对患者参与的工作类型、工作环境或职业干预的深入了解,而不只是反映当事人/患者在这些类别中的功能状态。环境因素e590劳动和就业服务、体系和政策也被评为9分,因为Tom打算回到他受伤前的雇佣单位,所以并没有接受任何就业服务。

功能概要档案也有助于突出个人功能的某些方面,这些方面可能需要对康复团队中的选定科目进行额外的评估和测试。例如,在WORQ-SR上,Tom对d475驾驶中问题的VAS评分为20,相当于ICF限定值为1或轻度困难。在讨论这个WORQ-SR结果时,Tom澄清说他的问题不是驾驶中的动作操作,而是驾驶过程中对街道的定向能力。由于Tom在连锁店的主要任务之一是驾驶叉车在一个有许多编号的走廊和部分大型仓库周围进行作业,职业康复专家建议职业治疗师和神经心理学专家考虑进行额外的关于驾驶执行能力的测试。驾驶对提高Tom重返工作的潜力也很重要,因为他开车去工作场所比乘坐公共交通工具更方便。

24.6 对目标设定和干预计划的影响

初次评估结束后,包括职业康复专家在内的康复小组开会讨论评估结果。在这次会议期间,除了其他报告外,还审查并考虑了功能概要,以确定可以向Tom提供的康复干预计划。在第22章介绍的ICF干预表格可以在此康复计划阶段使用,需要介绍干预措施和负责每个干预措施的相应团队成员。在本案例中,将不详细说明 ICF 干预表格的使用。

由于个人在职业康复过程中的角色参与对于成功重返工作岗位非常重要[17,18],需要获得 Tom 对跨专业团队提出的康复干预计划的反馈,对适当调整以工作为导向的康复干预至关重要。

> 使用 WORQ 的结果收集的信息和对选定的特定条件 ICF-CS 的评级可以作为个人功能概况的基础,并为面向工作的干预措施的规划和评估提供信息。

24.7 评估采取干预措施后的功能

除了确定具体的评定、明确目标和规划干预措施外,WORQ 与上述描述功能情况的简要版 ICF-CS 相结合,可用于记录一个人随时间变化的功能[9-11,14,19]。由于功能概要档案只反映了一个人在某个时间点的功能状况,因此必须适时更新其内容,以反映一个人在以后某个时间点的功能。Rauch 等人提出了一个基于 ICF 的文档表格,称为评估列表[19],以记录随时间变化的功能情况。由于评估列表要求用户重新评估从第一个功能概要档案开始的 ICF 类别,因此评估列表的使用者能够查看此人是否已实现上一次评估时设定的目标。除了分类概况和干预表格外,评估列表也在第 22 章中有更详细的描述。参见为 Tom 创建的评估列表 24-3。

> ICF 评估列表可用于记录随时间变化的功能,并评估当事人/患者和康复团队在先前评定时设定的共同目标是否已实现。

表 24-3 ICF 评估列表(包括初始评估)

职业康复的目标定义与成就			评估(受伤后 1.5 个月)										评估(受伤后 4 个月)									
目标成就							0	1	2	3	4						0	1	2	3	4	
长期目标(LTG):可返回受伤前雇主提供的工作岗位全职工作												0										✓
短期目标 1(STG1):制定策略以更好地处理压力并以建设性的方式做出反应												1										✓✓
短期目标 2(STG2):学习策略/技术以更好地组织思想并弥补记忆问题												1										✓✓
ICF 类别			ICF 限定值♣									预期的目标值	ICF 限定值♣									达到的目标值
ICF 编码	ICF 标题	干预	+4	+3	+2	+1	0	1	2	3	4		+4	+3	+2	+1	0	1	2	3	4	
	长期目标																					
b126	气质和人格功能	心理咨询										1										✓✓
b130	能量和驱力功能	心理咨询										1										—
b134	睡眠功能	医疗,心理咨询										1										✓✓
b140	注意力功能*	认知训练										1										—
b144	记忆功能	认知训练										1										✓✓
b152	情感功能	心理咨询										0										—
b160	思维功能	认知训练										1										✓✓

续表

ICF 类别			ICF 限定值♣									预期的目标值	ICF 限定值♣									达到的目标值
ICF 编码	ICF 标题	干预	+4	+3	+2	+1	0	1	2	3	4		+4	+3	+2	+1	0	1	2	3	4	
b164	高水平认知功能	认知训练										1										✓✓
b280	痛觉	药物治疗,心理										1										✓✓
b455	运动耐受功能	耐力训练										1										✓✓
d160	集中注意力	认知训练										1										✓✓
d166	阅读	认知训练										1										✓✓
d177	做出决策	心理咨询										1										✓✓
d230	进行日常事务	作业治疗										0										✓
d240	控制应激和其他心理需求	心理咨询										0										✓✓
d360	使用交流设备与技术	作业治疗,声乐教练										1										✓✓
d475	驾驶	作业治疗,声乐教练										0										—
d720	复杂人际交往	心理咨询										0										✓✓
e115	个人日常生活的用品和技术*	作业治疗										+4										✓✓
e310	直系亲属家庭	心理咨询										+4										✓✓
e320	朋友 *	心理咨询										+4										—
e330	处于权威地位的人	职业辅导,与雇主联络										+4										✓✓
e570	社会保障的服务、体系和政策*	社会工作辅导										+4										—

个人因素的影响

职业康复的目标定义与成就			评估(受伤 5 个月后)						评估(受伤 7 个月后)			
			第一次评估			预期的目标值			最终评估			达到的目标值
			积极	中性	消极	积极	中性	消极	积极	中性	消极	
个人因素	应对健康状况	心理咨询										✓✓
个人因素	有重返工作的动力	职业辅导										✓✓

✓=部分达到。

✓✓=完全达到。

—=没有达到。

*从创伤性脑损伤的简要 ICF 核心组合中添加的未包括在 WORQ 中的 ICF 类别。

♣ICF 限定值在身体功能、身体结构、活动和参与方面的描述可以分为从 0(没有问题)至 4(完全有问题),在环境因素方面的分类可分为从 4(完全障碍因素)到+4(完全有利因素)。在个人因素中,对患者的功能描述有积极、中性或消极影响。

Tom 的评估表在康复出院前 2 周完成，显示他实现了大部分目标。由于某些目标没有实现（b130 能量和驱力功能以及 b140 注意力功能），Tom 只能在出院后以兼职形式返回工作岗位，因此，他仅部分实现了重返原工作岗位全职工作的长期目标。

24.8 在职业康复过程中使用 WORQ 的估值

这个案例表明，在职业康复过程中结合使用 WORQ 和特定条件的 ICF-CS（在本例中为 TBI 的简要版 ICF-CS）具有多方面估值。

首先，WORQ 可以作为一种标准化的、全面的信息收集方式。在第 8 章中 Homa 和 DeLambo 强调，从一开始就对客户/患者进行全面而准确的评定是精准策划职业康复项目的关键，并最终有助于做出恰当的重返工作决策。WORQ 旨在为参与职业康复过程的职业康复专家和其他专业人员提供切实可行的指南，以全面了解可能影响职业康复过程的身体、心理、认知、社会因素以及社会人口统计和工作相关的各类信息。WORQ 与特定条件下的 ICF-CS 相结合，可以推动以工作为导向的评定过程，并帮助评估患者在项目中的整体进展。此外，初步的检验和测试表明了 WORQ 和 WORQ-SR 的可靠性和一致性，并且易于由卫生专业人员、职业康复专家、案例管理人员和患者等管理[10,11]，从而提升了其在实践中的应用潜力。

WORQ 与选定条件或特定背景的 ICF-CS 同时应用，可通过提供以标准化方式收集的全面信息，推动职业康复过程。

其次，WORQ 和从 WORQ 得出的功能概要可以促进跨专业团队的交流。在这本书的几个章节中，特别是第 5 章和第 8 章，作者提倡这样一种观点，即参与职业康复项目专业人员之间的跨学科交流对职业康复过程的成功至关重要[20]。在这个案例中，通过在评估阶段和规划康复干预中使用基于 WORQ 和 ICF-CS 的功能概要档案来促进跨学科的交流。此外，WORQ 本身被证明是一个“破冰者”，是一种开启多个不同讨论主题的工具。职业康复专家使用 WORQ 来收集额外的信息，有助于提高个性化和目标导向的功能概要档案的质量。

WORQ 可以促进跨专业团队的交流，从而有助于职业康复过程的成功。

最后，WORQ 是设定职业康复目标的起点，为重返工作岗位为导向的功能概要档案提供了基准。在这个案例中，从 WORQ 的 ICF 类别和 TBI 的 ICF-CS 生成的功能概要档案/分类概况文件，明确要求使用者确定与当事人/患者功能水平相关的预期目标值（用条形图来表示）。此外，反映患者/客户功能水平的条形图可帮助使用者了解患者/客户的功能状态，更易于设定总体目标任务。

24.9 应用前景

由于本章描述的案例是假设的（尽管是基于现实生活中的经验），因此有必要纵向测试在各种职业康复场景中、涉及不同利益相关者时，应用 WORQ 的真实效果。

总之，WORQ 基于 ICF 为用户提供了一款良好的工具，不仅可用于评估职业康复中以工作为导向的功能，还支持跨学科、以工作参与为最终目标的职业康复进程规划。

学习问题

1. WORQ 中的问题涵盖了哪些信息？

答：除了社会人口统计学和与工作相关的问题，WORQ 还包含反映与职业康复有关的简要版 ICF-CS 中所有 13 个类别、综合 ICF-CS 中 31 个类别和 d450 步行等方面的问题。

2. 在这个案例中，为什么类别 s110 大脑结构被评为 ICF 限定值 8，而 e590 劳动和就业服务、体系和政策被评为 9？

答：ICF 限定值 8 被定义为“未指定”。由于从脑损伤团队收到的评估报告中没有指出脑部有明确的病变，所以 s110 被认为“未指定”。ICF 限定值 9 被定义为“不适用”，由于案例研究对象 Tom 打算回到他受伤前的雇主那里工作并且没有接受就业服务，因此 e590 被认为不适用。

3. 列出至少三个在职业康复过程中使用 WORQ 的好处。

答：

（1）可以作为一种标准化的和全面的信息收集方式。

（2）促进跨专业团队交流。

（3）促进当事人/患者与健康专业人士的沟通。

（4）可以作为开发功能概要档案的基础。

（5）可以作为设定和评估职业康复目标的起点。

（卢讯文译；徐艳文校）

参考文献

[1] Van Velzen JM, Van Bennekom CA, Edelaar MJ, Sluiter JK, Frings-Dresen MH. How many people return to work after acquired brain injury?: a systematic review. Brain Inj. 2009; 23(6): 473-88.

[2] Shames J, Treger I, Ring H, Giaquinto S. Return to work following traumatic brain injury: trends and challenges. Disabil Rehabil. 2007; 29(17): 1387-95.

[3] Ownsworth T, McKenna K. Investigation of factors related to employment outcome following traumatic brain injury: a critical review and conceptual model. Disabil Rehabil. 2004; 26(13): 765-83.

[4] Sherer M, Bergloff P, Levin E, High Jr WM, Oden KE, Nick TG. Impaired awareness and employment outcome after traumatic brain injury. J Head Trauma Rehabil. 1998; 13(5): 52-61.

[5] Wehman P, Targett P, West M, Kregel J. Productive work and employment for persons with traumatic brain injury: what have we learned after 20 years? J Head Trauma Rehabil. 2005; 20(2): 115-27.

[6] World Health Organization. International Classification of Functioning, Disability and Health (ICF). Geneva: World Health Organization; 2001.

[7] Finger ME, Escorpizo R, Glassel A, Gmunder HP, Luckenkemper M, Chan C, et al. ICF Core Set for vocational rehabilitation: results of an international consensus conference. Disabil Rehabil. 2012; 34(5): 429-38.

[8] Laxe S, Zasler N, Selb M, Tate R, Tormos JM, Bernabeu M. Development of the International Classification of Functioning, Disability and Health core sets for traumatic brain injury: an International consensus

process. Brain Inj. 2013; 27(4): 379-87.

[9] Selb M, Escorpizo R, Kostanjsek N, Stucki G, Üstün TB, Cieza A. A guide on how to develop an International Classification of Functioning, Disability and Health Core Set. Eur J Phys Rehabil Med. 2014; in press.

[10] Finger ME, Escorpizo R, Bostan C, De Bie R. Work Rehabilitation Questionnaire (WORQ): development and preliminary psychometric evidence of an ICF-based questionnaire for vocational rehabilitation. J Occup Rehabil. 2014; 24(3): 498-510.

[11] Portmann Bergamaschi R, Escorpizo R, Staubli S, Finger ME. Content validity of the Work Rehabilitation Questionnaire-Self-Report Version WORQ-SELF in a subgroup of spinal cord injury patients. Spinal Cord. 2014; 52(3): 225-30.

[12] Finger ME, Escorpizo R. Work Rehabilitation Questionnaire Self-Reported version (WORQ-SR). Swiss Paraplegic Research ICF Research Branch [cited 2014]. Available from: http://www.myworq.org/

[13] ICF Research Branch in cooperation with the World Health Organization Family of International Classifications collaborating centre in Germany (at DIMDI), Swiss Paraplegic Research. Electronic ICF-based documentation [cited 2014]. Available from: http://www.icf-core-sets.org

[14] Bickenbach JE, Cieza A, Rauch A, Stucki G, editors. ICF core sets. Manual for clinical practice. Göttingen: Hogrefe; 2012.

[15] Cieza A, Oberhauser C, Bickenbach JE, Chatterji S, Stucki G. Towards a minimal generic set of domains of functioning and health. BMC Public Health. 2014; 14(1): 218.

[16] World Health Organization. International statistical classification of diseases and related health problems (ICD). Geneva: World Health Organization; 2010.

[17] Schonherr MC, Groothoff JW, Mulder GA, Schoppen T, Eisma WH. Vocational reintegration following spinal cord injury: expectations, participation and interventions. Spinal Cord. 2004; 42(3): 177-84.

[18] Selander J, Marnetoft SU, Bergroth A, Ekholm J. Return to work following vocational rehabilitation for neck, back and shoulder problems: risk factors reviewed. Disabil Rehabil. 2002; 24(14): 704-12.

[19] Rauch A, Cieza A, Stucki G. How to apply the International Classification of Functioning, Disability and Health (ICF) for rehabilitation management in clinical practice. Eur J Phys Rehabil Med. 2008; 44(3): 329-42.

[20] Cartmill C, Soklaridis S, David Cassidy J. Transdisciplinary teamwork: the experience of clinicians at a functional restoration program. J Occup Rehabil. 2011; 21(1): 1-8.

第四部分
展望

25

挑战与机遇

Reuben Escorpizo, Sören Brage, Debra Homa, Gerold Stucki

25.1 全球视角

《残疾人权利公约》(*United Nations Convention on the Rights of Persons with Disabilities*, UNCRPD)可能是联合国(United Nations, UN)颁布的在近代历史上对残疾人产生最大影响的一个里程碑式的公约[1]。联合国于2006年通过《残疾人权利公约》,旨在改变对待包括儿童在内残疾人的态度和行为。该公约的前提是为所有残疾人提供人权基础,无论他们的残疾程度如何,应使残疾人获得与非残疾人同等的服务和机会的权利[1];职业康复或者重返工作、社会保障和残疾评估是社会在支持残疾人方面所做的重要工作。《残疾人权利公约》的指导原则强调残疾人应拥有的权利包括:不受歧视、充分并有效地参与和融入社会生活、接受残疾人作为人类社会的一部分,并享有平等的机会和接受度。这些也是对残疾人进行评估时的基本原则,为残疾人提供服务和照护的政府和机构需要将其纳入健康和健康相关政策,进而优化残疾人的功能并减轻他们的残疾程度。工作是大多数人生活的主要内容,是整个人生以及日常生活重要的组成部分,并受到个人身体健康状况的极大影响;因此,深入了解残疾和工作残疾至关重要。

2011年发布的《世界残疾报告》主要基于世界卫生组织的国际功能、残疾和健康分类(ICF),将"残疾"定义为身体结构和功能受损、活动以及参与受限的总称[2,3]。此外,强调当健康状况与背景性因素之间存在负面的相互作用时,残疾也会发生,因为环境因素和个人因素会影响到一个人的身体和社会角色。采用这一广义的残疾定义是促进对残疾的共同理解、协调工作的第一步,在减轻个人层面上的残疾的同时,兼顾公共卫生的观点。

> 《残疾人权利公约》强调残疾人享有以下权利:不受歧视、充分并有效地参与和融入社会、接受残疾人为人类社会的一部分,同时享有平等机会和接受度。国际功能、残疾和健康分类(ICF)是世界卫生组织(WHO)设计的一个理论框架,旨在根据身体结构和功能损伤、活动受限和参与受限来理解残疾。

25.2 职业康复和残疾评估

ICF为残疾评估和职业康复提供了一个全面的框架、一致的分类和相关的ICF核心组合,疾病和功能的相关概念和对个人和环境因素的重视，与社会保障的最新进展相一致。世界上许多国家的社会保障机构正在考虑逐步使用这一综合性的生物-心理-社会模式，ICF 还提供了对功能多层次的理解，使其易于在职业康复机构和社会保障系统中使用。

职业发展的关键任务是帮助个人找到符合其兴趣和能力的工作，职业评估应该帮助个人选择合适的职业目标和必需的服务以促进其成功。因此，职业康复专业人员必须评估个人兴趣和能力与个人当前或未来工作环境需求和要求之间的对应关系或“匹配度”，当“匹配度”低于最佳值，需要通过就业安置、技能培训和咨询等各种方式的干预来改善。ICF 框架非常适合为职业康复提供一个整体方案，包括职业康复规划和提供全面的服务，最终成功的就业往往取决于微观（个人）和宏观（社会）层面的相互作用，ICF 可以帮助职业康复专业人员确定在这些层面上影响就业的多种因素；确定这些因素可以为职业康复策略提供基础，从而更精准地解决问题并提高成功的概率。有研究表明通常个人特征会得到较多的关注，环境因素往往容易被忽视，而 ICF 框架的一个特别重要的优势是有助于职业康复专业人员更多地关注到影响个人在学校和/或工作中表现成功的环境因素。

ICF 为残疾评估和职业康复提供了一个全面的框架、一致的分类和相关的 ICF 核心组合。ICF 框架非常适合为职业康复规划和服务提供一个职业康复整体方案。

25.3 挑战

将 ICF 完全纳入社会保障仍需要一些时间。虽然许多社会保障组织已经采用了该框架，并在一定程度上使用了该分类来支持和阐明对于个人功能能力和残疾的评估，但是该分类并未得到广泛的应用。由于社会保障组织按传统办事的行动缓慢，实施过程中的理解和进展也会很缓慢。政策和工作方式的改变必须通过政府程序引导，并且可能需要很长一段时间去准备、讨论和决定。因此，使这一过程尽可能快速和高效是总体上所面临的挑战。

社会保障组织需要改变对于残疾评估的方法。目前以疾病为导向的方式应该转变成以功能为主的模式，这需要在社会保障层面加以转变、并采用先进的模式。不少国家已经开始了这一进程，需要在两种连续统一的情况下进行功能评定和工作能力评估，一种是职业康复评估以指导重返工作，另一种是评估以确定获得福利的权利，需要为这两种情况开发基于 ICF 的工具。

在评估残疾福利获得的权利时，确定、定义和描述功能（以 ICF 为代表）和疾病（以国际疾病分类[4]为代表）之间的关系也是一项挑战，解决方法之一是使用疾病特异的 ICF 核心组合，但是这又会给在残疾评估中观察的常见合并症增加另一个复杂的层面。随着 ICD-11 的发布，我们将看到一个更加综合的生物医学和生物心理社会方案[5]。

ICF 框架非常适合描述和评估个人的功能能力，并已获得越来越多的认可。然而，比起功能能力评估，社会保障中的残疾评估必须考虑更多的因素，例如，社会医学史、预后和因果关系。单一的分类无法涵盖所有的内容，ICF 不可能为所有问题提供一个通用的框架，也从未尝试去成为一种万能的方法；相反，ICF 的优势在于它的内在作用，即可以与其他健康相关的方法和模型一起，为功能和残疾的理解与评定提供一种综合的方法。

在适当的测量下，功能分类可以描述功能的变化，功能变化是社会保障中残疾评估的重要组成部分。本书指出应对个体进行一种标准化、稳定而又可靠的连续测量和评估方法，这将为评估人员提供一系列证据资料，以尽可能准确地评估一个人的功能变化。

> 需要在两种连续统一的情况下进行功能评定和工作能力评估：一种是职业康复评估以指导重返工作，另一种是评估以确定获得福利的权利，需要为这两种情况开发基于 ICF 的工具。

ICF 提供的词汇和术语定义已在一定程度上被欧洲的社会保障组织采用，该分类作为一种独立的专业语言，也得到了更多的认可。但从社会保障的角度来看，仍然存在环境和个人因素相关的挑战，因为这些环境因素目前还不够精确，无法应用于社会保障中，需要进一步发展和“精确化”，才能够以合理和实用的方式进行应用。工作能力的评估通常需要对工作需求、工作情况和工作环境进行更精确的描述，这比目前 ICF 所能提供的要求更多，未来几年，迫切需要在这个层面上扩展 ICF 分类。Anner 等人[6]建议进一步拓展环境因素，以便更好地评定残疾并确定环境因素的影响。ICF 尚没有对职业康复干预措施进行明确的分类，解决的方法之一是将其归类为环境因素，这将需要在分类中引入一种新的限定词——干预措施，并具备同时对积极和消极影响进行限定的能力。

缺乏对个人因素的分类是使用 ICF 的一种缺陷，若要在社会保障的残疾评估中以标准化的方式描述个人因素如动机或连贯性，则需要其他量表或工具。当前，这种标准化的实施取决于国家、环境或国家政策。

尽管如此，考虑到个人和环境因素，ICF 目前的版本对可能影响残疾的不同因素进行了综合性阐述。如果没有社会支持、健康服务类型、同伴支持和生产力获得等背景性因素，则很难去讨论残疾，因为这些因素可以弱化、加强甚至抵消康复干预的影响[7,8]。在某些情况下，年龄、心理健康状况等个人因素可能存在明显的相关性，进而影响工作残疾程度[9]。

ICF 的复杂性和冗长性降低了它在一些职业康复机构中的接受度。ICF 职业康复核心组合[10]虽有助于加快其在临床中的应用，但仍需进一步研究以评估其在现实生活中的远期效度和实用性，帮助确定 ICF 中尚未具体编码的领域，特别是相关的工作特异性环境因素和活动/参与类别。目前，ICF 内含许多变量的编码，包括了各种形式的社会支持和辅助技术等已明确影响就业结果的变量。在职业康复过程中，还需要增加额外的类别以显示项目的重要性，包括求职技能培训、在职支持和就业指导等就业安置过程中相关的特定项目。工作和就业领域（活动和参与）也需要更精确的编码和定义，这些编码和定义可以加入现有的工作分类系统中，如国际劳动组织或 O* NET（美国职业信息网络）的国际标准职业分类。此外，在使用 ICF 时，也需要更明确的策略来确定职业康复干预措施；当前就业研究存在的一个问题是研究方法缺乏一致性，ICF 有潜力解决这个问题，但如果没有充分和准确地纳入职业康复干预措施，这种潜力就会降低。

> 在 ICF 中，环境因素和个人因素等背景性因素需要在概念化和分类方面进一步发展。对这些因素更精准的阐述将深化我们对残疾干预措施的理解。

一些作者指出 ICF 过于复杂以至于无法全部使用。使用简化版 ICF 核心组合是进一步拓展 ICF 应用的一种方式，针对特定疾病的 ICF 核心组合是第一个根据明确的方法、针对特定背景创建的核心组合，比如用于社会保障残疾评估的 EUMASS 核心组合[11]、用于职业康复的 ICF 核心组合[10]。在社会保障中，使用特定疾病或特定背景的核心组合需要经过讨论和测试；在一些欧洲国家，医疗对社会保障的决策过程具有很强的影响力，并且相应地强调诊断结果，因此，在这些国家中，改良的疾病特异性 ICF 核心组合可能被应用。疾病特异性的 ICF 核心组合也存在一些缺点，在社会保障中最重要的是福利申请者的合并症高发率；许多案例中，活动受到躯体和精神疾患的综合限制，需要使用多个ICF核心组合，这无疑是一项复杂而烦琐的任务。因此，当存在多种合并症时，使用特定背景的核心组合将更有效率。

无论在社会保障中使用何种类型的ICF核心组合，都应该了解基于ICF核心组合的工具和量表具有双重的评估目的，主要目的是引导个人重返工作岗位，但如果不成功，则评估其对经济支持的需求。工具使用的范围、比例和内容将根据情况而有所不同。

ICF需要良好的可操作性，才能在实践中“可用”。ICF核心组合只是收集参与者信息的框架和分类系统，还需要有具体的工具、设备或量表，才能在医疗实践和研究中使用。

在本书中列出了一些基于ICF工具和量表开发的案例，也有章节展示了如何将ICF与现有的临床设备相联系。根据这些案例进一步开发和不断改进临床职业康复中的工具和量表势在必行；在社会保障方面，这一发展进程才刚刚开始，并且开始将ICF与现有的和新开发的残疾评估工具联系起来。

如何为临床工作和社会保障评估工作选择合适的工具和ICF核心组合将是一个有趣的挑战。

> 基于ICF的职业康复和残疾评估系统涉及应用ICF核心组合和基于ICF或兼容ICF的工具。然而在采用这种方法时，评估的目的需要慎重地集中在当事人和评估者的需求上，其背景、健康状况或环境必须具备特异性。

为了能够了解和评估残疾，必须定义残疾及其不同组成部分。综上所述，残疾作为一个术语可能简单明了，但通常情况下，定义残疾可能是一项艰巨而复杂的任务，这取决于被询问的利益相关者。对于患者而言，残疾取决于疾病的长期性和严重性，以及对步行、娱乐和穿袜、穿鞋等个人日常生活活动的影响[12]。对于残疾抚恤金等残疾福利支付方，定义残疾取决于由正向结果与成本的关系（比率）来确定的特定干预措施的价值。对于医疗保健提供者，残疾内涵可能主要取决于在患者参与的有限情况下获得的临床结果。此外，由于国家立法之间的差异，对残疾的认识和理解可能存在地区和范围的差异[13]。

作为一种综合的生物-心理-社会模式，ICF[3]以结构化的方式揭示了残疾的多元性和非线性，显示了与身体功能、身体结构、个体的活动和参与等相关功能的残疾定义，例如具有的区分心理和身体形式残疾的能力可为干预提供信息[14]。

使用ICF的益处之一是推动了从多学科视角看待残疾，从而打破了卫生专业之间的隔阂。多学科治疗在如何评估和治疗残疾人方面变得越来越重要，并为多视角看待残疾特别是在为患者设定个体化的康复目标方面带来了便利[15]。由于人口和健康状况的特异性，多学科治疗的概念尚缺乏有效性的现有证据并因此受到了挑战[16]，但是残疾评估和职业康复环境中的多样化患者群体将受益于多学科治疗这一模式。

从经济学角度来看，残疾强调与健康状况相关的成本作用，无论是直接成本或间接成本，都加重了个人、家庭和照护者甚至社会的负担。目前缺乏一个可以被应用于残疾和疾病负担战略决策上的健康衡量指标[17]，也由此进一步加剧了在使用通用标准评定残疾（或工作残疾）对经济意义的挑战。

为了评定是否能够减轻和处理残疾的不利影响，需要熟悉正在评定的内容，并拥有必要的、合适的残疾评定工具或措施。一些文献已经提出了许多复杂的了解或衡量残疾的方法，如将项目列表简化为基本范畴列表的Rasch分析可有效和精确量化下腰痛患者的残疾[18]，或在临床中使用计算机自适应测试，关键问题是确定哪种方法更有效？其应用目的是什么？

> 不同的利益相关者对残疾的看法不同，这种对残疾认识的多样性，对参与残疾研究和实践的人们提出了挑战，在评估残疾时要考虑到评定的人群、评定频率并了解结果的影响。

25.4 机会

职业康复的重要性已日益凸显，尤其在以前从未考虑过的如癌症等健康问题[19]，以及开发复杂的以患者为中心的远程医疗方法等方面[20]。

需要了解常用的功能能力评估方法不仅要提供身体方面的内容，还要提供全面的生物、心理和社会方面内容[21]。同时，要为有抑郁症等心理健康状况的患者提供更好的帮助，因为与身体残疾者相比，其残疾表现不明显[22]。还要研究与 ICF 跨文化相关的适用性，例如在具有独特经历的土著人中的 ICF 应用[23]。

在临床工作中，根据 ICF 开发的工具已被用于追踪职业康复的过程。可以在社会保障方面开发类似的工具，以提供必要的、结构化的和透明的信息，对残疾进行多专业评估。

本书通过提供如何选择、实施和使用 ICF 职业康复核心组合的原则，证明了 ICF 核心组合与现有患者自评结果相关联。在社会保障方面，同样也使用了患者自评结果，通过与 ICF 的链接，从而能够与评估者报告的结果相匹配。

临床医生报告的功能结果一直是社会保障中残疾评估的关键步骤，有必要进一步发展这一领域，并确保这些评定方法在不同的健康状况和医疗保健环境中的信度和效度。

在社会保障方面，如何在对个人独特性的了解和对残疾问题一般政策的制定之间找到平衡是一个挑战。采用基于 ICF 的方法，将有利于工具、调查问卷和协议的标准化；但在标准化的情况下，对个人独特经历的忽视就更为常见，因此建议谨慎进行。

> 健康和残疾一直在如何概念化和评估方面不断演变，在慢性病和远程医疗临床实践和研究中的上升趋势，也促进了职业康复和残疾评估的实施和发展。随着现代结果测量方法的进步，我们对功能和残疾的认识能力与几十年前相比有了极大的提高。

ICF 是一个研究个人功能以及功能与环境之间关系的标准化框架和分类，并将个人功能与工作场所需求相匹配，应该是国家和国际研究的重点之一。

ICF 中个人因素部分需要再开发。在社会保障方面，有些因素比其他因素更重要，尤其是重返工作的动机，它是描述、评估在可能的情况下影响重返工作进程的关键。需要在量表和问卷使用方面做大量工作，还应追踪职业康复中的临床个案随时间推移的发展，确定使用基于 ICF 工具的可行性。为了具有最佳的临床实用性和可行性，还需要对基于 ICF 的工具进行深入的研究。

在社会保障方面，ICF 可以帮助提高决策透明度和公正性。在社会保障机构中使用 ICF 框架和分类以及最新发展的核心组合，满足了在残疾索赔中重视重返工作进程以及个人功能和工作能力的需求。ICF 对于衡量索赔人的功能能力是必要的，但必须强调功能评定只是整个残疾评估过程的一部分；迫切需要开发在社会保障方面的 ICF 环境因素，以及个人因素进一步的开发。

对于职业评估和就业安置，应用 ICF 模式可以提醒实践者注意患者需要改进或发展技能的领域，或者需要环境支持和改造的领域。通常需要的干预措施分为两大类：其一旨在通过某种补救方法改变个人工作能力的干预措施，建立或提高一种技能，如技能培训、求职技能培训等；其二是以改变环境为目标，常用的形式为支持，如提供就业指导、辅助技术等。在职业康复背景下，当个人的潜在技能水平较低时，意味着需要在环境中获得更多支持；对于严重残疾的个人，通常需要技能发展和环境支持和/或改造两者相结合。

基于 ICF 的工具将有助于在职业评估和就业安置中收集残疾者信息。职业评估应该全面，并且要充分考虑到与个人工作职能相关的所有方面，包括个人、社会、文化、医疗和心理因素[24]。ICF 为组织、整合和解释大量访谈数据、医疗报告和测试结果等多来源的信息提供了一个全面的框架，并可将许多现有的评估工具与 ICF 编码结构相联系[25]。ICF 框架还可以帮助职业评估专业人员制定个性化的服务建议，帮助残疾者消除或尽量减少就业障碍。

ICF 的全面分类为职业康复规划提供了基础，包括在职业评估和就业安置方面，确保了对成功重返工作的多种重要因素的全面考虑，例如工作场所的社会因素和歧视影响，从而防止职业康复专业人员疏忽重要的职能领域和干预机会。

在就业安置期间，ICF 框架还能帮助以加快规划和解决问题的方式来组织信息。ICF 强调了功能的作用，而不是诊断或残疾类型；这是在工作场所确定适当的工作安排和其他干预措施，以促进重返工作的成功结果所必需的。

许多研究尝试确定与成功的职业康复结局的相关变量，包括残疾个体特征和服务变量。有必要将服务与结果联系起来，确定是否有效、何种服务最有效，以及对谁有效。就业安置方面的大部分研究，由于缺乏方法、多个变量定义的一致性，难以进行不同研究之间的交叉比较；而对于循证实践必须达到的研究一致性，ICF 概念框架可以做到。

有关就业安置的研究还表明，为满足特定类型残疾的个人需求而量身定制的方法比单一的方法更有效。个人安置和支持模型是基于循证方法研究的案例[26]，即满足残疾个人在实际工作环境中的个性化需求，从而减少职业障碍和功能限制的影响。迄今为止，对 ICF 框架与就业成果有关的研究较少，表明 ICF 有潜力成为确定与工作参与有关因素的有用工具，然而在这一领域还需要更多的研究。

ICF 在职业评估和就业安置方面为职业康复规划提供了基础，可以确保对成功方案至关重要的多个因素均能被考虑到，进而防止职业康复专业人员忽视重要的功能领域和干预机会。

就业安置中的循证实践应包括对可能成为障碍或促进的环境因素的检查。研究表明，职业康复的成功安置与多种干预措施有关，这些干预措施不仅限于工作场所，还包括那些可以更广泛地提高个人独立功能的干预措施，例如机构合作、受助人与康复顾问之间的有效工作联盟、对家庭的服务[27]。基于 ICF 的工具可以为职业康复专业人员明确个人功能优势和劣势，在条件许可下，这些信息可以与职业信息数据库相连。

需要进行更多的研究，以使现有的工具与适当的 ICF 类别相匹配，并在职业康复核心组合的基础上开发新的工具。对于 ICF 限定词的效度的质疑[28]，以及如何以一致的方式应用 ICF 编码和限定词[29]，有必要开发一些方法以便于职业康复专业人员更简化、更省时地使用 ICF 编码，例如通过计算机自适应性测试或相关工具。随着 ICF 被更广泛地接受，特别是对公共职业康复进程的广泛认同，最终可能获得残疾个体的进步，从而能够确定从事何种有效的工作，以及如何通过整合个人优势、障碍以及环境背景选择合适的合作对象。

（元香南译；杨婷校）

参考文献

[1] United Nations. Convention of the rights of persons with disabilities and optional protocol. Geneva: United

Nations; 2006.

[2] World Health Organization. World report on disability. Geneva: World Health Organization; 2011.

[3] World Health Organization. International classification of functioning, disability and health. Geneva: World Health Organization; 2001.

[4] International classification of diseases (ICD-10) [Internet]. Available from: http://www.who.int/classifications/icd/en/

[5] Escorpizo R, Kostanjsek N, Kennedy C, Nicol MM, Stucki G, Ustun TB, et al. Harmonizing WHO's international classification of diseases (ICD) and international classification of functioning, disability and health (ICF): importance and methods to link disease and functioning. BMC Public Health. 2013; 13: 742, 2458-13-742.

[6] Anner J, Schwegler U, Kunz R, Trezzini B, de Boer W. Evaluation of work disability and the international classification of functioning, disability and health: What to expect and what not. BMC Public Health. 2012; 12: 470, 2458-12-470.

[7] Forslund MV, Roe C, Arango-Lasprilla JC, Sigurdardottir S, Andelic N. Impact of personal and environmental factors on employment outcome two years after moderate-to-severe trau-matic brain injury. J Rehabil Med. 2013; 45(8): 801-7.

[8] Berzina G, Paanalahti M, Lundgren-Nilsson A, Sunnerhagen KS. Exploration of some per-sonal factors with the international classification of functioning, disability and health Core Sets for stroke. J Rehabil Med. 2013; 45(7): 609-15.

[9] Wilkie R, Blagojevic-Bucknall M, Jordan KP, Pransky G. Onset of work restriction in employed adults with lower limb joint pain: individual factors and area-level socioeconomic conditions. J Occup Rehabil. 2013; 23(2): 180-8.

[10] Finger ME, Escorpizo R, Glassel A, Gmunder HP, Luckenkemper M, Chan C, et al. ICF core set for vocational rehabilitation: results of an international consensus conference. Disabil Rehabil. 2012; 34(5): 429-38.

[11] Brage S, Donceel P, Falez F. Development of ICF core set for disability evaluation in social security. Disabil Rehabil. 2008; 30(18): 1392-6.

[12] Heiberg KE, Ekeland A, Mengshoel AM. Functional improvements desired by patients before and in the first year after total hip arthroplasty. BMC Musculoskelet Disord. 2013; 14: 243, 2474-14-243.

[13] Coomer K, Houdmont J. Occupational health professionals' knowledge, understanding and use of work ability. Occup Med (Lond). 2013; 63(6): 405-9.

[14] Pekkanen L, Neva MH, Kautiainen H, Dekker J, Piitulainen K, Wahlman M, et al. Disability and health-related quality of life in patients undergoing spinal fusion: a comparison with a general population sample. BMC Musculoskelet Disord. 2013; 1 4: 211, 2474-14-211.

[15] Meesters J, Hagel S, Klokkerud M, Stovgaard I, Bremander A, Grotle M, et al. Goal-setting in multidisciplinary team care for patients with rheumatoid arthritis: an international multi-center evaluation of the contents using the international classification of functioning, disability and health as a reference. J Rehabil Med. 2013; 45(9): 888-99.

[16] Metzelthin SF, van Rossum E, de Witte LP, Ambergen AW, Hobma SO, Sipers W, et al. Effectiveness of interdisciplinary primary care approach to reduce disability in community dwelling frail older people: cluster randomised controlled trial. BMJ. 2013; 347: f5264.

[17] Longfield K, Smith B, Gray R, Ngamkitpaiboon L, Vielot N. Putting health metrics into practice: using

the disability-adjusted life year for strategic decision making. BMC Public Health. 2013; 13 Suppl 2: S2, 2458-13-S2-S2. Epub 17 Jun 2013.

[18] Lu YM, Wu YY, Hsieh CL, Lin CL, Hwang SL, Cheng KI, et al. Measurement precision of the disability for back pain scale-by applying Rasch analysis. Health Qual Life Outcomes. 2013; 11: 119, 7525-11-119.

[19] Hubbard G, Gray NM, Ayansina D, Evans JM, Kyle RG. Case management vocational rehabilitation for women with breast cancer after surgery: a feasibility study incorporating a pilot randomised controlled trial. Trials. 2013; 14: 175, 6215-14-175.

[20] Martinez-Alcala CI, Munoz M, Monguet-Fierro J. Design and customization of telemedicine systems. Comput Math Methods Med. 2013; 2013: 618025.

[21] Lakke SE, Soer R, Geertzen JH, Wittink H, Douma RK, van der Schans CP, et al. Construct validity of functional capacity tests in healthy workers. BMC Musculoskelet Disord. 2013; 14: 180, 2474-14-180.

[22] Schellart AJ, Zwerver F, Anema JR, Van der Beek AJ. The influence of applying insurance medicine guidelines for depression on disability assessments. BMC Res Notes. 2013; 6: 225, 0500-6-225.

[23] Alford VM, Remedios LJ, Webb GR, Ewen S. The use of the international classification of functioning, disability and health (ICF) in indigenous healthcare: a systematic literature review. Int J Equity Health. 2013; 12: 32, 9276-12-32.

[24] Breeding R. The utility of proactive vocational assessment in advancing consumer empower-ment. Vocat Eval Career Assess Prof J. 2006; 2(2): 39-56.

[25] Chan F, Keegan J, Sung C, Drout M, Pai CH, Anderson E. The world health organization ICF model as a framework for assessing vocational rehabilitation outcomes. J Rehabil Adm. 2009; 33(2): 91-112.

[26] Campbell K, Bond GR, Drake RE. Who benefits from supported employment: a meta-analytic study. Schizophr Bull. 2011; 37(2): 370-80.

[27] Fleming AR, Del Valle R, Kim M, Leahy MJ. Best practice models of effective vocational rehabilitation service delivery in the public rehabilitation program: a review and synthesis of the empirical literature. Rehabil Couns Bull. 2012; 56: 146-59.

[28] Glassel A, Rauch A, Selb M, Emmenegger K, Luckenkemper M, Escorpizo R. A case study on the application of international classification of functioning, disability and health (ICF)-based tools for vocational rehabilitation in spinal cord injury. Work. 2012; 41(4): 465-74.

[29] Reed G, Lux J, Bufka L, Trask C, Peterson DB, Stark S, et al. Operationalizing the international classification of functioning, disability and health in clinical settings. Rehabil Psychol. 2005; 50(2): 122-31.

索 引

D

E

F

G

H

I

Q

R

S

T